医学实验室建设与质量管理

王华梁　杨颖华　主编

上海科学技术出版社

图书在版编目（CIP）数据

医学实验室建设与质量管理 / 王华梁，杨颖华主编
-- 上海：上海科学技术出版社，2021.11（2022.10重印）
ISBN 978-7-5478-5471-6

Ⅰ. ①医… Ⅱ. ①王… ②杨… Ⅲ. ①医学检验－实
验室管理－质量管理 Ⅳ. ①R446

中国版本图书馆CIP数据核字(2021)第180967号

医学实验室建设与质量管理
王华梁　杨颖华　主编

上海世纪出版(集团)有限公司
上海科学技术出版社　出版、发行
(上海市闵行区号景路159弄A座9F-10F)
邮政编码201101　　www.sstp.cn
上海中华商务联合印刷有限公司印刷
开本787×1092　1/16　印张31
字数650千字
2021年11月第1版　2022年10月第2次印刷
ISBN 978-7-5478-5471-6/R·2372
定价：98.00元

本书如有缺页、错装或坏损等严重质量问题，请向工厂联系调换

内 容 提 要

　　本书由上海市临床检验中心主任王华梁教授和副主任杨颖华教授组织医学检验各专业领域的专家共同编写,共 5 篇 27 章。全书紧紧围绕建设医学实验室普遍关注的实验室场所、环境设施、设备配置、信息系统、安全等方面,按照控制不同亚专业实验室质量,保证检验质量,设置科学研究过程中常见的统计学工具,以及建设智慧实验室、实验室认可和标准化等内容展开。

　　本书系统性、操作性强,可为医学实验室在如何建设和开展质量控制工作、保证检验质量方面提供有益的帮助,也可供大专院校医学检验专业教职员工和学生及仪器设备生产厂商学习。

编 者 名 单

主　编

王华梁　杨颖华

副 主 编

居　漪　曹　尉　周　靖　王　青

编写人员（按姓氏笔画排列）

马　林　赛沛（上海）商贸有限公司

王　寅　上海市临床检验中心

王雪亮　上海市临床检验中心

王敬华　上海市临床检验中心

方慧玲　上海市临床检验中心

朱　凯　上海市临床检验中心

朱　俊　上海市临床检验中心

朱宇清　上海市临床检验中心

刘文彬　上海市临床检验中心

刘文彬　因美纳（中国）科学器材有限公司

江　渊　上海市疾病预防控制中心

汤一苇　赛沛（上海）商贸有限公司

孙贺伟　上海市临床检验中心

杜兆云　因美纳（中国）科学器材有限公司

李沛志　因美纳（中国）科学器材有限公司

李　卿　上海市临床检验中心

肖艳群　上海市临床检验中心

应春妹　复旦大学附属妇产科医院

宋　颖　上海市临床检验中心

张正阳　赛沛（上海）商贸有限公司

张　泓　上海市儿童医院

张　巍　因美纳(中国)科学器材有限公司
张芃胤　上海市临床检验中心
张素洁　上海市临床检验中心
陆银华　上海市临床检验中心
陈　蓉　上海市临床检验中心
陈颖玮　上海市临床检验中心
范霄宇　上海市临床检验中心
林斐然　上海市临床检验中心
欧元祝　上海市临床检验中心
罗　昕　因美纳(中国)科学器材有限公司
金中淦　上海市临床检验中心
赵晓君　上海市临床检验中心
郝　瑞　因美纳(中国)科学器材有限公司
禹英芝　因美纳(中国)科学器材有限公司
侯建娜　上海市临床检验中心
娄　娇　上海市临床检验中心
秦　菲　上海市临床检验中心
徐　翀　上海市临床检验中心
徐佳佳　因美纳(中国)科学器材有限公司
殷晓燕　因美纳(中国)科学器材有限公司
郭晓俊　上海市临床检验中心
海　洋　因美纳(中国)科学器材有限公司
诸佩超　上海市临床检验中心
彭婷婷　因美纳(中国)科学器材有限公司
葛丹红　上海市临床检验中心
蒋玲丽　上海市临床检验中心
赖超华　赛沛(上海)商贸有限公司
虞科颖　上海市临床检验中心
虞啸炫　上海市临床检验中心
鲍　芸　上海市临床检验中心
熊　丽　因美纳(中国)科学器材有限公司
缪颖波　上海市临床检验中心
樊玉才　因美纳(中国)科学器材有限公司
潘沪生　上海市临床检验中心
瞿　涤　复旦大学上海医学院基础医学院

前　言

　　医学实验室是医疗机构的重要组成部分,承担着大量的日常检测工作和繁重的科研任务。实验医学为疾病的预防、预测、临床诊断、治疗、药物选择、疗效判断、预后判断以及健康管理、健康促进等提供大量的基础数据,对临床医疗决策的贡献度已超过70％。随着材料、电子、机械、生物和信息技术的飞速发展,全球实验医学发生了巨大的变化,进入了一个全新的高速发展时期,大量先进的实验设备和实验诊断技术被迅速应用于临床,同时循证医学、转化医学和精准医学陆续加入现代医学的发展,人类基因组计划、质谱技术、生物信息分析、大数据应用等新知识和新技术的出现,实现了多学科交融,让患者可以得到个性化的、可预测的、可预防的及可参与的一体化精准医疗服务。

　　2020 年新型冠状病毒在全球范围内大肆传播,极大地影响了社会稳定和经济发展,严重危害人类健康,成为世界性的重大公共卫生问题。新型冠状病毒核酸检测结果作为疾病诊断标准之一,使医学实验室从幕后走向了台前。检测结果不仅是患者确诊的金标准,更直接影响疫情的防控决策,其准确性受到政府和社会的广泛关注。一个符合要求的检测结果并不只是操作人员拿到样本上机按"开始"键这么简单,在实际工作中,从检测人员到检测环境,从仪器设备到试剂耗材,从实验流程到结果报告,均可能影响检测质量,导致假阴性或假阳性结果出现。医学实验室管理涉及实验室布局,生物安全,检测前、检测中和检测后分析等诸多方面。

　　由于医学实验室迅猛发展、新版生物安全法的出台和实验室管理的要求不断更新,我们和业界专家一同从自身专业出发,根据实际工作经验并参考有关资料编撰此书,主要内容包括了实验室建筑管理、生物安全、质量管理和检测步骤等内容,并通过实例对部分复杂检测技术进行解释,同时附有现行有效的行业标准、国际标准、规范

1

和法规等,力求解决医学实验室在建立、管理、检测和质控等各方面的问题,以期在实际工作中给予读者借鉴和帮助。

由于时间紧迫,书中内容可能不尽全面,还可能存在疏漏之处,恳请各位专家、业界同道提出宝贵意见,以便我们及时更正,使此书日益完善。

让我们携起手来,为健康中国的建设共同努力!

王华梁　杨颖华

2021 年 6 月

目　　录

第一篇　医学实验室建设要求

第三篇　医学实验室新技术质量管理与实例

第四篇　常用医学统计学方法

第五篇　医学实验室相关法律、法规、标准

第一篇
医学实验室建设要求

第一章

医学实验室安全管理

第一节　生物安全实验室分类

一、病原微生物分类

根据病原微生物的传染性、感染后对个体或者群体的危害程度,可以将病原微生物分为四类。

1. 第一类:能够引起人类或者动物非常严重疾病的微生物,以及我国尚未发现或者已经宣布消灭的微生物。

2. 第二类:能够引起人类或者动物严重疾病,比较容易直接或者间接在人与人、动物与人、动物与动物间传播的微生物。

3. 第三类:能够引起人类或者动物疾病,但一般情况下对人、动物或者环境不构成严重危害,传播风险有限,实验室感染后很少引起严重疾病,并且具备有效治疗和预防措施的微生物。

4. 第四类:在通常情况下不会引起人类或者动物疾病的微生物。

其中,第一类和第二类病原微生物统称为高致病性病原微生物。

二、生物安全实验室防护分级

根据实验室对病原微生物的生物安全防护水平,并依照实验室生物安全国家相关标准的规定,将实验室分为一级(biosafety level 1,BSL-1)、二级(BSL-2)、三级(BSL-3)和四级(BSL-4)。

1. 一级适用于操作在通常情况下不会引起人类或者动物疾病的微生物。

2. 二级适用于操作能够引起人类或者动物疾病,但一般情况下对人、动物或者环境不构成严重危害,传播风险有限,实验室感染后很少引起严重疾病,并且具备有效治疗和预防措施的微生物。按照实验室是否具备机械通风系统,将BSL-2实验室分为普通型BSL-2实验室和加强型BSL-2实验室。

3. 三级适用于操作能够引起人类或者动物严重疾病,比较容易直接或者间接在人与人、动物与人、动物与动物间传播的微生物。

4. 四级适用于操作能够引起人类或者动物非常严重疾病的微生物,我国尚未发现或者已经宣布消灭的微生物。

三、生物安全实验室防护分类

以 BSL-1、BSL-2、BSL-3 和 BSL-4 表示仅从事体外操作的实验室的相应生物安全防护水平。根据实验活动、采用的个体防护装备和基础隔离设施的不同,实验室分为:

1. 操作通常认为非经空气传播致病性生物因子的实验室。

2. 可有效利用安全隔离装置(如:Ⅱ级生物安全柜)操作常规量经空气传播致病性生物因子的实验室。

3. 不能有效利用安全隔离装置操作常规量经空气传播致病性生物因子的实验室。

4. 利用具有生命支持系统的正压服操作常规量经空气传播致病性生物因子的实验室。

5. 利用具有Ⅲ级生物安全柜操作常规量经空气传播致病性生物因子的实验室。

(王敬华　朱宇清)

第二节　医学实验室生物安全防护技术要求

从事体外操作的医学实验室,相应生物安全防护水平分为 4 级,即 BSL-1、BSL-2、BSL-3 和 BSL-4。

一、BSL-1 实验室

应满足 BSL-1 实验室对建筑、设施的基本要求,配备必要的仪器设备。

1. 应为实验室仪器设备的安装、清洁、维护及安全运行提供足够的空间。

2. 实验室应有足够的空间和台柜等摆放实验室设备和物品。

3. 在实验室的工作区外应当有存放外衣和私人物品的设施,应将个人服装与实验室工作服分开放置。

4. 进食、饮水和休息的场所应设在实验室的工作区外。

5. 实验室墙壁、顶板和地板应当光滑、易清洁、防渗漏并耐化学品和消毒剂的腐蚀。地面应防滑,不得在实验室内铺设地毯。

6. 实验室台(桌)柜和座椅等应稳固和坚固,边角应圆滑。实验台面应防水,并能耐受中等程度的热、有机溶剂、酸碱、消毒剂及其他化学剂。

7. 应根据工作性质和流程合理摆放实验室设备、台柜、物品等,避免相互干扰、交叉污染,并应不妨碍逃生和急救。台(桌)柜和设备之间应有足够的间距,以便于清洁。

8. 实验室应设洗手池,水龙头开关宜为非手动式,宜设置在靠近出口处。

9. 实验室的门应有可视窗并可锁闭,并达到适当的防火等级,门锁及门的开启方向应不妨碍室内人员逃生。

10. 实验室可以利用自然通风,开启窗户应安装防蚊虫的纱窗。如果采用机械通风,应避免气流流向导致的污染和避免污染气流在实验室之间或与其他区域之间串通而造成交叉污染。

11. 应保证实验室内有足够的照明,避免不必要的反光和闪光。

12. 实验室涉及刺激性或腐蚀性物质的操作,应在 30 m 内设洗眼装置,风险较大时应设紧急喷淋装置。

13. 若涉及使用有毒、刺激性、挥发性物质,应配备适当的排风柜(罩)。

14. 若涉及使用高毒性、放射性等物质,应配备相应的安全设施设备和个体防护装备,应符合国家、地方的相关规定和要求。

15. 若使用高压气体和可燃气体,应有安全措施,应符合国家、地方的相关规定和要求。

16. 应有可靠和足够的电力供应,确保用电安全。

17. 应设应急照明装置,同时考虑合适的安装位置,以保证人员安全离开实验室。

18. 应配备足够的固定电源插座,避免多台设备使用共同的电源插座。应有可靠的接地系统,应在关键节点安装漏电保护装置或监测报警装置。

19. 应满足实验室所需用水。

20. 给水管道应设置倒流防止器或其他有效防止回流污染的装置;给排水系统应不渗漏,下水应有防回流设计。

21. 应配备适用的应急器材,如消防器材、意外事故处理器材、急救器材等。

22. 应配备适用的通信设备。

23. 必要时,可配备适当的消毒、灭菌设备。

二、BSL‑2 实验室

(一) 普通型 BSL‑2 实验室

1. 适用时,应符合 BSL‑1 实验室的要求。

2. 实验室主入口的门、放置生物安全柜实验间的门应可自动关闭;实验室主入口的门应有进入控制措施。

3. 实验室工作区域外应有存放备用物品的条件。

4. 应在实验室或其所在的建筑内配备压力蒸汽灭菌器或其他适当的消毒、灭菌设备,所配备的消毒、灭菌设备应以风险评估为依据。

5. 应在实验室工作区配备洗眼装置,必要时,应在每个工作间配备洗眼装置。

6. 应在操作病原微生物及样本的实验区内配备二级生物安全柜。

7. 应按产品的设计、使用说明书的要求安装和使用生物安全柜。

8. 如果是使用管道排风的生物安全柜,应通过独立于建筑物其他公共通风系统的管道排出。

9. 实验室入口应有生物危害标识,出口应有逃生发光指示标识。

(二)加强型 BSL‑2 实验室

1. 适用时,应符合 BSL‑1 的要求。

2. 加强型 BSL‑2 实验室应包含缓冲间和核心工作间。

3. 缓冲间可兼作防护服更换间。必要时,可设置准备间和洗消间等。

4. 缓冲间的门宜能互锁。如果使用互锁门,应在互锁门的附近设置紧急手动互锁解除开关。

5. 实验室应设洗手池;水龙头开关应为非手动式,宜设置在靠近出口处。

6. 采用机械通风系统,送风口和排风口应采取防雨、防风、防杂物、防昆虫及其他动物的措施,送风口应远离污染源和排风口。排风系统应使用高效空气过滤器。

7. 核心工作间内送风口和排风口的布置应符合定向气流的原则,利于减少房间内的涡流和气流死角。

8. 核心工作间气压相对于相邻区域应为负压,压差宜不低于 10 Pa。在核心工作间入口的显著位置,应安装显示房间负压状况的压力显示装置。

9. 应通过自动控制措施保证实验室压力及压力梯度的稳定性,并可对异常情况报警。

10. 实验室的排风应与送风连锁,排风先于送风开启,后于送风关闭。

11. 实验室应有措施防止产生对人员有害的异常压力,围护结构应能承受送风机或排风机异常时导致的空气压力载荷。

12. 核心工作间温度 18~26℃,噪声应低于 68 dB。

13. 实验室内应配置压力蒸汽灭菌器,以及其他适用的消毒设备。

三、BSL‑3 实验室

适用时,应符合 BSL‑2 的要求。

(一)平面布局

1. 实验室应在建筑物中自成隔离区或为独立建筑物,应有出入控制。

2. 实验室应明确区分辅助工作区和防护区。防护区中直接从事高风险操作的工作间为核心工作间,人员应通过缓冲间进入核心工作间。

3. 对于操作通常认为非经空气传播致病性生物因子的实验室,实验室辅助工作区应至少包括监控室和清洁衣物更换间;防护区应至少包括缓冲间及核心工作间。

4. 对于可有效利用安全隔离装置(如:生物安全柜)操作常规量经空气传播致病性生物因子的实验室,实验室辅助工作区应至少包括监控室、清洁衣物更换间和淋浴间;防护区应至少包括防护服更换间、缓冲间及核心工作间。实验室核心工作间不宜直接与其他公共区域相邻。

5. 可根据需要安装传递窗。如果安装传递窗,其结构承压力及密闭性应符合所在区域的要求,以保证围护结构的完整性,并应具备对传递窗内物品表面进行消毒的条件。

6. 应充分考虑生物安全柜、双扉压力蒸汽灭菌器等大设备进出实验室的需要,实验室应设有尺寸足够的设备门。

(二)围护结构

1. 实验室宜按甲类建筑设防,耐火等级应符合相关标准要求。

2. 实验室防护区内围护结构的内表面应光滑、耐腐蚀、不开裂、防水,所有缝隙和贯穿处的接缝都应可靠密封,应易清洁和消毒。

3. 实验室防护区内的地面应防渗漏、完整、光洁、防滑、耐腐蚀、不起尘。

4. 实验室内所有的门应可自动关闭,需要时,应设观察窗;门的开启方向不应妨碍逃生。

5. 实验室内所有窗户应为密闭窗,玻璃应耐撞击、防破碎。

6. 实验室及设备间的高度应满足设备的安装要求,应有维修和清洁空间。

7. 实验室防护区的顶棚上不得设置检修口等。

8. 在通风系统正常运行状态下,采用烟雾测试法检查实验室防护区内围护结构的严密性时,所有缝隙应无可见泄漏。

(三)通风空调系统

1. 应安装独立的实验室送排风系统,确保在实验室运行时气流由低风险区向高风险区流动,同时确保实验室空气通过 HEPA 过滤器过滤后排出室外。

2. 实验室空调系统的设计应充分考虑生物安全柜、离心机、二氧化碳培养箱、冰箱、压力蒸汽灭菌器、紧急喷淋装置等设备的冷、热、湿负荷。

3. 实验室防护区房间内送风口和排风口的布置应符合定向气流的原则,利于减少房间内的涡流和气流死角;送排风应不影响其他设备的正常功能,在生物安全柜操作面或其他有气溶胶发生地点的上方不得设送风口。

4. 不得循环使用实验室防护区排出的空气,不得在实验室防护区内安装分体空调等在室内循环处理空气的设备。

5. 应按产品的设计要求和使用说明安装生物安全柜和其排风管道系统。

6. 实验室的送风应经过初效、中效过滤器和 HEPA 过滤器过滤。

7. 实验室防护区室外排风口应设置在主导风的下风向,与新风口的直线距离应大于 12 m,并应高于所在建筑的屋面 2 m 以上,应有防风、防雨、防鼠、防虫设计,但不应影响气体向上空排放。

8. HEPA 过滤器的安装位置应尽可能靠近送风管道(在实验室内的送风口端)和排风管道(在实验室内的排风口端)。

9. 应可以在原位对排风 HEPA 过滤器进行消毒和检漏。

10. 如在实验室防护区外使用高效过滤器单元,其结构应牢固,应能承受 2 500 Pa 的压力;高效过滤器单元的整体密封性应达到在关闭所有通路并维持腔室内的温度稳定的条件下,若使空气压力维持在 1 000 Pa 时,腔室内每分钟泄漏的空气量应不超过腔室净容积的 0.1%。

11. 应在实验室防护区送风和排风管道的关键节点安装密闭阀,必要时,可完全关闭。

12. 实验室的排风管道应采用耐腐蚀、耐老化、不吸水的材料制作,宜使用不锈钢管道。密闭阀与实验室防护区相通的送风管道和排风管道应牢固、气密、易消毒,管道的密封性应达到在关闭所有通路并维持管道内温度稳定的条件下,若使空气压力维持在 500 Pa 时,管道内每分钟泄漏的空气量应不超过管道内净容积的 0.2%。

13. 排风机应一用一备。应尽可能减少排风机后排风管道正压段的长度,该段管道不应穿过其他房间。

(四)供水与供气系统

1. 应在实验室防护区靠近实验间出口处设置非手动洗手设施;如果实验室不具备供水条件,应设非手动手消毒装置。

2. 应在实验室的给水与市政给水系统之间设防回流装置或其他有效防止倒流污染的装置,且这些装置应设置在防护区外,宜设置在防护区围护结构的边界处。

3. 进出实验室的液体和气体管道系统应牢固、不渗漏、防锈、耐压、耐温(冷或热)、耐腐蚀。应有足够的空间清洁、维护和维修实验室内暴露的管道,应在关键节点安装截止阀、防回流装置或 HEPA 过滤器等。

4. 如果有供气(液)罐等,应放在实验室防护区外易更换和维护的位置,安装牢固,不应将不相容的气体或液体放在一起。

5. 如果有真空装置,应有防止真空装置内部被污染的措施;不应将真空装置安装在实验场所之外。

(五)污物处理及消毒系统

1. 应在实验室防护区内设置符合生物安全要求的压力蒸汽灭菌器。宜安装生物安全型的双扉压力蒸汽灭菌器,其主体应安装在易维护的位置,与围护结构的连接之处应可靠密封。

2. 对实验室防护区内不能使用压力蒸汽灭菌的物品应有其他消毒、灭菌措施。

3. 压力蒸汽灭菌器的安装位置不应影响生物安全柜等安全隔离装置的气流。

4. 可根据需要设置传递物品的渡槽。如果设置传递物品的渡槽,应使用强度符合要求的耐腐蚀性材料,并方便更换消毒液;渡槽与围护结构的连接之处应可靠密封。

5. 地面液体收集系统应有防液体回流的装置。

6. 进出实验室的液体和气体管道系统应牢固、不渗漏、防锈、耐压、耐温(冷或热)、耐腐蚀。排水管道宜明设,并应有足够的空间清洁、维护和维修实验室内暴露的管道。在发生意外的情况下,为减少污染范围,利于设备的检修和维护,应在关键节点安装截止阀。

7. 实验室防护区内如果有下水系统,应与建筑物的下水系统完全隔离;下水应直接通向本实验室专用的污水处理系统。

8. 所有下水管道应有足够的倾斜度和排量,确保管道内不存水;管道的关键节点应按需要安装防回流装置、存水弯(深度应适用于空气压差的变化)或密闭阀门等;下水系统应符合相应的耐压、耐热、耐化学腐蚀的要求,安装牢固,无泄漏,便于维护、清洁和检查。

9. 实验室排水系统应单独设置通气口,通气口应设 HEPA 过滤器或其他可靠的消毒装置,同时应保证通气口处通风良好。如通气口设置 HEPA 过滤器,则应可以在原位对 HEPA 过滤器进行消毒和检漏。

10. 实验室应以风险评估为依据,确定实验室防护区污水(包括污物)的消毒方法;应对消毒效果进行监测,确保每次消毒的效果。

11. 实验室辅助区的污水应经处理达标后方可排放至市政管网处。

12. 应具备对实验室防护区、设施设备及与其直接相通的管道进行消毒的条件。

13. 应在实验室防护区可能发生生物污染的区域(如生物安全柜、离心机附近等)配备便携的消毒装置,同时应备有足够的适用消毒剂。当发生意外时,及时进行消毒处理。

(六)电力供应系统

1. 电力供应应按一级负荷供电,满足实验室的用电要求,并应有冗余。

2. 生物安全柜、送风机和排风机、照明、自控系统、监视和报警系统等应配备不间断备用电源,电力供应至少维持 30 min。

3. 应在实验室辅助工作区安全的位置设置专用配电箱,其放置位置应考虑人员误操作的风险、恶意破坏的风险及受潮湿、水灾侵害等风险。

(七)照明系统

1. 实验室核心工作间的照度应不低于 350 lx,其他区域的照度应不低于 200 lx,宜采用吸顶式密闭防水洁净照明灯。

2. 应避免过强的光线和光反射。

3. 应设应急照明系统以及紧急发光疏散指示标识。

(八)自控、监视与报警系统

1. 实验室自动化控制系统应由计算机中央控制系统、通讯控制器和现场执行控制器等组成。应具备自动控制和手动控制的功能,应急手动应有优先控制权,且应具备硬件联锁功能。

2. 实验室自动化控制系统应保证实验室防护区内定向气流的正确及压力压差的稳定。

3. 实验室通风系统联锁控制程序应先启动排风,后启动送风;关闭时,应先关闭送风及密闭阀,后关闭排风及密闭阀。

4. 通风系统应与Ⅱ级 B 型生物安全柜、排风柜(罩)等局部排风设备连锁控制,确保实验室稳定运行,并在实验室通风系统开启和关闭过程中保持有序的压力梯度。

5. 当排风系统出现故障时,应先将送风机关闭,待备用排风机启动后,再启动送风机,避免实验室出现正压。

6. 当送风系统出现故障时,应有效控制实验室负压在可接受范围内,避免影响实验室人员安全、生物安全柜等安全隔离装置的正常运行和围护结构的安全。

7. 应能够连续监测送排风系统 HEPA 过滤器的阻力。

8. 应在有压力控制要求的房间入口显著位置,安装显示房间压力的装置。

9. 中央控制系统应可以实时监控、记录和存储实验室防护区内压力、压力梯度、温度、湿度等有控制要求的参数,以及排风机、送风机等关键设施设备的运行状态、电力供应的当前状态等。应设置历史记录档案系统,以便随时查看历史记录,历史记录数据宜以趋势曲线结合文本记录的方式表达。

10. 中央控制系统的信号采集间隔时间应不超过 1 min,各参数应易于区分和识别。

11. 实验室自控系统报警应分为一般报警和紧急报警。一般报警为过滤器阻力的增大、温湿度偏离正常值等,暂时不影响安全,实验活动可持续进行的报警;紧急报警指实验室出现正压、压力梯度持续丧失、风机切换失败、停电、火灾等,对安全有影响,应终止实验活动的报警。一般报警应为显示报警,紧急报警应为声光报警和显示报警,可以向实验室内外人员同时显示紧急警报,应在核心工作间内设置紧急报警按钮。

12. 核心工作间的缓冲间的入口处应有指示核心工作间工作状态的装置,必要时,设置限制进入核心工作间的连锁机制。

13. 实验室应设电视监控,在关键部位设置摄像机,可实时监视并录制实验室活动情况和实验室周围情况。监视设备应有足够的分辨率和影像存储容量。

(九)实验室通信系统

1. 实验室防护区内应设置向外部传输资料和数据的传真机或其他电子设备。

2. 监控室和实验室内应安装语音通信系统。如果安装对讲系统,宜采用向内通话受控、向外通话非受控的选择性通话方式。

(十)实验室门禁管理系统

1. 实验室应有门禁管理系统,应保证只有获得授权的人员才能进入实验室,并能够记录人员出入。

2. 实验室应设门互锁系统,应在互锁门的附近设置紧急手动解除互锁开关,需要时,可立即解除门的互锁。

3. 当出现紧急情况时,所有设置互锁功能的门应能处于可开启状态。

(十一)技术参数要求

1. 实验室的围护结构应能承受送风机或排风机异常时导致的空气压力载荷。

2. 适用于操作通常认为非经空气传播致病性生物因子的实验室,其核心工作间的气压(负压)与室外大气压的压差值应不小于 30 Pa,与相邻区域的压差(负压)应不小于10 Pa;对于可有效利用安全隔离装置操作常规量经空气传播致病性生物因子的实验室,其核心工作间的气压(负压)与室外大气压的压差值应不小于 40 Pa,与相邻区域的压差(负压)应不小于 15 Pa。

3. 实验室防护区各房间的最小换气次数应不小于 12 次/h。

4. 实验室的温度宜控制在 18~26℃范围内。

5. 正常情况下，实验室的相对湿度宜控制在 30％～70％ 范围内；消毒状态下，实验室的相对湿度应能满足消毒的技术要求。

6. 在安全柜开启情况下，核心工作间的噪声应不大于 68 dB。

7. 实验室防护区的静态洁净度应不低于 8 级水平。

四、BSL‑4 实验室

（一）BSL‑4 实验室类型

1. BSL‑4 实验室分为正压服型实验室和安全柜型实验室。

2. 在安全柜型实验室中，所有微生物的操作均在 Ⅲ 级生物安全柜中进行。在正压服型实验室中，工作人员应穿着配有生命支持系统的正压防护服。

3. 适用时，应符合 BSL‑3 实验室的要求。

（二）平面布局

1. 实验室应在建筑物中自成隔离区或为独立建筑物，应有出入控制。

2. BSL‑4 实验室防护区应至少包括核心工作间、缓冲间、外防护服更换间等，外防护服更换间应为气锁，辅助工作区应包括监控室、清洁衣物更换间等。

3. 正压服型 BSL‑4 实验室的防护区应包括核心工作间、化学淋浴间、外防护服更换间等，化学淋浴间应为气锁，可兼作缓冲间，辅助工作区应包括监控室、清洁衣物更换间等。

（三）围护结构

1. 实验室防护区的围护结构应尽量远离建筑物外墙。

2. 实验室的核心工作间应尽可能设置在防护区的中部。

3. 实验室防护区围护结构的气密性应达到在关闭受测房间所有通路并保持房间内温度稳定的条件下，当房间内的空气压力上升到 500 Pa 后，20 min 内自然衰减的气压小于 250 Pa。

4. 可根据需要安装传递窗。如果安装传递窗，其结构承压力及密闭性应符合所在区域的要求；需要时，应配备符合气锁要求并具备消毒条件的传递窗。

（四）通风空调系统

1. 实验室的排风应经过两级 HEPA 过滤器处理后排放。

2. 应可以在原位对送、排风 HEPA 过滤器进行消毒和检漏。

（五）生命支持系统

1. 正压服型实验室应同时配备紧急支援气罐，紧急支援气罐的供气时间应不少于 60 min/人。

2. 生命支持系统应有不间断备用电源，连续供电时间应不少于 60 min。

3. 供呼吸使用的气体压力、流量、含氧量、温度、湿度、有害物质的含量等应符合职业安全的要求。

4. 生命支持系统应具备必要的报警装置。

5. 根据工作情况,进入实验室的工作人员配备满足工作需要的合体正压防护服,实验室应配备正压防护服检漏器具和维修工具。

（六）污物处理及消毒系统

1. 应在实验室的核心工作间内配备生物安全型压力蒸汽灭菌器;如果配备双扉压力蒸汽灭菌器,其主体所在房间的室内气压应为负压,并应设在实验室防护区内易更换和维护的位置。

2. 化学淋浴消毒装置应在无电力供应的情况下仍可以使用,消毒液储存器的容量应满足所有情况下对消毒使用量的需求。

3. 实验室防护区内所有需要运出实验室的物品或其包装的表面应经过可靠灭菌,符合安全要求。

（七）技术参数要求

1. 实验室防护区内所有区域的室内气压应为负压,实验室核心工作间的气压（负压）与室外大气压的压差值应不小于 60 Pa,与相邻区域的压差（负压）应不小于 25 Pa。

2. 安全柜型实验室应在Ⅲ级生物安全柜或相当的安全隔离装置内操作致病性生物因子;同时应具备与安全隔离装置配套的物品传递设备以及生物安全型压力蒸汽灭菌器。

（王敬华　朱宇清）

第三节　风险评估与风险控制

实验室应建立并维持风险评估和风险控制制度,应明确实验室持续进行风险识别、风险评估和风险控制的具体要求。

一、风险识别

当实验活动涉及致病性生物因子时,应识别但不限于实验活动涉及致病性生物因子及实验室已发生的感染事件所涉及的风险因素。

1. 实验活动涉及致病性生物因子的已知或未知的特性

（1）危害程度分类。

（2）生物学特性。

（3）传播途径和传播力。

（4）感染性和致病性：易感性、宿主范围、致病所需的量、潜伏期、临床症状、病程、预后等。

（5）与其他生物和环境的相互作用、相关实验数据、流行病学资料。

（6）在环境中的稳定性。

（7）预防、治疗和诊断措施,包括疫苗、治疗药物与感染检测用诊断试剂。

2. 涉及致病性生物因子的实验活动

(1) 菌(毒)种及感染性物质的领取、转运、保存、销毁等。

(2) 分离、培养、鉴定、制备等操作。

(3) 易产生气溶胶的操作,如离心、研磨、振荡、匀浆、超声、接种、冷冻干燥等。

(4) 锐器的使用,如注射针头、解剖器材、玻璃器皿等。

3. 实验活动涉及遗传修饰生物体(GMOs)时,应考虑重组体引起的危害。

4. 感染性废物处置过程中的风险

(1) 废物容器、包装、标识。

(2) 收集、消毒、储存、运输等。

(3) 感染性废物的泄露。

(4) 灭菌的可靠性。

(5) 设施外人群可能接触到感染性废物的风险。

5. 实验活动安全管理的风险,包括但不限于

(1) 消除、减少或控制风险的管理措施和技术措施,及采取措施后残余风险或带来的新风险。

(2) 运行经验和风险控制措施,包括与设施、设备有关的管理程序、操作规程、维护保养规程等的潜在风险。

(3) 实施应急措施时可能引起的新的风险。

6. 涉及致病性生物因子实验活动的相关人员

(1) 专业及生物安全知识、操作技能。

(2) 对风险的认知。

(3) 心理素质。

(4) 专业及生物安全培训状况。

(5) 意外事件/事故的处置能力。

(6) 健康状况。

(7) 健康监测、医疗保障及医疗救治。

(8) 对外来实验人员安全管理及提供的保护措施。

7. 实验室设施、设备

(1) 生物安全柜、离心机、摇床、培养箱等。

(2) 废物、废水处理设施、设备。

(3) 个体防护装备。

(4) 防护区的密闭性、压力、温度与气流控制。

(5) 互锁、密闭门以及门禁系统。

(6) 与防护区相关联的通风空调系统及水、电、气系统等。

(7) 安全监控和报警系统。

(8) 菌(毒)种及样本保藏的设施设备。

（9）防辐射装置。

（10）生命支持系统、正压防护服、化学淋浴装置等。

8. 实验室生物安保制度和安保措施，重点识别所保藏的或使用的致病性生物因子被盗、滥用和恶意释放的风险。

9. 已发生的实验室感染事件的原因分析。

二、风险评估

1. 风险评估应以国家法律、法规、标准、规范，以及权威机构发布的指南、数据等为依据。对已识别的风险进行分析，形成风险评估报告。

2. 任何新技术在使用前均应经过充分验证，适用时，应得到相关主管部门的批准。

3. 风险评估应由具有经验的不同领域的专业人员（不限于本机构内部的人员）进行。

4. 实验室应在风险识别的基础上，并结合但不限于以下情况进行风险评估：

（1）病原体生物学特性或防控策略发生变化时。

（2）开展新的实验活动或变更实验活动（包括设施、设备、人员、活动范围、规程等）。

（3）操作超常规量或从事特殊活动。

（4）本实验室或同类实验室发生感染事件、感染事故。

（5）相关政策、法规、标准等发生改变。

三、风险评估报告

1. 风险评估报告的内容至少应包括：实验活动（项目计划）简介、评估目的、评估依据、评估方法/程序、评估内容、评估结论。

2. 风险评估报告应注明评估时间及编审人员。

3. 风险评估报告应经实验室设立单位批准。

4. 风险评估报告应是实验室采取风险控制措施、建立安全管理体系和制定安全操作规程的依据。

5. 风险评估报告应得到实验室所在机构生物安全主管部门的批准；对未列入国家相关主管部门发布的病原微生物名录的生物因子的风险评估报告，适用时，应得到相关主管部门的批准。

四、风险控制

1. 依据风险评估结论采取相应的风险控制措施。风险评估所依据的数据及拟采取的风险控制措施、安全操作规程等应以国家主管部门和世界卫生组织、世界动物卫生组织、国际标准化组织等机构或行业权威机构发布的指南、标准等为依据。

2. 实验室风险评估和风险控制措施的复杂程度决定于实验室所存在危险的特性，使用时，实验室不一定需要复杂的风险评估和风险控制措施。

3. 采取风险控制措施时宜优先考虑控制风险源,再考虑采取其他措施降低风险。

(王敬华 朱宇清)

参 考 文 献

［1］ 中华人民共和国国家卫生和计划生育委员会.病原微生物实验室生物安全通用准则:WS233 - 2017［S］.北京:中国标准出版社,2017:7.

［2］ 中华人民共和国国家质量监督检验检疫总局.实验室生物安全通用要求:GB19489 - 2008［S］.北京:中国标准出版社,2008:12.

第二章

医学实验室建筑技术要求

1. 本章适用于临床实验室为主的新建、改建和扩建医学实验室建筑设计。

2. 医学实验室设计，必须贯彻执行国家现行的有关方针、政策和法规，坚持科学、合理、实用、安全、环保等原则，应正确处理现状与发展、需求与可行性的关系。

3. 有生物安全要求的医学实验室，应符合现行 GB 50346《生物安全实验室建筑技术规范》、GB 19489《实验室生物通用要求》、GB 27421《移动式实验室生物安全要求》、RB/T 19《实验室设备生物安全性能评价技术规范》、WS 233《病原微生物实验室生物安全通用准则》的有关规定。

4. 医学实验室除应执行本规范外，亦应符合国家现行的有关标准的规定。

第一节　医学实验室建筑结构要求

一、一般规定

1. 医学实验室建筑应由实验室用房、辅助用房、公共设施用房等组成。其设计应合理安排各类用房，做到功能分区明确、互不干扰、联系方便。

2. 通用实验室、专用实验室及研究工作室宜采用标准单元组合设计，其结构选型及荷载确定应使建筑物具有使用的适应性。

3. 窗

(1) 设置采暖及空气调节的医学实验室建筑，在满足采光要求的前提下，应减少外窗面积。设置空气调节的实验室外窗应具有良好的密闭性及隔热性，且宜设不少于窗面积1/3的可开启窗。

(2) 一层、半地下室及地下室的外窗，应满足防虫及防啮齿动物的要求。

4. 门

(1) 由1/2个标准单元组成的实验室的门洞宽度不应小于1 m，高度不应小于2.10 m。由一个及以上标准单元组成的实验室的门洞宽度不应小于1.20 m，高度不应小于 2.10 m。

(2) 有特殊要求的房间的门洞,尺寸应按具体要求确定。

(3) 实验室的门扇,应设置可观察窗。

(4) 外门应有防虫及防啮齿动物的措施。

5. 走道

(1) 走道最小净宽不应小于表 1-2-1 的规定。

表 1-2-1 走道净宽要求

走 道 形 式	走道最小净宽(m)	
	单面布房	双面布房
单走道	1.30	1.60
双走道或多走道	1.30	1.50

(2) 走道地面有高差时,当高差不足二级踏步时,不得设置台阶,应设坡道,其坡度不宜大于 1∶8。

6. 楼梯

(1) 楼梯设计必须符合国家现行的建筑设计防火规范的规定。

(2) 实验人员经常通行的楼梯,其踏步宽度不应小于 0.28 m,高度不应大于 0.17 m。

(3) 四层及以上的医学实验室建筑宜设电梯。

7. 厕所

(1) 厕所距最远工作位不应大于 50 m。厕所应设前室,并配备洗手盆及镜箱。

(2) 男厕所每 30 人设大便器一具,每 25 人设小便器一具(小便槽按每 0.60 m 长度相当一具小便器计算),且大便器和小便器各不宜少于两具。女厕所每 15 人设大便器一具,且不宜少于两具。

(3) 医学实验室建筑内,应设卫生用具间,可独立设置或与厕所结合设置,其内应设置拖布池及拖布吊挂设施和地漏。

8. 更衣间

(1) 医学实验室建筑应设更衣间,每人使用面积不宜小于 0.60 m^2,且应设更衣柜及换鞋柜。

(2) 更衣间可采用集中式、分散式或两者结合的布置方式。

9. 采光

(1) 通用实验室、研究工作室宜利用天然采光,房间窗地面积比不应小于 1∶6。

(2) 利用天然采光的阅览室窗地面积比不应小于 1∶5。

10. 隔声

(1) 通用实验室、学术活动室允许噪声级不宜大于 55 dB(A 声级);研究工作室、阅览室允许噪声级不应大于 50 dB(A 声级)。

(2) 产生噪声的公用设施等用房,不宜与实验室、研究工作室、学术活动室及阅览室相邻,否则应采取隔声及消声措施。

11. 隔振

（1）产生振动的公用设施等用房，不宜与实验室、研究工作室、学术活动室及阅览室相邻，且宜设在底层或地下室内，其设备基础等应采取隔振措施。

（2）设在楼层或顶层的空调机房、排风机房等，其设备基础等应采取隔振措施。

12. 室内净高

（1）通用实验室和研究工作室的室内净高：当不设置空气调节时，不宜低于 2.80 m；设置空气调节时，不应低于 2.40 m。

（2）专用实验室的室内净高应按实验仪器设备尺寸、安装及检修的要求确定。

（3）走道净高不应低于 2.20 m。

13. 室内装修

（1）实验用房、走道的地面及楼梯面层，应坚实耐磨、防水防滑、不起尘、不积尘；墙面应光洁、无眩光、防潮、不起尘、不积尘；顶棚应光洁、无眩光、不起尘、不积尘。

（2）使用强酸、强碱的实验室地面应具有耐酸、碱腐蚀的性能；用水量较多的实验室地面应设地漏。

（3）需要定期清洗、消毒或防尘要求高的实验室，其地面、墙面和顶棚应做整体式防水饰面。墙面与墙面之间、墙面与地面之间、墙面与顶棚之间宜做成半径不小于 0.05 m 的半圆角。室内应减少突出的建筑构配件及明露管道。

（4）通用实验室不宜设吊顶。

（5）需设吊顶且无严格密封要求的空间，宜采用活动板块式吊顶。

二、通用实验室

1. 通用实验室标准单元组合设计应满足使用要求，并与通风柜、实验台及实验仪器设备的布置、结构选型以及管道空间布置紧密结合。

2. 通用实验室标准单元开间应由实验台宽度、布置方式及间距决定。实验台平行布置的标准单元，其开间不宜小于 6.60 m。

3. 通用实验室标准单元进深应由实验台长度、通风柜及实验仪器设备布置决定，且不宜小于 6.60 m；无通风柜时，不宜小于 5.70 m。

4. 由 1/2 个标准单元组成的通用实验室，靠两侧墙布置的边实验台之间的净距不应小于 1.60 m。当靠一侧墙改为布置通风柜或实验仪器设备时，其与另一侧实验台之间的净距不应小于 1.50 m。

5. 由一个标准单元组成的通用实验室，靠两侧墙布置的边实验台与房间中间布置的岛式或半岛式中央实验台之间的净距不应小于 1.60 m。当靠侧墙或房间中间改为布置通风柜或实验仪器设备时，其与实验台之间的净距不应小于 1.50 m。岛式实验台端部与外墙之间的净距不应小于 6.60 m。

6. 按 4 和 5 规定布置的通用实验室，如一侧墙或两侧墙靠近外墙部位开设通向其他空间的门时，其相应的净距应增加 0.10 m。

7. 由一个以上标准单元组成的通用实验室,实验台之间或实验台与实验仪器设备之间的净距应符合 4、5 和 6 的规定。当连续布置两台及以上岛式实验台时,其端部与外墙之间的净距不应小于 1 m。

8. 岛式或半岛式中央实验台不宜与外窗平行布置。必须与外窗平行布置时,其与外墙之间的净距不应小于 1.30 m。

9. 不宜贴靠有窗外墙布置边实验台,不应贴靠有窗外墙布置需要公用设施供应的边实验台。

10. 靠侧墙布置的边实验台的端部,与走道墙之间的净距不宜小于 1.20 m。中央实验台的端部与走道墙之间的净距不应小于 1.20 m。当实验室设置向室内退进的门斗时,则实验台端部与退进门斗的墙之间的净距不应小于 1.20 m。

11. 当通风柜的操作面与实验台端部相对布置时,其间的净距不应小于 1.20 m。

12. 通用实验室宜由一个或一个以上标准单元组成。

13. 通用实验室宜集中靠建筑物外墙布置。设置空气调节的通用实验室宜布置在北向。

三、专用实验室

1. 由标准单元组成的专用实验室,其开间和进深应按实验仪器设备尺寸、安装及维护检修的要求确定。布置通风柜和实验台时,应符合本章通用实验室的规定。

2. 对有温湿度控制要求的专用实验室,建筑设计应采取相应的技术措施。

3. 生物安全实验室详见本书第一章《医学实验室安全管理》的规定。

4. 天平室

(1)天平室应设置面积不小于 6 m² 的前室,并可兼作更衣换鞋间。天平室宜布置在北向,外窗宜做双层密闭窗并设窗帘。

(2)天平室与前室之间应采用密封的玻璃隔断墙分隔,并宜采用推拉门。

(3)天平台台面和台座应做隔振处理。天平台沿墙布置时,应与墙脱开,台面宜采用平整、光洁、有足够硬度的台板,并不得采用木制工作台。设在楼层上的天平台基座,应设在靠墙及梁柱等刚度大的区域。

(4)高精度天平室除满足上述天平室的要求外,应布置在实验楼底层北向,天平台基应设独立基座(不宜设在地下室楼板上面)。外窗应做双层密闭窗。

(5)高精度天平室其天平台独立基座的允许振动限值,应按制造部门提供的数据选用,无资料时应符合现行的《机器动荷载作用下建筑物承重结构的振动计算和隔振设计规程》的规定。

5. 电子显微镜室

(1)电子显微镜室应按所使用设备的允许振动速度和防磁要求,远离振动源及磁场干扰源布置,且宜布置在建筑物的底层。

(2)电子显微镜室由电镜间、过渡间、准备间、切片间、涂膜间及暗室组成。过渡间面积不应小于 6 m²，且应设更衣柜及鞋柜。

（3）电镜间不宜设外窗。

（4）电镜间的室内净高应按设备高度及检修要求确定。

（5）电镜基座应采取隔振措施。与电镜配套使用的有振动的辅助设备及室内空气调节设备等，应设隔振装置。

（6）电镜间、切片间及涂膜间的空气应过滤。人员出入口必须设更衣柜及鞋柜。

6. 质谱仪分析室

（1）质谱仪是实验室常见的一种精密仪器，其集数字、计算机软硬件、真空等技术于一体，因此对实验室环境要求较严格，环境的优劣与质谱仪的正常运行和寿命密切相关。

（2）质谱实验室可以根据工作的需要以及采光和照明的要求进行必要的分区，如样本处理区、检测区、结果分析区等，尽量减少交叉、避免耗材杂乱放置，降低噪声对实验人员的干扰，减少人员对有害气体的吸入。

（3）质谱间工作台要足够结实稳定，要能够承受质谱、色谱、电脑以及打印机等设备的重量。在质谱主机的周围留出一定的维护空间，不要放置难以移动的设备，方便工作人员对质谱仪的维护保养及工程师的维修操作。

（4）保证质谱房间无烟、无腐蚀性气体；无潜在振动的可能性；不受阳光直射；远离电磁辐射。质谱机械泵可以放置在不同房间，可以考虑划分两个空间区域安置，减少噪声的污染；如空间条件有限，可以给机械泵装上隔音罩，以起到减少噪声的作用。

（5）质谱仪分析室应远离振动源布置，且宜布置在建筑物的底层。必须布置在楼层时，应采取相应的隔振措施。

（6）质谱仪分析室由谱仪间、过渡间、样品制备间、化学处理间、暗室、数据处理间及工作间组成。过渡间面积不应小于 6 m²，且应设更衣柜及换鞋柜。

（7）质谱仪间应根据使用要求设置通风柜。光源区应设排风罩。

（8）质谱仪间内不宜设水盆。

7. 核酸检测实验室：可分为试剂准备区、样本制备区、核酸扩增区和产物分析区。结合实际，采用集中散布置形式，并配套设置洗消设施。当采用实时荧光定量 PCR 仪时，核酸扩增区和产物分析区可合并。当采用一体化自动化核酸分析设备时，样本制备区、核酸扩增区和产物分析区可合并为一区。则标本制备区、扩增区、扩增产物分析区可合并。各区的功能如下。

（1）试剂储存和准备区：贮存试剂的制备、试剂的分装和扩增反应混合液的准备，以及离心管、吸头等消耗品的贮存和准备。

（2）标本制备区：核酸（RNA、DNA）提取、贮存及其加入至扩增反应管。对于涉及临床样本的操作，应符合生物安全二级实验室防护设备、个人防护和操作规范的要求。

（3）扩增区：cDNA 合成、DNA 扩增及检测。

（4）扩增产物分析区：扩增片段的进一步分析测定，如杂交、酶切电泳、变性高效液相分析、测序等。

1）开展下一代测序（NGS）技术的实验室设置遵循"工作有序、互不干扰、防止污染"的基本原则。

2）开展孕妇外周血胎儿游离 DNA 产前筛查与诊断的实验室，标本制备区不能与其他项目的标本制备区共用。

3）上述每个区域应有充足空间以保证：样品处置符合分析前、后样品分区放置；仪器放置符合维修和操作要求；样品制备区放置生物安全柜、离心机和冰箱等仪器设备；打印检验报告时交叉污染的控制。

4）工作区域应符合如下要求：① 实验室各分区应配置固定和移动紫外线灯，波长为 254 nm，照射时离实验台的高度一般为 60～90 cm；② 样品制备区应配置二级生物安全柜和洗眼器。

5）所有分子病理实验室均应设置独立的标本前处理区，包括切片区和脱蜡区，用于组织切片、脱蜡、水化、染色等。脱蜡、水化及染色应在通风设施中进行。

6）实验室应依据自身所用检测方法对分区进行相应增减，如开展 NGS 相关检测，则至少应增加文库扩增与检测区。实验室设置应遵循以下原则：① 各区间相互独立；② 各区不能直通，应有缓冲间；③ 各区应有独立通风系统；④ 各区都应有水池；⑤ 各工作区域应有明确的标记，进入和使用实验室各区域应有明确的限制和措施，防止患者和其他非相关人员随意进出。但需明确的是，物理分区目的是防止实验室交叉污染，但仅有规范分区并不足够，更重要的是建立严格的实验室管理制度，且检测人员应严格遵守并执行相关规章制度。分子检测检验实验室设置方案示例详见图 1-2-1～图 1-2-4。

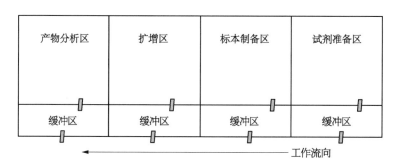

图 1-2-1 常规分子检测实验室设置方案

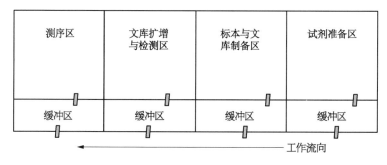

图 1-2-2 无创产前筛查实验室设置方案

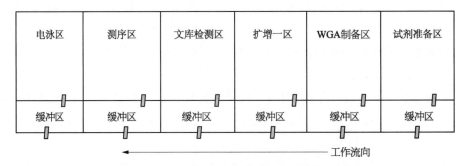

图 1-2-3 植入前胚胎遗传学诊断实验室设置方案

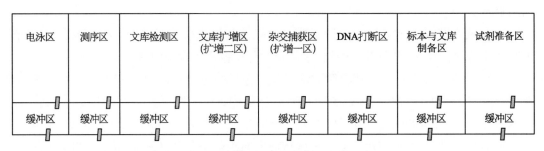

图 1-2-4 遗传病诊断和肿瘤检测实验室设置方案

（5）设置实验室时需注意：样品接收区建议放在 PCR 实验室区域以外的房间。

8. 临床血液体液学实验室检验实验室建设

（1）医疗机构根据自身的空间资源以及门急诊患者就诊流程规划等因素，将临床血液体液学检验实验室设置于检验科主体实验室内部，或将其相对独立设置成为门（急）诊检验室。

（2）承担为门（急）诊患者提供服务功能的临床血液体液学实验室选址应考虑方便门（急）诊患者，如独立于检验科主体实验室之外，宜设置于门诊大楼二楼或急诊科一楼。

（3）临床血液体液学实验室宜靠近洗手间，尽可能缩短患者采集尿液和粪便等标本后的传送路线，以减少对其他患者的影响。

（4）医疗机构如不统一设置抽血中心的话，临床血液体液学实验室需设置采集静脉血或末梢血的区域，标本采集区域应具有保护患者隐私的设施。

（5）临床血液体液学实验室应按生物安全二级实验室管理，实验室应设置清洁区、半污染区和污染区，各区域间应有物理隔离。

（6）清洁区主要由更衣室、休息室或办公室组成；半污染区主要由试剂储存库及其他辅助功能区组成；污染区由检测区域和标本采集区域组成。实验室应确保物流和人流分开，物品和人员有各自独立的入口，医疗废弃物应设置专用出口并经由非人员密集区转送至规定的处理地点。

（7）鉴于实验室标本多为体液及排泄物，如条件允许，实验室宜采用负压排风和补充新风。

（8）实验室应分别设置洗手水池和包括形态学染色用途的工作水池,洗眼器可设置于洗手水池或另外单独设置。

9. 临床流式细胞术实验室建设

（1）流式细胞术淋巴细胞亚群检测项目常用于艾滋病等传染性疾病的辅助诊断,尤其是新冠病毒防治常态化,因流式细胞术在细胞因子检测方面具有独特的优势,新冠病毒感染相关细胞因子检测的需求会逐步增加,故流式细胞术实验室宜根据二级生物安全要求设置清洁区、缓冲区和实验区。

（2）流式细胞术实验室宜有负压吸引管道设施,用于吸弃标本处理并离心后的上清液。

（3）实验室应分别设置洗手水池和包括形态学染色用途的工作水池,洗眼器可设置于洗手水池或另外单独设置。

10. 临床骨髓细胞形态检验实验室建设:根据骨髓细胞学标本及工作人员数量,设置 $30\sim50\ m^2$。骨髓细胞形态检验实验室应按照生物安全二级实验室管理,实验室布局可参考血液体液室相关要求。

四、研究工作室、学术活动室、图书资料室

(一) 研究工作室

1. 研究工作室设置数量应按使用要求确定,每人使用面积不应小于 $6\ m^2$。

2. 研究工作室应靠近实验室或与实验室相结合布置。

(二) 学术活动室

1. 学术交流展示厅的使用面积应按使用要求确定,宜与公共交通相连通,并应留有布置座椅或沙发的空间。

2. 小型学术活动室的使用面积不宜小于 $40\ m^2$;中型学术活动室的使用面积不宜小于 $60\ m^2$。中、小型学术活动室每人使用面积:有会议桌的不应小于 $1.80\ m^2$;无会议桌的不应小于 $0.80\ m^2$。

3. 学术报告厅的规模应按使用要求确定,并宜设讲台、书写板、幕布,并留有放置放映设备的空间。容纳人数超过 180 人时,宜采用台阶式地面,台阶高度应按不遮挡视线的要求确定。宜设固定座椅及记录台板。当座椅自带记录台板时,排距不应小于 $0.95\ m$;当设独立式记录台板时,排距不应小于 $1\ m$。

(三) 图书资料室

1. 图书资料室应由藏书部分、采编部分、阅览部分及目录部分等组成。

2. 图书资料室应布置在环境安静并与实验用房联系方便的位置。

3. 图书资料室宜采用开架阅览室。

五、公用设施用房及管道空间

(一) 公用设施用房

1. 公用设施用房包括制冷机房、空调机房、排风机房、给排水及水处理用房、变配电

室、电讯室、气体供应室等。

2. 公用设施用房宜靠近相应的使用部位中心布置。

3. 公用设施用房布置于地下室时,应采取防潮、防水及通风等措施。

（二）管道空间

1. 管道空间分为管道井、管道走廊和管道技术层三种,其尺寸及位置应按建筑标准单元组合设计、公用设施系统设计、安装及维护检修的要求确定。

2. 建筑物内管道不多时,宜采用管道井。集中式管道井应设检修门;分散式管道井设检修门有困难时,应在管道阀门部位设检修口。

3. 建筑物内管道多且设管道井无法满足要求时,应设管道走廊或管道技术层,并均应设检修门。

六、实验室建筑设备

（一）通风柜

1. 通风柜宜采用标准设计产品。

2. 设置空气调节的实验室宜采用节能型通风柜。

3. 通风柜内衬板及工作台面,按使用性质不同应具有相应的耐腐、耐火、耐高温及防水等性能。应采用盘式工作台面并应设杯式排水斗。通风柜外壳应具有耐腐、耐火及防水等性能。

4. 通风柜内的公用设施管线应暗敷,向柜内伸出的龙头配件应具有耐腐及耐火性能。各种公用设施的开闭阀、电源插座及开关等应设于通风柜外壳上或柜体以外易操作处。

5. 通风柜柜口窗扇以及其他玻璃配件,应采用透明安全玻璃。

6. 通风柜的选择及布置应与建筑标准单元组合设计紧密结合。

7. 通风柜应贴邻或靠近管道井或管道走廊布置,并应避开主要人流及主要出入口。不设置空气调节的实验室,通风柜应远离外窗布置;设置空气调节的实验室,通风柜应远离室内送风口布置。当两者矛盾时,应调整室内送风口的位置。

（二）实验台

1. 实验台宜采用标准设计产品。

2. 实验台台面按使用性质不同,应具有相应的耐磨、耐腐、耐火、耐高温、防水及易清洗等性能。

3. 各种公用设施管线及龙头、电源插座及开关等配件,宜与实验台的公用设施支架或与实验台靠近的独立公用设施支架或管槽结合在一起。

4. 实验用水盆宜与实验台体结合在一起,实验台的选择及布置应与建筑标准单元组合设计紧密结合。

（三）物品柜（架）

1. 通用实验室的内墙上宜设置嵌墙式或挂墙式物品柜（架）。物品柜（架）底距地面不应小于 1.20 m。

2. 物品柜(架)自身应具有足够的承载能力,并应与墙体牢固连接,物品柜(架)横隔板应上下位置可移动。

(潘沪生　陈颖玮)

第二节　消 防 管 理

为了预防火灾和减少火灾危害,加强应急救援工作,保护人身、财产安全,维护公共安全,必须贯彻"预防为主、防消结合"工作方针,各部门依法监管、单位全面负责、员工积极参与的原则,实施消防安全责任制。无论新建、改建或扩建实验室,必须符合相关设计规范。

一、建筑消防管理

1. 医学实验室建设工程的消防设计、施工必须符合国家工程建设消防技术标准。建设、设计、施工、工程监理等单位依法对建设工程的消防设计、施工质量负责。

2. 医学实验室建设工程,建设单位应当将消防设计文件报送主管部门审查。

3. 医学实验室建设单位申请领取消防施工许可证或者申请批准开工报告时应当提供施工需要的消防设计图纸及技术资料。

4. 医学实验室未经消防设计审查或者审查不合格的,建设单位、施工单位不得施工。

5. 医学实验室,依法应当进行消防验收的建设工程,未经消防验收或者消防验收不合格的,禁止投入使用。

6. 医学实验室建筑构件、建筑材料和室内装修装饰材料的防火性能必须符合国家标准;没有国家标准的,必须符合行业标准。

7. 医学实验室的仪器设备、燃气用具的产品标准,应当符合消防安全的要求。

8. 医学实验室的仪器设备、燃气用具的安装、使用及其线路、管路的设计、敷设、维护保养、检测,必须符合消防技术标准和管理规定。

9. 落实消防安全责任制,制定消防安全制度、消防安全操作规程,制定灭火和应急疏散预案。

10. 按照国家标准、行业标准配置消防设施、器材,设置消防安全标志,并定期组织检验、维修,确保完好有效。

11. 对建筑消防设施每年至少进行一次全面检测,确保完好有效,检测纪录应当完整准确,存档备查。

12. 保障疏散通道、安全出口、消防车通道畅通。

13. 确定消防安全管理人,组织实施本单位的消防安全管理工作。

14. 建立消防档案,确定消防安全重点部位,设置防火标志,实行严格管理。

15. 对员工进行岗前消防安全培训,定期组织消防安全培训和消防演练。

16. 同一建筑物有两个以上单位管理或者使用的,应当明确各方的消防安全责任,并确定责任人对公用的疏散通道、安全出口、建筑消防设施和消防车通道进行统一管理。

17. 任何单位和个人不得损坏、挪用或者擅自拆除、停用消防设施、器材,不得埋压、圈占、遮挡消火栓,不得占用、堵塞、封闭疏散通道、安全出口、消防车通道。

二、室内消火栓、水龙带

1. 临床实验室内的消火栓配置应合理分布于每一层楼面,并使相互邻近消火栓的充实水柱能在其作用半径范围内,一般消火栓的保护半径为 30 m,包含水带长度 20 m 和水柱 10 m。

2. 临床实验室内消火栓间距不得大于 50 m,水龙带长度一般取 10、15、20、25 m,不宜太长,同一大楼内消火栓、水龙带、水枪应采用统一规格及型号,以便互换使用。

3. 消火栓应设在走道、楼梯附近等明显易于取用的地点,消火栓的间距应保证同层任何部位有两个消火栓的水充实水柱同时到达。

4. 消火栓箱的安装应符合下列规定:栓口应朝外,并不安装在门轴侧。栓口中心距地面为 1.1 m,允许偏差正负 20 mm。阀门中心距箱侧面为 140 mm,距箱后内表面为 100 mm,允许偏差正负 5 mm。消火栓箱体安装的垂直度允许偏差为 3 mm。

三、消防设施

呼吸器、干粉灭火器、二氧化碳灭火器、消防栓、手爆按钮、喷淋、烟感、温感、七氟丙烷气体灭火设备等见图 1-2-5～图 1-2-9。

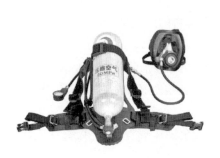
图 1-2-5 呼吸器
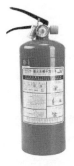
图 1-2-6 干粉灭火器
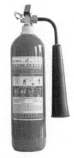
图 1-2-7 二氧化碳灭火器

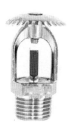
图 1-2-8 消防喷淋头
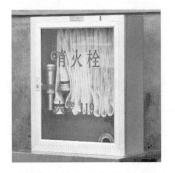
图 1-2-9 室内消火栓箱

四、医学实验室建筑的防火设计除必须符合国家现行的建筑设计防火规范外，还应符合以下规定

1. 有贵重仪器设备的实验室的隔墙应采用耐火极限不低于 1 h 的非燃烧体。

2. 由一个以上标准单元组成的通用实验室的安全出口不宜少于两个。

3. 易发生火灾、爆炸、化学品伤害等事故的实验室的门宜向疏散方向开启。

（潘沪生　陈颖玮）

第三节　给水排水和气体供应

一、给水排水一般规定

1. 给水管道和排水管道的布置和敷设，设计流量和管道计算，管材、附件的选择等，除应按现行的《建筑给水排水设计规范》的规定执行外，尚应符合本规范的规定。

2. 实验室给水管道和排水管道，应沿墙、柱、管道井、实验台夹腔、通风柜内衬板等部位布置。不得布置在遇水会迅速分解、引起燃烧、爆炸或损坏的物品旁，以及贵重仪器设备的上方。

3. 室内、外消防设计，应符合现行有关防火规范的规定。

二、给水

1. 给水系统的选择，应根据科研、生产、生活、消防各项用水对水质、水温、水压和水量的要求，并结合室外给水系统等因素，经技术、经济比较后确定。

2. 用水定额、水压、水质、水温及用水条件，应按工艺要求确定。

3. 实验室检查用龙头及其他卫生器具给水的额定流量、当量、支管管径和流出水头，应符合现行的《建筑给水排水设计规范》的规定。

4. 实验仪器的循环冷却水水质应满足各类仪器对水质的不同要求。

5. 凡进行强酸、强碱、剧毒液体的实验并有飞溅爆炸可能的实验室，应就近设置应急喷淋设施。当应急眼睛冲洗器水头大于 1 m 时，应采取减压措施。

6. 下行上给式的给水横干管宜敷设在底层走道上方或地下室顶板下；上行下给式的给水横干管宜敷设在顶层管道技术层内或顶层走道上方。不结冻地区可敷设在屋顶上。

7. 实验区域内的操作间、去污室的水龙头，应采用脚踏开关、肘式开关或光电开关。

8. 实验区域内的去污室等，应有热水供应。热水水量、水温、水压应按工艺要求确定。实验室尚应配有热水淋浴装置。

9. 实验室如采用科研、生活和消防统一的给水系统时，污染区的用水必须通过断流水箱。室内消火栓应设置在清洁区内。

27

三、排水

1. 排水系统的选择,应根据污水的性质、流量、排放规律并结合室外排水条件确定。

2. 排出有毒和有害物质的污水,应与生活污水及其他废水废液分开。对于较纯的溶剂废液或贵重试剂,宜在技术、经济比较后回收利用。

3. 放射性核素实验室的排水系统设计,应将长寿命和短寿命的核素废水分流。废水流向,应从清洁区至污染区。

4. 放射性核素排水管道的布置和敷设,管材、附件的选择,还应符合现行的《辐射防护规定》的规定。

5. 污水及废水的最大小时流量和设计秒流量,应按工艺要求确定。

四、污水处理

1. 凡含有毒和有害物质的污水,均应进行必要的处理,符合国家排放标准后,方可排入城市污水管网。

2. 酸、碱污水应进行中和处理。中和后达不到中性时,应采用反应池加药处理。

3. 凡含有放射性核素的废水,应根据核素的半衰期长短,分为长寿命和短寿命两种放射性核素废水,并应分别进行处理。

4. 长寿命放射性核素,且放射性浓度又较高的废水,应将废水集中存放,待到一定数量后,采用净化法处理。

5. 净化过程中产生的少量浓缩液,可采用固化法处理。

6. 短寿命放射性核素废水,应采用贮存法处理。

7. 含有放射性核素的废水处理,尚应符合现行的《辐射防护规定》的规定。

8. 生物安全 4 级和生物安全 3 级实验室的污水,必须进行消毒处理。经处理后,污水应符合现行的《医院污水排放标准》的规定。

五、气体供应一般规定

1. 本章规定适用于压力不大于 0.8 MPa 的氢气、氧气、氮气、煤气、压缩空气和真空等实验室内气体管道设计。

2. 气体管道设计除应按现行的《城镇燃气设计规范》《工业企业煤气安全规程》《氧气站设计规范》《氢气使用安全技术规程》等的规定执行外,尚应符合本规范的规定。

3. 氢气、氧气和煤气管道以及引入实验室的各种气体管道支管宜明敷。当管道井、管道技术层内敷设有氢气、氧气和煤气管道时,应有换气次数为每小时 1～3 次的通风措施。

4. 按标准单元组合设计的通用实验室,各种气体管道也应按标准单元组合设计。

5. 穿过实验室墙体或楼板的气体管道应敷在预埋套管内,套管内的管段不应有焊缝。管道与套管之间应采用非燃烧材料严密封堵。

6. 氢气、氧气管道的末端和最高点宜设放空管。放空管应高出层顶 2 m 以上,并应设在防雷保护区内。氢气管道上还应设取样口和吹扫口。放空管、取样口和吹扫口的位置应能满足管道内气体吹扫置换的要求。

7. 氢气、氧气管道应有导除静电的接地装置。有接地要求的气体管道其接地和跨接措施应按国家现行有关规定执行。

六、质谱实验室气路要求

1. 不同类型的质谱仪所需的气体类型可能不同,实验室应根据仪器厂家的要求配备气路系统,并且确保供气的安全性。

2. 实验室常见用气包括氮气、氩气、清洁空气等且必不可少,因此需保证气源供气充足且稳定,可采用空气压缩机、氮气发生器或者高压液氮罐、高纯氦气(纯度≥99.999%)等。

3. 在安装气路时考虑实际工作中可能的气体用量,购买合适功率的空气压缩机,可根据需要配备储气罐。空压机应为无油空压机,宜同时配备干燥过滤器。

4. 在使用氮气发生器及空气压缩机时,因空压机会散发大量热量及噪声,最好将其单放在另一间房,并配备空调,保持室温不超过 30℃。

5. 气体管线上的连接管件都要连接后焊接,避免有泄漏的可能。所有的管线在安装完毕后需做气密性实验,且在使用前要先除油。氮气罐等最好有专用隔间存放,方便安装及搬运。

6. 需根据存放气体类型在气体存放区配置相应的安全防护设施,如使用氩气、氮气等窒息性气体时需保证气体存放区的空气流通,使用氢气等易燃易爆气体时需安装漏气警报装置。

七、管道敷设要求

1. 输送干燥气体的管道宜水平安装,输送潮湿气体的管道应有不小于 0.3% 的坡度,坡向冷凝液体收集器。

2. 氧气管道与其他气体管道可同架敷设,其间距不得小于 0.25 m,氧气管道应处于除氢气管道外的其他气体管道之上。

3. 氢气管道与其他可燃气体管道平行敷设时,其间距不应小于 0.50 m;交叉敷设时,其间距不应小于 0.25 m。分层敷设时,氢气管道应位于上方。

4. 室内氢气管道不应敷设在地沟内或直接埋地,不得穿过不使用氢气的房间。

5. 气体管道不得与电缆、导电线路同架敷设。

八、管道、阀门和附件

1. 气体管道宜采用无缝钢管。气体纯度大于或等于 99.99% 的气体管道宜采用不锈钢管、铜管或无缝钢管。

2. 管道与设备的连接段宜采用金属管道。如为非金属软管,宜采用聚四氟乙烯管、聚氯乙烯管,不得采用乳胶管。

3. 阀门和附件的材质:对氢气和煤气管道不得采用铜质材料,其他气体管道可采用铜、碳钢和可锻铸铁等材料。氢气和氧气管道所用的附件和仪表必须是该介质的专用产品,不得代用。

4. 阀门与氧气接触部分应采用非燃烧材料。其密封圈应采用有色金属、不锈钢及聚四氟乙烯等材料。填料应采用经除油处理的石墨石棉或聚四氟乙烯。

5. 气体管道中的法兰垫片其材质应依管内输送的介质确定。

九、管道连接

1. 气体管道的连接应采用焊接或法兰连接等形式。氢气管道不得用螺纹连接。高纯气体管道应采用承插焊接。

2. 气体管道与设备、阀门及其他附件的连接应采用法兰或螺纹连接。螺纹接头的丝扣填料应采用聚四氟乙烯薄膜或一氧化铅、甘油调和填料。

十、安全技术

1. 气体管道设计的安全技术应符合下列规定。

(1) 每台(组)用氢设备的支管和氢气放空管上应设置阻火器。

(2) 各种气体管道应设置明显标志。

2. 使用氢气及可燃气体的实验室应设置报警装置。

3. 气瓶应放在主体建筑物之外的气瓶存放间。对日用气量不超过一瓶的气体,实验室内可放置一个该种气体的气瓶,但气瓶应有安全防护设施。

4. 氢气和氮气的气瓶存放间应有每小时不小于 3 次换气的通风措施。

(潘沪生　陈颖玮)

第四节　空调、通风和净化

一、一般规定

1. 采暖、通风、空气调节和制冷设计除应按现行的《采暖通风和空气调节设计规范》的规定执行外,尚应符合本规范的规定。

2. 防火、防烟和排烟设计除应按现行的《建筑设计防火规范》《高层民用建筑设计防火规范》的规定执行外,尚应符合本规范的规定。

3. 空气净化设计应符合现行的《洁净厂房设计规范》的规定。

二、空气调节和制冷

1. 历年最热月平均温度高于或等于22℃地区的通用实验室，当利用自然通风不能满足卫生要求时，可设置机械通风系统。

2. 历年最热月平均温度高于或等于28℃地区的通用实验室，宜设置空气调节系统。

3. 通用实验室的夏季空气调节室内计算参数为：温度26～28℃，相对湿度小于65%。

4. 质谱仪环境温度维持在15～30℃，温度波动小于2℃/h，相对湿度为20%～80%，不冷凝。推荐的最佳室温20±2℃，最佳相对湿度35%～50%。实验室应安装空调，应避免阳光直接照射设备，避免空调正对设备。需结合地域特点在实验室配备温度及湿度的控制设备，如潮湿区域需配备除湿机，气候干燥的地区配备加湿器等。

5. 专用实验室的空气调节室内计算参数应按工艺要求确定。

6. 需要设置空气调节的实验室应集中布置。室内温湿度基数、使用班次和消声要求等相近的实验室宜相邻布置。

7. 在不影响医学实验室工作的条件下，宜采取局部工艺措施或局部区域的空气调节替代全室性的空气调节。

8. 空气调节宜采取集中与分散相结合的方式进行设置。

9. 按标准单元组合设计的通用实验室，其空气调节系统也应按标准单元组合设计。

10. 空气调节系统设计应为实验室的改造和发展提供灵活性。

11. 临床医学实验室工作需要空气调节系统长期连续运转时，空气调节系统宜设置备用设备。

12. 空气调节系统应设置消声和减振装置。

13. 空气调节系统的隔热结构和消声结构不得采用可燃烧材料制作。

14. 制冷方式的选择和制冷装置的设置场所应根据热源、电源、水源以及空气调节所需制冷量、冷水温度和工艺需求与特点等情况，经技术经济比较后确定。

15. 制冷机房的平面与空间和制冷系统管路的输送能力应为临床医学实验室建筑的改建和扩建提供一定的余量。

三、采暖

1. 采暖地区通用实验室的冬季采暖室内计算温度应为18～20℃。

2. 采暖系统宜按南北朝向分开环路设置。

3. 采暖系统的散热器宜按每个自然开间的采暖热负荷进行设置。

4. 采暖系统的散热器其散热量宜有调节的可能性，但布置在更衣间、淋浴间以及热媒有冻结危险场所的散热器除外。

5. 采暖系统应在每个环路回水干管末端和每根立管上设带短管的阀门。立管的阀门和泄水用的带短管阀门不宜安装在地沟内。

四、通风

1. 按标准单元组合设计的通用实验室,其送排风系统也应按标准单元组合设计。

2. 每个排风装置宜设独立的排风系统。同一个实验室内的所有排风装置宜合用一个排风系统。

3. 通风柜柜口面风速值宜按表 1-2-2 确定。

表 1-2-2 通风柜柜口面风速要求

实验室内空气中有害物的最高容许浓度（mg/m³）	柜口面风速值（m/s）	
	平均值	最低值
>15	0.35	0.25
0.2~15	0.50	0.40
≤0.1	0.75	0.65

4. 工作时间连续使用排风系统的实验室应设置送风系统,送风量宜为排风量的 70%,并应根据工艺要求对送风进行空气净化处理。

5. 对于采暖地区,冬季应对送风进行加热。送风气流不应破坏实验室排风装置的正常工作。

6. 间歇使用排风系统且排风量大于每小时两次换气的实验室,应设置有组织的自然进风。

7. 对于采暖地区,冬季应由建筑物的采暖系统补充加热进风的耗热量。

8. 排风系统的排风装置、风管、阀门、附件和风机等的材质应依系统所排除的有害物的种类确定。

9. 当按防腐或其他要求必须采用难燃烧材料或可燃烧材料制作风管时,只可在本实验室范围内敷设该种风管。

10. 当必须穿越其他房间时,用难燃烧材料或可燃烧材料制作的通过式风管应沿其全长设置耐火极限不低于 0.5h 的套管或防护结构。

11. 不得利用建筑物的可燃烧和难燃烧结构直接作为风管侧壁。当排除易于冷凝的气体时,不得利用建筑结构作为风管侧壁。

12. 排风机宜设置在建筑物(不含排风机房)之外。排除有害气体的排风机不得设置在送风机室内。

13. 送排风机的进出口应设置长度为 0.15~0.30m 的用难燃烧材料或非燃烧材料制作的柔性接头,接头部分不得加刷涂料。

14. 排风系统宜在排风机吸入侧的管段上设置消声装置,排风机应设减振装置。

15. 排风系统宜设防倒灌装置。

16. 排风机房应有通风措施。通风量不应小于每小时一次换气。

17. 排风系统排出的有害物浓度超过有关标准规范规定的允许排放标准时,应采取净化措施。

18. 经技术、经济比较合理时,排风系统宜设置热回收装置。

19. 放射性核素实验室的通风设计应符合现行有关标准、规范的规定。

五、质谱实验室排风要求

1. 质谱房间要有良好的通风,有排风设备、排气管,以排除溶剂中的有害物质,保护实验室人员。

2. 每一排设备上都有万向通风罩,同时评估所有万向通风罩的风量配置,必须确认系统正常排气。

3. 必要时可在抽风机上安装一个指示灯,表明它的工作状态。在设备附近要有水槽,以便及时清洗粘到身体上的溶剂或有毒的物质。

4. 质谱方法比常规化学更易接触到易燃、易爆试剂,须留好专用试剂存储柜的位置,为存储柜接好通风,尽量减小有机试剂,尤其是有毒试剂的挥发给实验人员带来的伤害。

5. 如条件许可,质谱房间可安装新风系统,保证室内微负压。

六、质谱实验室洁净度要求

1. 灰尘易吸潮,在质谱仪内部的芯片或焊点的针脚处产生锈斑,开机瞬间极易发生放电现象,进而导致电源和电路板故障。

2. 散热通道上的灰尘会阻碍系统内热量的散发而导致仪器重要零部件如涡轮泵等过热损坏。

3. 仪器室应尽量保持环境,洁净无尘。

4. 无机质谱仪很多测试样本含量都在超痕量甚至更低,所以对环境要求就非常高,要求整个分析过程流程中都保持非常高的洁净环境,在部分高分辨质谱的实验室都需要为仪器量身定做洁净实验室。

5. 为减小污染,实验室可采取如下措施:配备可净化实验室空气的硬件设施如空气净化器,前处理区可配备局部防尘的实验台,窗户安装防尘网、空调出风口安装空气过滤器等。

(潘沪生　陈颖玮)

第五节　电气管理

一、供配电

1. 医学实验室建筑的用电负荷分级及供电要求,应根据重要性及中断供电在政治、经济、医学实验室工作上所造成的损失或影响程度按现行的《工业与民用供电系统设计规范》的规定执行。

2. 城市电网电源质量不能满足用电要求时,应根据具体条件采用相应的电源质量改善措施(如:滤波、屏蔽、隔离、稳压、稳频及不间断供电等措施)。

3. 用电负荷具有下列情况之一时,宜采用交流不间断电源系统供电。

(1) 当采用备用电源自动投入(BZT)或柴油发电机组应急自起动等方式仍不能满足要求时。

(2) 当采用一般稳压稳频设备仍满足不了对稳压、稳频精度要求时。

(3) 当实验或设备需要保证顺序断电操作安全停机时。

(4) 停电损失大于不间断电源设备购置费用和运行费用的总和时。

(5) 质谱仪要求连续工作,断电不仅影响实验过程,且容易造成仪器损坏,特别是影响泵的寿命,所以一般建议采用 UPS 来保证供电的连续性。

4. 低压配电系统无特殊要求时,应采用频率 50 Hz,电压 220/380 V 系统。系统接地型式宜为 TN-S 或 TN-C-S。有特殊要求时,应按实验仪器设备的具体要求确定。

5. 质谱仪均需专线供电,即从实验楼总配电室为质谱仪设置一根专用电源线,单独给质谱仪供电,这样可避免其他设备与质谱仪间互相干扰。

6. 供配电系统应预留适当的备用容量及扩展的可能。

7. 在同一医学实验室建筑(室)内设有两种及以上不同电压或频率的电源供电时,宜分别设置配电保护装置并有明显区分或标志。当由同一配电保护装置供电时,应有良好的隔离。不同电压或频率的线路应分别单独敷设,不得在同一管内敷设。同一设备或实验流水线设备的电力线路和无防干扰要求的控制回路允许同一管内敷设。

8. 实验室负荷可由专用变压器供电,也可由共用变压器敷设专用的低压配电线路供电。冲击性负荷、波动大的负荷、非线性负荷、较大容量的单相负荷和频繁起动的设备等,应由变压器低压母线处用单独馈线回路供电或由单独变压器供电。

9. 季节性运行的空气调节、采暖等负荷占较大比重时,变压器容量与台数的确定应考虑变压器的经济运行。

10. 通用实验室的用电设备可由固定在实验台或靠近实验台的固定电源插座(插座箱)供电。电源插座回路应设有漏电保护电器。各实验室电源侧应设置独立的保护开关。

11. 潮湿、有腐蚀性气体、蒸汽、火灾危险和爆炸危险等场所,应选用具有相应的防护性能的配电设备。

12. 实验室供配电线路宜采用铜芯导线(电缆)。

13. 高层或线路较多的多层临床医学实验室建筑,垂直线路宜采用管道井敷设。强、弱电管线宜分别设置管道井。当在同一管道井内敷设时,应敷设在管道井内两侧。

二、照明

1. 临床医学实验室建筑用房,工作面上的平均照度标准应符合表 1-2-3 的规定。

表 1-2-3 医学实验室照度要求

房间名称	平均照度(lx)	工作面及高度(m)	备 注
通用实验室	100-150-200	实验台面 0.75	一般照明
生物培养室	150-200-300	工作台面 0.75	宜设局部照明
天平室	100-150-200	工作台面 0.75	宜设局部照明
电子显微镜室	100-150-200	工作台面 0.75	宜设局部照明
谱仪分析室	100-150-200	工作台面 0.75	一般照明
放射性核素实验室	100-150-200	工作台面 0.75	一般照明
研究工作室	100-150-200	桌面 0.75	宜设局部照明
学术报告厅	100-150-200	桌面 0.75	一般照明
设计室、绘图室、打字室	200-300-500	桌面 0.75	宜设局部照明
管道技术层	30-50-75	地面	一般照明

2. 临床医学实验室建筑用房一般照明的照度均匀度,按最低照度与平均照度之比确定,其数值不宜小于 0.7。

3. 采用分区一般照明时,非实验区和走道的照度,不宜低于实验区照度的 1/3～1/5。

4. 采用一般照明加局部照明时,一般照明不宜低于工作面总照度的 1/3,宜不应低于 50 lx。

5. 需要有效地限制工作面上的光幕反射和反射眩光的实验室,宜采用下列措施。

(1)使视觉作业不处在室内光源与眼睛形成的镜面反射角上。

(2)采用光扩散性能好、亮度低、发光表面积大的灯具。

(3)增设局部照明。

(4)实验室内表面及室内设备表面为无光泽表面。

6. 实验室(除暗室外)不宜用裸灯。通用实验室宜采用开启或带格栅直配光型灯具。开启型灯具效率不宜低于 0.7,带格栅型灯具效率不宜低于 0.6,实验室灯具格栅、反射器不宜采用全镜面反射材料。

7. 通用实验室宜采用荧光灯,层高大于 6 m 的实验室宜采用高强气体放电灯。

8. 对识别颜色有要求的实验室,宜采用高显色性光源。

9. 电磁干扰要求严格的实验室,不宜采用气体放电灯。

10. 潮湿、有腐蚀性气体和蒸汽、火灾危险和爆炸危险等场所,应选用具有相应防护性能的防爆灯具。

11. 重要实验场所应设置应急照明,应急照明的设置应符合现行的《民用建筑照明设计标准》《高层民用建筑设计防火规范》的规定。

12. 暗室、电镜室等应设单色(红色或黄色)照明。入口处宜设工作状态标志灯。

13. 实验区域宜设紫外线灭菌灯,其控制开关应设在门外并与一般照明灯具的控制开关分开设置。

14. 照明负荷宜由单独变压器、单独配电装置或单独回路供电,应设单独开关和保护电器。照明配电箱宜分层或分区设置。

15. 大面积照明场所宜分段、分区设置灯控开关。

16. 管道技术层内应设照明并由单独支路或专用配电箱(盘)供电。

三、接地

1. 医学实验室建筑按具体要求,可设置实验室工作接地、供电电源工作接地、保护接地、实验室特殊防护接地及防雷接地。

2. 实验室工作接地的接地电阻值,应按实验仪器、设备的具体要求确定。无特殊要求时,不宜大于 4 Ω。供电电源工作接地及保护接地的接地电阻值不应大于 4 Ω。实验室特殊防护接地电阻值按具体要求确定。防雷接地电阻值应符合现行的《建筑防雷设计规范》的规定。

3. 各种接地宜共用一组接地装置,无特殊要求时,接地电阻值不宜大于 1 Ω。如防雷接地需单独设置,应按现行的《建筑防雷设计规范》的规定采取防止反击措施。

4. 实验室的工作接地与接地装置宜单点连接。使用性质不同的实验室共用一组接地装置时,宜分别引接地线与接地装置连接。由接地装置引入室内的接地干线宜采用绝缘导线(电缆)穿钢管敷设。

5. 质谱实验室须有安全的地线,不宜与其他干扰大的仪器设备共用一个地线,不能使用电源的中线作为安全地线,接地电阻须满足仪器要求。

6. 由实验室接地点至接地装置的引线长度不应为 $\lambda/4$ 及 $\lambda/4$ 的奇数倍,λ 应按下式计算:

$$\lambda = \frac{3 \times 10^8}{f} \tag{1-2-1}$$

式中:λ——波长(m);

f——实验室接地仪器、设备工作的主频率(Hz)。

7. 实验室保护接地宜采用等电位连接措施。

(潘沪生 陈颖玮)

第六节 实验室用水应用与管理

一、概述

临床实验室纯水——指的是参与或辅助到实验过程中的纯水。纯水不只是一种普通资源,更应该作为一种特殊的试剂来看待,纯水可以说是一种临床试剂(water is clinical reagent)。

在实验过程中,试剂、质控品、标准品、缓冲液的配置,标本的稀释都需要用到纯水,并且由于自动化的迅速普及和发展,实验室大多数检测项目是经过自动化分析仪完成的,比色杯的冲洗、设备加样探针和内部管路的清洗,也需要纯水。实际工作中,干扰检验质量的因素很多,而纯水造成的影响往往又是间接和随机的,所以在质量控制和管理标准中往往容易被忽视。

二、水纯化原理及检测技术

(一) 水中杂质及带来的影响

1. 水中杂质的基本类型:实验室的水源,通常都为自来水或有些是经过预处理的自来水。自来水通常是从自然界的水源中取水,虽然经过加工处理,但仍旧保持一定的杂质,而杂质的种类和水平与水源的特点直接相关。如北方普遍使用地下水源,自来水硬度就比较高;南方多为地表水源,微生物、有机物含量就比较高。自来水的水质是有一定的标准和管理的,由于其标准要求不高,加上自来水厂的水质即使合格,但经过庞大的城市管网、储存系统输送以后,水在被输送的过程中被多次反复的污染,最终造成实验室使用的自来水中存在了多种大量杂质及污染物。根据我们在临床实验室的应用要求,一般将纯水中的杂质分为五类,分别是:颗粒、离子、有机物、微生物和气体。

2. 纯水中的杂质及产生的影响

(1) 颗粒的影响:颗粒通常是指水中的泥沙、铁锈等污染物,大的肉眼可见(如$>50\ \mu m$),也比较容易通过物流沉降、简单的深度过滤等手段去除;小的颗粒很难看见,一般可漂浮在水中,也不容易沉降和直接去除,需要使用$0.45\ \mu m$或$0.22\ \mu m$过滤膜来收集,评价其在水中的含量。其在水中污染而导致的影响为:损坏过滤系统与泵系统、吸附电荷影响离子浓度、折射光线影响判读、提供细菌滋生载体、土壤和沙砾等颗粒又是硅元素的主要来源。纯水中颗粒的指标单位为××个/ml($>0.22\ \mu m$),检测技术比较复杂,在临床实验室纯水中一般不建议监测。

(2) 离子的影响:纯水中离子的种类也非常多,主要来源是水源环境中的矿物质溶解,常见离子带来的影响有:水的硬度与结垢问题、影响溶液pH、带电基团与反应物结合对无机分析产生直接干扰及对酶学实验的干扰、硅化物使塑料材质变黄。

离子的检测是通过电导率或者电阻率进行的,由于纯水的导电性在不同温度检测值是不同的,国际标准组织规定所有的测量值都必须回归到$25℃$,以便进行监测和比对。对纯水而言,电导率越小越纯,电阻率则是越大越纯。由于绝对没有离子的纯水是不存在的,经过多国科学家的研究推算和讨论,国际上规定,将$18.2\ M\Omega \cdot cm(25℃)$定为完全没有外界离子(仅有$H_2O$电解出的$H^+$和$OH^-$)的纯水的电阻率理论值。

(3) 有机物的影响:有机物的来源比较复杂,一般使用地表水作为水源的自来水,其有机物含量会比较高,而且会随着季节的改变而改变浓度,从10亿分之几百到几千不等。其主要成分为动植物、微生物的代谢或分解产物,随着农业现代化、工业文明以及生活方式和排污的变化,有机物在水源中的组成越来越复杂,对纯水水质和实验也造成越来越多的影响。

(4) 微生物的影响:微生物是具有生命力的,水中的细菌通常经过低营养度、氯化物消杀等严酷的环境考验,其生命力变得非常强。加上在水纯化系统中,起抑菌作用的氯化物必须要先去除,并且在水纯化系统尤其是自动化分析仪器内部管道系统中,其温热的环境更促进了细菌的生长。时间稍长,这些细菌能够形成由多种微生物复合组成、带有自我保护功能,而且极难去除的菌膜。游离细菌和菌膜上脱落的细菌会随着水流进入到分析仪器液路中,并长成新的菌膜,而且菌膜生长中不停地分泌各种离子、酶、多糖(内毒素)类的污染物,潜在影响到检测结果。微生物污染是影响最复杂、最难控制的,也是被严重忽视的。

细菌的检测取样推荐采用过滤膜法,将水接入取样杯(底部是 $0.45\ \mu m$ 的过滤膜),取一定量后,将水抽滤过滤膜,细菌即截留在膜面上,然后转印在培养基上培养。由于纯水中的细菌是耐受低营养度的细菌,采用普通的培养基无法准确检测出纯水中的细菌含量,CLSI 标准中介绍的专用于纯水微生物培养的培养基为 R2A 和 TSA,都是低营养度且带有一定修复成分的培养基,能检测纯水中的微生物。

(5)气体的影响:水中的气体主要是空气中的氧、氮、二氧化碳等,也有一些环境污染的气体会溶解在水中,导致水质的污染。气体存在纯水中,可能导致的影响是:影响水的离子浓度和 pH、直接参与反应、影响水有效体积、影响光学测定结果。

虽然气体可能影响到检测结果,但国际标准中并没有要求检测水中气体含量。目前只有个别公司由于使用了特殊的试剂和实验技术,对水中饱和氧含量有要求,会对水质的气体含量提出要求并在需要时进行检测。

3. 水中杂质可能影响到的实验:水中的颗粒、离子、有机物、微生物和气体等五大类污染物,每种污染物都会对不同的检测技术、不同检测原理的分析仪器及检测项目造成不同的影响,见表 1-2-4 和表 1-2-5。

表 1-2-4 纯水中污染物对各种检测技术的影响

指 标	常规化学检测	酶化学检测	免疫检测	痕量分析检测	分子生物学检测	对仪器的影响
颗粒	√	√	√	√	√	√
离子	√	√	√	√	√	
有机物	/	√	√	/	√	√
细菌	√	√	√	√	√	
细菌代谢物		√	√	√	√	
气体	√	√	√	√		

注:√表示有影响。

表 1-2-5 易被水中污染物干扰的检测项目

检 测 项 目	易被水质干扰的检测
钙	受矿物质、有机物及菌膜影响
碱性磷酸酶(ALP)	受菌膜、清洁剂、矿物质影响
肌酸激酶(CK)	受自来水水处理系统释放的杂质影响
淀粉酶	受柠檬酸盐、清洁剂、有机物(腐殖质和黄腐酸)影响
乳酸脱氢酶(LD)	受工业废水水源、有机物、H_2O_2 的影响
磷	受柠檬酸盐、有机物的影响

（续表）

检 测 项 目	易被水质干扰的检测
铁	受矿物质、有机物(腐殖质和黄腐酸)、清洁剂影响
镁	受柠檬酸盐、矿物质影响
三酰甘油	受塑料、化学试剂影响
尿素	受柠檬酸盐、自来水水处理系统影响
肌钙蛋白 I	受菌膜影响

（二）纯化技术介绍

纯化技术的选择是和要去除的污染物种类、数量密切相关,根据水源中的污染物种类和数量,根据希望达到的水的纯度,选择不同的纯化方法进行纯化。一般需要多种技术组合进行纯化,以达到最终满足实验室检测需要的水质。合理选择不同的纯化方法,就必须了解不同纯化方法的特点。各种常用纯化技术的特点如下。

1. 深度过滤技术:深度过滤技术是采用棉花、玻璃丝、毛绒、石棉或其他无机微丝等材料,通过一定的压力将其压紧,在压力作用下,纤维交织在一起,对颗粒类污染物形成了阻力和容纳能力。纤维间交织的间隙平均直径,可以理解为过滤膜的孔径。

这种过滤技术最大的特点是制造成本低廉,膜吸纳污染物的能力非常强,但由于纤维是可以运动的,其过滤孔径是一般孔径范围(一般常用 $10~\mu m$、$5~\mu m$、$1~\mu m$),也不能做到非常小的过滤直径。在污染物比较饱和的情况下,原本被吸附的污染物可能在水的压力推动下,能够穿过深度过滤膜,造成下游的污染。故此类技术只适用在初级和粗过滤阶段。

2. 绝对过滤技术:绝对过滤膜是具备一定机械强度,具有最大过滤孔径和开孔率指标的过滤膜技术。过滤膜是采用特殊的高分子材料制成的。在确定其过滤孔径后(常用的规格是 $0.22~\mu m$、$0.45~\mu m$),可以认为在这个孔径之上的颗粒都不能被过滤下去。可以看出,绝对过滤膜的优点是明显的,但其制造成本较高,而且在污染比较多的水中,非常容易堵塞,故只用于纯水的精制阶段或者终端的保护。

3. 活性炭技术:活性炭以其多孔结构和巨大的比表面积,以及碳分子的独有吸附能力,成为去除有机物和氯成分非常好的过滤技术。活性炭分为天然活性炭和人工活性炭,天然活性炭通常使用废弃木材烧制,成本低廉,虽然能够大量使用,并对大分子有机物和氯成分有非常好的吸附作用,但由于其自身的杂质较多,使用中也会带来二次污染,只适用于纯水的粗制。人造活性炭的发明既避免了天然活性炭的自身缺陷,又发挥了去除有机物和氯的效果,但缺点是成本较高,一般仅用于纯水的精制阶段。

4. 反渗透技术:反渗透技术是将渗透过程用外界压力将其反向进行,使水从高盐浓度向低盐浓度反向渗透的技术。实践中反渗透膜都设计成带内部通道的双膜螺旋排列状,通过膜片中的通道对纯水进行收集。膜片外部利用切向流原理,用水流将积累在反渗透膜表面的污染物不断冲掉,以保证反渗透膜的经久耐用。反渗透是纳米孔径的过滤膜,但不是绝对过滤膜,而且反渗透在水质较为污浊的情况下,其截留率指标表现更好,其特点是适合做污染度比较大的纯化过程,是纯水初步纯化的优良技术。水经过反渗透的初级纯化后,可以使用更精密的过滤技术和组件进一步提高水质。

评价反渗透的工作能力最主要的指标为截留率,即截留污染物的能力。考虑到实际的运行成本,针对反渗透技术的不足之处,一般都需要设计废水回收、定期膜清洗和温度流速恒定系统,故产水率、膜寿命、流速稳定性也是评价反渗透的重要指标。

5. 离子交换树脂:离子交换树脂是历史非常悠久且经典的技术,其技术原理是树脂内表面上的 H^+ 或 OH^- 与水中阴阳离子交换,从而达到去除水中离子的目的。树脂技术最大的好处是,能够迅速去除离子,如果树脂装填量够大的话,在一定流速的情况下,水中离子能够被很快去除干净,甚至达到电阻率 $18.2\ M\Omega \cdot cm$ 的水平。离子交换树脂去离子彻底、快速,而且一次性投入较低,具有很强的优点,但其缺点也是非常明显的。树脂是内比表面积非常大的结构,树脂柱中填充了树脂后,树脂间形成了大量死角,不仅阻拦和容纳了大量其他污染物,而且这些死角是微生物滋生的天然温床;加上树脂本身是有机物,有机物的溶解更加促进了微生物的生长。所以说树脂在纯水系统中,是非常容易长菌、产生大量二次污染的地方;树脂长菌后,树脂的交换效果会大幅下降,进一步影响了树脂的寿命。树脂保存是干式的,在新更换的树脂使用时,往往会发现大量气泡,有时甚至直接影响到检测和自动化设备的运行。

树脂虽是个经典的技术,有其独特的优点。但是树脂后的防菌,是非常客观和重要的问题;科学使用树脂要求更换周期不能过长,以避免过高的微生物负载;树脂的纯度级别也很重要,高纯度的树脂更耐微生物;在树脂更换时,最好有排气程序,将最初的空气排出,减少新鲜树脂中的大量空气集中对分析仪器造成的冲击和影响。

6. 连续电流去离子技术:连续电流去离子技术(EDI)是 1955 年美国首先发明并应用在军事工业的,1987 年美国 MILLIPORE 公司将其进行技术升级和改造后,将其真正产业化,并首先引入实验室纯水领域。从此 EDI 技术在实验室和工业领域得到大规模的推广和应用。EDI 技术的工作原理是在电场中,水中离子定向移动,通过一些选择性过滤膜的作用,将水分为浓缩和纯化通道,最终收集纯化通道的水成为纯水,排出浓缩通道的水为废水。相对于传统树脂技术,EDI 的好处是非常明显的:EDI 由于内部环境一直是带电,而且有弃水自净,从而大大降低了微生物滋生的问题;EDI 的工作原理决定了水质是稳定的,相对于树脂短期内的大幅度波动,EDI 的水质对临床检验更有帮助意义;EDI 不需要频繁更换和消耗树脂,故在运行成本上也大大节省了。当然 EDI 也是有缺点的:EDI 的成本相对比较高昂,由于牵涉水、电、膜等多种综合技术,系统相对复杂,使用 EDI 技术需要对系统设计和制造的质量要求比较高,否则更换 EDI 成本更高;EDI 对水的硬度和 CO_2 水平非常敏感,多数 EDI 提前劳损都是因为水质过硬或者 CO_2 含量过高,造成 EDI 阴极结垢,最终导致电场衰减和模块报废。使用 EDI 技术必须十分注意降低进水的硬度(软化)和密闭性(减少 CO_2 的吸入)。1998 年,MILLIPORE 公司发明了在 EDI 阴极增加特殊涂层的技术,通过这个涂层增加了阴极的比表面积,降低了结垢风险,减少了维护成本和苛刻的进水水质要求,保护了这个高技术模块的使用效果和寿命,降低了使用的技术要求,也进一步普及了 EDI 技术的应用。

7. 紫外线照射技术：紫外线照射技术是通过紫外线灯产生紫外线,对纯水中的杂质进行去除的技术。紫外线发光的原理这里不介绍,但要注意的是纯化水技术中,最主要使用的是紫外线灯的两个波长的射线：185 nm 和 254 nm。其中 254 nm 即常用的杀菌紫外线等波长,主要作用是抑制或杀死水中游离的细菌(无法杀死容器或管壁的菌膜中的细菌);185 nm 主要用于科研超纯水中,将微量有机物降低至微量的水平,防止水中有机物对检测或分析的影响。两种波长的用途是不同的,但 185 nm 的紫外线灯制造和使用比较昂贵。紫外线照射技术的缺点是：254 nm 常用在普通纯水中杀菌,但只是抑制或杀死,不能去除,因为细菌即使失去繁殖能力,裂解后其内部的酶、蛋白质、离子仍旧能够干扰到检测试验,所以紫外线技术一般更多用于产水部分,在整个纯水的生产使用过程中,越靠近终端,紫外线杀菌的意义和价值就越小。185 nm 刚好相反,需要比较纯的进水,只能在靠近终端使用。

8. 超滤技术：超滤技术是比绝对过滤孔径更新的过滤技术。由于其过滤的杂质以蛋白质、酶、内毒素等比细胞更小的物质(但不能阻拦离子),通常为方便起见,以截留最小的分子量来定义超滤的孔径,如 1 000 D、5 000 D、13 000 D 等几种超滤孔径较为常用。临床上纯水一般为了去除外源性酶(如 ALP)的干扰,一般使用 13 000 D 的进行过滤。超滤的特点是,孔径很小,只建议使用在终端水质比较好,但需要进一步去外源性酶时使用。

9. 真空(除气)技术：真空脱气技术是利用真空泵产生负压,通过空气过滤膜将水中的空气过滤去除的技术。由于空气(主要是 O_2)对某些实验室和试剂会产生影响,故使用真空除气技术可以帮助这一类实验作出稳定准确的效果,关于纯水中空气对检验的影响的研究开展的并不多,故这一技术目前应用并不是很广。

10. 蒸馏技术：蒸馏技术是一项十分古老的技术,在目前技术背景下,严格意义上来说,蒸馏技术应该被淘汰,因为其水质并不能得到很好的保证,而且耗水耗电量非常大,产水速度也很慢,并不适合临床实验室使用。由于太多的实验室使用不合格的产水系统,其中细菌超标的情况非常严重,而蒸馏在离子、有机物等方面虽无保障,但细菌指标一般都能合格。在实验室一些对离子、有机物要求不高的实验中,使用蒸馏水也是一个选择。

总之,在实验室中,任何一种水纯化技术都有其优点和缺点,如果需要得到我们所需要的实验室纯水(CLSI 标准的 CLRW 和 SRW 纯水),必须使用多种纯化技术组合,从而形成现代化实验室的纯水系统。

三、临床实验室纯水分类与应用

临床检验科实验室纯水设备依据终端应用可大致分为三级水质。

1. 特殊试剂级水(一级超纯水)

-金属离子分析

- PCR

- DNA/RNA 分析

-细胞培养

-免疫分析

2. 仪器进水(二级纯水)

-自动生化分析仪

-自动免疫分析仪

-高压灭菌锅

3. 清洗用水(三级纯水):中央供水系统为整体供水系统,需要考虑到临床实验室所有上述用水的水质要求和水量,以及用水点的分布来进行定制化设计。

临床实验室纯水的选用应根据检测目的、方法、仪器和一些特殊要求进行,同时注意:

(1) 低等级的纯水不能代替高等级的纯水使用,不同的目的对纯水的要求也不一定是等级越高越好。

(2) 实验室纯水都不宜长时间贮存。

(3) 超纯水和一些按特殊要求处理的纯水应即取即用。根据目前通用的临床应用标准,结合大多数临床实验室中开展的检测指标、可供选用的检测方法和不同类型的仪器,对不同级别纯水的适用范围见表1-2-6。

表1-2-6　不同级别纯水在临床实验中的应用范围

纯水级别	临床实验室应用范围
一级	可应用于除特别要求必须使用超纯水及特殊处理纯水类检测之外的大部分临床实验室检测中
二级	常规的临床生化免疫检测、细菌培养、化学发光检测、PCR、灵敏度要求不高的高效液相色谱技术、一般试剂、标准品、质控品的配制、各种容器器皿的清洗等
三级	主要作为高等级纯水制备的原水及用于容器器皿的预洗
超纯水及特殊处理纯水	高灵敏度高效液相色谱技术、质谱技术、细胞培养、染色体分析、痕量检测和电泳分析等

四、临床实验室纯水的管理标准

(一) NCCLS C3-A3 版水质管理标准简介

1997 年 NCCL 颁布了 C3-A3 文件,即 NCCLS 第三版(*Preparation and Testing of Reagent Water in the Clinical Laboratory; Proposed Guideline-Edition 3*)纯水标准,其对水质作出了分级和质量指标的设定,要求控制电阻率、微生物、硅含量等三个基本参数,其他要注意的是有机物含量和颗粒物。按照 C3-A3 文件的要求,在实验室中除某些特殊敏感的实验要求使用一级水,电阻率>10 MΩ,细菌<10 cfu/ml,硅<0.05 mg/L;生化和免疫分析等多数检测可以使用二级水,即电阻率>1 MΩ,细菌<1 000 cfu/ml,硅<0.1 mg/L;高压灭菌或普通洗涤等建议采用三级水。

随着检测技术的快速发展,逐步发现细菌、有机物的指标影响越来越大,需要提高控制力度,另外随着水纯化技术的发展,硅化物的去除越来越简单,故在 1997—2006 年期间,水质标准也不断被要求升级和更新,很多分析仪厂家为了保证检测的安全,都建议客户使用二级水的电阻率指标>1 MΩ,但微生物必须是细菌<10 cfu/ml(相当于一级水);另外,由于原标准仅强调了水质参数和指标,但在牵涉水系统的设计、纯化方法的选择、水质及水系统的管理方面也还存在种种缺陷,因此,NCCL 在 2004 年即开始了更新组织工作,2006 年在组织更名为 CLSI 的同时,颁布了 C3 - A4 文件,对标准进行了全面的本质性的更新。

(二) CLSI C3 - A4 版纯水管理标准简介

2006 年 NCCL 随着更名为 CLSI 也同期颁布了 C3 - A4 文件,即 CLSI《Preparation and Testing of Reagent Water in the Clinical Laboratory; Proposed Guideline-Fourth Edition》第四版纯水标准,其对水质定义和管理进行了较大的改动,在理念上进行了比较全面的更新。首先是 C3 - A4 标准明确了责任人:纯水系统及所产纯水必须足够最小化对检验的影响,保证检验的准确性,实验室质量管理人需要对纯水系统及水质是否足够满足检验的需要及相应的结果负责。

在水质定义方面:相对于传统的水质机械分级的做法,改为使用者需要明确实验对水质的需要,并自己设定相应水质参数和要求,不同的实验可以有不同的用水要求,但前提是使用者必须能够提供验证报告来证明你定义的纯水水质是满足使用要求的。以下是 CLSI 建议的几种水质概念。

1. 临床实验室试剂级纯水(clinical laboratory reagent water,CLRW)的参数。

(1) 电阻率>10 MΩ。

(2) 细菌<10 cfu/ml。

(3) 有机物<500 ppb。

(4) 颗粒<1/ml(>0.22 μm 的颗粒数)。

2. 特殊试剂级水(special reagent water,SRW):为需要其他参数以确保水质的特殊应用而设定,如:金属分析、PCR、DNA/RNA 分析、细胞培养、免疫分析等。

3. 仪器进水(instrument feed water,IFW):实际上自己去验证一个水质是比较困难的,因此 CLSI 也给出了一个基本的水质参数,认为在使用者无法自己设定和验证自己的水质标准的前提下,可以参考一个普遍适用的水质参数来管理,即现在很多人了解到的 C3 - A4 标准的 CLRW(Clinical Laboratory Reagent Water)水质及其推荐参数。

除了水质的定义和指标的变动以外,C3 - A4 还全面介绍和阐述了水质对检测的影响、水中的各种杂质可能产生的危害、各种纯化技术的优缺点和选择、水质检测和监测技术、实验室纯水及产水系统的管理等各方面内容。应该说,CLSI 标准 C3 - A4 文件将纯水的水质管理从参数的设定和检测发展为真正帮助使用者从源头开始,拥有正确的知识和理念,科学的指标和操作,严格的设计和管理程序,为了保证纯水有效的使用而进行的全面管理,非常有参考价值和意义。

(三) 国内临床实验室的纯水标准介绍

我国临床实验室的纯水标准有 WS/T 574—2018《临床实验室试剂用纯化水》。其规定了试剂用纯化水的要求。

1. 试剂用纯化水

(1) 电阻率应≥10 MΩ·cm(25℃)，或者电导率≤0.1 μS/cm(25℃)。

(2) TOC<500 ng/g(ppb)。

(3) 微生物总数<10 CFU/ml。

(4) 直径 0.22 μm 以上的微粒数量<1 个(不可检出)。

2. 特殊试剂用纯化水的要求

(1) 电阻率≥18 MΩ·cm(25℃)。

(2) TOC<10 ng/g(ppb)。

(3) 微生物总数<10 CFU/ml。

(4) 直径 0.22 μm 以上的微粒数量<1 个(不可检出)。

3. 试剂用纯化水的确认：对于满足要求的纯水，实验室还需确认其适用于特定的实验方法。下列方法可供参考，可选择其中一种或多种进行确认。

——将水样作为空白样品进行检测：应得到应有的响应，例如没有反应信号、结果为零等。

——配制检测试剂或培养基：测定定值样品(参考物质、方法的校准品、之前分析过的患者样本等)的结果符合预期。

——配制质控品(适用时)，其结果与已确认的试剂用水所配制的质控品结果具有可比性。经过确认的试剂用水包括：

(1) 已确认过的不同批号的纯水。

(2) 在适当条件储存的纯水系统消毒前制备的经确认的纯水。

(3) 经确认的其他供应商或其他纯水系统的纯水。

——查阅实验室质量控制记录，其质控结果满足临床需求。

4. 试验方法和监测频率

(1) 感官检测：目测应为无色、透明、澄清液体，鼻嗅应无臭。需每天检测。

(2) 电导率/电阻率：按照国家标准 GB/T 11446.4《电子级水电阻率的测试方法》进行测定。每次实验时均需进行检测，可在线或者离线进行。电导仪需定期校准，校准频率应不低于一年一次。

(3) 总有机碳：按国家标准 GB/T 11446.8《电子级水总有机碳的测试方法》进行测定；可委托分包实验室进行检测，每年一次。

(4) 细菌总数：按国家标准 GB/T 11446.10《电子级水细菌总数(活菌)的滤膜培养的测试方法》进行测定。可委托分包实验室进行检测，每月一次。

(5) 微粒数：按国家标准 GB/T 11446.9《电子级水中微粒的仪器的测试方法》进行测定。可委托分包实验室进行检测，每季度一次。

五、临床实验室纯水的管理

良好的纯水设备的管理包括以下方面的内容。

1. 建立完整的仪器设备档案：① 制造商及仪器型号等标识、验收记录、出厂校验证书、使用说明书、培训记录；② 耗材质量证书、校准证书；③ 使用记录、定期更换耗材记录、清洗和维护记录。

2. 编制纯水系统操作规程。

3. 良好的水质监控记录以及用水记录：① 离子含量监测；② 有机物含量监测；③ 微生物含量监测等。

4. 按时进行维护和更换耗材，并记录：① 反渗透消毒清洗（建议每 3 个月清洗）；② 水箱消毒清洗（建议每半年到一年清洗）；③ 管路消毒清洗（建议每年清洗）；④ 耗材更换（依据厂商建议时间）。

5. 确保仪器运行正常，仪器出现报警或提示信息时应及时处理。

6. 定期对内置仪表进行校准，且具有溯源性：① 电导率仪校准；② TOC 仪校准。

随着临床实验室向整体化和自动化的方向发展，高精密度的全自动分析仪器会越来越多。为了保证检测结果的正确度和精密度，避免因纯水质量问题导致的定标错误、质控失控、结果偏倚大甚至错误等问题，都要求对临床实验室纯水的生产使用进行规范化管理，严格水质质量控制。对实验室工作人员来说，由于纯水仪器是生产仪器而非分析仪器，实验仪器学尚未将其列入，其日常使用维护和质控是一个全新的领域，因此必须在意识上和管理上高度重视，加强相关知识的培训学习，做好纯水生产设施的维护和使用，保证纯水的质量，进而保证检测质量，为临床提供可靠、准确的结果。

（朱宇清　潘沪生）

参 考 文 献

［1］ Clinical and Laboratory Standards Institute. Preparation and Testing of Reagent Water in the Clinical Laboratory；Approved Guideline—Fourth Edition［M］. Pennsylvania：Clinical and Laboratory Standards Institute，2006.

［2］ 中华人民共和国国家健康委员会.临床实验室试剂用纯化水卫生标准：WS/T 574 - 2018［S］.北京：卫生健康委员会，2018：4.

［3］ 中华人民共和国国家质量监督检验检疫总局，中国国家标准化管理委员会.电子级水电阻率的测试方法　非书资料：GB/T 11446.4 - 2013［S］.北京：中国电子技术标准化研究院，2013：12.

［4］ 中华人民共和国国家质量监督检验检疫总局，中国国家标准化管理委员会.电子级水总有机碳的测试方法　非书资料：GB/T 11446.8 - 2013［S］.北京：中国电子技术标准化研究院，2013：12.

［5］ 中华人民共和国国家质量监督检验检疫总局，中国国家标准化管理委员会.电子级水细菌总数（活菌）的滤膜培养测试方法　非书资料：GB/T 11446.10 - 2013［S］.北京：中国电子技术标准化研究院，2013：12.

［6］ 中华人民共和国国家质量监督检验检疫总局，中国国家标准化管理委员会.电子级水中微粒的仪器的测试方法　非书资料：GB/T 11446.9 - 2013［S］.北京：中国电子技术标准化研究院，

2013：12.

［7］ 中华人民共和国国家质量监督检验检疫总局,中国国家标准化管理委员会.临床实验室设计总则 非书资料：GB/T 20469－2006［S］.北京：国家卫生健康委员会,2013：12.

［8］ 中国建筑技术发展研究中心.科学实验室建筑设计规范 非书资料：JGJ91－93［S］.北京：建设部标准定额研究所,1993：5.

［9］ 中国法制出版社.中华人民共和国消防法［M］.北京：中国法制出版社,2019：11.

［10］ 高朋杰,葛建平,刘虎平.质谱分析洁净实验室工程设计［J］.铀矿冶,2017,36(1)：67－72.

［11］ 国家发展改革委办公厅,国家卫生健康委办公厅.医疗卫生机构检验实验室建筑技术导则(试行)国卫办规划函【2020】751号［Z］.北京：卫生健康委员会,2020：9.

［12］ 中国医师协会检验医师分会临床质谱检验医学专业委员会.质谱技术在临床微量元素检测中的应用共识［J］.检验医学,2019,34(8)：677－681.

［13］ 王春霞,李静,阳萌.电感耦合等离子体质谱分析实验室的建设与流程管理［J］.实验室研究与探索,2019,38(8)：252－257.

［14］ 赵晓光,薛燕.质谱仪的配电与接地［J］.现代仪器,2012,18(1)：60－61.

第三章

医学实验室设备配置要求

医学实验室设备是实验室获得检验结果的重要工具，实验室开展的检验项目不同，应配置的设备也略有差异。不同等级、不同类别的医疗机构医学实验室应有与其检验工作相适应的设备，实验室设备的配置应与医学实验室开展的检验工作、临床的需求、实验室所在医疗机构的体量相适应。结合实验室实际情况和长期规划充分考虑，在保证检验质量的情况下，尽可能选择适合实验室中长期使用的设备。

一、血液体液实验室仪器设备配置要求

（一）血液实验室设备

门（急）诊临床血液体液学实验室应配备全自动血液分析仪、尿液分析仪、血凝仪、血流变仪及手工检测项目所需设备，临检项目多为短时间等待可取报告项目，为了优化患者就诊环境和流程、改善患者体验，实验室可以通过设置排队叫号系统、检验报告自助打印设备和智能采血管理系统等对患者进行分流、降低候诊区域人流密度以保持良好的就诊秩序和空气质量。

（二）流式实验室设备

流式细胞术实验室需配备流式细胞仪、离心机、振荡器、负压吸引器、2～8℃医用冰箱和−80℃低温冰箱，如需冻存细胞还要准备液氮储存罐，数量视标本数量而定。如实验室承担如艾滋病、新冠病毒性肺炎等传染病相关免疫细胞分类的检测任务时，需具备符合二级生物安全要求的生物安全柜。如果检测项目包括细胞刺激培养步骤的，如 Th1 和 Th2 等检测时，实验室应配备细胞培养箱。

（三）骨髓实验室

骨髓细胞形态学实验室所用设备主要为光学显微镜和显微成像系统。视实验室工作量和经济条件，可考虑配备形态学人工智能识别辅助诊断系统。

二、临床生化免疫实验室仪器设备配置要求

开展临床生化、免疫专业的实验室应根据开展的项目配置全自动生化分析仪、全自动血气分析仪、电解质分析仪、全自动电泳仪、全自动免疫化学发光分析仪、特定蛋白质分析

仪、全自动酶免分析仪、酶标仪、洗板机、生物安全柜等。

三、临床微生物实验室仪器配置要求

实验室设备配置：实验室应配备满足检测工作要求的仪器设备，如生物安全柜、培养箱、水浴锅、冰箱、均质器、显微镜等。其中，生物安全柜的类型和安装应满足工作要求；培养箱的数量和种类（如特殊温度范围和气体要求）、冰箱应满足诊断需要；无菌体液的显微镜检查应配备细胞离心机。临床微生物实验室根据实验需要配备包括必要通用基础设备和专用基本检测设备。

（一）临床微生物实验室根据实验需要配备必要通用基础设备

1. 普通孵育箱（28℃、35℃至少各1台）。

2. 冰箱（4℃）。

3. 二氧化碳孵育箱（35℃）。

4. 离心机（做结核分枝杆菌检验的离心机转子应该带有防气溶胶的密封盖）。

5. 高压蒸汽灭菌锅。

6. Ⅱ级（含二级）以上生物安全柜。

7. 个人防护材料如隔离衣、防护口罩、帽子等。

8. 样品转运箱（符合生物安全要求，带扣防渗漏，箱内有样品支架）。

（二）临床微生物实验室根据实验需要配备专用基本检测设备

1. 细菌/药敏鉴定系统（半自动或全自动鉴定/药敏仪，也可使用手工的鉴定系统）。

2. 血培养仪（也可使用人工判读的血培养瓶）。

3. 厌氧培养系统［如开展此项目（包括开展厌氧血培养）；厌氧培养系统包括厌氧手套箱或厌氧抽气换气系统或厌氧罐/袋，厌氧袋为一次性使用］。

4. 光学显微镜（物镜要配备低倍、高倍、油镜）。

四、临床分子实验室仪器配置要求

分子检测实验室仪器设备主要有核酸扩增仪、核酸杂交仪、生物安全柜、离心机、移液器、移动紫外灯、恒温金属浴、震荡混匀器、温湿度计、冰箱等，各区基本仪器设备配置见表1-3-1。

表1-3-1　分子检测实验室基本仪器设备

区　　域	序　号	所需仪器	数量	规　　格
试剂贮存和准备区	1	冰箱	1	4℃、-20℃
	2	移液器	1	0.1~2.5 μl
		移液器	1	2~20 μl
		移液器	1	20~200 μl
		移液器	1	200~1 000 μl
	3	震荡混匀器	1	持续、瞬时震荡
	4	微型离心机	1	适用多种微量离心管
	5	移动紫外灯	1	254 nm 波长

(续表)

区　　域	序号	所需仪器	数量	规　　格
样品制备区	1	冰箱	1	4℃、－20℃
	2	生物安全柜	1	单人 A2 型
	3	高速冷冻离心机	1	最高转速 14 000 g
	4	恒温金属浴	1	温控范围：室温－105℃
	5	移液器	1	0.1～2.5 μl
		移液器	1	2～20 μl
		移液器	1	20～200 μl
		移液器	1	200～1 000 μl
	6	震荡混匀器	1	持续、瞬时震荡
	7	微型离心机	1	8 联管转头
	8	移动紫外灯	1	254 nm 波长
扩增(和产物分析)区	1	核酸扩增仪	1	
	2	移动紫外灯	1	254 nm 波长
扩增产物分析区	1	核酸杂交仪	1	温控范围：室温－99℃
	2	冰箱	1	4℃、－20℃
	3	移液器	1	20～200 μl
		移液器	1	200～1 000 μl
	4	移动紫外灯	1	254 nm 波长

实验室应依据自身所用检测技术或试剂特点,对仪器设备进行必要增减。如开展高通量测序技术,则需配备相应测序仪、超声打断仪、核酸定量仪、生物分析仪或凝胶电泳仪、磁力架等。如从事 RNA 检测,宜配备－70℃的冷冻设备。需要时,配备高速冷冻离心机。标本制备区使用的一次性加样器吸头应带有滤芯。PCR 试验用容器应可密闭,不同工作区域内的设备、物品不能混用。

组织标本前处理区的设备通常应包括切片机、裱片机、切片刀、电热恒温箱、脱蜡缸、水化缸及 HE 染色缸等。

实验室配置相应仪器设备时,需注意:基因扩增实验室使用的仪器设备必须符合国家相关规定,即必须三证(生产许可证、医疗器械注册证或国食药准字号、经营许可证)齐全;各类仪器设备应有专人保管,应制定各类仪器维护保养、校准/检定计划,并有相应执行记录;维护保养计划中应有维护参数、维护周期、如何维护等具体内容。

五、临床质谱实验室仪器配置要求

临床质谱系统相关的仪器配置因检测项目不同而异,如用于新生儿筛查和内分泌项目的液质联用系统、用于微生物检测的基质辅助激光解吸电离飞行时间质谱系统、用于微量元素检测的电感耦合等离子体质谱仪等。开展临床质谱项目所需的设备大体上可分为通用设备和专用设备。

(一) 通用设备(包括但不限于)

移液器、氮气吹干仪、可温控混匀仪、漩涡混匀仪、电子天平、通风橱、离心机、萃取仪、危化品存储柜、试剂柜、可温湿度控制的存储柜、超纯水仪等。

（二）专用设备

此处以最常用的液质联用系统为例说明,包括但不限于:

1. 质谱系统

（1）高效液相色谱仪。

（2）质谱仪。

（3）配套软件工作站。

2. 质谱系统辅助设备

（1）气体发生装置:空气压缩机、储气罐、氮气发生器等。

（2）气体排出装置:万向排风罩及风机等。

（3）UPS 电源。

（4）降噪装置:机械泵隔音罩、降噪试验台设计等。

（朱俊 李卿）

第四章
医学实验室信息系统管理

第一节 LIS系统的形成与发展

实验室信息管理系统（laboratory information system，LIS）是一种将检验、计算机、电子通信技术结合，实现对检验设备产生的检验信息进行获取、存储、查询、分析、打印以及对检验仪器进行质量控制的信息系统，是医疗机构内信息系统的重要组成部分。LIS在医疗机构中投入使用，是现代医疗技术与IT技术结合的表现，充分体现出现代化信息管理系统的优势。LIS作为采样、核收、检验、审核、发布、质控、查询等检验工作为一体的网络管理系统，以条码为载体，将患者的信息、诊断、医嘱以及标本的种类、收集、编号、检验项目收集起来，通过与LIS的数据共享，完成检验项目输入、检测、结果、审核、报告发送的过程，实现一体化运作，达到减少人为差错、提高工作效率的目的。LIS改进了检验工作的流程，进而提高了综合效益。

医疗机构越来越重视信息化建设，早已普及了LIS工程的建设，为医院进一步的信息

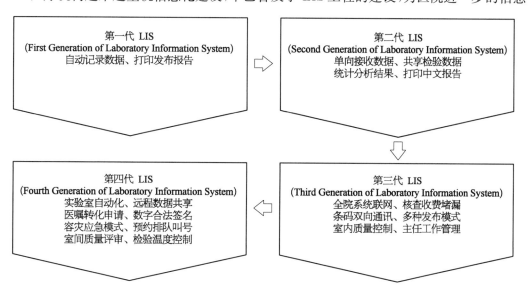

化打下了基础。医院检验科的信息化工作也由原先的原始状态(完全纯人工填写结果签发报告),经过初级阶段(未联网的单机版本,虽然各仪器能自带或另配软件程序来实现结果的收发功能,但是部分没有数据输出接口的设备不得不仍用手工填写报告的原始模式,无法实现与 LIS 系统的信息交换)的发展,逐步进入了中级阶段(检验科实现内部联网,并与 LIS 相连通,完成了数据信息的交互式共享。多媒体发布帮助患者掌握病况检验;医生能在第一时间得到检验报告)。LIS 虽然只是检验医学中的一个环节,但是随着各项技术的不断发展,LIS 也随之进入了标准化、自动化、信息化、人性化的高级阶段——第四代 LIS。

(朱凯　秦菲)

第二节　LIS 系统的基本要素和功能

一、总体要求

(一) 符合标准要求

1. 满足病理学家协会(College of American Pathologists,CAP)实验室认可相关标准要求。

2. 满足 ISO 15189 实验室认可相关标准要求。

3. 满足美国临床和实验室标准协会(Clinical and Laboratory Standards Institute,CLSI)中 9 个 LIS 标准相关要求。

4. 满足电子病历分级评审中各级相关要求,并达到 6、7 级水平。

5. 满足医疗卫生信息和管理系统协会(Healthcare Information and Management Systems Society,HIMSS)各级相关要求,并达到 6、7 水平。

6. 满足国际医疗卫生机构认证联合委员会(Joint Commission on Accreditation of Healthcare Organizations,JCI)国际医院认证相关要求。

7. 满足 CLSI AUTO10 自动审核标准。

(二) 系统架构要求

1. 多层体系架构、前端 B/S、C/S 多种展现形式、方便部署。

2. 模块设计,方便流程再造。

3. 参数化设计,方便个性化设置。

(三) 基础数据标准化要求

1. 检验分析项目代码标准化。

2. 检验分类代码标准化。

3. 标本种类代码标准化。

4. 实验室方法、原理标准化。

5. 微生物代码标准化。

6. 抗生素代码标准化。

7. 标本不合格代码标准化。

（四）多院区、多检验科室部署参数

1. 支持多院区、多检验科室分层管理。

2. 支持院区-检验科室-实验室-分组-仪器分级模式。

3. 支持检验科室-院区-实验室-分组-仪器分级模式。

4. 支持检验申请项目多院区、多检验科室分别定义属性，实现检验申请、电子标签生成、标本采集、标本流转、预计报告时间等的精准管理。

5. 多院区、多科室之间相对独立，通过授权实现授权信息共享。

6. 支持床旁检验管理。

（五）条形码应用要求

1. 支持现打条形码、预制条形码以及部分现打、部分预制条形码等多种应用模式。

2. 支持仪器条形码自动识别，识别率大于99％。

3. 支持CODE39、CODE128、交叉25码等多种条形码码制。

4. 支持非标容器条形码标签应用。

5. 支持区域检验编码。

6. 条形码带有校验功能。

7. 条形码标签可以自行定义格式。

8. 部分环节支持二维条形码。

（六）仪器联机要求

1. 支持RS232、TCP/IP通讯。

2. 支持单向、双向通讯，支持仪器条形码自动识别；支持酶标仪器双向控制，全自动采血系统联机，前处理设备的联机，流水线的联机。

3. 具备通信接口设备连接率100％。

4. 支持仪器报警信息采集。

5. 支持上机时间、检验完成时间采集。

6. 支持一台设备向多个检验单元传送数据。

7. 支持质控数据采集。

8. 支持网络故障时的检验数据本地缓存。

9. 支持无线传输。

10. 支持网络集中采集。

（七）数据图像采集要求

1. 通过图像采集卡进行图像采集。

2. 通过数码相机进行图像采集。

3. 通过高拍仪进行图像采集。

4. 支持从第三方系统读取图像，提供截图。

5. 通过数据还原图像。

6. 图片种类至少包括：骨髓图像、脱落细胞图像、染色体图像、精子运动图像、尿液沉渣、粪便残渣镜检图像、蛋白电泳曲线图、蛋白电泳条带图、血细胞直方图、血细胞散点图、流式细胞散点图、基因图谱、标本照片等。

（八）流水线、前处理集成要求

1. 支持通过中间体软件实现流水线和前处理集成。

2. 支持流水线、前处理各个模块直接通信并作集成。

3. 支持流水线、前处理全过程通信（上机、离心、拔盖、分样、上线、下线、归档）。

4. 支持流水线、前处理报警信息采集。

5. 支持流水线、前处理技术审核信息采集。

6. 采集检验数据的分析单元和检验完成时间。

7. 支持流水线、前处理对检验标本自动核收。

8. 支持流水线、前处理线上线下标本分配管理。

9. 支持流水线、前处理标本自动编号。

10. 实现对流水线、前处理的异常监控。

（九）自动化采血系统集成要求

1. 通过排队叫号系统对自动化采血系统集成。

2. 送入条形码标签信息控制，自动化采血系统进行条形码标签打印。

3. 通过自动化采血系统进行采血叫号。

4. 条形码信息可以逐个传入，也可批量传入。

5. 根据实际环境设定流程。

（十）外部系统联接要求

1. 达到并满足 HIMSS7 级要求。

2. 支持 Web Service、表交互等多种形式实现与外部系统互联互通。

3. 支持检验全过程与外部系统互联互通。

4. 支持界面集成形式、数据交互形式实现与外部系统集成。

5. 具备与外部系统信息交互标准化构件。

6. 信息交互支持 HL7 标准。

7. 信息交互支持 LOINC 标准，并具有与 LOINC 搜索引擎。

（十一）用户权限管理要求

1. 用户可以自行定义权限。

2. 可以为每个操作用户从功能、时间、空间设置不同权限。

3. 权限可以分组、分角色进行管理。

（十二）系统安全性要求

1. 自动记录用户使用记录。

2. 自动屏幕保护功能。

3. 支持医院统一入口单点登录管理。

4. 定期密码更新。

5. 系统登录二次加密。

6. 支持数字认证。

（十三）数据安全性要求

1. 支持主要操作记录。

2. 支持数据修改痕迹记录。

3. 支持数据浏览、打印等应用记录。

4. 支持数据引用记录。

5. 支持电子签名。

6. 支持电子印章。

二、门诊采血排队叫号系统

1. 支持同一医疗机构内多院区、多采血点部署，多个采血单元组实现联动，不同的采血单元组可以设置不同的服务时间。

2. 取号方式

（1）服务台人工取号：服务台在对进行条形码转换或补打条形码同时将根据患者具体情况决定是否同时进行排队。

（2）自助机自助取号。

（3）微信、APP 取号。

（4）微信、APP 预约＋现场报到。

3. 取号的介质支持磁卡（一卡通，银行卡）、IC 卡（医保卡、身份证）、条形码（门诊号条码或检验条形码）。

4. 取号控制：必须通过就诊卡或条形码标签进行取号，取号过程与 LIS 或 HIS 系统相关联，避免产生空号；为了避免出现空号，同一个患者在号没有被作废或者没有完成采集的情况下，一天只能取一个号。

5. 具有详细的人性化的提醒。

6. 取号凭证打印。

7. 取号凭证补打。

8. 队列的设置：可以根据患者类别、标本种类、项目、是否孕产妇设置不同的排队规则。

9. 排队：可根据患者类别、标本种类、是否孕产妇等属性返回排队号码、等待人数及采血须知；支持通过微信、APP、短信等方式向患者推送排队信息。

10. 叫号

（1）集成标本采集确认工作站中，实现软叫号。

（2）支持采集窗口双屏显示。

（3）具有窗口等候功能（包含了每个窗口等候一个及多窗口集中等候多个）。

（4）对于一些特殊标本的排队，如糖耐量，要进行5次采样，系统应根据此类项目的特点安排患者取一个号，然后按照具体时间进行5次叫号。

（5）醛固酮等特殊项目的定时叫号（早上8点，下午4点）。

11. 特殊处理：可以有多种方式设置过号延后功能；有号码后移、号码作废、号码插队、号码重置等功能。

12. 硬件设备集成

（1）支持自助取号机集成。

（2）支持同步、异步方式等候大屏集成，可以与门诊信息发布合成显示。

（3）支持同步、异步方式窗口显示屏集成。

（4）支持音响设备集成，实现叫号声音播报。

13. 提供第三方系统调用接口。

三、检验危急值闭环管理

实现实验室对检验危急值的及时处理、处理完毕后对检验危急值及时从网络上报告给临床，以及临床及时对危急值进行接报。包含的功能主要有：

1. 危急值规则设置、预警、感知、处理、报告、接报/反馈全过程管理。

2. 感知超时报警、回报超时报警、接报超时报警等警示及处理。

3. 临床接报超时后检验科电话回报过程登记。

4. 完整、准确记录以下时间及时间差

（1）检验危急值报警时间。

（2）检验危急值被感知时间。

（3）检验危急值复核完成时间。

（4）检验危急值报告时间。

（5）临床危急值阅读时间。

（6）报警-被感知时间差。

（7）报警-报告时间差。

（8）阅读-报告时间差。

5. 危急值设置的规则

（1）危急值的设定可以根据患者的年龄、性别、标本种类、科别、临床诊断来分别设定。

（2）根据患者诊断或科别和结果范围设置报警周期。

（3）相邻两次结果差异大时进行回报。

（4）微生物阳性结果和特殊耐药可以以危急值形式回报临床。

6. 危急值接报响应等级可包括多个等级。

7. 危急值报告方式多样化,可以通过网络、短信、微信等多种方式进行回报,也可人工判断之后进行回报。

8. 接报模式多样化,可以是门诊患者、门诊办接报,也可以是医生、护士同时接报,也可以是先由护士接报,然后医生确认。

9. 仪器分析完成后将数据传送到 LIS 系统,LIS 系统能根据危急值规则对危急值进行预警。

10. 危急值预警信息、超时报警信息均可以通过大屏幕和工作站消息终端进行显示,超时报警形式将以更加强烈形式进行提示。工作站消息终端直接可以进行进一步处理,处理的动作包括感知确认、危急值消除、复查、报告、电话报告、登记等操作。

11. 临床接报通过临床消息终端进行显示和处理,如果是一级报警将自动弹出消息窗口到工作站前端,如果是二、三级报警将以闪烁形式在工作站右下角显示;临床消息终端可以直接进行接报/回馈、转科、危急值报告单打印、危急值信息复制等操作,可以对历史危急值进行查询浏览,并可形成危急值清单存档和打印。

12. 提供门诊、体检危急值集中地回报;在门诊部设置危急值接收终端,将门诊危急值发送到门诊部,通知门诊部联系患者并作处理登记。

13. 提供危急值回报第三方平台接口。

14. 提供短信、微信等回报形式接口。

四、检验流程闭环管理

(一) 住院标本采集确认管理

1. 完全融合

(1) 融入护士站或移动护理。

(2) 信息回传到护理系统或移动护理系统。

(3) 与自动化采血设备的融合。

2. 形式多样化

(1) 护士站条形码印制＋床旁采集确认。

(2) 护士站条形码印制＋护士站归集。

(3) 移动采血工作站。

(4) 护士站对照＋护士站归集(预条码模式)。

(5) 床旁移动采集确认＋护士站归集(预条码模式)。

3. 内容更加丰富

(1) 详细的备注信息。

(2) 内施项目的执行。

(3) 关联信息的录入。

(4) 采样要求有效展现。

(5) 不合格标本的重复执行。

（6）申请全过程浏览。

（7）标本全过程浏览。

（8）非标容器的条形码有效应用。

（9）丰富的各类单据。

4．智能化控制

（1）申请自动拆分和合并成标本。

（2）标本类型错误的有效控制。

（3）标本容器错误的有效控制。

（4）采集时间要求的有效控制。

（5）标本采集量的自动计算。

（6）未执行标本的及时提醒。

（7）采血费的自动计算和收取。

（8）试管费的自动计算和收取。

（9）自动产生实验室内部编号。

（10）检验知识库浏览。

（二）门诊标本采集确认管理

1．形式多样化

（1）门诊收费处印制条形码＋窗口采集确认。

（2）预检台印制条形码＋窗口采集确认。

（3）窗口印制条形码(同时采集确认)。

（4）窗口条形码对照(同时采集确认,预条码模式)。

（5）自助条形码标签印制。

（6）采血患者满意度调查。

（7）可以根据需要集成采血排队叫号系统。

2．智能化控制

（1）申请自动拆分和合并成标本。

（2）标本类型错误的有效控制。

（3）标本容器错误的有效控制。

（4）采集时间要求的有效控制。

（5）标本采集量的自动计算。

（6）未执行标本的及时提醒。

（7）自动产生实验室内部编号。

3．智能回执单功能

（1）取报告时间根据采集时间精确计算。

（2）有平日模式和节假日模式。

（3）时间设置更加方便。

（三）标本流转管理

1. 支持护工与护士根据流转包进行标本交接。

2. 支持护工与护士通过移动终端扫描标本条形码进行标本交接。

3. 支持标本交接异常情况登记。

4. 支持护工标本送达管理；送达方式包括扫描流转包送达和逐个标本扫描送达。

5. 实现流转的有效监控。

6. 实现对标本流向的有效控制。

7. 支持标本的多院区流转。

8. 支持区域化标本流转。

9. 支持与自动化物流系统的集成。

（四）实验室标本接收分配管理

1. 接收模式：包括实验室集中接收、实验室分组接收、实验室集中接收＋分配、商业实验室接收＋录入、专业实验室标本接收。

2. 接收类型：包括条形码标本接收、微生物标本接收、外来标本接收、手工单标本接收。

3. 与接收相关的再造模块：包括实验室接收工作站、实验室接收＋分配工作站、实验室分组接收工作站、微生物标本接收工作站、外来标本接收工作站、手工单录入工作站、专业实验室标本前处理工作站、外送标本处理工作站。

4. 接收时完成的工作：包括完成标本的核收、不合格标本的拒收、标本的让步接收、住院标本的计费、门诊标本的费用确认、需要分样标本的分样、自动产生实验室内部编号、自动根据标本种类和送检目的产生相应小标签和单据。

5. 实验室内部编号，产生实验室内部编号规则。

（1）在标本接收时根据预设规则自动产生实验室内部编号。

（2）上机时按照时间顺序产生实验室内部编号。

（3）上机时按照时间顺序和预设规则分段产生实验室内部编号。

（4）完成分析时按照时间顺序产生实验室内部编号。

（5）完成分析时按照时间顺序和预设规则分段产生实验室内部编号。

（6）非当日开展手工项目在分析前自动产生实验室内部编号。

6. 有效性控制

（1）标本流转的错误控制。

（2）不合格标本控制。

（3）重复标本控制。

（4）漏检标本控制。

（5）标本送检超时标本控制。

（6）费用控制。

（7）非当日开展标本控制。

（8）外送标本控制。

7. 标本快照

（1）自动化流水线快照信息获取。

（2）微生物标本快照。

（3）不合格标本人工快照。

8. 自动接收与分配系统的应用：智能化的实验室标本及分配系统主要考虑的因素有：申请项目的执行分组、申请项目的开展时间、申请项目的报告合并标识、申请项目的分拆标识、检验分组的申请项目设置等一系列属性。

9. 自动分样功能：对同一标本多分组检验的可以根据送检目的自动进行分样标签打印。

（五）门诊信息发布

可通过大屏幕实时发布已完成待取报告的标本信息。

（六）不合格标本管理

1. 不合格标本类型标准化，包括标本容器错误、标本类型错误、标本采集量不合格、标本容器损坏、标本丢失、标签损坏、脂血、溶血、抗凝标本凝集、微生物标本污染、信息错误、信息不完整、其他等。

2. 支持用户自定义不合格类型并与标准作对照。

3. 支持不合格标本在分析前、分析中、分析后全环节检出。

4. 对不合格标本操作有：拒收处理、退回处理、让步接收处理、丢失登记处理、不合格标本登记处理等。

5. 对不合格标本有详细的处理登记记录；可以通过高拍仪留存标本照片，或通过与自动化前处理设备集成获取不合格标本照相信息。

6. 对不合格标本均作阶段分析。

7. 不合格标本临床反馈的闭环管理。

（七）复查标本管理

1. 能够根据预先设定的审核规则对复查标本进行自动筛选。

2. 能够准确、完整记录每次复查情况和结果记录。

3. 能够将复查标本置于复查状态，并将信息以消息方式发布到相关环节。

4. 能够对复查率进行统计和分析。

五、微生物系统

（一）过程分析

细分微生物检验流程，对工作流程进行全面的分析，从而拆分检验环节，对检验过程分节操作的进行环节拆分，分解为以下界面，确保记录所有的检验环节。包括：接收登记、标本处理、涂片镜检、仪器培养、菌落观察、鉴定药敏、报告处理、培养基配制、菌种保存、危急值处理、质控管理。

（二）基础数据标准化

1. 基础数据采用 WHONET 的基础数据，可直接与 WHONET 数据同步，保证基础数据标准化。

2. 标准化的基础数据保证不同实验数据的共享。

3. 可及时从 WHONET 中同步每个的药敏标准。

（三）智能化设计

1. 全面过程的智能化设计，减少检验过程差错。

2. 智能的专家库，保证检验过程中药敏的准确性，特殊耐药菌株的监控，微生物危急值的提示，院感暴发的监控全面智能化。

（四）全面双向通讯，全面控制仪器

1. 与检验仪器实施双向通讯，并详尽获取仪器信息，随时了解仪器的标本状态。

2. 虚拟仪器标本盘，对仪器中的标本情况一目了然。

（五）全过程监控，防止标本遗漏

1. 全过程记录每个操作环节，并与每个环节的处理过程相关联，及时报警未处理标本。

2. 对每个操作环节，随时进行操作过程的总结，产生每个环节未处理标本的清单。

3. 对于每个标本，随时查看检验过程，形成时间序列图，直观方便查看标本状态。

（六）加强危急值及传染病管理

1. 加强微生物的危急值，如血培养阳性、脑脊液培养阳性等的报警及处理过程，保证临床及时、快速调整诊疗方案。

2. 加强传染病的警示，对于传染病的发现及时示警，并短信通知保健科及临床医生，进行快速隔离及报卡。

（七）与 WHONET 无缝联接

1. 两种倒出数据到 WHONET 软件方案，与 WHONET 无缝联接，让微生物数据上报不再困难。

2. 直接产生 WHONET 的数据文件，一步实现数据倒出到 WHONET 中。

3. 产生文本文件，利用 BACLINK 程序倒入 WHONET 中，保证数据更符合 WHONET。

六、实验室文档管理

1. 对临床实验室所有文档、程序文件的管理，实现版本控制、权限控制，管理的文档类型包括：所有 Office 文档、PDF 文档、HTML 文档、图片文档。

2. 涵盖的类型包括：体系性文档，如全科质量手册、全科程序文件、各实验室 SOP 文件等；非体系性文档，如人员档案、培训资料等；实验室各种记录表格，如温湿度登记表、质控品使用登记表、实验室内清洁、消毒登记表等；业务系统归档表单，如质控月报归档、危急值标本归档、不合格标本归档等。

3. 临床实验室日常工作及管理所需的所有记录表格管理和记录表格在线填写,所有信息存入数据库,便于查询、统计与分析,用户可以自行编辑记录表格,可以设置记录的频次和执行时间,系统将根据时间自动对用户进行记录提醒。

4. 自带标准的符合 ISO 15189 实验室认可标准以及参比实验室的程序文件模板,便于用户参考。

5. 实现对文档按照体系-分类-类型-文档-文件进行多层级管理。

6. 能够对文档进行快速检索定位。

7. 实现对所有体系性文档进行版本化管理。

8. 分别对体系性文档、非体系性文档、实验室各种记录表格、业务系统归档表单进行流程化管理,用户可以自行定义业务管理流程。

9. 对所有的文档具有缜密的安全策略。

10. 具有电子签名和电子印章功能。

11. 对所有文档编辑具有痕迹化管理。

12. 对文档、文件的操作记录实时进行保存。

13. 具有强大的在线 Office 编辑功能。

14. 能够实现所有人员按照授权实现全网共享文件。

15. 能够通过消息平台实现对待处理事项自动提醒。

16. 文档管理的主业务流程:上传文件——创建文档——(文件归档/创建文档——上传文件)——文档归类——文档授权——文档审核——文档批准——文档发布/文档分发——文档接受——文档浏览。

17. 文档主要业务描述:上传文件后,创建相应文档,将上传的文件进行归档,文档也要放到相应的大类下,进行文档归类。文档归类之后,需要对文档进行授权、审核、批准、发布,分发的文档,接受人接收之后可以进行文档浏览等操作。

18. 文档的管理操作

(1)浏览类:浏览、下载、打印。

(2)操作类:启用/禁用、文档编辑、删除、新版本、修改记录、修订说明、浏览记录、下载记录、打印记录、文件编辑。

(3)流程类:审核、批准、发布、分发、接受。

19. 文件的管理操作:文件迁移、上移、下移、浏览、下载、打印、修改记录。

20. 文件的编辑操作功能与 Word、Excel 一致。

七、实验室设备管理

临床实验室有效的设备管理对于实验室正常运转和检验质量提高至关重要,ISO 15189:2012(5.3.1)也对实验室设备做出了相应要求,包括如下几方面。

1. 设备基本信息管理。

2. 设备验收管理。

3. 设备操作规程(使用说明)。

4. 设备校准和计量学溯源。

5. 设备保养登记管理,针对维护设备日保养、周保养、月保养,可以维护不同的内容和责任人,维护保养计划定时自动弹出,强制填写内容。

6. 设备维修登记管理。

7. 设备不良事件登记。

8. 设备退役管理。

9. 设备校准登记、校准品开瓶登记。

八、实验室物资管理

1. 试剂、物资全过程信息化管理。

2. 支持多级试剂、物资库。

3. 支持分级(多级)库存报警。

4. 全程采用条形码管理,支持各种条码规范。

5. 支持集中管理和分组管理两种模式。

6. 对库存超限有自动提示功能。

7. 支持试剂外借功能。

8. 有大小包装自动转换功能。

9. 有试剂组合和预定义模板管理功能。

10. 有网上申请和审批的功能。

11. 试剂的各种状况能反映到主任管理系统中。

12. 可以引申到实验室的物资和一次性耗材管理中。

13. 可与医院物资系统无缝联接。

14. 试剂、物资成本核算。

15. 自动关联到试剂生产厂家信息、每日质量控制等信息。

16. 可与供应商联网。

17. 主要功能描述

(1)申购:试剂申购主要执行的是,对需要采购的试剂向上级主管提出采购申请。主要功能:提出申请,制作试剂申购单。

(2)申购审批:上级主管对下级提出的试剂采购申请,执行审核操作,可以对下级所申购的试剂信息进行修改操作,执行审核批准操作,申购单驳回操作。当申购单被审核之后,申购单将被锁定。

(3)采购:和 HIS 系统做接口实现,采购中心根据审核通过的申购单进行采购。

(4)入库:实现试剂入库。入库操作可以实现 HIS 做接口,显示 HIS 采购出库之后试剂管理直接做入库。试剂可以根据申购单入库,也可以做手工入库操作。

(5)申领:试剂使用者提出试剂使用申请。

（6）申领审核：上级管理者对下级提出的申领请求，执行审核和修改申领单操作。

（7）转移：试剂在库与库之间执行转移操作。

（8）出库：试剂出库，手工出库也可以扫条码出库，出库即使用操作。

（9）使用：试剂出库之后，记录该试剂的使用情况，每次使用的性状。

（10）报废：试剂报废。

（11）库存报警：根据系统管理员设置的报警范围，当试剂低于下限或者超过上限时系统报警。

（12）盘存：每隔一定时间，由系统管理员做盘存处理，对试剂实际库存和系统计算库存进行核对。

（13）发票及财务管理：管理试剂采购的财务信息。

（14）试剂商业信息管理：管理试剂的生产厂家以及供应商基本信息。

（15）成本分析及统计报表：统计分析试剂的进货量、使用量，以及各类统计报表。

（16）试剂装载：通过扫条形码的形式，实现对仪器试剂使用的管理。

（朱凯　秦菲）

第三节　信息系统的质量管理、安全和维护

随着互联网＋的不断发展，实验室信息化建设正迈入高速发展的快车道。随之而来的安全隐患和面临的挑战也逐渐引起人们的关注。

一、实验室管理信息系统安全面临的挑战

（一）实验室管理信息系统存在的信息安全隐患

实验室管理信息系统由计算机和网络组成，其系统体系、安全模型、安全问题判断和安全管理环节等各个方面都存在安全脆弱性，实验室信息系统的开放体制与信息系统的安全保密存在很大的制约。操作系统、网络、数据库管理系统、用户系统和安全策略等各个层级都可能存在安全问题。

同时，随着医院在信息化建设上的不断深入，使得其对于信息管理专业人才的要求也在不断提升。这也就要求现有的实验室信息管理技术人才要全面摒弃传统的信息管理工作模式，从而充分满足实验室信息管理、安全和维护上的技术需求。另外，实验室信息管理人员还要关注当前信息化技术发展状况，从而实现其自身素质水平的提升，以此来使实验室信息管理作用发挥到最大限度。

（二）实验室管理信息系统的信息安全风险管理

风险管理是风险评估和风险控制的全过程。在这个过程中，通过主动、系统地对风险进行全过程识别、评估及监控，以达到降低系统风险，减少风险损失，甚至化险为夷，变不利为有利的目的。对于实验室管理信息系统来说，信息安全风险管理就是识别、评价各种

信息安全风险因素带来的损失风险,对风险进行控制,减轻风险可能带来的负面影响,从而将损失降到最低。

从目前实验室信息系统的发展状况以及对医疗信息系统数据的安全性要求来看,要加强信息安全的风险管理,就是要做到从物理、网络、系统、主机以及应用层面来确保系统中各种信息的保密性、完整性、可用性,提高整体防护能力,规范安全管理流程,保障信息系统的平稳运行,这是保证实验室信息系统安全的关键所在。

二、加强实验室管理信息系统信息安全的对策建议

(一) 健全信息安全管理规范和机制,优化实验室信息安全管理

1. 要强化信息安全机构建设,明确实验室信息安全管理责任。设立专门的信息安全领导小组,明确小组成员的相应责任和职责,严格落实信息管理责任。领导小组应不定期组织信息安全检查和应急安全演练。

2. 加强安全队伍建设,增强信息安全防范意识。建设一支高水平、稳定的安全管理队伍,是实验室信息系统能够正常运行的保证。因此,医院或实验室通过引进、培训等渠道,加强实验室人员信息安全培训教育,增强安全防范意识以及制定网络安全应急方案。

3. 加强安全制度建设,优化信息安全管理策略。建立一整套切实可行的安全制度。实验室要根据自身信息系统的实际情况确定安全管理等级和安全管理范围,制订有关网络操作使用规程和人员出入管理制度,制定网络系统的维护制度和应急措施等,建立适合自身的信息安全管理策略。

(二) 规范信息安全管理流程,合理控制实验室信息安全访问

1. 规范密码管理。建议和实验室信息相关的密码以“暗文”保存,并配有相关的密码修改日志记录。设备密码及网络账号密码等由实验室负责人或信息科负责人和系统管理员商议确定并定期更新。在实验室工作人员忘记密码的情况下,需填写密码更改申请表或密码初始化申请表,由实验室或信息科相关人员审批同意后,才可予以修改。

2. 规范权限管理。当实验室信息系统需增加新用户或取消原有用户时,需要填写相关的变更申请表,由实验室负责人签字经相关部门审批同意后,才可采取相应措施予以增加新用户并分配相应操作权限或销毁原有用户。另外,要注意当实验室工作人员需变更信息系统操作权限时,需要填写权限变更表,由实验室负责人签字经相关部门审批同意后方可予以修改。

3. 规范第三方访问控制管理。建议实验室相关设备和计算机的 IP 地址与 MAC 地址绑定后才可访问单位内部网络。当第三方人员出入实验室、访问实验室内部网络或使用实验室计算机时,需填写相关登记表。

(三) 强化实验室管理信息系统安全技术,有效遏制信息安全隐患

1. 强化冗余技术。实验室信息网络需要保证持续的正常运行,不因网络的故障或变化引起实验室或医院业务的瞬间质量恶化甚至内部业务系统的中断。网络作为数据处理及转发中心,应充分考虑可靠性。网络的可靠性通过冗余技术实现,包括电源冗

余、处理器冗余、模块冗余、设备冗余、链路冗余等技术。条件允许的情况下建议进行双机热备。

2. 建立安全的数据中心,强化数据信息加密处理技术。为了保证信息系统数据的安全,建立安全可靠的数据中心,能够很有效地杜绝安全隐患,加强实验室数据安全等级,保证信息系统的健康运转和及时的信息交互。

3. 配置安全监控系统,强化入侵检测技术。安全监控系统可充分利用医院和实验室现有的网络和安全资源,随时监控和记录实验室各个终端以及网络设备的运行情况,识别、隔离被攻击的组件。与此同时,它可以强化行为管理,对各种网络行为和操作进行实时监控,保持实验室内部安全策略的符合性。

(四)完善实验室信息系统及硬件的日常维护

1. 实验室信息系统维护:实验室信息系统从上线到最后系统建设完成并正式投入使用,必须经历以下阶段。

(1)改正性维护阶段:随着对实验室信息系统的频繁使用,原来隐藏的问题会逐渐暴露出来。而且,操作失误、非正常数据通过非正常渠道的进入等都会给系统造成影响,都要进行维护。

(2)适应性维护阶段:要针对运行环境的变化修改系统,"数据环境"的变动,如数据库和数据存贮介质的变动,新的数据存取方法的增加等,也都需要进行适应性维护。

(3)完善性维护阶段:在系统使用过程中,用户往往提出许多需求,如增加某些功能或修改已有的功能,对此,要进行完善性维护,这部分占整个维护工作的大部分。

实验室信息系统维护工作应当在修改前权衡利弊,全面考虑,对修改工作持谨慎态度。消除因修改不当给用户带来的不良影响,修改后要进行严格的测试和有效性评价。应当有计划、有步骤地进行修改,按照问题的严重性和管理部门对维护工作需要确定的优先顺序而制定计划。

2. 硬件维护:实验室信息系统需要网络服务器、交换机、终端工作站、不间断电源等计算机硬件设备的支持,系统维护人员必须掌握它们的性能、使用要求及维护技术,定期检查,及时排除故障。

（朱凯 秦菲）

第四节 信息系统的应急管理

当今随着科技的发展,实验室规模的不断扩大,实验室信息系统已成为实验室的正常运营和管理中必不可少的重要组成部分。随着实验室信息化建设的不断深入,自动化程度越来越高,实验室对信息系统的依赖性也越来越大。当系统因突发事件而无法正常提供服务时,如何采取应急响应和管理措施尽量降低系统服务中断对实验室业务活动的影响显得至关重要。一旦发生重大信息安全事件或网络故障而不能在短时间内恢复,造成信息系统瘫痪,会给实验室带来不可估量的损失。为了最大程度保证数据零丢失和信息系统 7×24 h 不间断运行,确保在紧急情况下做到反应迅速、处置果断、保障到位,建立实验室信息系统应急预案是必须的,应急预案的建立对预警能力和响应能力的提高具有重要作用。

一、实验室信息系统应急预案编制的依据

《网络安全法》第 25 条规定:网络运营者应当制定网络安全事件应急预案,及时处置系统漏洞、计算机病毒、网络攻击、网络侵入等安全风险;在发生危害网络安全的事件时,立即启动应急预案,采取相应的补救措施,并按照规定向有关主管部门报告。各相关单位应按照《网络安全法》的规定制定信息系统的应急预案,有必要出台网络和信息系统安全事件应急预案管理办法,规范应急预案的制定工作,提高应急预案的科学性。

在编制实验室信息系统应急预案前,首先应对实验室信息系统的关键环节进行辨识,应根据关键环节的潜在故障和故障后果进行分析,有针对性地编制实验室信息系统应急预案。

二、编制实验室信息系统应急预案的原则

1. 应急预案应以保护信息系统数据安全性和实验室业务流的持续性为第一目的,这是保证信息系统较快恢复正常运行的基础。

2. 应急预案应包括对紧急情况的应急措施和工作程序,且措施和工作程序明确具体,具有很强的可操作性。

3. 应急预案应明确职责和权限。

三、信息系统应急预案的内容

在关键环节潜在故障及故障后果的分析基础上就可着手进行应急预案的编制,实验室信息系统应急预案主要有以下内容。

1. 应急预案的标准:根据故障的性质和规模及影响范围、恢复时间等,一般将信息系统突发故障事件级别划分为一般(四级)、较大(三级)、重大(二级)、特别重大(一级)四个级别,根据不同级别分别制定启动应急预案的标准。

2. 组织机构及职责:实验室在编制信息系统应急预案中应考虑成立信息系统应急处理领导小组,负责领导、组织和协调全院信息系统突发事件的应急保障工作,保证故障应急预案的顺利执行。

四、日常工作中的注意事项

1. 要定期备份数据和日志,备份方式包括同步备份、异机备份、异地备份等,并定期对备份的数据和日志进行有效性检验。

2. 每年要对应急预案进行定期演练,以保证应急预案的可操作性和有效性。

　　不应将应急预案作为维持信息系统安全运行的替代措施,信息系统应急预案的演练是必不可少的,通过演练可以验证信息系统应急预案的合理性,发现与实际不符合的情况,及时进行修订和完善。

(朱凯　秦菲)

第五章

智慧实验室建设

第一节　临床智慧实验室建设

　　未来实验室自动化、信息化、智能化的水平会不断提高,人工智能和大数据会发挥越来越大的作用。以前实验室主要是单机操作,需要手工将标本送到机器上,检验后的试管还需要人工放到冰箱里,才能进行后面的操作;后来出现了自动化流水线,采血后的试管在流水线就可以出报告。而未来全系列的自动化会更加减少人工干预的步骤。例如对于采血前端运输的自动化,现在已经出现了采血机器人,从开始采血、到试管的运输、试管进入流水线、最后流水线出样后这一部分试管自动运送到后处理,整体的全自动化解决方案已经是呼之欲出。未来全面的实验室自动化解决方案会减少人工带来的差错,大大提升实验室的效率。另外,人工智能和大数据现在成为热门话题,它们也正在或即将对临床实验室产生巨大影响。医院的检验科分为污染区、半污染区和清洁区,检验科工作人员操作时也常常需要戴手套,需要避免接触鼠标、键盘,这给实验室工作人员操作系统带来了不便。为了解决这个问题,技术人员正在研制声控系统,工作人员可以用语音操作系统。另外,大家现在也在不断学习人工智能技术,未来或许可以做到让实验室工作人员在没有到达医院之前通过远程操作对实验室正式工作前必须要做的质控准备工作进行安排,手机上查看质控结果,这样可以节省实验室人员每天工作前的准备时间,这些都能大幅提高实验室工作效率。临床实验室通过进行一些大数据的分析,应用一些大数据的模型,可以解答类似于"为何特定时段审核率高或者为何特定时段特定项目审核率高"这类问题,并将其反馈给实验室的工作人员。这样反馈的信息会对实验室工作的改进有很大促进。云端的应用对未来实验室发展有很大的影响。随着技术的进步和管理的完善,对患者信息安全能很好保护,云端会是医疗领域信息化的一个热点。

　　实验室自动化是检验医学的发展趋势之一,特别是在我国医药卫生体制改革过程中,基于全民医疗保障制度的建立,大量的医疗需求被释放,患者增加,标本增加,实验室自动化可以适应这样的需求,故近年来国内大型医院陆续引进了全自动化流水线。实验室自动化系统(laboratory automation system,LAS)是指将不同的分析仪器与分析前后的样本系统通过自动化和信息网络进行连接。LAS 通常包含有样本前后处理单元、分析单元、样本运输系统和支持各单元运作的软件系统及实验室信息系统。

一、临床实验室自动化的分类

LAS 习惯上主要分为全实验室自动化(total laboratory automatîon，TLA)和模块式自动化(modular laboratory automation，MLA)系统。全实验室自动化(TLA)是将各种分析仪器与分析前处理设备及分析后处理设备相连接,实现自动化采血管选择、贴标、分拣、输送、样本处理、分析和存储。构成流水线作业,实现检测过程的自动化,也可称之为广义的实验室自动化系统。模块式自动化(MLA)系统又称为灵活的实验室自动化(flexible laboratory automation，FLA)或叫任务目标自动化(targeted automation，TIA)。其通常是将不同检测系统或工作单元根据特定需求进行灵活组合而形成的 LAS。如样本前处理、血液分析工作站、一体式酶联免疫测定仪、全自动尿液流水线等。

1. 岛屿式前处理(无轨道):以日立 PAM 和罗氏 PVT(P612)(图 1-5-1)为代表,前处理模块化工作,优点是占地面积小,较为灵活,缺点是难以实现全科室全面的自动化。

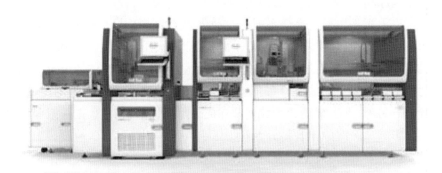

图 1-5-1 罗氏 Cobas P612 产品图例

2. 履带(单轨道)/(五孔架单轨):以西门子流水线 Workcell(图 1-5-2)为主要代表,轨道为单轨道循环模式,没有后处理。

3. 皮带(循环单轨/双向单轨/五孔架单轨＋前后处理):第三代产品以贝克曼 PP(图 1-5-3)为代表,以及罗氏 Cobas CCM(用皮带轨道技术将 P612 和分析仪进行了连接,图 1-5-4)和日立 TS(图 1-5-5)。此类流水线技术逐步得到了用户的普遍认可,用户处于爆发式增长阶段。

4. 皮带(灵活循环单轨/双向四轨/五

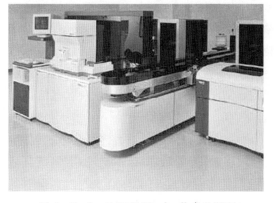

图 1-5-2 西门子 Workcell 产品图例

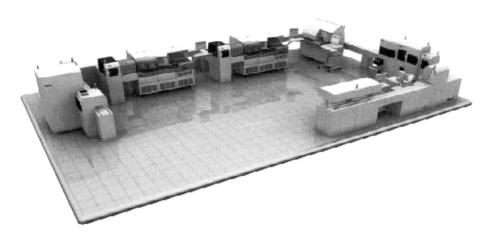

图 1-5-3 贝克曼 PP 流水线产品图例

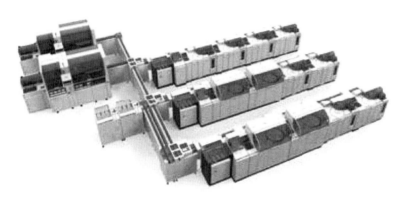

图 1-5-4 罗氏 Cobas CCM 图例

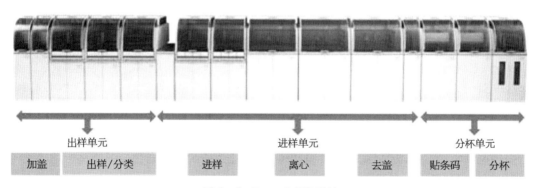

出样单元		进样单元		分杯单元	
加盖	出样/分类	进样	离心	去盖	贴条码	分杯

图 1-5-5 日立 TS 图例

孔架双轨+前后处理):其仍然采用了与之前相同的皮带技术,主要在流水线线体的扩展能力有较大程度的升级,以西门子 APTIO(图 1-5-6),雅培 a3600,罗氏新一代 CCM(双轨道)(图 1-5-7)为代表。

5. 单管磁悬浮:应用单管磁悬浮技术的实验室检测流水线如安图生物 Autolas

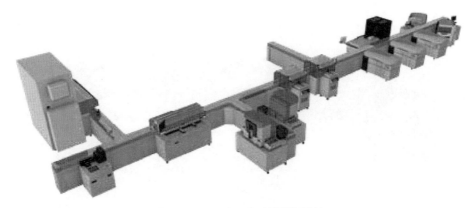

图 1-5-6 西门子 APTIO 图例

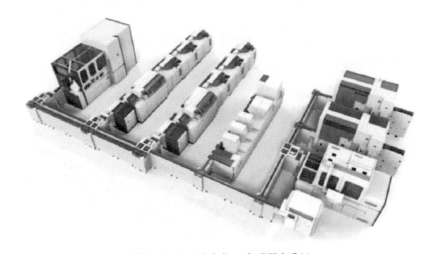

图 1-5-7 罗氏新一代 CCM 图例

A-1 Series(图 1-5-8),在提升轨道运行效率的同时,保障了轨道的稳定性,大大减少了实验室的噪声。

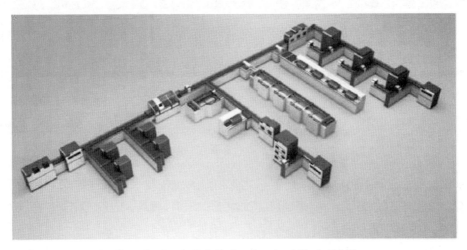

图 1-5-8 安图生物 Autolas A-1 Series 图例

二、临床实验室自动化的选择

一个理想的 LAS 应由实验室的工作人员结合实际工作流程进行设计,既能满足工作需要,又不在短期内过度增加实验室的运营成本。应根据自身的基本情况和检验科的业务发展,结合投入经费、医院规模、检验标本量、检验项目种类、医院及科室工作流程、场地等具体情况进行总体规划,再分阶段逐步落实建设,还要注意系统的兼容与扩展。分阶段实施有利于降低投资风险,并可在建设和发展过程中充分发现缺点和不足之处,从而在后阶段通过调整补充得以修改和完善。在 LAS 建设之前应该考虑:① 构建自动化的样品前处理模式,改造实验室信息系统,应用条形码技术,为适应 LAS 信息流控制规则奠定基础;② 充分挖掘自动分析仪的双向通信功能,实现分析仪与 LAS 的双向对话;③ 调整工作模式及组织构架,最好是免疫生化一体,便于自动化系统上的操作与质量管理。

三、临床实验室流水线的安装和管理

实现实验室自动化必须满足三个基本条件:① 要有一定量的样本,否则会出现不符合效益最大化的现象;② 实验室要有一定的空间,因为自动化设备体积较大,尤其 TLA 有轨道传输系统,需要一定空间;③ 要有一定的配套系统,尤其是完善的信息系统。实验室自动化必须要非常完备的计算机信息化管理系统。医院信息管理系统(HIS)和检验科信息管理系统(LIS)的接口要无缝连接,样本的标记也全部完成了真正条码化,只有这样才能充分发挥 LAS 的作用。另外还需考虑水电供应等其他配套,纯水系统的安装也是非常必要的;④ 最后需要考虑的就是厂家的售后支持和产品的易用性。一个较少差错的系统和厂家及时的支援,是能够顺利使用的保证。LAS 不仅是设备的投入和更新,更重要的是进行实验室工作流程的再造,使之与 LAS 的工作模式有共同的结合点,从而形成一个整体。简而言之,实验室的流程要符合 LAS 的工作模式,LAS 的工作流程要符合实验室的需要。在实验室流程再造时,必须根据专业要求决定 LAS 流程。

(朱宇清　陈蓉)

第二节　临床微生物智慧实验室建设

临床微生物学是一门临床医学、基础医学和预防医学相结合的交叉学科。微生物实验室最初、也是最基本的工作,是为临床提供及时、准确的病原学诊断,包括对病原体的分离、培养、鉴定,以及药敏结果的报告。随着细菌耐药性的增加,微生物实验室在监管和促进抗菌药物合理使用,以及院内感染的预防和控制中起着越来越重要的作用。

微生物的检测中,标本的处理和培养是不可或缺的环节。通过培养得到的各类致病菌,也就是通常所说的阳性标本,才会做进一步的鉴定和药敏检测。在欧美发达国家,细菌培养的阳性率在 35% 左右,我国阳性率比较低,一般在 20%~30%。最主要的原因,是标本处理和培养的技术水平比较低,操作不规范。目前,微生物实验室使用的检测产品,大部分依然以传统方法为基础,无论是国内还是国外,微生物的检测一直是手工、半自动、全自动共存,以基础微生物学方法为主,结合形态学、免疫和分子生物学等辅助手段。而这种情况在今后还将长期存在。目前我国临床微生物检验 60% 以上的工作需要手工完成,从实验室收到待检样本开始计时,完成接种、涂片镜检、培养、鉴定、药敏等工作,发出报告需要 72 h 以上。而临床上 89% 的医生希望在 2～3 d 能获得微生物检测报告,91% 的临床医生希望能与微生物专家有充分沟通互动。一方面临床医生对微生物结果报告时效性有迫切需求;另一方面,目前我国卫健委正在实行史上最严的抗生素临床使用的严格管理,对目前传统微生物检验工作带来很大挑战。

我国检验医学近 20 多年来发生了非常大的变化。近 20 年来,促进临床微生物实验室全自动化(CMTLA)的因素有:① 需求增多:人口老龄化、慢性病人群增加,各类感染易于发生、耐药菌株流行,使临床微生物标本量增多;② 临床要求提高:患者在院时间越来越短,要求周转时间越来越短。医院对可溯源性要求越来越高,随着循证医学的发展,医生对实验室检测的依赖性显著提高,要求更多项目指导诊断和治疗。安全事故频发,确保实验室生物安全,降低生物安全事件的发生要求严格;③ 技术创新:基质辅助激光解析电离飞行时间质谱、液基微生物学、数字成像系统、实验室信息学等技术成为实现 CMTLA 的重要元素;④ 实验室标准改变:TLA 能够提高检测质量、减少出错率、提高实验室效率和效能,成为现代实验室追求的标准。⑤ 人员短缺:目前国内外各个微生物实验室的人员短缺问题是客观存在的。微生物检测费用的相对局限导致微生物实验室在人员上的投入十分有限,解决此问题的途径之一,是将人工工作中可由仪器替代的部分用自动化系统取代完成。

一、临床微生物学检验技术自动化进展

近 20 多年来临床微生物实验室全自动化主要从以下几个方面体现:① 操作的自动化;② 试剂商品化;③ 方法标准化;④ 标本微量化;⑤ 技术现代化;⑥ 检验科管理有序化;⑦ 质量控制规范化。临床微生物的自动化不仅是自动化及检测效率的提供,更重要的是从根本上改变了我们的观念和工作流程。目前国内市场上已有一些微生物自动化设备和流水线,其中全自动血培养系统和细菌鉴定药敏系统的普及率最高。质谱检测技术 MALDI - TOF 应用到微生物检测领域,近些年也在逐步被接受和推广。流水线主要有梅里埃 revi-Isola、Copan 大黄蜂、BD Kiestra 三个品牌。

信息学在临床微生物学实验室中的作用正在增长,其中包括远程微生物学的应用实践。远程微生物学是远程病理学技术在临床微生物学的分支学科,远程技术允许科学家获取微生物标本数字图像和信息以用于临床诊断或其他应用,且不受时间或地点的物理限制,通过远程通信技术以达到临床应用的目的。微生物标本数字图像可以是一个宏观的图像(如培养板)或一个显微图像(如微生物的特殊染色)。一个远程系统,通常需要一个图像采集系统、图像的传输和接受的通信网络和一个信息显示系统,以实现远程审查、

专家解释和临床诊断。

远程微生物学已被用于临床测试中的多种应用。这些应用包括常规使用远程微生物学作为日常操作,使用远程微生物学进行卫生系统内部咨询,以及使用远程微生物学进行外部咨询。近年来,越来越多的实验室已采用远程微生物学数字图像样品去执行实验室人员的能力认证。远程微生物学的另一个新兴和快速增长的应用是平板影像系统,即使用细菌培养板的数字图像进行分析。平板影像系统是远程微生物学系统的核心组成部分之一,许多临床微生物实验室自动化(TLA)系统还包括了数字成像。不同厂家的商业化TLA采用类似的图像评估原则。数字成像软件的设计是为了模拟和提高生物生长的视觉评估。每个系统都可以用不同的曝光度和角度拍摄培养板。随着数字成像技术和自动化识别的结合,需要手动处理培养平板的比例可以大大降低。在每个系统中,细菌的菌落可以在屏幕上被标记,以便进一步处理。数字处理有利于早期发现细菌的生长,缩短了识别鉴定的时间。同时,实验室内某些步骤和标准可以自动化,以得到最终的实验室结果解释和决策。例如,自动判定细菌在培养平板有无生长。此外,可以用计算机处理并同时进行评估同一个患者的多个标本结果,如尿液、痰液样本的结果,以达到多重耐药菌的筛选和检测。同时,数字图像可以存档用于参考,以便日后培训和质量控制程序。

随着互联网和移动设备的普遍使用,我们开始见证远程微生物学的移动诊疗功能。一些已经提出的远程微生物学的临床用途,包括远程解释以获取和第二方意见或会诊咨询等。一些成功的远程微生物学咨询服务已经建立,如美国疾病控制和预防中心(CDC)为辅助诊断寄生虫病和疟疾的服务。

(一)自动化样本预处理系统

感染性疾病的正确诊治需要以正确的病原学检测作为指导,而正确的病原学检测其前提是采集和送检合格标本。因此,必须规范微生物标本的采集和运送,避免因标本的不合格,产生错误的病原学检测结果而误导临床治疗。

所有标本采集后都应尽快送往实验室,根据《临床微生物标本规范化采集和送检中国专家共识》,多数标本应在2 h内送达。有些样本量小的标本应在采样后15～30 min内送达。实验室应与临床共同设计标本采样和送检的流程,在人力、物力上保证标本可按要求送达实验室。运送过程中,必须保证必要的运送条件:不同种类的标本因检测的目标致病微生物不同,对标本保存和运送的环境条件有不同的要求。实验室应拒收质量不合格的标本。

微生物标本处理的复杂性还体现在:标本类型包括血液、无菌体液、组织、尿液、导管尖、呼吸道标本等;标本采集运输容器多种多样;标本接种前的预处理,包括离心、消化、去污染、超声等;接种方法也分为定量、半定量、不定量;培养基的种类繁多和规格多样。在大部分中国微生物实验室的条件下,微生物检验流程的复杂性导致实验室不得不配备更多的人力参与标本采集、接收和前处理等过程。

目前我国临床微生物检验60%以上的工作需要手工完成,从实验室收到待检样本开始计时,完成接种、涂片镜检、培养、鉴定、药敏等工作。随着临床需求的逐渐增加和技术的进步,临床对微生物实验室提出了更高的要求,如更短的标本周转时间(turn-around time,TAT)、更及时的分级报告结果等。

(二) 自动化涂片及扫描系统

1. 全自动涂片、染片、读片的自动化模块尚未问世,由于大便、黏稠的痰液、组织匀浆等非液体标本的涂片受到限制,涂片和读片的步骤仍主要由检验科研究者手工完成。目前有处在研发阶段的全自动细菌形态检测仪的相关报道,其模拟血涂片检测仪,有效筛出阴性样品,没有细菌的涂片就不再需要人工看片,并能对细菌的染色特征和形态做初步描述,但自动化流程和算法仍需优化。相信不远的将来该模块会走进临床检验科,有效分担检验科研究者的工作压力。

2. 临床微生物信息管理和可溯源性:临床感染性疾病诊治、耐药菌感染管理控制、抗菌药物管理等,对于微生物检验的要求不断提高,使微生物检验报告在时效性、准确性、溯源性等方面都必须得到进一步完善。随着全实验室自动化、电子健康记录以及微生物基因组测序的临床设施的出现,临床微生物信息管理日益重要。临床微生物信息流通常由以下部分组成:跟踪样本流和结果之间的联系;电子笔记;向各利益相关方报告结果,包括卫生保健提供者、患者、医疗保险机构和(或)政府机构;质量保证;数据汇总和实现。及时、准确和有效的流程是临床实验室的关键目标。标准化、智能化、精细化是数字化检验管理平台建设的方向,临床实验室的工作流程应以样本流向为核心。临床微生物学实验室样品通常是多衍生物跟踪。送至临床微生物实验室的样本通常产生一个或多个结果,而且在测试开始之前通常不知道最终的类型和结果。同时,临床微生物学实验室需要记录并报告的除数值结果如浓度、滴度或数量以外,非数字结果如已鉴定生物的属和种名,也占有很大的比例。因此必须确保适当的实验室信息流程能够记录和捕获各种类型的信息和数据类型。正确处理与样本相关的电子信息,例如全流程可追溯性,跟踪其完整结果并将其衍生物与其样本编号相关联,是微生物学实验室信息系统的独特且重要的方面。正确识别的最佳实践是在所有资产上使用条形码标签作为指挥链。使用微生物实验室自动化解决方案,样本进入系统时即会被赋予唯一的条形码,此后该样本在全流程中的流动所产生的数据,包括接种培养基、培养箱孵育、转接、数字成像、鉴定药敏,以及流入和流出每个步骤的时间节点,都会在信息系统中保存并链接到该样本的条形码,从而实现全流程可追溯。在每个样本上存档电子笔记可以实现更持久、易于搜索的记录保存和更轻松的审核,这可以用于质量改进工作。

(三) LIS 连接

随着检验医学、信息技术的不断发展和各种自动化分析仪器的引进,以网络化信息系统软件连接各种分析仪器的医院检验科 LIS 系统(laboratory information system,LIS),已经成为医院信息系统(hospital information system,HIS)的重要组成部分。实验室信息系统(laboratory information system,LIS)是指以实验室科学的管理模式为基础,借助现代通信技术、网络技术、计算机技术,对实验室各种信息进行高效管理,从而整体上提高实验室综合效能的复杂的人机系统。LIS 系统作为医院信息管理系统的一个子系统是管理、组织检验科各实验室日常工作有关的各种数据信息。LIS 系统以计算机技术、网络通信技术为基础，将科学管理实现检验医院和信息技术相结合，为检验科工作人员提供服务的信息系统。

微生物实验室自动化流水线与 LIS 系统连接，可以将两者的优势结合起来，以期最大限度降低临床与实验室差错的发生，保证检验结果快速、准确、及时回报，为患者提供多种检验结果查询方式。同时提升实验室的智能化管理，更有效地节约了人力和物力资源，完善和提高了实验室的管理水平，提高医疗服务质量。

（四）临床微生物检验自动化流水线

在传统的微生物实验室里，检验人员每天的工作内容包括：从不同培养箱收集培养板、检查培养基中的细菌生长、检查菌落形态、分离纯培养物、对分离株进行生化测试、制备用于药敏试验（AST）的培养基、对药敏结果进行解读以及丢弃或归档培养完成的平皿。另外也包括查阅前一日的解读报告，并决定下一步的测试或出报告。这些工作大部分在开放式实验台上完成。在每个班次开始时，检验人员先从培养箱中取出一叠倒置的平板放置在台面上，之后的一整天检验人员将面对这一叠培养平皿进行工作，最终这些平皿将会放回其培养箱中，并在第二天重复相同的过程。

二、临床微生物实验室采用自动化解决方案模式

临床微生物实验室采用自动化解决方案模式，可以实现 7×24 h 服务模式，实时接收和接种样本，避免标本的积压，工作量分布更加平衡，TAT 报告时间显著提升，数字化成像与判读、检测全过程可追溯。不同样本传统微生物和全自动微生物方法报告时限对比见表 1-5-1 和图 1-5-9～1-5-12。

表 1-5-1　不同样本传统微生物和全自动微生物方法报告时限对比

时间 样本	传统微生物	全自动微生物解决方案	
	最终报告时间(h)	最终报告时间(h)	细菌鉴定一级报告(h)
血液样本	72	36	20
痰液样本	72	28	16
尿液样本	48	28	7
拭子样本	48	24	12

（一）痰样本

痰培养仅用于下呼吸道感染，主要是肺部感染的诊断。由于肺炎链球菌、流感嗜血杆菌、卡他莫拉菌等苛养菌是最常见的肺部感染病原体，标本盒内细菌在室温环境下很容易自溶死亡，如不能在采集标本后 2 h 内接种，将明显影响检出率。因此合格的标本应马上采集、送检；采集后需保证 2 h 内送达实验室并得到接种，不及时运送可导致肺炎链球菌、流感嗜血杆菌等苛养菌由于不适应外界环境和自溶现象而死亡。痰标本接种之前需要加入消化液进行液化处理。预处理全过程需要 0.5～1 h 完成。

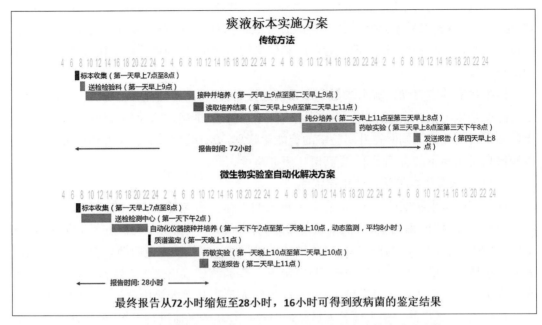

图1-5-9 痰标本传统微生物和全自动微生物方法报告时限比较

如图1-5-9所示,目前微生物实验室的工作时间线如下:

以痰液标本为例,早上8点完成标本收集,之后送至检验科,由实验室人员对标本进行预处理(如需)、接种并培养,至次日早上获得培养物,读取培养结果并进行分纯培养,第三日早上进行鉴定药敏实验,第四日早上发送报告。一般早上8点和下午2点是送样高峰期,同时实验室人员需要对前一天的样本进行报告的整理,导致实验室人员工作量集中,样本处理有延迟。有数据显示,样本的平均等待时间为4.5 h。传统的微生物检测流程,实验室人员一般八小时工作制,从收样到发报告一般都需要较长时间(2~3 d)。而微生物实验室自动化解决方案可以实现如下时间线:

早上8点完成标本收集,之后送至检验科,由自动化流水线进行样本的预处理、接种并培养,培养过程中同步进行实时影像检测,并筛选出阴性平板,直接发报告。阳性平板会选取纯培养同步进行质谱鉴定和药敏测试,第一日晚上即可发布一级报告,同步进行药敏试验,次日早上可以发布最终报告至临床,报告时间从72 h缩短至28 h。

（二）血液样本

血液作为无菌标本,血液培养对感染性疾病的诊断、治疗和预后有重要的临床意义。血培养检测可以为临床进行血液感染和其他部位感染的诊断提供有力依据。快速、准确的血培养检测结果,对临床的治疗和患者的预后有着至关重要的作用。目前全自动的血培养系统以及配套血培养瓶已经广泛普及。根据《临床微生物标本规范化采集和送检中国专家共识》,血液标本采集后应立即送检,最好在2 h内送达实验室。建议采血工具采用商业化的真空血培养瓶,标本注入后室温下可放置48 h。

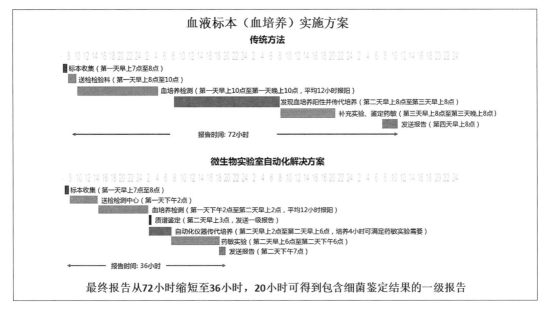

图 1-5-10 血液标本传统微生物和全自动微生物方法报告时限比较

如图 1-5-10 所示,目前微生物实验室的对血液标本的处理方案如下:

以血液标本为例,早上 8 点完成标本收集,之后送至检验科,实验室人员将血培养瓶上机培养。对于没有安排夜班的微生物实验室,次日早上会回收血培养阳性样本并进行传代培养,第三日进行鉴定药敏实验,第四日早上发送报告。一般血培养样本报阳后,推荐立即进行处理并接种,对于没有安排夜班的微生物实验室,接种会延迟至次日进行,直接导致 TAT 增加一天。传统的微生物检测流程处理血液标本,从收样到发报告一般都需要 3 d。而微生物实验室自动化解决方案可以实现如下时间线:

早上 8 点完成标本收集,之后送至检验科,由自动化仪器进行样本的预处理、接种并培养,阳性样本会在次日凌晨报阳,由自动化流水线完成阳性血培养样品快速鉴定,发布一级报告,并同步接种培养并进行实时影像检测,获得纯培养会同步进行药敏测试,第二日晚上获得最终报告至临床,报告时间从 72 h 缩短至 36 h。

(三)尿液样本

泌尿系统感染可分为单纯性尿路感染、复杂性尿路感染及尿脓毒血症,诊断主要通过采集尿液标本进行微生物学检测。其中 90% 的门诊患者和 50% 左右的住院患者,其病原菌是大肠埃希菌;其致病微生物还包括其他细菌、念珠菌等。泌尿系统感染微生物学检测的方法为尿培养、免疫学检测等。

尿液标本通常是无菌的或有暂时性少量定植菌存在。如使用普通尿管,尿标本采集后应立即送检,如不能在采集 30 min 内进行培养,应放入 4℃冰箱保存,但也不能超过 24 h。如采用添加了硼酸的尿液保存管,可延长保存时间至 48 h。

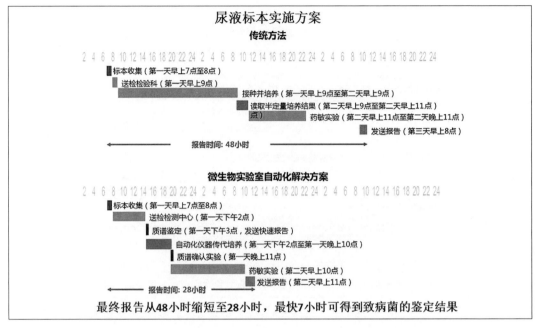

图 1-5-11 尿液标本传统微生物和全自动微生物报告时限比较

如图 1-5-11 所示,目前微生物实验室对尿液标本的处理方案如下:

以尿液标本为例,早上 8 点完成标本收集,之后送至检验科,实验室人员对尿液标本进行接种并培养,次日早上读取半定量培养结果,并进行鉴定药敏测试,第三日早上发送报告。而微生物实验室自动化解决方案可以实现如下时间线:

早上 8 点完成标本收集,之后送至检验科,由自动化仪器处理样本后完成质谱鉴定,下午即可获得初步鉴定结果并发布快速报告,同时自动化流水线对尿液标本进行传代培养,当天晚上即可获得纯培养,并进行质谱确认和药敏实验,次日上午可以发送报告,报告时间从 48 h 缩短至 28 h。

(四)拭子样本

拭子标本的运送宜采用带保湿功能的运送培养基,避免由于送检时间过长而干燥。如未采用运送培养基,应于半小时内送检。如采用 E-Swab 或同类型拭子保存液进行保存,常温保存时间可延长至 48 h。

如图 1-5-12 所示,目前微生物实验室对拭子标本的处理方案如下:

以拭子标本为例,早上 8 点完成标本收集,之后送至检验科,实验室人员对拭子标本进行预处理、接种并培养,次日早上读取培养结果,并进行鉴定药敏测试,第三日早上发送报告。而微生物实验室自动化解决方案可以实现如下时间线:

早上 8 点完成标本收集,之后送至检验科,由自动化仪器处理样本后完成传代培养,下午即可获得纯培养,自动化流水线对纯培养进行质谱鉴定和药敏实验,当天可获得质谱鉴定结果,次日上午获得药敏实验结果,并发送报告,报告时间从 48 h 缩短至 24 h。

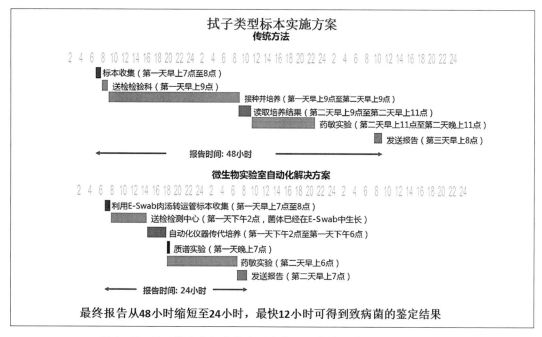

图 1-5-12　拭子类标本传统微生物和全自动微生物报告时限比较

三、临床微生物实验室采用平板影像技术模式

随着数字成像的出现,数字技术已逐渐应用于临床微生物学实验室,进行平板影像的读取。平板影像系统的方法和流程类似上述手工读板的流程,但是经过高度的改良。通过使用平板影像系统,技术人员可以实现在线"虚拟"读取平皿,而无须接触平皿。目前,微生物实验室中的平板影像系统主要由连接到培养箱的数码相机组成,培养箱可以通过自动化的传送带,将平皿移动到相机的拍照区域内捕获图像。培养箱和平板影像系统的组合,可以实现培养平皿的不间断孵育和实时成像,图像实时传输到工作站,供技术人员审阅。使用平板影像系统,可以减少收集和整理平皿所需的时间,平皿处于非适宜培养温度(即实验台上)的时间可以大幅减少,从而改善技术人员的工作效率;在处理培养物时,分析软件可以调取已存储的图像供技术人员参考。平板影像系统具有将计算机辅助软件和图像分析工具结合起来的功能,进而支持临床微生物实验室技术人员做出决策。

与传统(手动)读板(图 1-5-13)相比,数字读板(图 1-5-14)具有若干优势。平板影像系统可以提高技术人员的效率、缩短预处理时间,从而缩短周转时间。在日常数字影像系统查阅平皿时,可以保持在培养适宜的温度,从而缩短该平皿培养并检测生长所需的时间。数字影像系统中使用优化后的培养箱,不会改变菌落和培养板的外观,因此平皿上生长出的菌落的外观,与在传统培养箱中获得的菌落是相同的。平板影像系统可以减少技术人员在运输、分类和查找平皿上所花费的时间,可以进一步延长实际分析平皿的时间,这些变化使技术人员能够更有效率。

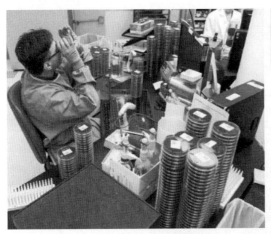
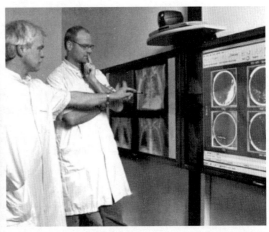

图 1-5-13   检验人员在微生物
实验室读取培养皿

图 1-5-14   检验人员应用数字影像
技术读取培养皿

使用平板影像系统时,平皿的手动操作频率较低,用于执行重复性的低效能工作(如标记培养板)上的时间大幅减少。TLA 系统的前端模块自动生成条形码,对平皿进行标记。这种自动化的标记减少了手动贴标签或在平皿上书写标签的操作,可以提高效率并减少读取平皿时人工引入的错误。同时,这些条形码可以方便实验室全流程识别和追踪平皿,在过程中进行反复确认,进一步避免和消除错误。由于平皿需要较少的手工处理,通过配置的工作站,可以最大限度地优化人体工程学并降低重复性运动导致损伤的风险。此外,减少对病原体的物理暴露,可以降低实验室工作人员感染的风险。

与平板影像系统配套的软件工具具有独特的优势。这些分析功能包括:识别培养物中没有生长的平皿、菌落计数、测量药敏平板上的区域大小、识别显色培养基上生长的菌落的不同颜色。软件可以解释简单的培养结果,例如识别"无生长"平板,因此这些结果可以快速发报告。此外,平板影像系统的软件允许熟练的技术人员对平皿进行注释,并发送指示给下一步的技术人员,或发送指令到自动化流水线的菌落挑取模块。这些软件工具有助于最大限度地延长员工在其最高技能水平的工作中所花费的时间。所有这些功能都有助于提高平板影像系统的效率(图 1-5-15)。

可以利用已保存的数字图像是平板影像系统的一个优势,因为它可以实现综合性的解释分析、快速咨询、重要教学案例的存档以及图像的共享。在用户定义的时间间隔存档的平皿图像有助于进行标本的分析。开发可以同时观察平板和革兰染色的软件工具将实现对微生物学测试进行更综合的分析。同样,单个患者不同部位获得的多个样本的同步综合分析(包括以前标本的存档图像)有助于完成以患者为中心,而不是通常采用的以来源为中心的微生物分析(图 1-5-16)。表现异常或难以解读的疑难样本,可以发送至实验室主任进行快速咨询,从而简化和加快对疑难病例的分析。也可以回顾用于教学或培训的典型案例。将微生物学图像整合到医院信息系统(HIS)中,以便临床医生可以查看最终的培养图像和标本染色图像。也可以在平板解读和处理后进行质量审查,用作技术

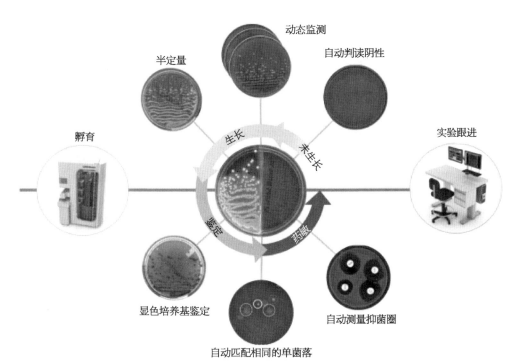

图 1-5-15 利用平板影像系统软件工具实现智能分析

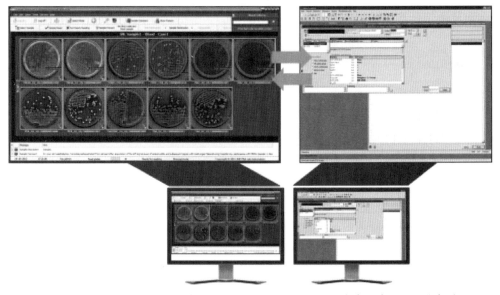

图 1-5-16 利用实验室信息系统和平板影像系统实现以患者为中心的报告解读

人员的熟练度和能力的考核。

平板影像系统的优点可总结为：图像捕获设计在培养箱内进行,平皿在进行常规分析的同时保持连续培养;培养平皿需要较少的人工操作,可以节省时间并提高安全性;软件可用于分析和标注数字图像,从而提高客观性和效率;以电子方式存储图像可以提高分析和信息共享的灵活性。

平板影像系统是一种新兴的工具,通过将数字成像技术引入并应用于微生物实验室,临床微生物学实验室将变得更加自动化、数字化,并且更加依赖于信息学工具,实验室工作人员获益于实验室工作流程效率的提高、出报告加快,以及培养物微生物学表征的提升。初步研究表明,平板影像系统可以提高临床微生物学实验室的效率,同时改善周转时间,进而可以使患者更快地获得最佳的抗菌管理。遗憾的是,有关平板影像系统的研究尚未在文献中报道,目前缺乏有关平板影像系统在系统实施、管理和监测的指导。

随着技术的成熟,平板影像系统将进一步发展。通过使用平板影像系统和实验室全自动化流水线,临床微生物实验室的自动化菌落挑取和传代培养将成为现实。目前计算机解读平板图像的能力正在进行开发。未来平板影像系统的信息学工具可能会使用人工智能,从而将利用计算机的计算能力来更准确、标准、可重复地完成常规定性分析(例如,颜色、大小、生长速度等)。为平板影像系统增加这种先进的计算机辅助分析将有助于样本处理和简化分析。持续的研发将进一步减少需要手工操作的平皿数量,进一步提高平板影像系统的工作效率。尽管目前平板影像系统在实验室内完成工作,未来可能会实现远程操作,从而实现远程病理学。另外,平板影像系统如何适用于更复杂的常规微生物培养和分析,如霉菌和分枝杆菌培养,尚待探索。目前尚没有平板影像系统相关的正式研究或评审文献。关于图像捕获质量和数量的最低规格以及数字显示质量的共识建议尚未得到阐述。图像存档需要增加数字存储空间,并且需要有关图像存储的完整性的指南。此外,还需要关于这些图像是否应该作为医疗记录的一部分的实用性建议。

第二篇
医学实验室质量管理要求

第一章

医学实验室质量管理体系

管理是对组织资源进行有效整合以达到组织既定目标与责任的动态创造性活动,计划、组织、领导、控制等行为是有效整合资源的部分手段或方式,而它们本身并不等同于管理。医学实验室有技术人员、检验设备、财力投入和检验信息等,如何将以上资源有效整合利用是实验室管理的核心。而工作环境对实验室运转和未来发展会产生重大影响,实验室管理者只有认识到这一点,才能够把握机会、计划未来,达到实验室的预期目标。

对于临床实验室来说,主要工作是为临床诊断和治疗提供实验室数据,其最终成果体现在检验报告上,所以,能否向临床提供高质量(准确、可靠、及时)的检验报告,得到患者的信赖和认可,满足患者和临床的要求,除了质量控制措施外,临床实验室质量还受到组织、人员、设施和环境等各方面因素的影响,建立和完善质量管理体系就是要实施全面质量管理。质量管理体系的重要性用著名管理科学家戴明的 85/15 法则来概括:一个个体的工作效果 85% 取决于该个体所在工作机构的管理体系,仅 15% 贡献与该个体自身的本领和能力有关。

第一节 医学实验室质量管理体系的建立

质量管理体系是指在质量方面指挥和控制组织的管理体系。注 1:本定义中的术语"质量管理体系"涉及以下活动:通用管理活动,资源供给与管理,检验前、检验中和检验后过程,评估和持续改进(ISO 15189:2012)。质量管理体系一般由组织结构、程序、过程和资源四部分组成。质量管理体系就是将人员、环境设施、技术、资源、管理等核心环节进行整合,最终达到质量和目标的协调一致,进而调动发挥每个环节的能动性,使其能够为实验室质量管理服务。建立质量管理体系需要经过以下几个过程。

一、质量管理体系建立的依据

1. 医学实验室质量管理体系建立的依据应基于相应的国家标准或国际标准。《医学实验室质量和能力认可准则》(ISO 15189:2012)是国际标准化组织发布的医学实验室认可准则,也是我国医学实验室的认可准则。包括15个管理要素和10个技术要素,是一套详细规定和完善执行的过程管理模式,含标本采集、检测和报告整个体系,支持疾病诊断、预防和管理;产生有临床实用性和对健康结果有最佳影响的信息;满足正确度、精密度和溯源性等事先规定目标;关注用户的满意度和持续改进等方面,是当前指导医学实验室建立完善、先进质量管理体系的最适标准。

2. 美国病理学会(College of American Pathologists,CAP)的认可准则和核查表是美国医学实验室质量体系建立、评价和改进的基本标准。

3. 原卫生部于2006年2月发布《医疗机构医学实验室管理办法》,对建立医学实验室质量管理体系也提出了明确要求。

二、质量管理体系的策划与准备

策划是成功建立质量管理体系的关键,可以从以下三个方面进行。

(一)现状分析

结合实验室特点,对质量管理现状进行详细调查和分析,其具体内容包括实验室现有的管理水平和人员素质、组织结构、基础设施、仪器设备等情况,以及基础工作如标准化等工作开展情况。在这个过程中努力找出导致差异出现的主要原因,进而客观地分析调查结论。只有这样,才能在管理体系构建过程中找出比较有利的部分,并根据实际条件提出整改措施。

(二)人员培训

首先要对实验室全员进行教育培训。对于实验室管理层而言,要对质量管理体系标准充分认识上明确建立质量管理体系的迫切性和重要性,明确管理层在建立质量管理体系中的关键作用;全面了解质量管理体系的内容。对于执行层而言,主要是对本岗位质量活动有关的内容进行培训,应让每个成员对质量管理体系的概念、目的、方法、所依据的标准都有充分认识,同时得到实验室全体工作人员的支持和响应,使成员能够认识到体系构建的必要性。

(三)制定质量方针和目标

由主要负责人在全员培训的基础上组织全体人员,确定质量方针和质量目标。制定良好的质量方针和质量目标,可进一步明确质量检测方向。质量目标通常是质量方针的具体外在表现,具有可测量性,相关负责人应将质量管理关键因素汇总成文件。制定质量方针和目标应考虑以下四个方面的内容:实验室服务对象和任务;实验室的资源;要与上级组织保持一致;全体员工能否理解和执行。

三、质量管理体系的组织和实施

质量方针和质量目标确定后,按照认可准则中相关内容,充分结合实验室具体情况,对组织结构、管理体系所包含要素、体系权限、文件层次进行明确。同时,根据实际需求,对资源、人员进行合理分配。组织结构的确定,要求医学实验室或其所在组织必须有明确的法律地位,确定实验室内部各部门之间关系,实验室的组织结构一般用结构图并辅以文字进行描述。实验室组织结构没有固定模式,应有利于工作和提高质量为前提。在确定组织结构过程中,应明确规定各部门及各类人员岗位职责,各岗位职责的描述要求简单明确地指出该岗位的内容、职责和权力、与组织中其他部门和职务的关系。同时,成立质量管理小组,严格按照总体策划和目标,制定具有针对性的实施方案。明确实施方案后,要对质量管理要素的总体情况进行了解,并提出总体实施计划。实验室要对管理体系进行不断完善,并利用现有实验室资源开展质量管理。

四、质量管理体系的文件化

实验室在进行质量管理时,其管理体系最终要进行文件化处理,并以这种方式表现出来,如质量手册、程序文件、作业指导书、质量记录等。其中,质量手册属于实验室内部主要规范,是整个体系运行的长期保障,也是整个文件化阶段的第一层。程序文件位于整个体系的第二层,通常会对质量管理相关方法、要求进行明确规定,可对质量手册提供一定支持和保障。作业指导书、质量记录属于整个体系的第三层,主要包括质量管理标准、操作规范及其详细记录等。管理体系进行到文件化阶段后,往往具备了可操控性和协调性,并且能够与实验室实际情况相符,保证文件之间的统一性和协调性。编制文件,可使检验检测的每个环节均有规章制度可循。编写的质量管理体系文件需要进行宣贯,宣贯后即可进行试运行。

质量管理工作是基于一套科学的、合乎认识论的办事程序,即 PDCA 循环法。PDCA是英文计划(plan)、执行(do)、检查(check)和处理(action)几个词的首字母,反映了质量管理应遵循的四个阶段。四个阶段要周而复始地循环,而每次循环都有新的内容和目标,因而就会前进一步,解决一批问题,质量水平就会有新的提高。

(郭晓俊　王青)

参 考 文 献

[1]　王惠民.医学实验室管理学[M].北京:高等教育出版社,2012.
[2]　丛玉隆,王成彬.现代医学实验室管理与认可实践[M].2版.北京:人民军医出版社,2011.

第二节　医学实验室组织结构

组织(organization)是为实现目标,由职责、权限和相互关系构成自身功能的一个人或一组人。(GB/T 19000-2016/ISO 9000:2015)

组织结构(organizational structure)是组织的全体成员为实现组织目标,在管理工作中进行分工协作,在职责、权利方面所形成的结构体系,是整个管理体系的"框架"。对于医学实验室而言,组织结构是实验室在职、责、权方面的动态结构体系,其本质是为了实现实验室工作目标而采取的一种分工协作体系。医学实验室的组织结构没有固定模式，也不会一成不变，因实验室的类型不同而异，并随实验室工作目标的改变而调整。

一、医学实验室的分类

国际上通常根据医学实验室规模大小及隶属关系区分为医院所属的实验室、独立实验室以及医师诊所实验室等。在我国，大多数医学实验室不包括临床病理检验，主要存在形式为医疗机构内部独立设置的检验科、临床科室所属的实验室和独立法人的第三方检验机构——独立医学实验室（医学检验实验室）。无论是医疗机构内部还是独立的医学实验室，其主要工作就是为临床提供及时、正确的检验结果，帮助临床取得诊断、治疗的辅助（或直接）的有效证据。

(一) 医疗机构内医学实验室

无论其规模大小，人数多少，都是医疗机构这个组织的一部分，自身也形成一个组织系统。医疗机构中医学实验室主要指检验科，又称化验室、医学检验科、检验医学中心、实验诊断科（实验诊断中心），通常不是独立法人。在三级甲等综合性医院到社区卫生所、门诊部中作为最普遍和基本的科室设置，提供的服务概括为临床化学检验、临床血液与体液检验、临床微生物检验、临床免疫检验、临床细胞分子遗传学检验和临床病理检查以及临床输血检验等专业，其提供的诊断信息约占所有辅助诊断信息量的70%以上，在医疗机构中的地位也在不断提高。医疗机构内的医学实验室应当集中设置、统一管理、资源共享。

(二) 独立医学实验室（医学检验实验室）

独立医学实验室又称医学检验实验室或医学检测中心，是不依附于医疗机构存在的独立法人单位。为实现区域医疗资源共享，提升基层医疗机构服务能力，推进分级诊疗，2016年7月原国家卫生和计划生育委员会颁布了《医学检验实验室基本标准》和《医学检验实验室管理规范（试行）》（国卫医发〔2016〕37号）的通知，明确独立医学实验室（医学检验实验室）属于单独设置的医疗机构，为独立法人单位，由设区的市级及以上卫生计生行政部门设置审批；主要开展临床检验和临床病理服务（提供病理相关服务应参照病理诊断中心基本标准执行）；以商业化方式运作，以实现赢利为主要目的，一般采用公司管理模式。

二、医学实验室组织结构的设计

各级各类医学实验室组织架构因其功能、人数、任务不同而千差万别，每个实验室各不相同，一般按检验专业（临床血液体液学、临床化学、临床免疫学、临床微生物学、临床细胞分子遗传学和临床病理学以及临床输血检验）和工作地域（门诊、急诊、病房）以及开展的检验项目组合来划分组织结构，基本有以下两类。

(一) 直线型结构

直线型结构是较原始、也是最简单的组织形式。实验室负责人直接管理实验室员工，并对实验室日常事务有直接决定权。其优点是结构简单，责任分明，指挥统一；缺点是要求实验室负责人通晓多种知识和技能，亲自处理各种业务。适用于在一些规模较小、人员少、技术简单的医学实验室,如一级医院、社区卫生所、门诊部、体检所等医学实验室;也适用于较大的医疗机构中开展项目较单一的实验室,如传染病实验室、血气实验室等。直线型结构见图 2-1-1。

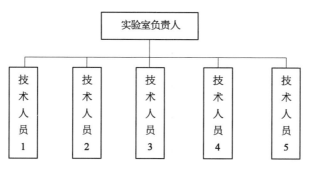

图 2-1-1 直线型结构

(二) 职能型结构

职能型结构按照分工原则进行设计,基本上分为三个管理层次:实验室管理层、专业组长和一线工作人员。实验室管理层一般包括实验室负责人、质量负责人、技术负责人和安全负责人,通过实验室负责人任命协助管理科室;专业组长按照开展的检验专业由实验室负责人授权管理本专业组的日常工作。这种结构要求实验室负责人对不同层次的管理者授权,使其在职权范围内安排或组织某一方面的工作。优点是工作比较精细,能充分发挥授权人员的专业管理作用,减轻实验室负责人的工作负担;缺点是形成多头管理,不利于集中领导和统一指挥。适用于人员、专业、层阶多的二级以上综合性医院以及独立医学实验室。职能型结构见图 2-1-2。

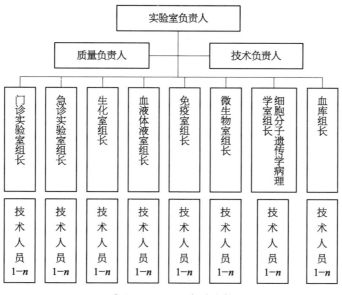

图 2-1-2 职能型结构

　　无论哪种结构,都应有实验室负责人(无论何种称谓)作为第一责任人,负责实验室质量和安全管理,建立组织管理体系并确定具体人员的职责,制定各工作岗位的岗位职责(岗位说明书),对实验室人员的业务分工、职责范围、工作权限、工作内容、相互关系和联系方法做出相应的规定,保证实验室工作正常有序进行。

(郭晓俊　王青)

参 考 文 献

[1]　全国质量管理和质量保证标准化技术委员会,质量管理体系　基础和术语 GB/T 19000 - 2016 [S]. 北京:国家质量监督检验检疫总局　中国国家标准化管理委员会,2016:12.

[2]　国家卫生计生委. 关于印发医学检验实验室基本标准和管理规范(试行)的通知(国卫医发〔2016〕37 号)[S/OL]. [2016 - 10 - 18]. http://www. nhc. gov. cn/cms-search/xxgk/getManuscript Xxgk. htm? id=0045967471d842699e624f122554369e.

第三节　医学实验室检验项目管理

一、医学实验室开展检验项目的基本要求

　　临床检验项目对规范医疗机构开展临床检验工作,提高临床检验水平,保证医疗质量和医疗安全发挥了重要作用。为加强对医疗机构医学实验室的规范管理,原卫生部于2006 年公布实施了《医疗机构医学实验室管理办法》。该办法第十四条规定:医疗机构应当按照规定的临床检验项目和临床检验方法开展临床检验工作;卫生部要定期发布新的临床检验项目和临床检验方法。2007 年出台了《医疗机构临床检验项目目录》(卫医发〔2007〕180 号)。2012 年 10 月启动了检验项目目录的修订工作,形成了《医疗机构临床检验项目目录(2013 年版)》(国卫医发〔2013〕9 号)。2013 年版《医疗机构临床检验项目目录》共包括检验项目 1 462 项,其中,临床体液、血液专业 360 项,临床化学检验专业347 项,临床免疫、血清学专业 458 项,临床微生物学专业 152 项,临床分子生物学及细胞遗传学专业 145 项。开展检验项目应满足临床需要。

二、临床检验项目评价的基本要素和性能指标

　　医学实验室如需新开展《医疗机构临床检验项目目录》中列出而本院未开展的项目,应建立项目论证、申报、审批程序,对项目进行临床价值、环境、设备等评估和方法学验证,报请医务科批准后,对新项目的性能进行方法学验证,并有相应的实验记录。开展新项目应及时通过沟通渠道向全院公示。定量检测项目方法学验证的内容是,使用配套的完整

检测系统的项目至少应包括：① 精密度；② 正确度；③ 患者结果的可报告范围；④ 参考区间。使用经更改或自建的检测系统至少应包括：① 精密度；② 正确度；③ 患者结果的可报告范围；④ 分析灵敏度；⑤ 分析特异性；⑥ 参考区间。

三、外送检验项目的管理

医学实验室如需外送检验项目，应对送检实验室进行评估，需要外送单位提供营业执照，提供检验质量符合要求的证明文件，签订送检合同，对检验项目、样品类型、样品运送方法和时间、样品验收、样品前处理、报告回报时间、报送方式、费用和结算方法等详细做出规定。实验室须做好外送登记和结果回报的记录，如果直接使用信息系统，必须事先约定数据传输格式、报告方式、权限规定、结果异常时使用的复检方法和复检范围，是否需要加做其他项目。

四、接受外院项目和体检检验项目的管理

医学实验室如需接受外院或外包体检中心（体检站）的检验要求，首先，应保证实验室自身检验工作的顺利完成，如有剩余能力和时间可接受外院项目，按照正常样品流程进行。第二，样品采集要求和注意事项，样品交接的约定，样品运输时的质量保证，患者信息的传递，检验报告反馈的时间和格式，都需要逐一明确，确定样品和报告流程的可追溯性。

五、新技术管理要求

（一）概述

医疗技术作为医疗服务要素之一，与医疗质量和医疗安全直接相关。2009 年，国家卫生健康委以规范性文件形式印发《医疗技术临床应用管理办法》（卫医政发〔2009〕18 号），对医疗技术临床应用实行分类、分级管理，明确将医疗技术分为三类，对第二类、第三类医疗技术实施准入管理。同时，印发了相关第三类医疗技术管理规范，加强第三类医疗技术临床应用管理。

2015 年 5 月，国务院印发了《关于取消非行政许可审批事项的决定》（国发〔2015〕27 号），取消了第三类医疗技术临床应用准入审批项目。为贯彻落实国务院行政审批制度改革要求，国家卫生健康委印发了《关于取消第三类医疗技术临床应用准入审批有关工作的通知》（国卫医发〔2015〕71 号），按照"简政放权、放管结合、优化服务"的原则和"公开、透明、可监督"的方针，取消第三类医疗技术临床应用准入审批，拟建立"负面清单"管理制度等 6 个制度和 1 个信息化平台，加强医疗技术临床应用管理，强化事中、事后监管。该通知同时明确了医疗技术负面清单分为"禁止类技术"和"限制类技术"，提出了限制类技术分类原则和 15 个限制类技术项目。

2018 年国家卫生健康委以部门规章的形式颁布了《医疗技术临床应用管理办法》（中华人民共和国国家卫生健康委员会令第 1 号）文件，同样沿用了医疗技术负面清单的设置，明确了"医疗技术""禁止类技术"和"限制类技术"的定义。

医疗技术是指医疗机构及其医务人员以诊断和治疗疾病为目的,对疾病做出判断和消除疾病、缓解病情、减轻痛苦、改善功能、延长生命、帮助患者恢复健康而采取的医学专业手段和措施。医疗技术临床应用是指将经过临床研究论证安全性、有效性确切的医疗技术应用于临床,用以诊断或者治疗疾病的过程。

禁止类技术属临床应用安全性、有效性不确切;存在重大伦理问题;已经被临床淘汰;未经临床研究论证的医疗新技术。禁止类技术目录由国家卫生健康委制定发布或者委托专业组织制定发布,并根据情况适时予以调整。

限制类技术属作为需要重点加强管理的医疗技术,由省级以上卫生行政部门严格管理,主要指技术难度大、风险高,对医疗机构的服务能力、人员水平有较高专业要求,需要设置限定条件的;需要消耗稀缺资源的;涉及重大伦理风险;存在不合理临床应用,需要重点管理的。

国家限制类技术目录及其临床应用管理规范由国家卫生健康委制定发布或者委托专业组织制定发布,并根据临床应用实际情况予以调整。

国家对新技术的管理进行分类管理,旨在通过加强医疗技术临床应用管理顶层设计,建立医疗技术临床应用的相关管理制度和工作机制,强化医疗机构在医疗技术临床应用管理中的主体责任以及卫生行政部门的监管责任,一方面有利于规范医疗技术临床应用管理,保障医疗技术的科学、规范、有序和安全的发展;另一方面,为保障医疗质量和医疗安全提供法治保障,维护人民群众健康权益。

(二)具体要求

1. 主体责任:医疗机构对本机构医疗技术临床应用和管理承担主体责任。医疗机构开展医疗技术服务应当与其技术能力相适应。医疗机构主要负责人是本机构医疗技术临床应用管理的第一责任人。检测技术开展的主要责任人是医学实验室的负责人。

2. 组织机构:根据《医疗技术临床应用管理办法》的要求,医疗机构开设新技术,应建立有相应的管理机构,二级以上的医院、妇幼保健院及专科疾病防治机构有医疗质量管理委员会,应当下设医疗技术临床应用管理的专门组织,由医务、质量管理、药学、护理、院感、设备等部门负责人和具有高级技术职务任职资格的临床、管理、伦理等相关专业人员组成。第三方检测机构应建立医疗技术临床应用管理工作小组,并指定专(兼)职人员负责本机构医疗技术临床应用管理工作。

医疗技术临床应用管理的专门部门其负责人由医疗机构主要负责人担任,可以由医务部门(业务管理部门)负责日常管理工作,主要职责是:

(1)根据医疗技术临床应用管理相关的法律、法规、规章,制定本机构医疗技术临床应用管理制度并组织实施。

(2)审定本机构医疗技术临床应用管理目录和手术分级管理目录并及时调整。

(3)对首次应用于本机构的医疗技术组织论证,对本机构已经临床应用的医疗技术定期开展评估。

(4)定期检查本机构医疗技术临床应用管理各项制度执行情况,并提出改进措施和要求。

3. 内部管理

（1）建立医疗技术临床应用管理制度。医疗技术临床应用管理制度应包括目录管理、医师授权、质量控制、档案管理、动态评估等制度,保障医疗技术临床应用质量和安全。

（2）配置专业人员。根据医疗技术临床应用管理的要求设置符合要求的诊疗科目来配置专业技术人员、相应的设备、设施和质量控制体系,并遵守相关技术临床应用管理规范。

（3）建立专项人员档案。技术人员应实施与其专业能力相适应的医疗技术,并建立医疗技术临床应用管理档案,纳入个人专业技术档案管理。

（4）建立医疗技术临床应用论证制度。对已证明安全有效,但属本机构首次应用的医疗技术,应当组织开展本机构技术能力和安全保障能力论证,通过论证的方可开展医疗技术临床应用。

（5）建立医疗技术临床应用评估制度,对限制类技术的质量安全和技术保证能力进行重点评估,并根据评估结果及时调整本机构医疗技术临床应用管理目录和有关管理要求。对存在严重质量安全问题或者不再符合有关技术管理要求的,要立即停止该项技术的临床应用。医疗机构应当根据评估结果,及时调整本机构医师相关技术临床应用权限。

（6）参与技术培训。技术人员应参与医疗技术临床应用规范化培训。

（7）信息公开。医疗机构开展的限制类技术目录和限制类技术临床应用情况应当纳入信息公开范围,主动向社会公开,接受社会监督。

4. 备案管理

（1）部分省市医疗机构应当按照要求向本市医疗技术临床应用信息化管理平台逐例报送限制类技术开展情况数据信息。

（2）各省对医疗技术临床应用管理的申报要求和申报内容不同。以上海市为例,医疗技术临床应用管理的申报是通过中国上海的"一网通办"网站进行填报,具体工作由上海市卫生健康委卫生监督所进行登记管理,上海市卫生健康委进行审核。

（3）新技术评估。部分省市对医疗新技术进行评估管理,评估管理所需的基本资料和内容是根据省市的要求,就上述"3. 内部管理"所涉及内容进行提供。

5. 价格管理

（1）预算编制。医疗技术开展应根据其所涉及的业务费(试剂、质控品、耗材、水电煤等)、劳务费、仪器使用费用(医疗仪器使用、房屋折旧、仪器整修、房屋整修)、间接费用的具体情况进行编制。

（2）价格申报。价格申报的基础是技术已通过备案。价格申报一般由物价部门受理,物价部门会组织专家进行评估和价格确认。

（3）价格公示。完成价格确认的项目,应纳入信息公开范围,主动向社会公开。

（三）监督管理

卫生行政部门就医疗机构备案(或取消备案)信息定期向社会公布,接受社会监督。

对完成备案的医疗机构进行两个质控工作"全覆盖":即国家和本市限制类医疗技术全覆盖;所有开展限制类医疗技术的医疗机构全覆盖,定期或不定期组织对辖区医疗机构限制类医疗技术开展情况数据信息进行整理和分析,开展质量评估工作并及时向医疗机构、卫生健康部门(涉及中医医疗机构的,同时向中医药管理部门)和卫生健康监督部门进行反馈。

对于事中事后监管工作,就医疗机构医疗技术临床应用情况信誉评分,与医疗机构、医务人员信用记录挂钩,纳入本市社会信用体系管理,并将信誉评分结果应用于医院评审、评优、临床重点专科评估等工作。

(郭晓俊　王青)

参 考 文 献

［1］　卫生部.关于印发《医疗机构临床实验室管理办法》的通知(卫医发〔2006〕73号)［S/OL］.［2016 - 02 - 27］. http://www. nhc. gov. cn/yzygj/s3577/200804/d3281df051d44badbd45cf12fe95a28e. shtml.

［2］　国家卫生计生委.关于印发医疗机构临床检验项目目录(2013年版)的通知(国卫医发〔2013〕9号)［S/OL］.［2013 - 08 - 07］. http://www. nhc. gov. cn/cms-search/xxgk/getManuscriptXxgk. htm? id=3f8e4ad3639b419595c310325b571fa3.

［3］　上海市卫生健康委员会.关于印发《上海市〈医疗技术临床应用管理办法〉实施细则》的通知(沪卫规〔2019〕003号)［S/OL］.［2019 - 07 - 01］. http://wsjkw. sh. gov. cn/zcfg2/20190708/0012 - 64589. html.

［4］　国家卫生健康委员会.医疗技术临床应用管理办法(国家卫生健康委令第1号)［S/OL］.［2018 - 08 - 13］. http://www. nhc. gov. cn/fzs/s3577/201809/e61d0999c95d4eb7b8a6658bf6 af149c. shtml.

第四节　医学实验室文件管理

文件管理的目的是保证医学实验室管理体系的所有文件现行有效,完整可控。文件管理需要按规定的格式进行编写、审批、发布、使用、变更、作废和销毁,应有文件的识别、收集、索引、存取、归档、存放、维护、更新和清理程序,确保文件的安全可控和保密要求。实验室普遍存在的问题是换一个主任换一批文件,常常出现文件缺失、文件与操作不符、文件记录断档等现象,特别在一些人员频繁流动的小型医院,文件资料更是难以保存,其根本原因就是不重视文件管理。

文件是日常工作的基础。一个学校的毕业生来到实验室开展工作,除了在学校掌握的基本工作技能外,大部分的经验来自培训,培训的基础是实验室文件。

一、文件的分类

1. 按管理方式划分：分为受控文件和非受控文件。受控文件是指按照发放范围登记、分发，并能保证回收的文件。

2. 按来源划分：分为来自外部的文件和实验室内部制定文件。外部文件包括但不限于法律法规、标准、公文、书籍、产品资料、资质证明、文献、供方及客户资料等；单位内部文件包括但不限于医院规章制度、各类处置预案、操作规程、作业指导书、程序性（过程描述）文件、质量方针声明、质量手册（质量政策）、计划、人员技术档案、设备档案、各类记录表格（日常使用、维护、校准、维修）、图表、张贴品（如简易操作卡）、通知、备忘录、文件流转单、软件、图纸等。

3. 按所承载的介质划分：可分纸质文件和电子文件。按照 GB/T 18894-2016《电子文件归档与电子档案管理规范》中的定义，电子文件是指国家机构、社会组织或个人在履行其法定职责或处理事务过程中，通过计算机等电子设备形成、办理、传输和存储的数字格式的各种信息记录。电子文件由内容、结构、背景组成。

二、文件的批准和发布

凡作为管理体系组成部分的所有文件，在发布之前应由授权人员审查并批准。应建立识别管理体系中文件当前的修订状态和分发的控制清单或等效的文件控制程序，并使之易于获得，以防止使用无效或作废的文件。根据实验室文件控制的要求，通常质量手册的编制是由质量负责人组织，实验室主任批准；程序文件建议由质量负责人根据文件的功能组织相对应的岗位或部门人员编制，由质量负责人或技术负责人审核，实验室主任统一批准；标准操作规程由技术负责人组织人员〔懂得相对应技术的人员和（或）被授权的技术人员〕编制，由技术负责人审批，也可以是实验室主任批准。编制、审核可以不是一个人，批准可以是一个人；在审核文件的同时，需要审核相关的过程控制的记录表格的格式和内容是否合适。

纸质文件的编写可以按照传统的文件模板进行编制，有固定的格式、编码规则和必须的内容，如发布机构、部门、题目、版本号、修订号、页码和总页数、发布日期和实施日期、授权发布信息等；落款的内容可包括编写者、修订者、审核者、批准者的姓名和日期。外来文件识别可以直接用其自身的编号进行管理，实验室也可以单独给出管理编号进行受控管理。电子文件系统对于不同实验室有不同的电子文档管理系统，只要满足文件管理的要求即可。

三、文件的发放、保存和使用

纸质文件，对管理体系有效运行起重要作用的各个场所及岗位，均应做到及时发放到位，保证相关人员能够获取和使用现行有效文件。文件的发放做好受控标识，并做好发放记录。部门公用的纸质文件，由该部门指定的人员，存放在指定位置，并监管组员对文件的取阅和归还。如文件发生丢失、污损或信息外泄事件,应及时汇报,协同处理和挽救。文件使用过程中,须确保该文件不会发生丢失或信息外泄。外来文件在使用之前需要确认其有效性,并予以受控识别(加盖受控章)。

电子文件受控的必要条件是在 OA 平台或业务管理系统中加入一个文件管理的模块,与一般的通知、公告、邮件不同,该模块应能保证电子文件有四种管理模式:① 明确文件控制的部门和人员,规定具有更改和控制的职责和权力的相关部门和人员;② 对电子文件进行保护,不能下载、不能打印(记录格式除外)、仅能打开阅读,防止未经授权的侵入和修改,也不能随意外传;③ 对于同时发布纸质和电子的文件,并且均作为受控文件使用的,应做到两种版本的同步,以免执行者无所适从;④ 文件应定期备份,备份的电子文件应注意保存,防止丢失和损坏。

四、文件的变更、回收、作废和销毁

文件的变更包括修改和换版,应有相应的程序进行控制,有申请,并注明变更的原因。应由原制定人或被授权的人员进行,变更的文件内容需在文件修订页上予以说明,经原审查责任人进行审查和批准后尽快发布。新版文件发布后旧版的文件应及时回收并进行记录。对受控的废止文件标注日期并标记为废止,至少保留一份受控的废止文件,过了保存期限(一般为 6 年)后需进行销毁并进行记录,销毁方式一般采用粉碎的方式,以确保文件信息得到保护。

电子文件的修改,不能在电子版上直接修改,而是采取另外发布文件新版本的方式进行修改,原电子文件按作废文件处理并保留备份。

五、文件的定期评审

为了保证所有文件的现行有效性,应根据文件评审计划,组织各部门定期进行文件评审,原则上每12个月至少一次。评审内容包括:① 文件的符合性,对体系文件内容与相关法律法规、行业标准等上级要求是否符合进行评审;② 文件的适宜性,与实际工作内容是否相符,如职责是否清晰,是否存在重叠、交叉、缺失情况进行评审;③ 文件的有效性,针对体系文件的描述是否清楚,如部门接口是否顺畅、流程节点是否明确、所使用的仪器和方法是否更新等情况进行评审;④ 文件的一致性。质量手册、程序文件、作业指导书和质量记录中的表述内容是否一致,程序文件中是否引出相应的作业指导书和质量记录以及引用的内容是否相对应,是否存在漏项和缺项等情况进行评审。对于外来文件如法律法规、技术文件,应在文件评审过程中进行更新。

电子文件的评审,应该和纸质版受控文件一样,一般以审查系统中在用的电子文件为主,考虑到电子文件的特殊性,还应对其完整性进行审查,以保证文件的有效、适用和完整。

(郭晓俊 王青)

参 考 文 献

［1］　胡晓波,项明洁,李莉.临床检验一万个为什么.检验质量管理分册［M］.北京：人民卫生出版社,
2017：12.

［2］　中国合格评定国家认可委员会.CNAS－CL02：2012 医学实验室质量和能力认可准则（ISO
15189：2012,IDT）［S］.北京：中国合格评定国家认可委员会,2015：3.

［3］　盛路,王京宇,孙品阳.高校实验室应急管理［J］.实验技术与管理,2015(1)：233－236.

第五节　医学实验室内部审核

实验室内部审核就是由组织内部人员或适当邀请外部专家协助参与,以组织的名义对独立内部质量活动情况进行的系统、独立的检查。它是用来检查现有的质量体系是否符合准则的要求,质量体系文件是否得到有效的贯彻,对不符合项采取纠正措施,使质量体系不断完善和有效运行,并为质量体系的改进及管理评审提供依据,确保质量体系的适应性和有效性。有效运行的实验室体系应当定期开展质量管理体系的内部审核工作。

实验室应结合自身的特点制定文件化程序,规定策划、实施审核、报告结果的职责和要求。

一、内部审核的策划与准备

(一) 编制内部审核年度计划

1. 每年年初,质量负责人组织编制年度审核计划,审核方式分为管理体系全过程审核及管理体系要素审核,审核的周期和覆盖范围应当基于风险分析。质量管理体系的每一个要素至少每 12 个月被检查一次;对于规模较大的医学实验室,比较有利的方式是建立滚动式审核计划,以确保管理体系的不同要素或组织的不同部门在 12 个月内都能被审核。审核计划应确定内部审核的目的、覆盖范围、审核依据、审核内容、审核频次、审核组的构成及分工情况、各次审核会议的安排等内容。内部审核计划经审批后,组织实施。

2. 当出现以下特殊情况时应增加审核频次。

(1) 管理体系有重大变更或机构和职能发生重大变更时。

(2) 内部监督员发现某质量要素存在严重不符合项。

(3) 出现质量事故,或客户对某一环节连续申诉、投诉。

(二) 审核前准备

1. 成立内审组：质量负责人依据管理体系内部审核计划的内容和审核对象组建内审组,内审组成员应经培训考核合格,取得内审员资格证书,熟悉本实验室的质量管理体系

和技术运作,业务能力较强、审核经验丰富且与被审核部门无直接责任关系的人员。质量负责人召开内审组组员会议,任命内审组组长和宣读内审员守则,提出本次评审目的、范围内容和要求。

2. 内审实施计划的制定:内审组长制定内审实施计划,要依据本机构的职能分配表编制各受审核部门的审查内容,由质量负责人审批后实施。实施计划应在正式审核前一周由内审组长发至各有关部门和人员。

3. 审核组预备会:内审实施计划经质量负责人批准后,审核组长召开审核组预备会议,研究有关体系文件并应决定是否需要补充文件,明确分工和要求,确保每位内审员都清楚了解审核任务,全部完成审核前的准备工作。

4. 编制检查表:审核前,内审员应根据分工编制检查表,内审检查表编制的好坏直接影响内审实施的质量,因此在整个内审中至关重要。检查表应根据审核覆盖面、审核对象的规模及复杂程度等决定内容的多少,但其主要内容应包括拟审核的项目、审核依据以及审核结果等。采取的审核方式和方法(查、问、听、看)要恰当;审核时需要抽样的数量要合理。要选择典型关键质量问题作为重点进行编制(如上次审核的有关信息、管理上的薄弱环节、客户的反馈、发生过的质量问题等)。所有内审员的检查表合在一起应覆盖管理体系的全部职能,包括本实验室和客户的一些特殊要求。检查表使用一段时间后应形成相对稳定的内容,作为标准检查表,为以后内审提供参考。

5. 通知受审部门:内审组应在审核实施3天前与受审核部门负责人沟通,确定具体事宜,包括审核的具体时间和陪同人员。

二、内审的实施

实施内部审核主要分三个步骤,首次会议、现场审核和末次会议。

(一)首次会议

现场审核前由内审组组长召开并主持首次会议,由质量负责人、受审核部门负责人、内审组全体成员及相关人员参加,与会人员须签到。首次会议内容包括:向受审核方负责人介绍内审组成员及分工;重申审核目的、范围、依据和所采取的方法和程序、方法和时间安排,确立审核组和被审核方的正式联系,确认审核期间会议安排,解释实施计划中不明确的内容。会议应有专人负责记录,并存档保存。

(二)现场审核

1. 审核组长控制审核全过程,审核应遵循的原则:① 以客观事实为依据的原则。客观事实以证据为基础,可陈述、验证,不含个人推理成分;② 标准与实际核对的原则。凡标准与实际未核对过的项目,都不能判定为符合或不符合;③ 依次递进审核原则。主要包括是否建立相应的程序,是否按照程序执行,执行后是否有记录;④ 独立公正的原则。

2. 收集客观证据:内审员按照审核实施计划、内审检查表规定的检查内容,通过交谈、查阅文件、现场检查、调查验证等方法收集客观证据并逐项实事求是地记录。记录应清楚、易懂、全面,便于查阅和追溯;应准确、具体,如文件名称、合同号、记录的编号、设备的编号、报告的编号和工作岗位等。审核时,审核员应及时与被审核方沟通和反馈审核中的发现,并对事实证据进行确认。

3. 审核结果汇总分析:在现场审核的后期,审核组长主持召开一次审核组内部会议,对在现场审核中收集到的客观证据进行整理、分析、筛选,得到审核证据。将审核证据与审核依据相比较,作出客观的判断和综合评价,形成审核发现,确定不符合项。根据不符合项的产生原因确定不符合项类型是体系性不符合或是实施性不符合或是效果性不符合,及根据不符合项的性质,判断是轻微不符合或是严重不符合,同时根据不符合项的类型和性质提出纠正措施。不符合事实的描述应具体、准确地报告所观察的事实,不符合判断依据的条款和程序要明确。

（三）末次会议

内审组组长组织内审组及有关人员(同首次会议)召开末次会议,到会人员签到。在末次会议上,内审组组长向受审核部门、实验室管理层报告审核结论,审核结论包括受审核部门审核情况介绍;宣读不符合项的数量和分类,作出审核评价和结论;提出后续工作要求,包括纠正措施、跟踪验证及要求。会议应有专人负责记录,并存档保存。

三、审核报告

内审报告是内审活动结束后出具的一份关于内审结果的正式文件,审核报告应如实反映本次管理体系审核的方法、审核过程情况、观察结果和审核结论。审核报告内容:① 审核的目的、范围、方法和依据;② 审核组成员、受审部门;③ 审核实施情况(包括审核的日期、审核过程概况简述等);④ 审核发现问题的描述和不符合项统计分析;⑤ 对存在的主要问题的分析及改进意见;⑥ 上次审核主要不符合项纠正情况;审核中有争议问题及处理建议;⑦ 审核结论(对质量管理体系运行状况的综合评价,评价实施管理体系的有效性和符合性,肯定优点,指出不足,作出审核结论);⑧ 审核报告的批准及发放范围。审核报告及其附件应存档保存。

四、纠正措施的实施及跟踪验证

审核结束后,各部门对审核发现的不符合项和实验室体系中存在的薄弱环节,进行分析研究,找出原因(受审核部门可以请内审员帮助分析造成不符合项的根本原因),制定纠正、预防和改进措施计划,明确完成日期并组织实施。内审员按计划对受审核部门所采取的纠正措施进行评审、跟踪验证,并对纠正结果进行判断、评价和记录。

（郭晓俊　徐翀）

参 考 文 献

［1］　丛玉隆,王成彬. 现代医学实验室管理与认可实践［M］.2 版.北京:人民军医出版社,2011:10.

［2］　中国合格评定国家认可委员会.CNAS－CL02：2012 医学实验室质量和能力认可准则（ISO 15189：2012,IDT）［S］.北京：中国合格评定国家认可委员会,2015.

第六节　医学实验室管理评审

医学实验室管理评审就是实验室管理层就实验室质量管理体系的现状、适宜性、充分性和有效性、对患者医疗的支持以及实验室质量方针和目标的贯彻落实及实现情况进行综合评价活动,同时还应考虑任何可能改进的机会。开展有效的实验室管理评审是实验室自我完善、持续改进的重要管理手段,是实验室管理体系运行中非常重要的一项工作,对保证检测结果科学、公平和公正起着非常重要的作用。

一、管理评审的策划和准备

（一）编制策划方案

依据管理评审程序,一般由实验室质量负责人制定管理评审策划方案（管理评审计划）,包含评审目的、评审范围及评审重点、参加评审人员、评审时间和方式、评审依据等。医学实验室隶属机构的领导、实验室主任、质量负责人、技术负责人和各专业负责人应该参加会议。管理评审的典型周期为 12 个月；当遇到组织结构发生重大变化、发生重大质量事故或客户有严重投诉等影响质量体系运行的情况时,由实验室管理层决定增加管理评审次数。管理评审的方案应提前至少 2 周得到最高管理者的批准并发布,以便各相关负责人在管理评审前准备好相应的数据资料。

（二）评审的输入

与会人员汇报的内容就是本次实验室管理评审材料的输入,它是保证实验室管理评审质量的关键性环节之一。按照《医学实验室质量和能力认可准则》（ISO 15189：2012）的要求,输入内容包括：① 对申请、程序和样品要求适宜性的定期评审；② 用户反馈的评审；③ 员工建议；④ 内部审核；⑤ 风险管理；⑥ 质量指标；⑦ 外部机构的评审；⑧ 参加实验室间比对计划（PT/EQA）的结果；⑨ 投诉的监控和解决；⑩ 供应商的表现；⑪ 不符合的识别和控制；⑫ 持续改进的结果,包括纠正措施和预防措施现状；⑬ 前期管理评审的后续措施；⑭ 可能影响质量管理体系的工作量及范围、员工和检验场所的改变；⑮ 包括技术要求在内的改进建议。

二、管理评审的实施

管理评审通常采用会议研讨的方式开展,由实验室主任亲自或授权实验室管理层代表主持召开。会议按照管理评审策划方案安排的内容进行汇报,与会人员要针对汇报事项进行讨论、评价,及时发现问题,并对出现的问题提出相应的纠正、预防和改进措施,会上及时决策,并形成决议。会上做好签到和会议记录。

管理评审的输出是评审活动的结果,应当包括:① 质量方针、中期和长期目标的修订,包括制定下一年度的目标;② 正式的措施计划,包括完成拟定的对管理体系和(或)目标运作的改进时间安排;③ 用户服务的改进;④ 资源需求等。

三、管理评审报告

实验室管理评审报告是管理评审有效性和评审输出的体现。实验室质量负责人组织编制管理评审报告,内容一般包括:评审目的、依据、日期、参会人员、内容、结论、改进的具体建议、下一年体系目标和工作的计划及对改进活动提出的明确时间安排和要求。报告一般经质量负责人审核、实验室主任或授权实验室管理层代表批准。实验室评审报告所形成的决定和改进计划应得到有效贯彻落实,并作为制订下年度工作目标、编制活动计划的依据之一,同时可作为下次管理评审的输入。

四、评审决议的实施与跟踪

质量负责人根据管理评审决议实施计划表,组织相关部门和人员在规定的期限内完成,并对其实施效果进行验证。当确认整改效果达到预期要求后即可关闭整改活动,并将改进实施效果向实验室管理层报告。管理评审报告和有关记录应按规定收集整理并存档备查。

(郭晓俊　徐翀)

参 考 文 献

[1] 丛玉隆,王成彬. 现代医学实验室管理与认可实践[M]. 2 版. 北京:人民军医出版社,2011:10.

[2] 中国合格评定国家认可委员会. CNAS - CL02:2012 医学实验室质量和能力认可准则(ISO 15189:2012,IDT)[S]. 北京:中国合格评定国家认可委员会,2015.

第七节　医学实验室的持续改进

实验室提供服务,以满足所有患者及临床之需求为最终目的,不断使服务对象满意是实验室质量改进的原动力。实验室也只有进行持续改进,才能不断满足服务对象的要求。每一位实验室管理者都应该让自己和自己的员工认识到,实验室每一个过程的效果和效率都能进一步提升,而资源消耗都能进一步降低;持续质量改进可以提高实验室的竞争力;持续质量改进可以使质量管理体系更为完善,运行更加有效。总之,持续的质量改进是实验室质量管理体系的内在要求,也是实验室发展的契机。

实施实验室持续改进大致概括为识别改进的机会、寻找并确定改进方法加以实施、对实施结果进行效果评价并确定改进措施三个方面。

一、改进的识别

首先实验室要会识别持续改进的机会。持续改进的机会主要来自两方面：问题和目标。问题可以来自许多方面，如患者和医护人员的投诉、内部质量控制、设备校准、耗材检查、实验室间比对、员工意见、报告和证书检查、实验室管理评审、内部审核和外部机构评审等；目标可以是管理体系质量目标、技术目标、服务目标、培训目标、风险管理等。前者是被动改进，后者是主动改进。持续改进需要全员参与，管理层一旦发现持续改进的机会，应立即制定持续改进计划，并就改进计划和相关目标与员工充分沟通。

二、持续改进的方法

持续改进的方法选择上必须注意其目的的明确性、纠正和预防措施的计划性、实施时机的适宜性、实施过程的组织性和实施效果的有效性。实验室目前持续改进常用的方法有以下几种。

(一) 双循环法

双循环中的第一环是大家熟知的 PDCA 循环，即计划(plan)、执行(do)、检查(check)和行动(act)。任何一项工作事先都要有计划，就 PDCA 循环而言，第一步"计划"，是界定并分析问题或目标，制定合理的解决方案；第二步"执行"，是把解决方案按照计划实施到位；实施后的检查和验证实施效果则构成第三步"检查"；第四步是根据检查结果来"行动"，行动的内涵很广，包括当发现标准不合理时重新修订标准，当发现标准执行不力时对执行人进行教育、培训或处罚等。如果通过"检查"发现实施效果不佳，则可以重新制定计划，重复 PDCA 全过程；如果发现效果尚可，但有些遗留问题，那么"行动"就应该针对遗留问题启动另一个 PDCA 循环；如果发现效果很好，则应该通过标准化等手段将成果固化并在适当范围内进行。

双循环的第二环是 SDCA 循环，即标准化(standard)、执行(do)、检查(check)、行动(act)。与第一个循环的区别在于第一步，"计划"(plan)变成了"标准化"(standard)。此处标准化指通过制定规则、制度、流程、操作规范等，通过培训、指导使员工掌握，然后按照标准执行，检查评估执行效果，最后根据检查结果采取进一步行动。SDCA 不像 PDCA 那样受到重视和普及，很多学者在讨论时甚至没有提及，但实际上它是持续改进非常重要的内容之一，也是 PDCA 重要的输出项。执行 PDCA 后，如果发现改进结果非常满意，完全达到了改进目标，此时就应该启动第二个环，通过标准化等手段将成果固化，并在相应范围内实施；实施后及时评估检查，根据评估检查的结果决定下一步行动，如完善或提升标准、修订制度、优化流程等。

在实施持续改进过程中，两个环联合使用才能取得实实在在的效果，首先采用 PDCA 对质量管理进行改进，再使用 SDCA 对改进成果予以标准化和固化，使问题不再反弹，循环往复,不断提升整个管理水平或质量水平。

(二) 流程优化法

对现有工作流程的梳理、完善和改进过程,称为流程优化。流程优化的主要途径是设备更新、材料替代、环节简化和时序调整。大部分流程可以通过流程改造完成优化过程,对于某些效率低下的流程,也可以完全推翻原有流程,运用重新设计的方法获得流程优化。流程优化一般来说可采用下列步骤。

1. 描述现状:先进行充分的访谈和调研,准确定位所列出的各种流程要素,然后绘制流程图。

2. 分析问题:分析当前流程中存在的问题,是否存在过多不增值活动,如重作、等待、传递和存储等;是否流程周期过长,整个流程成本是否过高,是否流程质量不高。

3. 解决问题:制定解决方案,重新设计流程,重点关注以下几点。

(1) 减少流程中等待和传递时间,如将串行变成并行,减少不增值活动,将活动进行合并、信息化,对活动进行简化等。

(2) 优化流程中的检查和评审点:检查和评审环节是流程优化的重点,不必要或不科学的检查和评审往往导致流程周期过长和不必要的成本浪费。应根据发生错误的频率决定检查、评审点设置的必要性,取消重复审批,将不同环节的串行审批变为并行审批,分层授权审批,选择合适的审批人,让最明白的人最有审批权,采取窗口式服务或集中式评审,避免提交评审人员在多个地点来回奔波。

(3) 提高流程决策过程的透明度,定义重要流程的操作规范和模板,共享经验教训,加强人员培训,在流程中尽量减少返工。

(4) 优化流程中的客户接触点:与客户接触点是对外的窗口,接触点好坏对客户满意度影响非常大,常用的优化方法包括尽量减少客户接口,避免太多的人与客户产生接触,在客户接触点尽量减少客户工作量,通过信息技术等手段来简化接触点,整合客户接触点,尽量将需要客户参与的流程活动整合在一起,避免在流程运行过程中客户需要多次介入而感到不便。

4. 执行流程并检验效果:流程发布后,需要对相关人员进行宣贯和培训,特别对一些关键岗位要进行必要的指导。运行一段时间后,需要对流程的绩效水平进行评估测定,并与优化前比较,如果没有达到预期水平,需要继续分析原因,重新优化流程。

(三) 6σ 法

6σ 法又称六西格玛管理法或 6 sigma,是一种质量尺度和追求的目标,也是一套科学的工具和管理方法。6σ 管理关注将理念变为行动,将目标变为现实,改进现有流程,广泛应用于很多行业,包括制造过程、服务过程及工作过程等。具体有两种方法,一是前文提到的 PDCA 循环,二是 DMAIC 循环,即定义(define)、测量(measure)、分析(analyze)、改进(improve)、控制(control)。

DMAIC 是由五个阶段构成的过程改进方法,是管理中最重要、最经典的管理模型,侧重已有流程的质量改善。第一步"定义"是指界定影响质量的关键因素。第二步"测量"

即关键评估，为流程中的瑕疵建立衡量基本步骤，具体方法可采用模糊综合评判法、直方图、矩阵数据分析图等。第三步"分析"是指探究不足发生的根本原因，运用统计分析，检测影响结果的潜在变量，找出瑕疵发生的最重要根源。主要方法有鱼骨图、柏拉图、回归分析、因子分析等。不管用哪种方法，都离不开数据统计，一切以数据和事实说话，需要多次分析才能找出真正影响当前绩效的关键因素。第四步"改进"是指找出提升关键指标和质量特性的最佳解决方案，然后拟定行动计划，确实执行。六西格玛管理与其他管理的最大区别之一就是关注流程，所以改进方法主要是流程再造，要首先考虑核心流程，其次才考虑辅助流程。第五步"控制"是指确保所做的改善能持续下去，不断测量，才能避免错误再度发生。过去许多流程改善方案忽略了控制的观念，而在六西格玛改进中，控制是长期改善品质与成本的关键。控制是为了稳固以上改进的成果，通过制定相关制度，使改进后的流程程序化、标准化，并通过有效监测手段，确保流程改进成果，主要方法有标准化、程序化、制度化等。有时旧的问题解决了，但可能仍有遗留问题或产生新的矛盾，可以再次遵循 DMAIC 模型进行改进，以达到持续改进效果。

三、改进的效果评价

质量改进的目的是为了提高质量管理体系和过程的有效性。对改进效果进行客观全面的评价和分析，是单次改进实施的最后一个环节，也是下一轮改进的基础。它不仅对改进的有效性、适宜性进行判定，促进了实验室工作的完善与发展，也加深实验室全体员工对持续改进的认识和理解。因此，某一项改进经过一段时间的实践后，作为管理层应组织设计改进的部门或员工对改进的结果进行分析和评议，对改进的效果进行总结；根据评估结果决定是否需要进一步改进，或采用标准化等手段将改进成果固化并在一定范围内实施。以此循环，从而改进整体业绩，改进管理体系（包括检验前、检验和检验后过程），改进对患者医疗的服务。

实验室应提供持续改进措施实施的有效性证据，如实验室质量方针和质量目标实现情况的记录；实验室数据趋势分析未满足要求的情况得到改善的情况记录；利用质量监督、内部审核的结果发现管理体系薄弱环节而采取纠正措施、预防措施的记录；通过风险管理发现不同程度风险等级事项而采取措施的记录；管理评审中针对管理体系适宜性和有效性全面评价而改进的记录等。

（郭晓俊　徐翀）

参 考 文 献

［1］　丛玉隆，王成彬. 现代医学实验室管理与认可实践［M］. 2 版. 北京：人民军医出版社，2011：10.

［2］　王华梁，周靖. 如何理解与实施实验室质量管理持续改进［J］. 中华医学实验室管理电子杂志，2014，11（4）：5-10.

［3］　中国合格评定国家认可委员会. CNAS‐CL02：2012 医学实验室质量和能力认可准则（ISO 15189：2012，IDT）［S］.北京：中国合格评定国家认可委员会，2015.

第八节　临床实验室应急管理

临床实验室安全管理和应急管理是密切关联的，都是围绕着实验室安全工作展开的。实验室安全管理是在实验室正常运行的情况下，考虑如何维持常态并消除潜在的安全隐患；而应急管理则是对实验室事故的应对和管理。两者明显的区别在于，安全管理的重点是确保安全，不让事故发生，重在预防；应急管理则是在事故即将发生或已经发生后如何应对，把事故的破坏降到最低。如何做好实验室应急管理可以从以下几个方面考虑。

一、建立应急管理组织

临床实验室或其隶属的医疗机构应成立实验室安全委员会和安全防护应急管理领导小组，负责实验室事故的应急管理工作，具体开展危机控制及善后处理等工作，日常工作可以由实验室管理部门承担，提供技术指导和业务培训，指导实验室开展风险评估、危机预警、危机应对演练和危机预案制定等工作。还应分别设立如辐射安全、生物安全、试剂化学品等专业安全防护技术小组，加强对实验室专项安全的应急管理提供技术指导。

二、加强安全教育和培训

凡事"预则立，不预则废"。作为实验室管理者应该充分重视实验室事故危机意识的普及教育，开展实验室安全准入机制，对拟进入实验室的员工进行安全教育和考核。安全教育培训的基础内容是自我防护、救护知识和技能，掌握实验室安全操作的基本技能，并组织培训人员考核。

三、完善实验室应急管理机制

现有应急管理机制包括预防机制、预警机制、信息报送机制、信息发布机制、善后恢复机制、调查评价机制、应急保障机制等。

（一）建立可操作性的应急预案

实验室安全事故处置是否得当，很大程度上取决于是否建立具有可操作性的应急预案，控制事故的发展，同时将损失和影响降到最低。临床实验室应制定消防、放射、生物安全事故、危险品，以及当检测系统、通信或计算机信息系统出现故障等意外事故的预防措施和应急预案，内容应该涵盖事故发生后的应对措施，需要联系的组织和人员电话、平面图等内容。应急预案的重点是可操作性，可以按照"3W＋2H"原则，即由谁负责（who），在哪里集中(where)、做什么(what)、需要多少人参加(how much)、怎么做(how to do)、所有人员根据应急预案各司其职,按照预案处理。

(二)定期开展应急演练

实验室应定期开展应急演练。应急演练的目的是考查应急预案的有效性,对于演练中发现的问题及时纠正、修订;评估演练中的缺陷,提高应急管理实战能力。为了达到应急演练的目的,在准备阶段,应结合实验室可能存在的风险和危害制定演练方案。演练避免形式主义,找出实际存在的问题,演练结束后对发现的问题进行反思,找出原因,及时整改。

(三)建立实验室安全准入制度

实验室安全准入制度应该作为实验室应急管理的首要环节。对于进入实验室的人员,可以根据实验事故的危害系数,实行不同级别的准入机制。准入对象应包括所有需要进入实验室的人员,诸如实验室管理人员、操作人员、新进员工、外单位学习和进修人员、保洁人员、安保人员等。实验室应组织开展实验室安全培训、应急演练,掌握自我防护和应对事故的能力,减少不必要的损失。对于不同的培训对象,培训内容可以各有侧重。

(四)建立安全风险评估制度

因为实验本身未知性、探索性的特点,造成实验室活动存在一定的风险。因此,需要实验室管理者,特别是实验室主任,组织制定标准的实验操作规范,特别是对于初次实验应进行安全风险预评估,对实验对象、实验环境中的相关指标等因素进行分析,科学评估安全信息、评价安全风险的严重程度,拟定出相应对策。

(五)完善信息沟通、报送和发布机制

畅通的信息系统可以有效传达真实信息,为管理层做出正确决策提供信息支撑,协调各方力量,及时处置实验室安全事故。在实验室事故发生后,及时与现场处置人员进行有效沟通;与实验室管理层和安全委员会上报相关情况,最大限度地减少事故造成的负面影响,避免事故扩大化、复杂化。实验室应有报告实验室事件、伤害、事故、职业相关疾病以及潜在危险的政策,并按照国家规定上报和发布。

(六)做好应急管理调查评价

实验室事故发生后,应及时做好善后处理工作,尽快恢复原有的实验室工作秩序,特别是对放射类、生物安全类实验事故处理完毕后,及时对事故后实验室恢复的情况进行评价,必要时请专业机构进行第三方检测,确保恢复到正常水平,避免因没有完全恢复而造成二次事故或其他不良影响。应急管理调查评价不仅包括事故本身原因的调查,还包括对实验室应急管理的评价。发现实验室应急管理过程中的不足与缺陷,提出整改意见和措施,使应急管理在实践中不断调整与完善。良好的应急管理评价是应对实验室事故处理能力的总结和提高。

(郭晓俊　王青)

参 考 文 献

［1］ 胡晓波,项明洁,李莉.临床检验一万个为什么.检验质量管理分册［M］.北京：人民卫生出版社,2017.

［2］ 盛路,王京宇,孙品阳.高校实验室应急管理［J］.实验技术与管理,2015(1)：233－236.

第二章

医学实验室人员管理

从"医学检验"到"检验医学"的转变,我国医学实验室的人才结构也已从单纯的检验技术转向为临床医学、检验技术、信息管理、工程技术和卫生事业管理等多学科的结合,以承担不同的任务并协同工作。如何加强人员管理和人力资源整合,保障实验室质量和安全是实验室管理者面临的挑战。因此,人员管理是实验室工作的重中之重。

第一节　人员资质和岗位设置

通常,医学实验室会根据工作需求,组织和规划各种职权部门和相应的岗位,对所有岗位进行描述,包括职责、权限和任务,同时要求确定每个岗位人员资质,并形成文件,该资质反映教育、培训、经历和所需技能证明,并与所承担的工作相适应。

一、人员资质

(一)实验室主任资质要求

目前,我国尚无针对医学实验室人员的任职资质要求的专门文件,但在《医疗机构实验室管理办法》、医疗机构等级评审、医学实验室认可文件中,都提到了医学实验室主任和专业岗位人员资质要求,包括以下几个方面的内容:① 教育背景:获得的学历和学位证书;② 专业准入:执业证书、特殊岗位培训证书;③ 工作经历(从事专业年限);④ 技术能力:专业技术职称证书;⑤ 培训经历:接受所承担相应岗位培训情况的记录或证书;⑥ 其他:个人研究业绩(承担课题、发表论文、编写著作、获得成果);专业影响力(承担专业学术任职)等。

各医疗机构医学实验室主任资质要求,可根据当地卫生行政主管部门要求,结合实验室开展的业务量和复杂情况而定。如一些小型实验室只需由医学、检验专业背景,或检验相关专业背景,经过培训,熟悉实验室检验技术和质量管理人员担任即可。

(二)实验室技术人员资质要求

理想的医学实验室人员结构应是以检验医学专业毕业的检验技师为主(80%);配有

一定比例具有执业医师资格、经过实验室系统培训合格的检验医师等。实验室技术人员的通用资质要求是有医学或检验专业背景，或检验相关专业背景，取得医师执照和（或）检验专业技术职称证书的任职资质，经专业岗位培训考核合格并授权。

除应满足通用资质要求外，还应满足具体岗位和工作内容的特殊要求。包括但不限于：① PCR、HIV 抗体初筛、产前筛查、新生儿疾病筛查或特种设备操作人员（如高压压力容器操作人员），需要特殊知识和特定技能，应取得相应上岗合格证；② 涉及血液学、体液学、微生物学、组织病理学、骨髓形态学、免疫荧光镜检等读片岗位人员应有视觉辨色正常的报告；独立出具组织病理报告的医师，应有中级及以上病理学专业技术职务任职资格，并有 5 年以上病理诊断经历；③ 出具诊断性检验报告人员，应有执业医师资格证书。乡镇医疗机构的诊断性报告可由执业助理医师出具。

实验室技术人员资质要求是依据承担的岗位情况而定，不同岗位应有相应的资质要求，实验室可根据具体岗位和实施条件制订不同的资质要求。

1. 临床血液体液室的负责人应具有中级及以上技术职称，从事血液体液学检验至少 3 年。所有专业技术人员应具有本专业教育经历。有颜色视觉障碍的人员不应从事涉及辨色的血液学检验。

2. 骨髓细胞形态检验实验室的负责人应具有中级及以上技术职称，从事骨髓细胞形态学检验至少 3 年。所有专业技术人员应具有本专业教育经历。有颜色视觉障碍的人员不应从事涉及辨色的工作岗位。出具检验报告的人员应具有中级及以上临床医师系列或检验医师系列职称。

3. 临床免疫室的负责人至少应具有中级及以上技术职称，医学检验专业背景，或相关专业背景经过医学检验培训，2 年以上临床免疫学工作经验，从事特殊检验项目的实验室还应符合相关规范的要求。

4. 临床化学实验室的负责人至少应具有中级及以上技术职称，医学检验专业背景，或相关专业背景经过医学检验培训，2 年以上临床化学工作经验。

5. 临床微生物学实验室负责人至少应具有中级及以上技术职称，医学、医学检验专业背景，或相关专业背景经过医学检验培训，3 年临床微生物工作经验；报告审核人员应具有中级及以上专业技术职称，从事本专业工作至少 3 年；有颜色视觉障碍者不应从事涉及辨色的微生物学检验；实验室使用的高压蒸汽灭菌器，操作人员需持有特种作业人员证书。

6. 临床基因扩增检验实验室的负责人应至少具有中级专业技术职称、医学检验或相关专业背景专业技术职称、从事分子诊断工作至少 3 年。分子诊断实验室操作人员应经过有资质的培训机构培训合格取得上岗证后方可上岗。签发分子病理报告的医师应至少具有中级病理学专业技术职务任职资格，并有从事分子病理工作的经历。签发分子遗传报告的医师应至少具有中级遗传学专业技术职务任职资格，并有从事分子遗传工作的经历。

二、岗位设置

1. 医学实验室岗位通常分为以下几大类：① 专业技术职称岗位：检验技师系列、医师系列、教学系列和研究系列等，按原卫生部《卫生技术人员职务试行条例》和《关于卫生事业单位岗位设置管理的指导意见》，专业技术人员职称分初级、中级和高级三个层次，一般实行三级管理；② 管理岗位：科主任（副主任）、专业组长、质量和技术负责人等；③ 专业组检验技术和检验医师岗位：一般视开展的专业项目而定；④ 辅助岗位：标本采集和运输、信息管理、仪器设备维护和其他保障人员。

2. 医学实验室应根据工作量合理配置各专业技术人员的数量和设置相应的岗位。

（1）血液体液室专业技术人员数量配置原则如下：血细胞分析复检标本的数量每日在 100 份以下时，至少配备 2 人；复检标本每日在 100～200 份时，至少配备 3～4 人。体液标本量每日在 200 份以下时，至少配备 2 人；标本量每日在 200～500 份时，至少配备 3～4 人。骨髓标本数量每日在 10 份以下时，至少配备 2 人阅片，1 人前处理；标本数量每日在 10～20 份时，至少配备 3～4 人阅片，2 人前处理；至少配备一名具有临床执业医师资质人员，签发诊断学报告。若采用自动化仪器进行形态学筛检，可适当减少人员数量。专业技术人员岗位职责包括但不限于以下内容：样品的采集与处理；样品检测；质量保证工作；报告的完成、审核；检验结果的解释。

（2）临床基因扩增检验实验室技术人员数量配置如下：应至少具有 2 名本单位在职检测人员；开展遗传性疾病或基于组织、细胞等分子病理并出具诊断报告的实验室，应至少具有 1 名具备出具相关诊断报告资质的医师。

（3）临床微生物学实验室应设置生物安全责任人和生物安全监督员，负责生物安全。在本实验室固定设施以外场所，如在临时实验室、移动实验室、抽样现场或野外现场进行检测和抽取样品，都必须在适当的技术控制和有效监督下进行。需要时，可在提供检测结果的上述场所设报告审核人，且应保留其所有相应活动的记录。

（郭晓俊　王青）

第二节　人　员　培　训

随着现代医学的不断发展，临床检验知识和技术更新的速度也日益加快，医学实验室要为患者提供更高质量的服务，就需要实验室员工的知识和技能不断提升，需要对员工进行持续教育和培训。

一、培训计划

人员培训首先要建立相应的培训制度和培训计划，包括内部培训、定期学术交流、病案分析等,保证独立上岗人员经过培训、考核和能力评估。

(一)培训的需求分析

在培训的策划阶段,要充分识别培训需求。应结合本行业、本领域的长期发展规划,实验室的发展目标和前景,识别外部环境和实验室客户的要求、技术标准变化,以及实验室管理评审、内审、实施改进和纠正、预防措施时的要求等带来的培训需求;在制定培训计划前对每个人员的具体情况进行分析,并找出与工作要求的差距,以决定培训内容,满足不同人员的培训需求;结合岗位设置和人员组成,既要有对新进职工、转岗人员的上岗培训,又要对在岗人员进行持续培训;培训资源是有限的,而培训需求一般会大于资源所能承受的范围,因此有必要按照经济、有效、可执行的原则,对培训需求的必要性和可行性进行分析,按评估的优先顺序对培训项目作取舍,制定有效的年度培训计划。

(二)培训计划内容

培训计划要包括培训时间、培训地点、培训对象、培训内容、培训方式、培训机构和师资、培训效果评价方式等。要根据培训内容和培训对象的不同采取不同的培训方式,可采取实验室集体集中培训,分部门内部培训、组织参加外部培训机构的培训,或外聘老师任教等。对培训机构和师资选择要充分考虑培训需求和实验室的实际,当需要外部机构或人员提供培训服务时,实验室需选择具有相应能力和资质的机构和人员;当工作过程中产生了计划外的培训需求时,实验室对培训需求评估后安排具体培训事宜;实验室要对培训机构和人员进行合格供方的评价,保存评价记录,如培训机构和人员的资质、课程设置、人员的培训经历等;批准合格培训机构和人员名录,优选培训机构和人员,要建立培训机构和人员档案。培训计划应经过批准后予以实施。

二、培训的实施

依据培训和岗位的关系,分为岗前培训、在岗培训和脱产培训三类。

(一)岗前培训

岗前培训分为新职工上岗前培训和原工作人员转岗、轮岗培训。新职工岗前培训通常由医疗机构统一进行,但实验室还应进行必要的科内培训。内容至少包括医疗机构及实验室基本情况介绍、相关管理规范和工作制度要求、岗位规范学习、必要的专业技术培训、安全防护要求、生物安全事故和危险品、危险设施等意外事故的预防措施和应急预案等。转岗和轮岗培训一般是专业技术培训,包括检验方法学、标准操作规程、质量控制的方法和措施、影响检验结果各种因素及临床价值等,使技术人员熟悉本专业的基础理论和专业知识,熟练掌握本专业的技术操作规程。

(二)在岗培训

即继续教育,要求边工作边学习,主要途径有内部培训、定期学术交流、病案分析等,培训时需注意针对性和层次化。"针对性"是指针对工作中的需求、发展以及目前需提高或解决的问题。"层次化"是对不同员工应有不同的要求,如新员工应以基础知识和基础技能为主；资深员工应以知识更新、技术更新为主；技术骨干或学科带头人应立足于学科前沿、新技术为主。

1. 实验室应对使用信息系统的人员、新上岗员工以及信息系统应急预案的培训，使其掌握如何使用新系统及修改过的旧系统。

2. 临床血液体液室应选用适用的参考资料，如血液、体液细胞形态学图谱及各种专业书籍，也可以选择专业网站上的形态学资料。形态学检查技术主管应有专业技术培训（如进修学习、参加形态学检查培训班等）；其他形态学检查人员应有定期培训。

3. 临床微生物学实验室应每年对各级工作人员进行微生物专业技术及知识、生物检测安全操作知识、消毒灭菌知识和质量保证等专门培训。

（三）脱产培训

包括外派进修学习、参加脱产学习培训班、保留公职参加学历教育等。

三、培训考核和有效性评价

实验室建立有效的培训效果评价制度，对人员培训进行效果评价。参加培训的人员学习结束后，应按规定参加统一考试或考核，检查人员掌握情况；培训结果的有效性，可以通过对人员能力的考核来实现每次培训的有效性评价，如通过笔试、面试、实际操作考核。考核培训有效性评价应有精通培训内容的人员来组织实施，并且有完整的效果评价记录。如形态学检查技术主管应有专业技术培训（如进修学习、参加形态学检查培训班等）的考核记录（如合格证、学分证及岗位培训证）；其他形态学检查人员应有定期培训的考核记录。

四、记录归档

培训活动中，应指定人员进行培训记录；培训活动结束后，对培训计划实施记录、培训签到记录、培训有效性评价记录（外部培训一般以相关培训证书作为有效性评价依据）进行归档。必要时还要对培训进行总结，形成培训纪要。

（郭晓俊　王青）

第三节　人员能力评估和授权

对医学实验室而言，应对实验室人员完成指定工作岗位的能力进行评估，评估的目的是将合适的人员安排在合适的岗位上，同时也为实验室人员的培训、绩效考核和员工职业规划等提供技术支持。

一、能力评估

人员能力评估是指通过对个人承担岗位所需的资质条件,岗位知识和技能水平、职业道德素养和行为特征等进行系统而客观的评价,确定人员履职能力状况。实验室人员能力评估是针对岗位的不同人员的适宜性评估,应对每个员工承担的所有具体岗位进行能力评估。因此,实验室应建立人员能力评估的文件,说明评估的内容、方法、频次和评估标准等。

(一)评估计划

技术负责人和专业组根据岗位和人员名单分别制订能力评估计划,计划应包含所有组员、所有岗位及所有项目,评估时间表、评估频次等,交实验室主任审核。由实验室主任授权实施考核评估的人员。对技术人员的能力考核与评估一般在培训之后进行。实验室各级人员所要求的能力评估的频次与要求是不同的。新进员工定岗后,各专业组组长根据组内实际情况制定组内轮岗计划,并在最初的 6 个月内计划安排 2 次能力评估。工作 1 年以上的员工至少 1 年 1 次。当职责变更时,或离岗 6 个月以上再上岗时,或启用新项目、新方法及新仪器正式启用前完成培训与考核时,或工作轮调时,应接受再培训和再评估,合格后才可继续上岗,并记录。能力评估的记录保存于员工个人档案中。

(二)评估内容和方法

人员能力评估应以岗位要求内容为基础进行,不同岗位制订相应的能力评估表(表 2 - 2 - 1),经评估后表明某个员工能力是否满足所承担岗位的要求;评估内容和方法可包括以下几种。

1. 查看验证文件:人员专业资质证书(专业学历证书、专业技术职称证书、特殊岗位上岗合格证书)、岗位经历要求(从事年限)等。

2. 理论考试:包括岗位相关检验基本知识、岗位 SOP 及岗位职责等。

3. 专业岗位基本操作:① 直接观察常规操作,内容包括样品的准备(如合适)、样品的处理和检测、报告单的审核和结果解释、质控判断、生物安全、仪器维护和保养等操作;② 检查记录:检查的记录包括实验原始记录、质控记录、定标记录、试剂使用记录、仪器保养及维护记录、仪器维修记录、综合差错记录、投诉记录、日常监督记录、咨询记录、内审记录、不符合项报告等;③ 检测结果考核:盲样测试、留样重测、室间质评结果比对等,偏倚小于实验室允许总误差范围;④ 疑难问答:模拟日常工作中可能出现的困难及应急情况(包括标准方法、样品、仪器、试剂、质控、定标等异常的分析与处理,应急预案等)、检验结果解释等来考核员工解决问题的能力及应变能力。

4. 综合评估:从医德医风、管理能力、个人素质、教学能力、科研能力、学习能力、沟通能力、团队合作、人际关系等方面进行评价。对综合能力评估强的员工可作为后备力量重点培养。

(三)评估标准和结论

实验室管理层针对岗位的每项评估内容需达到的要求制定相应的标准,在最终结论表中,可依据项目的重要性给出权重系数,也可规定一票否决的项目。最终的结论给予:

① 胜任某岗位,能指导培训本岗位其他人员;② 胜任某岗位;③ 基本胜任某岗位;④ 不能胜任某岗位的评价。

(四) 评估不合格时的处理

当员工能力评估不合格时,实验室管理层应立刻暂停该员工的操作,并及时制定相关培训计划并实施培训,培训后进行能力的再评估。在制定培训计划之前需要分析该员工能力评估不合格的原因。一般从以下方面进行考虑。

1. 能力评估不合格是个别现象还是本岗位集体现象。

2. 每年是否均对标准操作规程进行培训和培训后的效果评价。

3. 在日常工作中碰到问题时,是否及时进行了培训。

4. 在进行实际操作考核时,员工是否因为个人原因导致结果的不正确。

5. 是否存在超范围的评估。

评估不合格的员工在再次能力评估合格后方可恢复其操作,如再次能力考核与评估仍不合格,实验室管理层将根据科室和该员工的具体情况对其调配工作岗位。

表 2-2-1 人员岗位能力评估表

表格名称	岗位能力评估表		表格编号		XX-XX-XX	
岗位名称	乙肝定量检测岗		被评估人姓名		XXX	
评估日期	2020.1.10		被评估时间		2018.1—2019.12	
评估指标	序号	评 估 内 容		评估等级		
				A	B	C
技术职称	1	A. 符合本岗位要求;B. 基本符合;C. 不符合				
培训经历	2	院级培训:A. 合格;B. 基本合格;C. 不合格				
	3	科室岗前培训:A. 合格;B. 基本合格;C. 不合格				
	4	生物安全培训:A. 合格;B. 基本合格;C. 不合格				
	5	专业岗位培训:A. 合格;B. 基本合格;C. 不合格				
岗位经历	6	A. 本岗位 1 年以上;B. 本岗位半年以上;C. 本岗位半年以下				
基础知识	7	检测原理:A. 熟悉;B. 基本熟悉;C. 不熟悉				
	8	室内质控:A. 熟悉;B. 基本熟悉;C. 不熟悉				
岗位考核	9	岗位职责及流程:A. 熟悉;B. 基本熟悉;C. 不熟悉				
	10	SOP 知识点抽查:A. 熟悉;B. 基本熟悉;C. 不熟悉				
	11	质量和技术记录:A. 完整;B. 基本完整;C. 缺失				
操作考核	12	仪器开关机操作:A. 符合程序;B. 基本符合;C. 不符合				
	13	项目检测:A. 符合程序;B. 基本符合;C. 不符合				
	14	室内质控:A. 符合程序;B. 基本符合;C. 不符合				
	15	仪器维护:A. 符合程序;B. 基本符合;C. 不符合				
	16	生物安全防护:A. 符合规范;B. 基本符合;C. 不符合				
检测结果	17	盲样比对:A. 可比;B. 基本可比;C. 不可比				
	18	留样再测:A. 一致性好;B. 一致性较好;C. 一致性差				
	19	室间质评:A. 通过;B. 未通过;C. 无结果				
报告质量	20	抽查报告质量:A. 好;B. 较好;C. 差				
有效投诉	21	服务态度投诉:A. 无;B. 小于 3 次;C. 大于 3 次				
	22	质量缺陷投诉:A. 无;B. 小于 3 次;C. 大于 3 次				

（续表）

评估指标	序号	评 估 内 容	评估等级		
			A	B	C
综合评估	23	医德医风：A. 优秀；B. 良好；C. 及格			
	24	管理能力：A. 优秀；B. 良好；C. 及格			
	25	教学能力：A. 优秀；B. 良好；C. 及格			
	26	科研能力：A. 优秀；B. 良好；C. 及格			
	27	沟通能力：A. 优秀；B. 良好；C. 一般			
	28	团队合作：A. 优秀；B. 良好；C. 一般			

次数小计
占总评级（%）
A＋B占总评级（%）

本岗位最终评估结果：
　　□胜任本岗位，能指导培训本岗位其他人员；　　　□胜任本岗位；
　　□基本胜任某岗位；　　　　　　　　　　　　　□不能胜任本岗位的评价。
评估人签名：　　　　　　　　　　　　　　　被评估人签名：
注：
1. 每项评估指标考核结果请在考核栏对应结果中打"√"。
2. 岗位最终评估结果分为几个等级。① 胜任某岗位，能指导培训本岗位其他人员（A级占总评分项≥90%）；② 胜任某岗位（A级占总评分项80%～90%）；③ 基本胜任某岗位（A＋B级占总评分项≥90%）；④ 不能胜任某岗位的评价（A＋B级占总评分项＜90%）。
3. 专业技术职称为一票否决评估项。
4. 序号2和3为新进人员评估项。

二、能力评估后的授权

授权是组织管理运作中常用的形式，即上级主管机构、组织和管理者将完成某项工作所必需的权力授给其他机构、组织或人员，体现为权力和任务的转移。授权不只授予权力，也授予完成该项工作的必要责任，授权利于实验室人员职责的落实。医学实验室授权的依据是人员能力评估的结果，人员能力评估通常是按照岗位要求进行的，因此，人员授权首先是岗位导向。

（一）需要授权的人员类型

实验室认可和资质认定评审对人员授权的规定，人员授权主要涉及以下几种类型。

1. 实验室管理者：实验室主任（副主任）由实验室上级单位或所隶属机构任命，实验室管理者的任命是带有行政色彩的授权，实验室应保留任命/授权文件。

2. 关键岗位代理人：为了保证每个岗位随时有人充分履行职责，某些关键岗位如实验室主任（副主任）、质量负责人、技术负责人、各专业组组长、质量监督人员和安全管理责任人等，需要有代理授权人，确保关键岗位授权人因故不能履职或外出时有人代理履行岗位职责。

3. 检测、设备操作、报告签发和报告解释人员：实验室某些专业技术岗位要求被授权者具有丰富的理论知识和实践背景，具有全面的岗位能力，授权时需特别评估其能力是否满足要求，如实验室检测、结果审核和报告签发、报告意见解释、形态学检查报告、关键设备操作、单独值夜班人员等岗位。特殊岗位的授权应符合国家或地区行政管理部门要求，如 PCR 检测、HIV 抗体初筛、唐氏筛查、特种设备操作,需要根据上岗合格证书来授权。

4. 其他关键岗位人员

(1) 除了认可所规定的需要授权的人员,实验室为提高质量体系的运行效率、落实相关岗位工作人员的责任,还可以对关键岗位的人员,如技术管理层组成人员、质量主管、监督员、内审员、标准物质/菌株管理员、合同评审员、样品管理员、安全员等以书面的形式予以授权。

(2) LIS 的分级使用授权:信息管理员根据实验室主任签发的人员授权文件,在 LIS 中给予相应的授权选项,无授权者无法在 LIS 操作未授权项,如患者的信息修改、仪器检测操作、室内质控、报告审核和签发等。

(二) 授权的形式

实验室人员的授权文件,由实验室上级主管部门或实验室确认并发放。授权文件的形式和格式不唯一,可以是纸张文件的形式(授权书、证书),也可以是证的形式(上岗证、操作证),原则是能清晰地反映授权的信息。

(三) 授权动态管理

1. 对新进人员在培训考核合格后,进行授权。

2. 当实验室人员岗位发生改变时,及时给予能力评估并授权。

3. 实验室开展新项目或新方法,及时对相关人员能力评估并授权。

4. 在购置新的仪器设备后,对仪器设备的使用人能力评估并授权。

5. 授权期间发生重大差错或经能力评估不合格时,应取消授权。

6. 为解决某项临时问题可进行临时授权,问题解决后取消授权。

(四) 授权情况效果评估

通过设定效果评估标准,对授权人员职责完成情况进行考核,确保授权在质量管理过程中发挥了应有的作用。在实验室质量管理过程中及时发现问题,如果授权不合理,应及时进行纠正。如内审中检查发现实验室缺少质量监督记录,分析问题的根本原因是由于质量监督员不足导致无法完成监督工作,应及时授权足够的质量监督员。关于人员授权的问题可提交管理评审,供实验室采取措施,及时改进。

三、人员档案

医学实验室人员档案包括技术档案和健康档案,不同于人事档案,主要反映员工的专业技术能力和工作期间与实验室生物安全有关的健康信息。是岗位安排、岗位培训、绩效考核、技术资格晋升的重要依据。ISO 15189 指出:"实验室应保持全体人员相关教育和专业资质、培训、经历和能力评估的记录。"因此,实验室应建立每位员工档案,实施"一人一档"和动态管理。

人员档案的内容应包括教育背景、专业资格、专业培训、工作经历、工作能力及成就等,应有相关证书(如毕业证书、学位证书、结业证书、上岗证、内审员证书、评审员证书、技术职称资格证书)、各类聘书(如评审员、科室负责人等)和授权文件(如检测人员、报告审核和签发人员、特定仪器设备操作人员、内审员等)、技术证明材料(如论文论著、科研成果、专利证书、英语等级证书、计算机等级、主持或参与的课题材料等)和培训资料(如上岗前的培训材料和工作中的在岗培训材料及有效性评估记录、培训证明)。档案中还应包括人员健康记录(如既往史、现病史和诊治情况、健康体检结果)、职业危害暴露记录及免疫接种情况。个人档案具有一定保密性,未经授权,不得随意查看。

(郭晓俊 王青)

参 考 文 献

[1] 王惠民.医学实验室管理学[M].北京:高等教育出版社,2012.
[2] 胡晓波,项明洁,李莉.临床检验一万个为什么.检验质量管理分册[M].北京:人民卫生出版社,2017.
[3] 杨惠,王成彬.医学实验室管理[M].北京:人民卫生出版社,2015.

第三章

医学实验室设备管理

第一节　医学实验室设备概述

随着科学技术的飞速发展,新的技术不断应用于临床检验工作,医学实验室设备的各项性能也得到了大幅度的提升和优化,医学实验室检验手段经历了手工操作、半自动分析和全自动分析过程。检验设备的广泛应用,其便利性、高效性、准确性、稳定性均远远超出传统手工检验,得到了从业人员的认可。当前,大部分手工方法的检验工作已逐步被相应设备所替代,由于实验室设备的性能直接影响到检验结果,因此,对实验室设备的管理成为实验室管理的重要组成部分之一。

一、医学实验室设备的概念

医学实验室设备是指在医学实验室使用的能给出检验结果或可供检验人员在检验过程中长期使用,并在检验过程中基本保持原有实物形态和功能的仪器设备。本概念不包括计算机系统硬件和软件以及中间件。

二、医学实验室设备分类

医学实验室设备主要分为两类:医学实验室基础设备和医学实验室专业设备。基础设备主要用于样品采集、样品准备、样品处理、储存及相关的辅助设备等,通常而言专业设备主要用于检验过程并得出检验结果或实验室内的精密设备。

1. 医学实验室基础设备:医用离心机(常速、高速、低温等),温控设备(普通冰箱、低温冰箱、电热恒温培养箱、电热恒温水浴锅等),显微镜(普通光学、相差、荧光、激光共聚焦、电子、倒置等),分光光度计(可见光、紫外光等),吸样设备(加样枪、吸管、微量移液枪等),高压蒸气灭菌器,微量振荡器,纯水机,分析天平(机械、电子等),烤箱,pH 计,温度计,湿度计等。

2. 医学实验室专业设备:血液检验仪器(血液分析仪、红细胞沉降率测定仪、凝血分析仪、自动血型分析仪、血小板聚集分析仪等),体液检验仪器(尿液干化学分析仪、尿液有形成分分析仪等)、生化检验仪器(电解质分析仪、全自动生化分析仪、干式化学分析仪、糖化血红蛋白分析仪、血气分析仪、自动电泳仪、毛细管电泳仪等)、免疫检验仪器(流式细胞仪、发光免疫分析仪、时间分辨免疫荧光检测系统、免疫比浊仪、酶标仪、洗板机等)、微生物检验仪(自动化血培养系统、自动微生物鉴定与药敏分析仪等)、分子生物学检验(聚合酶链反应分析仪、测序仪、核酸提取仪、核酸杂交仪、激光共聚焦扫描仪等)等。

(朱俊　李卿)

第二节　医学实验室设备管理基本内容

医学实验室设备管理的主要目的就是保证实验室设备能够正常、有效运行,其性能符合相关检验的要求,确保检验结果的正确和可靠,管理的主要内容囊括了设备使用的整个周期,主要包含设备选择与采购、设备安装调试与验收、设备唯一性标识和状态标识、设备档案、设备的检定/校准、设备的使用、设备维修和保养、设备停用和报废等内容。如实验室需要使用非永久控制的设备,实验室管理层也应确保符合实验室制定的要求。《医疗机构医学实验室管理办法》(卫医发〔2006〕73号)、《医学实验室质量和能力的要求》(GB/T 22576.1-2018/ISO 15189:2012)对医学实验室设备管理也提出了相关的要求。

实验室应制定设备选择、购买和管理的文件化程序,对设备使用的整个周期进行有效管理。文件化程序通常包括《设备选择、购买程序》《设备管理程序》《设备使用操作规程》等。

一、设备的选择与采购

《医疗机构医学实验室管理办法》(卫医发〔2006〕73号)第十条明确规定"医疗机构应当保证医学实验室具备与其临床检验工作相适应的专业技术人员、场所、设施、设备等条件。"因此,不同等级、不同类别的医疗机构医学实验室应有与其检验工作相适应的设备,换言之,设备的选择与采购应与医学实验室开展的检验工作、与临床的需求、与实验室所在医疗机构的体量相适应。

一般而言,实验室对设备采购的计划应考虑:临床需求、供应商及设备资质、设备性能参数、设备购置成本、试剂耗材的成本、检测速度、维护保养的成本、保修期时长、设备放置的环境及周边影响、能耗成本及实验室电力系统是否承受设备能耗等因素。应结合实验室实际情况和长期规划充分考虑,在保证检验质量的情况下,尽可能选择适合实验室中长期使用的设备。

(一)资质要求

设备的经销方必须具备《企业法人营业执照》《医疗器械生产/经营企业许可证》,所采购的设备应具备《医疗器械注册证》,所有文件均复印后存档保存。

（二）设备性能

医学实验室在采购设备前必须根据国家有关部门对该类设备规定的性能标准、医学实验室自身的质量目标及临床对检验结果的要求,制定所要购买的设备的所有性能指标和应具有的功能。还应考虑:与医学实验室现有设备组成的检测系统的结果一致性和测定结果可比性,以及是否能接入现有流水线或能否作为将来扩展的流水线的部分等。

（三）设备放置环境

医学实验室应根据所购设备需要的设施和环境条件要求确定安装的地点和配备必要的设施。设备安放地点的空间大小、电力供应、供水排水、通风、照明、电磁辐射和温湿度应与制造商的要求相一致,并采取监控措施,以确保设备的正常工作。例如:潮湿地区应配备除湿机、高温地区应配备空调、电压不稳的地区必须配备 UPS 等设备。另外,实验室设备应尽量远离放射科设备。

（四）信息系统接入

应与信息科或实验室信息系统供应商协调,在设备购置前确认是否能有效接入实验室现有信息系统。

（五）使用成本

做采购计划时,应考虑试剂耗材的成本、质控成本、维护保养的成本、设备校准成本、设备维修成本及保修期时长、设备能耗等。

（六）供应商服务

为避免设备出现故障无法保证检验质量或配套试剂耗材出现问题时导致检测停止,从而影响报告时效甚至延误患者诊疗,采购计划应规定供应商服务的响应时间。为降低实验室使用成本,可在计划中加入人员培训、设备校准、维护保养的需求。

按照《医疗器械使用质量监督管理办法》(国家食品药品监督管理总局令第 18 号)第七条的要求,实验室制定采购计划后,按所在医疗机构的相关规定,交由相关部门进行(招标)采购。

二、设备安装与验收

新购进设备需对设备进行安装、调试、验收。实验室应在设备安装和使用前验证其能够达到必要的性能,并符合相关检验的要求。

（一）安装和使用环境评估

应对设备安装的环境进行评估,内容主要为设备安装及运行环境是否符合制造商所需要的环境要求。

（二）设备的性能验证

仪器的基本性能特性是否达到制造商出厂时应达到的规定的性能标准并且符合相关检验所要求的规格。实验室应当注意,设备的性能验证应由设备使用方开展。

（三）操作人员的培训及授权

医学实验室设备操作人员的培训是否达到操作要求,是否了解设备的日常维护、质控等。实验室负责人应根据实验室人员培训和授权的要求,对相关通过培训并考核合格的人员进行使用授权。

（四）设备验收报告

根据购买计划或招标书的参数进行设备验收,验收合格后,应写出设备验收报告。验收报告应包含每一项性能指标且有实验数据。验收报告经使用部门（小组）负责人审核,医学实验室负责人批准并授权启用。参数有缺漏,数据不完整的,验证结果不符合要求的,应根据实验室相关文件的要求判定为未通过验收,并启动退货或更替流程。应保留验收报告及所有原始数据。

三、设备标识

为避免设备的误用导致结果偏差,每件设备应有唯一标签、标识或其他识别方式。设备标识通常有唯一识别号和状态标识。在设备管理程序中应规定标识上的唯一识别号编号规则、标识贴放时间、标识贴放位置、标识更新、标识管理权限等。

（一）设备唯一标识

设备唯一标识应贴于设备表面明显处,标识的内容应至少包括：设备编号、设备名称、设备规格型号、启用日期等。为了降低贴放面积,也可使用条形码、二维码等包含设备的管理信息,但设备名称型号等信息应可直接阅读,且需注意相关人员应有条形码、二维码读取软硬件或手机 APP。对于需要检定或校准的设备,还应有校准状态和下次校准日期等内容。有些实验室也根据设备的使用途径将设备标注为"检验用""科研用"或"评估设备"等加以区分。

（二）设备状态标识

医学实验室应规定在设备的明显部位贴放设备的状态标识,以避免工作人员无意中使用不符合检验报告要求的设备,一般分为"合格/正常使用""故障待修""停用"等三种状态。停用的设备应标注清晰,通常使用红色作为底色,停用设备应切断电源。设备出现故障、经检修及校准后其性能指标仍无法达到规定的性能标准,且无法满足相关检验的要求,应立即停用,并报相关管理部门进行报废流程。

四、设备使用

在完成设备验收报告后,应确认设备在医学实验室能正常运行,并能确保检验质量。医学实验室在设备投入使用前至少应完成设备操作规程、设备使用授权、设备有效性确认、试剂耗材的确认、操作人员培训等工作。

（一）编写设备操作规程

设备操作规程应遵循设备制造厂商的说明书,如需改动应按照确认方法的要求开展,通过客观证据证实满足检验预期用途的特定要求,并将确认程序文件化,由实验室负责人批准。设备的操作规程应包含设备使用、维护保养以及校准等内容。除了操作规程要符合文件控制的要求外,设备的简易操作卡应与完整操作规程的内容相对应,也必须按实验室文控要求执行。

（二）仪器有效性确认

在使用仪器时，应先检查确认仪器是否经过校准或检定，处于正常功能状态，并确认仪器的安全工作状态，包括检查电气安全，紧急停止装置，以及由授权人员安全操作及处置化学、放射性和生物材料。如果设备脱离医学实验室直接控制，或已被修理、维护过，必须对其校准、验证，符合要求后方可使用。

（三）仪器使用授权

仪器操作人员必须经过有资质的人员的培训，考核合格后方可由实验室负责人授权进行仪器操作。医学实验室人员应随时可得到关于设备使用和维护的最新指导书（包括设备制造商提供的所有相关的使用手册和指导书），并严格按仪器操作规程进行操作。

（四）试剂和耗材

所用的试剂和耗材应符合国家有关部门的规定，建议使用仪器制造厂商配套试剂和耗材，并进行有效性验证；如果使用非仪器制造厂商配套试剂和耗材，必须进行有效性评价，并出具有效性评价报告并保存。

（五）操作人员防护

应将仪器使用的安全措施（包括防污染）提供给使用人员。在使用具有放射性物质或毒性物质的设备时，必须做好防护措施；对有腐蚀性或毒害性生物的试剂时，也应做好防护措施，如使用安全防护镜等；实验仪器检验的生物学标本和产生的废物按国家的有关规定进行处理，减少污染的发生。

（六）仪器使用记录

应如实、及时记录仪器的使用、故障和维修情况，并按照实验室记录管理的要求进行保存。

五、设备检定/校准

《医疗机构医学实验室管理办法》（卫医发〔2006〕73 号）第二十条、《医疗器械使用质量监督管理办法》（国家食品药品监督管理总局令第 18 号）第十五条都对需要校准的检验仪器和对临床检验结果有影响的辅助设备定期进行校准的要求。医学实验室应制订实验室所有相关设备的检定/校准计划，用于定期监测并证实设备已经过检定/校准并处于正常功能状态。

（一）设备的检定

设备的检定是指查明和确认测量仪器符合法定要求的活动，包括检查、加标记或出具检定证书。所以检定是将国家计量基准所复现的单位量值，通过检定传递给下一等级的计量标准，并依次逐级传递到工作计量器具，以保证被计量的对象量值准确一致，称为量值传递。检定是一种被动的实现单位量值统一的活动。

检定合格者发检定报告，不合格者发不合格报告。检定周期至少每年一次。

（二）设备的校准

设备的校准是指将量值测量设备与测量标准进行技术比较,确定被校准设备的量值及其不确定度,目的是确定测量设备示值误差的大小,并通过测量标准将测量设备的量值与整个量值溯源体系相联系,使测量设备具有溯源性。非强制检定的计量器具则可以进行校准。校准的方式可以采用自校、外校方式进行。仪器校准应该具备以下条件。

1. 设备校准标准可依据《中华人民共和国医药行业标准》,无《中华人民共和国医药行业标准》的可参照仪器厂家的企业标准编制仪器校准操作规程。设备校准操作规程内容至少应包括:目的和范围、校准的频率、使用的设备和校准材料、偏差和精度要求、执行校准的 SOP 文件、记录结果的说明、设备校准不合格所采取的补救措施等。

2. 校准设备的人员必须熟悉仪器的原理、性能、使用方法和设备校准过程,仪器生产厂商或代理商应对设备校准工程师进行培训。实验室应查阅校准人员的资质并保留备份。

3. 校准过程中修正因子:当仪器校准给出一组修正因子,校准人员必须检查设备此修正因子是否已被仪器接受,否则应重新进行设备的校准。

4. 当校准结果不能够达到规定的性能标准或校准结果不符合相关检验所要求的规格,则该仪器应停止使用,更换仪器状态标识,进行检修和调整。

5. 校准报告:校准完成后应出具仪器校准报告,校准报告应能提供完整的试验数据,并符合规定的性能标准及相关检验的要求,明确显示仪器性能良好。校准的全部试验资料及校准报告应记录在案,由所在医学实验室保存。同时,应在仪器上粘贴标签,注明校准情况和下次校准时间。

6. 医学实验室应根据校准计划审核校准报告,并由相关授权人员签字后,根据设备校准程序填写相关校准确认记录。

7. 校准周期应根据相关规定或制造厂商的说明书,通常为 6 个月或 12 个月。血液分析仪、尿液分析仪的校准周期通常为 6 个月。

六、设备维修和保养

为确保设备正常运行,正确的设备维修和保养必不可少,医学实验室应根据设备制造商建议或行业规范的要求进行设备维修和保养。

（一）设备维修

1. 操作人员发现设备故障后,应立即停止使用,报告医学实验室相关负责人,进行报修,同时应立即更换仪器状态标识,标识应保留至确认修复,并经验证达到可接收标准后再行换回或摘除。

2. 按照设备故障应急预案的要求启用备用设备,启用前应核实该设备的性能和使用状态。

3. 维修前,不论设备是否离开实验室均应进行去污染处理,并告知维修人员采取必要的防护措施。

4. 维修后应审核维修报告,并填写维修记录。维修记录应包括:维修的仪器或设备名称与设备编号、故障发生日期、故障描述、设备参数/设置、故障排除的日期和时间、实验室相关负责人的审核和批准等。

5. 医学实验室应针对故障检查设备发现故障前检验的影响。对故障前所检测项目的结果评估与验证可以根据故障的部位以及对检验结果的影响程度来进行确定。

6. 维修报告和维修记录应按管理要求存档,仪器维修后需经过校准、验证,或检测表明其达到规定的可接受标准,并经医学实验室负责人审核后投入使用。

(二)设备保养

医学实验室应遵循制造商的建议,制定每台设备的维护与保养程序,并严格按程序对设备进行常规性维护和保养,并记录。

1. 应根据医学实验室设备制造商的建议制定定期(每日、每周、每月等)日常预防性维护和保养及年度维护保养计划。

2. 医学实验室仪器使用人员按该仪器计划规定,定期进行日常预防性维护和保养,并记录设备的状态、使用情况、维护和保养情况。

3. 每台设备年度维护由厂商工程师进行,并对维护保养的过程作详细记录,并经实验室相关负责人审核、确认。

七、设备报废

设备性能指标不能达到医学实验室质量要求,维修后仍然不能达到规定的性能标准,设备维修后仍存在安全隐患、老旧型号停产、制造商退市或无法提供配件等原因无法维修,医学实验室需对该设备进行报废处理。

(一)报废程序

设备报废应按医学实验室设备报废管理流程办理,按国家或医疗机构的规定处理设备,搬离医学实验室。报废流程完成后应立即更新实验室设备档案信息。

(二)报废设备的无害化处理

报废设备应进行以下无害化处理后方可搬离医学实验室。报废设备上有危险品和感染性物品容器的应去除,危险或感染性废物需要处置应该按照国家相关规定的要求进行。设备报废前必须对设备进行去污染处理,以免在报废设备运输或处置过程中对环境和人员存在潜在危害。保留有患者信息或其他机密信息的设备,应将该信息转移到另一介质进行存储。然后对报废设备内信息进行删除,并确认信息删除有效性。

八、设备档案和记录的管理

应保持影响检验性能的每件设备的记录,设备档案的内容和形式可根据医学实验室的具体情况及医疗机构的规定确定,至少应包括:① 设备标识;② 设备的制造商名称、型号、序列号或其他唯一性识别标识;③ 制造商(供应商)的联系方式 ;④ 到货日期和投入运行日期;⑤ 当前的位置(适用时);⑥ 接收时的状态(例如新品、使用过、修复过);⑦ 制造商的说明书或其存放处(如果有);⑧ 证实设备可以使用的设备性能记录;⑨ 已执行及计划进行的维护;⑩ 设备的损坏、故障、改动或修理;⑪ 预计更换日期(可能时)。注:⑧项中提到的性能记录应包括所有校准或验证报告/证明的复件,内容包括日期、时间、结果、调整、可接受标准以及下次校准或验证的日期,在两次维护/校准之间的核查频次。应保持这些记录,并保证在设备的寿命期内或在国家、地区和当地的法规要求的任何时间内随时可用。

设备档案的核心是⑧⑨⑩三项,为决定该设备是否可以继续使用、还是需要检修或是必须报废提供了可靠的试验依据。

(朱俊　李卿)

第三节　分子检测实验室设备管理

分子检测实验室仪器设备主要有核酸扩增仪、核酸杂交仪、测序仪、生物安全柜、离心机、移液器、移动紫外灯、恒温金属浴、震荡混匀器、温湿度计、冰箱等。为了保证实验室设备能够正常、有效运行,确保检测结果的正确和可靠,除了对实验室设置、人员进行必要的要求外,仪器设备的正确使用、维护和校准也是非常关键的环节。实验室应制订仪器、试剂、耗材购买、验收程序文件及试剂、耗材储存要求,应分册建立主要仪器设备档案,内容至少包括:设备名称、制造商名称、型号、序号或其他唯一性标识、到货日期和投入运行日期、目前放置地点、接收时的状态、仪器使用说明书或其存放处、证实设备可以使用的设备验证报告、校准和(或)检定报告、维护、损坏、故障或维修记录。每一台设备应有明显的仪器状态标识,校准了的设备应贴校准标识,标明其校准的状态。

一、主要仪器使用、维护和保养

考虑到分子检测实验室设备较多,本节主要对核酸扩增仪、离心机、移液器、生物安全柜、恒温金属浴的使用、维护和保养进行阐述。

(一) 核酸扩增仪

目前分子检测实验室中应用最为广泛的核酸扩增仪为荧光 PCR 仪,此仪器属于复杂精密仪器,其对运行环境具有一定要求。操作人员需掌握仪器正确使用方法及使用过程中的注意事项,这对于高效发挥仪器的作用和延长仪器使用寿命非常关键。

1. 荧光 PCR 仪的使用:为保证荧光 PCR 仪的正确使用,应根据仪器使用说明书编写和制定相应的标准操作程序(SOP),以指导实验室技术人员正确使用仪器。

2. 荧光 PCR 仪的维护保养

(1) 样品池的清洗:先打开盖子,然后用 95% 乙醇浸泡样品池 5 min,用微量移液器吸取液体,用棉签吸干剩余液体;打开 PCR 仪,设定保持温度为 50℃ 的 PCR 程序并使之运行,让残余液体挥发去除。一般 5~10 min 即可。

(2) 热盖的清洗:对于荧光定量 PCR 仪,当有荧光污染出现,而且这一污染并非来自样品池时;或当有污染或残迹物影响到热盖的松紧时,需要用压缩空气或纯水清洗垫盖底面,确保样品池的孔镜干净,无污物阻挡光路。

(3) 仪器外表面的清洗:清洗仪器的外表面可以除去灰尘和油脂,但达不到消毒的效果。选择没有腐蚀性的清洗剂如 75％乙醇对 PCR 仪的外表面进行清洗。

(4) 需要时更换保险丝:先将 PCR 仪关机,拔去插头,打开电源插口旁边的保险盒,换上备用的保险丝,观察是否恢复正常。

(二) 离心机

在分子检测实验室的检测过程中,常需用到离心机(如从事 RNA 的检测,应配备高速冷冻离心机),它可从临床标本中将特定靶核酸纯化至适用于扩增检测,因而对于临床 PCR 检测来说是必不可少的。充分了解离心机的性能特性,并正确使用离心机,对于保证核酸提取质量极为重要。

1. 离心机的使用:按照厂商说明书进行操作。在离心机的使用中,最为重要的是做好样本管的平衡,以防发生操作安全事故。如需使用高速冷冻离心机,需要按规定先对其进行预冷;高速离心要避免加速或减速过快。离心机的使用应严格按照操作说明书进行操作,同时操作人员应养成良好的使用登记习惯。

2. 离心机的维护保养:① 制冷系统冷凝器的清洁:应该至少每月一次定期清洁制冷系统的冷凝器。同时离心机安装时应距后墙一定距离,以便得到良好的散热;② 保持离心室良好的真空度和温度:经常清除离心室内的水珠和其他污物,保持密封圈的清洁,不碰伤密封圈,不划伤转轴表面。可以使用一般的清洁液进行清洁,使用 75％的乙醇进行消毒;③ 离心机外表面的清洁:离心机的外表面均可用中性的无磨损的清洁液进行清洁,还可以用 75％的乙醇来消毒,但不能用来擦洗仪表的指示窗和离心室门上的观察孔,这些地方一般使用聚碳酸酯制成;④ 离心机散热系统空气过滤器的清洁:离心机的背面或下部有一个散热装置,应该至少每月清除空气过滤器上沉积的灰尘等。

(三) 移液器

移液器是分子检测实验室中常用仪器设备之一,在临床实际工作中,加样量不准或使用不当对 PCR 的检测结果有直接的影响。学会正确使用、了解使用中的注意事项以及对其进行校准以确保其精确度是非常有必要的。

1. 移液器的使用:移液器的使用一般包含以下几个步骤:容量设定-吸头安装-预洗吸头-吸液-放液-卸去吸头等,每一个步骤都应遵循相应标准操作规范来进行。

2. 移液器的维护保养:使用随移液器赠送的工具和说明书,可以很容易地在实验室内拆装移液器并维护保养。

(1) 短期保养:每天开始工作时,检查移液器外表是否有灰尘和污迹,尤其是管嘴连件部分,建议用 75％的乙醇擦拭清洁。

(2) 长期保养:如果移液器每天都需要使用,则建议每 3 个月清洁并校准一次。

（四）生物安全柜

在分子检测实验室中，生物安全柜可用来保护操作人员、实验室环境以及临床样本，使其免于暴露于感染性样本操作过程中可能产生的气溶胶和溅出物。规范生物安全柜的操作与维护保养工作，对于保证仪器设备的正常运行，保障实验室和操作人员的安全非常重要。

1. 生物安全柜的使用：按照厂商说明书进行操作。操作时应采用缓慢移动原则，避免在安全柜开口处快速移动和频繁进出。禁止在工作台面上记录书写，以避免干扰气流。安全柜内物品应平行摆放，避免物品间交叉污染现象产生。操作中产生的废弃物应丢弃在安全柜处理容器中。

2. 生物安全柜的维护保养：① 每次检测操作后用75％乙醇擦拭，彻底对安全柜内部工作区域表面、侧壁、后壁、窗户进行表面净化。切勿使用含氯的消毒液进行清洁消毒，因为它可能对安全柜的不锈钢结构造成损坏；② 长时间未使用也需定期进行清洁维护，使得不锈钢表面保持清洁，以免影响紫外灯消毒效果。

（五）恒温金属浴

恒温金属浴(恒温干浴器)是采用微电脑控制的金属浴装置，控温精度高，制样平行性好，可代替传统的水浴装置，目前已广泛应用于分子检测实验室中核酸样本制备过程。

1. 恒温金属浴的使用：参考厂商说明书进行相应温度的设定。

2. 恒温金属浴的维护保养：① 正常使用情况下，每月第一次实验结束后用75％乙醇擦拭清洗，以保证孔壁导热良好，禁止使用腐蚀性清洁剂进行清洗；② 如遇标本溅出污染金属浴，用75％乙醇擦拭，再用移动紫外灯照射半小时。

（六）其他仪器的校准和维护

电子天平、可移动紫外消毒车、温度计、温湿度计等的校准与保养与常规方法相同。开展分子病理项目需定期对切片机、捞片水浴槽进行校准，应有合格的校准或检定报告。

二、仪器校准

实验室应建立设备的校准程序，相应程序中至少应包括需校准的设备、校准单位、校准周期、校准参数、校准参数符合相关检验目的和要求等内容。需内部比对、校准的辅助设备，实验室宜根据国家计量部门或生产厂商的规定制定比对或内部校准操作规程和要求。

应按国家法规要求对强检设备进行检定。应进行外部校准的设备，如果符合检测目的和要求，可按制造商校准程序进行。应至少对分析设备的加样系统、检测系统和温控系统进行校准(适用时)。分析设备和辅助设备的内部校准应符合 CNAS-CL 31《内部校准要求》。

应定期对测序仪、基因扩增仪、杂交仪、加样器、微量分光光度计、温度计、恒温设备、离心机和生物安全柜等进行校准。有合格的校准报告，并对校准参数实施评估。当校准给出一组修正因子时，应确保之前的校准因子得到正确更新。

测序仪校准参数宜至少包括：缓冲液液路、光路、反应温度。

扩增仪校准参数至少应包括：温度示值误差、温度均匀度、平均升温速率、平均降温速率、样本示值误差和样本线性,技术性能指标应满足 JJF1527-2015《聚合酶链反应分析仪校准规范》的要求。

高速冷冻离心机校准参数宜包括:转速和温度(适用时)。

恒温金属浴的校准宜包括:温度示值误差和温度均匀度,并覆盖常用的检测温度。

移液器的检定应包括:容量允许误差和测量重复性,计量性能要求应符合 JJG646-2006《移液器检定规程》的规定。

实验室应制定校准/检定程序、编制年度校准/检定计划,校准计划中应有校准仪器、校准单位、校准周期、校准参数、校准符合要求的判断标准等具体内容。校准/检定周期参照国家计量部门或生产厂商的要求进行,厂商没有规定的则每年至少进行一次。外部校准/检定应由具有法定资质的计量单位出具正规的校准/检定报告。校准/检定后的设备应贴上校准/检定标识,并表明下次校准/检定日期。

仪器设备校准时需注意:新购入的设备在投入使用前,经校准/检定合格后才能投入使用,校准/检定不合格的设备不得使用;内部校准的辅助设置,应根据国家计量部门或生产厂商的规定制定内部校准操作规程和要求,并有内部校准的详细记录;校准/检定报告应进行核实,以确认校准/检定参数是否齐全、校准量程是否覆盖常用检测量程、校准结果是否符合检测要求。

(朱俊 李卿)

第四节 血液体液检测实验室设备管理

一、仪器设备校准

(一)血液分析仪的校准

建立适合本实验室使用的血液分析校准程序并写成文件。内容包括:所用校准物的来源、名称、溯源性及其保存方法;校准的具体方法和步骤;何时进行校准、由何人负责实施等。应使用检测系统规定的原装校准品对每一台血液分析仪量值校准,至少每半年校准一次。

校准内容参照卫生行业标准 WS/T347-2011 内容进行,校准前应进行本底测定、携带污染率和精密度试验,符合要求后进行校准品测定。部分标准如下:

1. 携带污染率:使用高值浓度的新鲜血测定并计算各项目的携带污染率,结果应小于制造商说明书规定的数值。

携带污染率的计算公式是:携带污染率$\% = \dfrac{\text{背景空白}1-\text{背景空白}3}{\text{样品}3-\text{背景空白}3} \times 100\%$。需要观察携带污染率的项目为 WBC、RBC、HGB、PLT。

2. 校准品测定:连续测定 11 次,取 2~11 次数据计算均值,与校准品定值进行比较,校准判定标准见表2-3-1。

表2-3-1　血液分析仪校准允许偏倚范围(T为靶值)

参　数	一列偏倚(%)	二列偏倚(%)
细胞(WBC)	1.5	10
红细胞(RBC)	1.0	10
血红蛋白(HGB)	1.0	10
血细胞比容(HCT)	2.0	10
红细胞平均体积(MCV)	1.0	10
血小板(PLT)	3.0	15

偏倚在第一列范围内,仪器不需要校准;在第二列范围内需要校准,并在校准后进行校准品再次验证;若超出第二列范围,需请仪器维修人员进行检查原因并进行处理,之后重新进行校准。

(二)血凝分析仪的校准

1. 根据CNAS-CL02-A001《医学实验室质量和能力认可准则在临床血液学检验领域的应用说明》的要求,校准频次:半年内校准一次,一年两次。校准人员:厂家或代理商公司有资质的工程师,需要提供资质证明。

2. 校准内容:工作环境、工作电源、光路校准、仪器校准。检测项目重复性验证、用标准品对所需项目定标做标准曲线。

3. 温度校准:用标准温度计对仪器检测部件进行温度检测。加样量校准:用校准天平对仪器加样系统进行样本量检测。光路校准:依据各检测系统的校准要求进行校准。

(三)血液黏度仪的校准

血液黏度仪器校准内容可包括对环境温度(如锥板测试机芯、毛细管测试通道)、线路板电压(如控制线路板、测试线路板)、加样系统(如加样臂、样本盘、加样泵、测试机芯)、测量系统的校准。目前,国内外尚无对血液黏度检测校准的统一标准,建议参照《医学实验室质量和能力认可准则》(CNAS-CL02:2012)的设备校准要求,并根据不同仪器的型号特点建立血液黏度仪的校准程序。

(四)尿液干化学分析仪的校准

1. 精密度:将不同浓度水平的尿液质控品分别在尿液分析仪上重复测定20次,计算不同项目(葡萄糖、pH、酮体、亚硝酸盐、胆红素、蛋白质、隐血、尿胆原、比重、白细胞、VC)的符合率。不同浓度水平尿液质控品不同项目重复性检测符合率均应≥80%。阴性不得为阳性,阳性不得为阴性。

2. 准确性:工作标准溶液的配制:按《尿液分析仪校准规范》(中华人民共和国国家计量技术规范,JJF 1129-2005)配方,配制系列工作标准液(1号和2号工作标准液)。

工作标准溶液的检测:取1号和2号工作标准溶液,分别连续测量5次。

准确度"符合性"判断标准:

1号和2号工作标准液分别连续测量5次的测量值均应分别符合表2-3-2要求。

表2-3-2　准确度"符合性"判断标准

编号	SG	pH	WBC 个/μl	NIT μmol/l	PRO g/L	GLU mmol/L	KET mmol/L	URO μmol/L	BIL μmol/L	RBC 个/μl	V_C mmol/L
1#	1.010~ 1.020	6.0~ 7.0	5~70 +	13~40 +	0.1~0.3 ±~+	1.7~5.6 ±~+	0.5~1.5 ±~+	16~34 ±~+	3.3~17.1 +	5~25 ±~+	0.6~1.4 ±~+
2#	1.020~ 1.030	7.0~ 8.0	>125 2+	50~150 1+~2+	1.0~3.0 2+~3+	28~56 3+~4+	3.9~8.02 1+~3+	66~131 2+~3+	50~100 2+~3+	80~200 2+~3+	2.8~5.6 2+~3+

准确度测试"符合性"结论：根据1号和2号标准液各个项目检测结果给予各个项目准确"符合"或"不符合"的结论。

二、仪器设备维护保养

临床实验室应遵循制造商的建议,制定每台设备的维护与保养程序,并严格按程序对设备进行常规性维护和保养,并记录。

1. 应根据临床实验室仪器设备制造商的建议制定定期(每日、每周、每月等)日常预防性维护和保养及年度维护保养计划。

2. 临床实验室仪器使用人员按该仪器计划规定,定期进行日常预防性维护和保养,并记录设备的状态、使用情况、维护和保养情况。

3. 每台设备年度维护由厂商工程师进行,并对维护保养的过程作详细记录,并经实验室相关负责人审核、确认。

（朱俊　李卿）

第五节　临床生化实验室仪器设备校准和维护

一、仪器设备的校准

《医疗机构临床实验室管理办法》第二十四条规定,医疗机构临床实验室应当保证检测系统的完整性和有效性,对需要校准的检验仪器、检验项目和对临床检验结果有影响的辅助设备定期进行校准。

（一）仪器性能校准的意义

进行定期的仪器性能校准,使仪器性能处于标准的状态,是医学研究和临床实验发展的需要,为我国检验医学技术的发展和社会医疗保健事业的进步起到重要的支撑作用;是适应与国际量值接轨、国际竞争、国际合作的需要,可以有效地保证量值传递和溯源工作的实施,保证检测系统间量值的统一,国家量值的统一,进而取得检测结果的国际一致性和国际互认,加强国际合作,共享人类最先进的医学文明成果、尖端科技发展成果,实现最新医学科技资源全球共享,对我国国民经济的发展意义深远。

（二）仪器性能校准的目的

众所周知，医学检验的标准化是全球共同关注的问题，标准化的目的是使得常规测定结果具有更好的一致性，量值溯源是实现标准化的唯一途径，而减小仪器的测定不确定度，维持仪器的不确定度可控状态，是保证高一等级计量水平可靠地转移到常规测量方法的关键因素，及时有效的仪器性能校准以维持仪器的不确定度可控状态为直接目的，为检测结果的准确性提供有力的保证，以实现不同检测系统间检测结果一致性为根本目的。

（三）校准（以生化分析仪的校准为例）

1. 仪器性能校准的操作步骤（简述）分为几个方面。

（1）正常工作环境要求

1）电源电压：$220 \text{ V} \pm 22 \text{ V}$，$50 \sim 60 \text{ Hz}$。

2）环境温度：$15 \sim 30 \text{℃}$。

3）相对湿度：$40\% \sim 85\%$。

4）大气压力：$86.0 \sim 106.0 \text{ kPa}$。

注：1）～4）中的条件与制造商标称的产品规格不一致时，以产品规格为准。制造商应在产品标准中说明。

（2）光学系统的校准：使用中国计量科学研究院国家标准物质研究中心研制的溶液标准物质进行吸光度的稳定性、重复性、准确性、杂散光、线性的校准，方法源引《中华人民共和国国家计量检定规程》(JJG)，或者采用仪器厂家的标准。

1）杂散光：当测定波长为 340 nm 时，杂散光应不大于 0.5%（或吸光度不小于 2.3）。

2）可检测吸光度范围：相对偏倚在 $\pm 5\%$ 范围内的最大吸光度应不小于 2.0。

3）吸光度的准确度：当吸光度值 0.5 时，允许误差为 ± 0.025；当吸光度值 1.0 时，允许误差为 ± 0.07。

4）吸光度的稳定性：吸光度的变化应不大于 0.01。

5）吸光度的重复性：用变异系数 CV 表示，应不大于 1.5%。

（3）温度控制系统的校准：方法源引《中华人民共和国国家计量检定规程》(JJG)，或者采用仪器厂家的标准。

温度准确度与波动：温度值在设定值的 $\pm 0.3\text{℃}$ 内，波动不大于 $\pm 0.2\text{℃}$。

（4）清洗系统的校准：对系统的交叉污染进行测定，方法源引《中华人民共和国国家计量检定规程》(JJG)，或者采用仪器厂家的标准。

1）清洗站携带污染测试（Wash Station Test）：该测试用以评价清洗站对比色杯的清洗程度是否达到规定要求。

2）样品吸样针携带污染测试（Sample Probe Test）：该测试被用来检测样品吸样针清洗的程度是否达到规定要求（该测试同时能够检测出样品搅拌针清洁的有效性）。

3）试剂吸样针携带污染测试（Reagent Probe Test）：该测试用以测试试剂吸样针 A 和 B 被清洗的程度是否达到规定要求（该测试可以同时确认试剂搅拌针的清洗效果）。

（5）加注系统的校准：测定方法源引《中华人民共和国医药行业标准》(YY)，或者采用仪器厂家的标准。

1) 对仪器标称的样品最小、最大加样量,以及在 5 μl 附近的一个加样量,进行检测,加样准确度误差不超过±5%,变异系数不超过 2%。

2) 对仪器标称的试剂最小、最大加样量,进行检测,加样准确度误差不超过±5%,变异系数不超过 2%。

2. 临床项目批内精密度实验:测定方法源引《中华人民共和国医药行业标准》(YY),或者采用仪器厂家的标准。变异系数(CV)应满足表 2-3-3 的要求。

表 2-3-3 临床项目批内精密度要求

项 目 名 称	测试类型	浓度范围	要 求
ALT(谷氨酸氨基转移酶)	零级动力学法	30~50 U/L	CV≤5%
UREA(尿素)	一级动力学法	9.0~11.0 mmol/L	CV≤2.5%
TP(总蛋白)	终点法	50.0~70.0 g/L	CV≤2.5%

3. 校准报告

(1) 仪器在完成校准后,应由校准方出具书面报告并盖有公章。

(2) 校准报告必须包含:仪器品牌型号(序列号)、报告日期、有效日期、报告单位、仪器校准的操作人员、报告签署人。

(3) 原始数据应附在校准报告内。

(4) 实验室负责人应对上述校准报告确认。

二、仪器设备的维护和保养

临床实验室应遵循制造商的建议,制定每台设备的维护与保养程序,并严格按程序对设备进行常规性维护和保养,并记录。

1. 应根据临床实验室仪器设备制造商的建议制定定期(每日、每周、每月等)日常预防性维护和保养及年度维护保养计划。

2. 临床实验室仪器使用人员按该仪器计划规定,定期进行日常预防性维护和保养,并记录设备的状态、使用情况、维护和保养情况。

3. 每台设备年度维护由厂商工程师进行,并对维护保养的过程作详细记录,并经实验室相关负责人审核、确认。

(朱俊 李卿)

第六节 临床微生物实验室仪器设备校准和维护

一、设备校准和计量学溯源

1. 实验室应配备正确进行检测和(或)校准(包括抽样、物品制备、数据处理与分析)所要求的所有抽样、测量和检测设备。当实验室需要使用永久控制之外的设备时,应确保满足本规范(如性能验证、比对实验等,并有记录)。

2. 设备校准要求用于检测、校准和抽样的设备及其软件应达到要求的准确度,并符合检测和(或)校准相应的规范要求。对结果有重要影响的仪器的关键量或值,应制定校准计划。设备(包括用于抽样的设备)在投入服务前应进行校准或核查,以证实其能够满足实验室的规范要求和相应的标准规范。设备在使用前应进行核查和(或)校准。

(1) 自动化鉴定仪、血培养仪的校准应满足制造商建议。

(2) 每 6 个月进行检定或校准的设备至少应包括浊度仪。

(3) 每 12 个月进行检定或校准的设备至少应包括:生物安全柜(高效过滤器、气流、负压等参数)、CO_2 浓度检测仪、细胞离心机、压力灭菌器、游标卡尺、培养箱、温度计、移液器、微量滴定管或自动分配器。

(4) 应保存仪器功能监测记录的设备至少应包括:温度依赖设施(冰箱、培养箱、水浴箱、加热块等每日记录温度)、CO_2 培养箱(每日记录 CO_2 浓度)、超净工作台(定期做无菌试验)、压力灭菌器(至少每个灭菌包外贴化学指示胶带、内置化学指示卡,定期进行生物监测)。

二、设备维护与维修

1. 实验室应具有安全处置、运输、存放、使用和有计划维护测量设备的程序,以确保其功能正常并防止污染或性能退化。检测和校准设备包括硬件和软件应得到保护,以避免发生致使检测和(或)校准结果失效的调整。

注:在实验室固定场所外使用测量设备进行检测、校准或抽样时,可能需要附加的程序。

2. 应制定预防性维护计划并记录的设备至少应包括:生物安全柜、CO_2 培养箱、自动化鉴定仪、血培养仪、压力灭菌器、超净工作台、显微镜和离心机。

3. 如果设备故障影响了方法学性能,在设备修复、校准后,实验室可通过检测质控菌株或已知结果的样品的方式进行性能验证。无论什么原因,若设备脱离了实验室的直接控制,实验室应确保该设备返回后,在使用前对其功能和校准状态进行核查并能显示满意结果。

4. 当需要利用期间核查以保持设备校准状态的可信度时,应按照规定的程序进行。当校准产生了一组修正因子时,实验室应有程序确保其所有备份(例如计算机软件中的备份)得到正确更新和正确使用。

(朱俊 李卿)

第七节 临床质谱实验室仪器设备管理

一、质谱系统校准

质谱系统校准的文件有 JJF 1164 - 2006《台式气相色谱-质谱联用仪校准规范》和 JJF

1317-2011《液相色谱-质谱联用仪校准规范》,前者只适用于质量分析器是离子阱和四级杆的气相色谱-质谱联用仪,后者还包括三重四级杆的液相色谱-质谱联用仪,采用信噪比和峰面积重复性两项计量性能项目进行校准。两份文件在校准项目和方法的比较见表2-3-4。

表 2-3-4 校准项目比较

文 件 名 称	校 准 项 目
JJF 1164-2006《台式气相色谱-质谱联用仪校准规范》	外观检查、分辨率、质量范围、信噪比、质量准确度、测量重复性
JJF 1317-2011《液相色谱-质谱联用仪校准规范》	外观检查、分辨率、信噪比、质量准确性、峰面积重复性、保留时间重复性、离子丰度比重复性

对于基质比较复杂的样本,单四级杆已无法满足需要,而三重四级杆因有着高选择性和灵敏度而得到广泛使用,所以本文以三重四级杆为例,介绍质谱仪系统的校准条件、项目和方法。

(一) 校准条件

1. 环境要求:仪器室内不能有强烈的机械振动,没有电磁干扰,不得存放易燃、易爆的气体或试剂。

2. 温度 $15 \sim 30℃$。

3. 湿度$\leqslant 80\%$。

4. 标准物质:利舍平(利血平)溶液,相对扩展不确定度小于$5\%(k=2)$,基质为流动相。调谐液:仪器厂家推荐的物质。

(二) 校准项目和方法

1. 外观检查:仪器铭牌上标示仪器的制造厂名、产品序列号、名称、型号、出厂日期等信息。

2. 分辨率

(1) 液相条件:C18 色谱柱内径 2.1 mm;流速控制在 $0.2 \sim 0.4$ ml/min;流动相为甲醇:水(80:20)(体积比),加入 0.1%(体积分数)甲酸或乙酸。

(2) 待仪器运行稳定后,设置参数,设置扫描范围为 $m/z=606\sim612$,直接注入或者经色谱柱注入 5 ng 利舍平。记录 m/z 609 质谱峰,并计算其 50%峰高处的峰宽,得到 $W_{1/2}$,作为分辨率的结果。

(3) 信噪比:根据上述条件设定参数优化质谱条件,将检测离子的 m/z 设为表 2-3-5 中特征离子的 m/z,经色谱柱注入相应量的利舍平。记录其色谱峰峰高作为 H_s。同时记录信号峰 $1\sim3$ min 时间内的基线输出信号的最大值与最小值之差,作为 H_n。根据式(2-3-1)计算信噪比 S/N,连续测量 6 次,以 6 次测量 S/N 的平均值作为信噪比的结果。

$$S/N=H_s/H_n \tag{2-3-1}$$

式中：H_s——提取离子(m/z)的色谱峰峰高；

H_n——基线噪声值。

表 2-3-5 信噪比测量条件

仪 器 类 型	电 离 模 式	进样量/pg	特征离子的 m/z
三重四级杆	ESI+	50	609(母离子)→195(子离子)
单四级杆、离子阱	ESI+	500	609
三重四级杆	ESI—	500	607
三重四级杆	APCI+	50	609
单四级杆、离子阱	ESI—	500	607
单四级杆、离子阱	APCI—	500	609

（4）质量准确性：按照调谐条件注入调谐液，仪器调谐通过后，记录其中 3～6 个主要离子的实测质量数。根据式（2-3-2）计算质量准确性，以绝对值最大的 ΔM 来评价质量准确性结果。

$$\Delta M = |\bar{M}_{i测量} - M_{i理论}| \qquad (2-3-2)$$

式中：$\bar{M}_{i测量}$——第 i 个离子 3 次测量平均值；

$M_{i理论}$——第 i 个离子理论值。

（5）峰面积重复性与保留时间重复性：将检测离子的 m/z 设为表 2-3-6 中特征离子的 m/z，经色谱柱注入相应量的利舍平。记录其色谱峰的峰面积和保留时间。连续测量 6 次。根据式（2-3-3）分别计算峰面积与保留时间的相对标准偏差（RSD），作为峰面积重复性与保留时间重复性的结果

$$RSD = \sqrt{\frac{\sum_{i=1}^{6}(Xi - \bar{X})^2}{6-1}} \times \frac{1}{X} \times 100\% \qquad (2-3-3)$$

式中：Xi——第 i 次测量保留时间(min)或峰面积；

$\bar{X}$——6 次测量保留时间(min)或峰面积的算术平均值；

i——测量序号。

表 2-3-6 峰面积重复性与保留时间重复性的测量条件

仪 器 类 型	进样量/pg	特征离子的 m/z
三重四级杆	50	609(母离子)→195(子离子)
单四级杆、离子阱	500	609

（6）离子丰度比重复性：将检测离子的 m/z 设为母离子 m/z 609 的两个子离子 m/z 397 和 m/z 448，经色谱柱注入利舍平 500 pg。观察质谱图，分别记录 m/z 397 和 m/z 448 的丰度。连续测量 6 次，根据式（2-3-4）计算两个丰度比值得相对标准偏差（RSD），作为离子丰度比重复性的结果：

$$RSD = \sqrt{\frac{\sum_{i=1}^{6}(Xi - \bar{X})^2}{6-1}} \times \frac{1}{\bar{X}} \times 100\% \qquad (2-3-4)$$

式中：Xi——第 i 次测量的 $m/z397$ 丰度与 $m/z448$ 丰度之比；

　　　$\bar{X}$——6 次测量的 $m/z397$ 丰度与 $m/z448$ 丰度之比的平均值；

　　　i——测量序号。

（三）复校时间间隔

复检时间间隔的长短是由仪器的使用情况、使用者、仪器本身质量等因素所决定。除了在更换重要部件、维修、重新安装或对仪器性能有怀疑时应校准外，最长校准时间建议不超过一年。另外使用者最好在仪器重新开机后或质量校准后三个月重新进行简单的内部校准，校准项目可以只包括分辨率、质量范围、信噪比这三个最重要的技术指标。

二、维护保养

为了延长仪器设备的使用寿命，保持其良好的性能，保证质谱联用仪的最佳状态，质谱设备的日常维护、保养就成了一项极其重要的日常工作。

一般而言，用户会根据部件的工作重要程度、使用频次和耗损程度做不同周期的维护，如保证系统在真空压力下工作的各路气体压力和离子源流路是每日必检项目，而同样重要的维持仪器真空状态的机械泵油量则是每周检查的项目，每个实验室都应该根据实际使用情况制定自己实验室的检查计划。以气质和液质为例，详细的检查项目及周期见表 2-3-7。

表 2-3-7　气/液-质保养维护项目表

仪　器	维　护　项　目	频　次	描　　　述
液相-质谱	检查各路气体压力	每日	和原始标示值一致
	清洗离子源流路	需要时	50：50 甲醇水为流动相 200 μl/min 冲洗 10～20 min
	清洗离子源内腔体	需要时	50：50 甲醇水无尘纸擦拭
	清洗 Curtain Plate、Orifice 外部	需要时	50：50 甲醇水无尘纸擦拭
	检查机械泵油量	每周	油量窗口在最大量与最小量两条界限之间
	更换机械泵油	需要时	打开排油孔螺栓，排净废油，拧上排油孔螺栓，打开加油孔螺栓，注入新油
	清洗或更换空气过滤	三个月	拆下机械泵进气口滤网，清洗吹干，装上
	更换 PEEK 管	需要时	当堵塞时，更换 PEEK 管
	更换喷雾针	需要时	按说明书操作
	倾倒废液收集瓶	需要时	倾倒废液收集瓶
气相-质谱	检查泵油	每周	油量窗口在最大量与最小量两条界限之间
	检查柱螺母松紧度	需要时	更换色谱柱时
	更换隔垫	需要时	坏则换；不坏，实验室根据使用频次决定是否需要更换
	更换进样口套管	需要时	坏则换；不坏，实验室根据使用频次决定是否需要更换

（续表）

仪　器	维　护　项　目	频　次	描　　述
气相-质谱	更换密封圈	需要时	坏则换；不坏，实验室根据使用频次决定是否需要更换
	更换进样针	需要时	坏则换；不坏，实验室根据使用频次决定是否需要更换
	更换气瓶	需要时	按说明书操作更换
	更换泵油	三个月	按说明书操作更换
	清洁离子源	每年	一般由维保厂家负责操作
	更换载气阱	需要时	根据使用量决定是否更换
	更换灯丝	需要时	坏则换；不坏，实验室根据使用频次决定是否需要更换

（朱俊　李卿）

第四章

检验前质量管理

分析前阶段（preanalytical phase）即检验前过程（pre-examination processes），是指按时间顺序自医生申请至分析检验启动的过程，包括检验申请、患者准备和识别、原始样品采集、运送和实验室内传递等。检验前质量保证是保证临床检验结果准确性的重要基础。检验前影响因素具有复杂性、隐蔽性、不可控性及责任不确定性四大特点，实验室应制定检验前活动的程序和信息，至少应包括对医师、护理人员及患者的信息指导、检验申请、样品采集、样品转运、样品接收、不合格样品的处理、样品的存放、稳定性及前处理等内容。

实验室应对样品运送和交接的过程进行有效监控，应对样品采集、运送和交接过程中出现的问题进行定期评估，提出切实可行的整改措施，持续改进分析前的质量。实验室应对分析前过程涉及的人员和岗位进行必要的培训和考核。

第一节　实验室服务信息的提供

为了改善实验室服务，提高实验室服务质量，实验室应为患者和临床医护人员提供实验室服务的信息，使其知情了解。包括以下几方面。

一、检验项目和检验手册

实验室应向患者和临床提供实验室可以提供的检验项目目录和（或）检验手册，包括委托给其他实验室的检验项目。实验室不应将国家卫健委明确规定废止及淘汰的项目和方法、临床价值不明确的项目和方法或尚未经卫生行政部门批准收费的项目和方法列入实验室开展的项目范围。检验手册的内容至少应包括项目名称和英文缩写、样品的类型、使用的检验方法、参考区间、临床意义、完成检验需要的时间、样品接收和拒收标准、患者自采样说明、样品运送说明、相关临床资料（临床诊断或主要症状、用药情况，如血栓性疾病或出血性疾病时，须注明抗凝药物使用情况）。微生物检验项目还应包括适应证，样品采集部位，样品采集、转运所需要的装置/容器和转运培养基，样品采集方法，样品的体积或质量，转运时限、贮存条件，样品的标识方法，重复检验频率，生物安全防护信息。

二、患者准备的说明

由于患者受到各种内在和外界因素的影响,可对检验结果产生或大或小的误差。为保证检验结果客观地反映机体的真实状况,减少误差,实验室须注意以下事项。

1. 患者在采血前不宜改变饮食习惯,24 h 内不宜饮酒。采血前 24 h,患者不宜剧烈运动,采血当天患者宜避免情绪激动,采血前宜静息至少 5 min。若需运动后采血,则遵循医嘱,并告知检验人员。除指明之外,一般不必要求受检者处于空腹。在抽血前宜向患者做好相关的说明和解释事项,使之能较好地配合。

（1）避免剧烈运动:剧烈肌肉运动明显影响体内代谢,引起血中某些成分浓度的改变,如乳酸、肌酸激酶、天冬氨酸氨基转移酶、乳酸脱氢酶、碱性磷酸酶、醛缩酶、葡萄糖等的升高。故一般主张抽血前 24 h 内不做剧烈运动,于清晨采血,住院患者可在起床前采血,匆忙赶到门诊的患者应至少休息 15 min 后取血。

（2）注意合理饮食和采血时间:除了急诊或其他特殊原因外,空腹是指餐后时间超过 8 h,延长空腹时间(饥饿)或餐后血液的化学成分都会引起变化。如饥饿时血糖及蛋白质降低,胆红素升高。餐后血糖、血钾、碱性磷酸酶及三酰甘油通常升高,无机磷降低。另外饮食量及质对检验结果也有影响,如高蛋白饮食可使血清尿素、血氨、尿酸升高;高脂肪饮食引起乳糜微粒血症,导致血清混浊,混浊的血清可干扰化学方法的检测;饮水过多或过少可使血液稀释或浓缩;含咖啡因的饮料可使儿茶酚胺释放;富含维生素 K 的食物对华法林有反作用(INR 下降)。血液成分中受饮食影响,变动幅度较大的成分有钾离子、葡萄糖、总胆固醇、三酰甘油、无机磷等。

（3）采血前避免饮酒:采血前饮酒可使血乳酸、尿酸等迅速增加,使血糖降低,连续饮酒可使天冬氨酸氨基转移酶、谷丙转氨酶、γ 谷氨酰基转移酶上升(γ - GT);乙醇(酒精)可抑制血小板功能。

2. 避免紧张与情绪激动:患者处于激动、兴奋、恐惧状态时可以影响神经-内分泌功能,影响呼吸,使乳酸等升高,可使血红蛋白、白细胞增高。

3. 注意药物的影响:很多药物进入人体后可使某些检验结果增高或降低。故在采样之前,暂停各种药物是为上策,如不可停用,则应了解可能对检验结果产生的影响。如咖啡因可使血糖和胆固醇增高;治疗冠心病的某些药物可使三酰甘油和乳酸脱氢酶减低;维生素 C 可使乳酸脱氢酶减低;血和尿中的维生素 C 能影响测定过程中的化学反应;口服避孕药可影响脂质代谢,可使转氨酶升高等;阿司匹林、华法林、肝素、潘生丁、抵克立得等影响凝血和血小板功能;口服避孕药会使血小板黏附功能、聚集功能和纤维蛋白原、凝血酶原及凝血因子Ⅶ、Ⅷ、Ⅸ、Ⅹ 及Ⅺ因子活性明显增高;肾上腺素会使凝血因子Ⅷ活性升高。

4. 取血时体位的影响:体位(站立、坐位、卧位)影响血液循环,可引起某些检验指标的显著变化,如由卧位改为站位,血浆白蛋白、总蛋白、酶、钙、胆红素、胆固醇及三酰甘油等因站位而浓度增加;血红蛋白、血细胞比容、红细胞计数亦于站位时增加。故建议取血时以坐位 5 min 后取血为宜。

5. 其他可能的影响：吸烟可使凝血因子Ⅶ抗原和活性升高；月经、妊娠、绝经不同的状态会对血凝结果造成影响；肥胖可使促凝因子增加，纤溶功能减弱，抗凝血酶和蛋白 C 活性升高；许多凝血因子随着年龄的增加而升高；O 型血的 vWF 和凝血因子Ⅷ比非 O 型血活性低；女性出血时间更长等。

6. 自行采集尿液或粪便样品的，需指导患者强调洗手和一般的清洁说明，通过转折自然排便的标本，标本不应通过尿布和手纸收集。给患者一个适当的具有标签的样本收集容器和要求他们验证标签上的名字。指导患者盖紧样本容器，防止渗漏。

7. 精液、前列腺液标本采样前禁欲时间为 2～7 d。如需多次采集标本，每次禁欲时间天数均应尽可能一致。3 个月内至少应检查 2 次，2 次间隔时间应＞7 d，但不超过 3 周。应强调精液标本采集必须完整，应要求患者告知精液标本是否有部分丢失的情况。

8. 阴道分泌物采集前 24 h 禁止性交、盆浴、阴道灌洗及局部用药，以免影响检验结果。

9. 胃液采集试验前 1 d 停用影响胃酸分泌的药物，如抗胆碱酯酶类及碱性药物等。试验前晚 8:00 后禁食、禁饮、禁烟。排空迟缓者，试验前 1 d 流质饮食。骨髓采集需与患者及家属讲明穿刺的目的、必要性，签字同意后实施。检查血凝四项，有严重凝血功能障碍者需要输血浆或相应的凝血因子纠正后实施，血友病患者禁止骨髓穿刺检查。过敏体质者，需行利多卡因皮试，阴性者方可实施。

三、检验项目的选择和申请

(一) 检验项目的选择

检验项目的选择应遵循针对性、有效性、时效性和经济性四个方面的原则。为了帮助临床医师更好地利用检验结果，从而为患者提供更好的诊疗服务，实验室还应为临床医师如何选择检验项目提供咨询。例如微生物学检验要求不同类型的样品选择不同的检验项目。

1. 无菌体液标本、组织标本、痰标本、支气管肺泡灌洗液（bronchoalveolar lavage fluid，BALF）、尿液标本和脓液标本等同时选择标本直接涂片染色镜检和培养。

2. 怀疑隐球菌感染的脑脊液标本：同时选择墨汁染色、隐球菌荚膜多糖抗原检验和隐球菌培养。

3. 怀疑分枝杆菌感染的标本：同时选择抗酸染色、分枝杆菌培养和分枝杆菌核酸检验。

4. 怀疑厌氧菌感染的标本：同时选择革兰染色和厌氧培养，不能排除需氧菌时，宜同时做需氧培养。

5. 怀疑诺卡菌感染的标本：同时选择革兰染色、弱抗酸染色和培养。

6. 怀疑侵袭性真菌感染的标本：同时选择 10％ KOH 压片、真菌培养和真菌抗原检验。另可进行乳酸酚棉兰染色或荧光染色等。

（二）检验项目的申请

检验项目申请信息对于实验室检验结果解释非常重要，因此，实验室应该与临床医师约定检验申请单应提供的信息。一份完整的检验申请单应至少包括以下信息：① 患者身份识别，包括性别、出生日期、患者地点/详细联系信息、唯一标识；② 医师、医疗服务提供者或其他依法授权的可申请检验或可使用医学资料者的姓名或其他唯一识别号，以及报告的目的地和详细联系信息；③ 原始样品的类型，以及原始解剖部位（相关时）；④ 申请的检验项目；⑤ 与患者和申请项目相关的用于检验操作和解释检验结果的临床资料；⑥ 原始样品采集日期和时间；⑦ 样品接收日期和时间。某些特殊的项目需要备注其他的信息，如微生物检验申请特殊培养要求或可疑病原体时；在血栓性疾病、出血性疾病检验时要求临床医师在申请单中特别注意填写"诊断"或"主要症状"和"使用抗凝药物情况"。

（蒋玲丽　欧元祝）

第二节　样品采集和处理

为获得高质量检测样品，采集人员必须接受过相关培训，经过考核合格后方可进行样品采集。

采集高质量的检测样品，应注意控制采集时间、采集部位、采集容器、添加剂使用等。

一、样品采集时间

选择最佳采集时间的原则是：① 最具"代表性"的时间：除特殊情况外，原则上以晨起空腹采血为宜。此时采血可减少饮食、运动带来的影响；可减少检验项目昼夜节律周期变化带来的影响；检验结果易于与参考区间作比较；② 检出阳性率最高的时间：如细菌培养应尽可能在抗生素使用前采集样品（治疗中为评估治疗效果或治疗后为评估结局可以进行相应采样），尽快在疾病初发时采集首份样品；尿常规检查应采集早晨第一次尿；早孕试验应在孕后 35 d 后送检，此时阳性率达高峰；③ 做病毒血清学检验时，需根据不同病毒选择不同的采集时间和抗体类型；发病早期通常检验病毒特异的 IgM 抗体；而对恢复期患者，在疾病急性发作和发作后间隔 2～4 周采集双份血清，检验 IgG 抗体。

二、样品采集部位

样品采集部位应注意具有代表性，例如血细胞分析尽量采集静脉血，末梢血容易混入组织液而影响检查；粪便常规检验应取有黏液、血液或脓液的部分，如外观无异常应从表面、深处等多处取材。

微生物检测样品须避免感染部位周围以及感染部位附近皮肤或黏膜定植菌群的污染；对于有多种细菌定植的部位，宜选择合适的方法检验特定的病原菌，并防止非致病定植菌群的污染；真菌培养宜采集深部标本或组织标本；普通拭子标本不宜用于厌氧菌培养;不应送检或接收导尿管的管尖进行培养;特殊情况下(如怀疑厌氧菌感染时)应考虑床旁采样。

三、样品采集量

不同的检测项目需要的检验量不同。例如需采集足够量的样品用于常规细菌学检验,至少送检 0.5 ml 或者 0.5 g(特殊样品除外)。当送检样品体积不足时,应与临床沟通,并根据医嘱选择优先检验项目。脑脊液样品通常 2~5 ml;胸水和腹水 10 ml;BALF 10~20 ml(≥5 ml);脓液 2~5 ml;羊水、胆汁、关节穿刺液、心包液、胸水、滑膜液大于 1 ml;腹透液 50 ml;眼前房液大于 0.1 ml,玻璃体洗液大于 1 ml。需采集足够量的样品用于病毒学检验,特别是液体样品(如脑脊液和血液),脑脊液标本通常 2~5 ml,血液 3~5 ml。宜采集大体积量的样品用于常规真菌学检验。

四、添加剂

采血管原始样品中加入的添加剂应根据检测项目进行选择,不能盲目添加。添加剂种类主要包括三类:抗凝剂、稳定剂和防腐剂。由于添加剂的不同,采血管头盖的颜色也不同,凝血管以蓝色标记,血清管以黄色或红色标记(无分离胶以红色头盖,含分离胶以黄色头盖标记),肝素抗凝管以绿色头盖标记,EDTA 盐抗凝管以紫色头盖标记,含氟化物抑制剂的草酸盐抗凝管以灰色头盖标记。

不同的添加剂适用于不同的项目。例如抗凝剂种类较多,性质及抗凝原理各异,必须根据检测项目,正确选用抗凝剂,否则会直接影响测定结果。

1. 肝素:能拮抗凝血活酶和凝血酶的形成,阻止血小板聚集而阻止凝血。肝素抗凝的血浆,适合血气和绝大多数生化检测项目的测定,仅对酸性磷酸酶活性测定有干扰。肝素抗凝剂常用肝素锂和肝素钠,使用浓度为 9.4~28 IU/ml 血,适用于红细胞渗透脆性及血液黏度等项目的测定,而不适合凝血及一般血常规检查项目。

2. EDTA 盐适用于全血细胞分析及分子检测项目。

3. 柠檬酸三钠血凝常规检测的抗凝剂为 109 mmol/L 柠檬酸三钠,抗凝剂量与血液量之比为 1∶9(HCT 在 20%~55%),对于严重贫血(HCT<20%)或红细胞增多(HCT>55%)的血液样品要调整抗凝剂与血液的用量。

4. 氟化钠-草酸钾因氟离子抑制糖酵解途径中的烯醇化酶,阻止糖酵解,故特适合血糖测定。但氟离子亦抑制转氨酶、淀粉酶、碱性磷酸酶等酶的活性,故不适于酶活性的测定。

5. 草酸钾:草酸钾与血液中钙离子结合成草酸钙而阻止凝血。因草酸钾的加入,改变了血液 pH,故草酸钾抗凝的血浆不能用于酸碱平衡实验的测定,不能用于钾、钙测定;因草酸钾对乳酸脱氢酶、酸性磷酸酶、碱性磷酸酶、淀粉酶有抑制作用,故不能用于此类酶活性的测定。

五、多管静脉血采集顺序

采集多管血液样品时应注意正确的采血顺序,CLSI 推荐的采血顺序依次是:① 血培养瓶;② 蓝头管;③ 红头管/黄头管;④ 绿头管;⑤ 紫头管;⑥ 灰头管。

特殊情况下应注意,在没有血培养瓶而以蓝头管为第一管,且以蝶形针采血时,首先应采集一管血丢弃,以维持凝血管中血液和抗凝剂的比例,丢弃管应该是无任何添加剂的采血管或者蓝头管。如果采用直针采血则不需要丢弃管。

六、其他注意事项

其他应注意:① 防止溶血;② 防止污染;③ 防止输液时同侧采血;④ 注意采集时患者体位;⑤ 禁止从小便池收集尿液样品;⑥ 容器上应有该样品的唯一性标识;⑦ 实验室应根据实际需要认真评估采血量;⑧ 正确使用抗凝剂;⑨ 分子检测采样时都必须戴手套,以避免样品中病原微生物感染和皮肤脱落细胞对样品的污染。

七、样品采集和处理的举例

为了减少样品采集活动对检测结果的影响,实验室应根据不同样品类型及不同检测项目要求制定各种样品采集的标准流程,供患者、护理人员和检验人员参考。下面列举一些样品采集和处理方法。

1. 静脉血视静脉情况,一般选择肘正中静脉、贵要静脉或头静脉等容易固定、明显可见的静脉,幼儿可选择颈外静脉。患者一般取坐位或卧位,在肘部静脉上方系上压脉带,充分暴露静脉,嘱咐患者握拳,选择一根最适合的静脉。用复合碘棉签对穿刺部位皮肤局部消毒,待其挥发后使用一次性采血针,使针头与皮肤成 15°角刺入皮肤,见回血后将采血针另一端插入真空采血管中,到达采血量后血流停止,将采血针拔出真空管。压脉带捆扎时间不宜超过 1 min,避免血液成分浓度发生变化。取血后血液应缓慢注入试管,防止溶血与产生泡沫,加有抗凝剂的采血管需要立即颠倒混匀 8 次,含有分离胶或促凝剂的采血管需要颠倒混匀至少 5~8 次。采集完毕后用消毒棉签按压抽血点,快速抽出采血针,嘱咐患者按压 5~10 min,直到停止出血。

2. 末梢血一般采用手指指端或耳垂,婴幼儿可选择拇指或足跟。使用一次性采血针和 20 μl 微量吸管。轻轻按摩采血部位,使局部组织自然充血。消毒皮肤,干后一次穿刺 2~3 mm 深度,稍加挤压,擦去第一滴血,将血液收集于 EDTA 抗凝试管内,用消毒干棉球压迫伤口、止血。取血时可稍加挤压,但切忌用力过大,以免使过多组织液混入血液中稀释血液。

3. 尿液样品分随机尿、首次晨尿、即时尿及 24 h 尿。

(1)随机尿可在任意时间收集,但准确的收集时间应当记录在样品容器上,为分析提供合适的样品,在尿液收集之前应当憋尿几个小时。

(2)首次晨尿是患者从一个晚上睡觉起床后马上收集的样品。这也叫作"夜间的"

"8 小时"或"早晨早期的"样品。

（3）即时尿是在 24 h 内不特定时间收集的样品（如在早上 10 点或在一个与其他行为有关联的特定时间，如饭后 2 h 或前列腺按摩后）。

（4）24 h 尿：如果必须测量 24 h 内分泌的溶质总量，需要严格计时 24 h 的尿液样品，因为许多溶质显示昼夜变化。儿茶酚胺、17 -羟类固醇和电解质的最低浓度发生在早晨的早期，而最高浓度发生在下午或稍后。故第一天嘱患者将尿排尽弃去，并记录排尿时间，以后每次排出的尿均收集于洁净干燥带盖的容器中，直至收集至第二天同一时间最后一次排尿为止。混匀，量其总量，此即为 24 h 尿。

（5）清洁收集尿液样品

1）男性：在收集尿液样品前应：① 患者应当用肥皂或清洁毛巾洗手；② 指导没有受过割礼的患者翻起包皮暴露尿道；③ 用灭菌清洁毛巾或相同物，从尿道开始，清洁阴茎头；④ 患者开始排尿，第一部分排入便盆或厕所，收集中间部分至适当的尿液样本容器，多余的尿液可排入便盆或厕所。如果患者不能完成推荐的程序，应当穿戴消毒手套帮助患者留取尿液。

2）女性：在收集尿液样品前应：① 患者应当用肥皂或清洁毛巾洗手；② 指导患者蹲在便盆或厕所之上；③ 用一块消毒清洁毛巾或相似物，清洁尿道和周围区域；④ 患者开始排尿，第一部分排入便盆或厕所，收集中间部分至适当的尿液样本容器，多余的尿液可排入便盆或厕所。如果患者不能完成推荐的程序，应当穿戴消毒手套帮助患者留取尿液。

（6）导管样品：导管样品是用无菌技术将导管通过尿道插入膀胱后收集的样品。

（7）耻骨穿刺样品：耻骨穿刺样品是用无菌技术穿过腹壁从膨胀的膀胱吸引尿液而收集的样品。

（8）微生物培养样品：如果采取了特殊的预防措施，清洁尿、导管尿、耻骨穿刺尿液中的任何一种均可作微生物培养。对患者进行适当的样品收集方法的指导可减少尿液培养污染事件。

（9）婴幼儿和小孩尿液的收集：对于太小而不能收集尿液的儿童，使用对皮肤黏附较少产生过敏的儿科和新生儿尿液收集袋。

4. 粪便：常规检验留取新鲜指头大小（约 5 g）即可，放入干燥、清洁、无吸水性的有盖容器内送检。收集要求：

（1）应尽可能选取附着黏液、脓液、血液的新鲜异常粪便（宜多个部位留取，蚕豆大小），并避免尿液和异物（如卫生纸、花露水、强力清洁剂、除臭剂等）污染。采集后的样品宜在 1 h 内（夏季）或 2 h 内（冬季）送检。

（2）粪便隐血试验宜连续 3 d 每天送检样品（适用时），每次采集粪便 2 个部位的样品送检（置于同一标本容器中）。不可使用直肠指检样品。

（3）进行细菌检查的样品应在发病初期和使用抗生素前采集，腹泻患者样品应在急性期（3 d 内）采集。进行厌氧菌培养的样品应尽快送检，必要时在床旁接种。

（4）查原虫滋养体的样品应留取含脓血的稀软粪便，排便后立即检查，冬季需要采取保温措施送检;查蛲虫卵时,在子夜或早晨排便前用肛拭子在肛周皱襞处采集样品;查血吸虫毛蚴时,应至少采集 30 g 新鲜粪便;查寄生虫虫体及虫卵计数时,应收集 24 h 粪便。

(5) 用于分子检测的粪便样品时,取 1 ml 样品处理液,挑取黄豆粒大小的粪便样品加至管中,轻轻吹吸 3～5 次,室温静置 10 min,以 8 000 转/min 离心 5 min,吸取上清液进行检测。

(6) 细菌检验样本,应无菌操作收集。

5. 痰液:痰液样品收集法因检验目的不同而异,主要用自然咳痰法。

(1) 痰常规样品:嘱患者晨起用清水漱口,然后用力咳出 1～2 口痰液,盛于蜡纸盒或广口容器内。如查癌细胞,容器内应放 10%甲醛溶液或 95%乙醇溶液固定后送检。

(2) 痰培养样品:清晨痰量多,含菌量亦大,嘱患者先用复方硼砂含漱液,再用清水漱口,除去口腔中细菌,深吸气后用力咳出 1～2 口痰液盛于灭菌培养皿或瓶中,及时送检。

(3) 24 h 痰样品:容器上贴好标签,注明起止时间,嘱患者将晨 7 时至次日 7 时的痰液全部留在容器中送检,不可将漱口液、唾液等混入。

(4) 小儿取痰法:用弯压舌板向后压舌,用棉拭子伸入咽部,小儿受到刺激咳嗽时,喷出肺部或气管分泌物粘在拭子上。或使用负压吸痰器取痰。

6. 唾液在提取唾液样品前的 30 min 内,请勿进食、饮水、吸烟或嚼口香糖。在吐唾液之前,放松脸颊,轻揉 30 s 以产生唾液。收集 2 ml 唾液样品,注意避免产生过多气泡,收集后与保存液混合均匀。

7. 精液

(1) 样品采集后应记录采集方法、采集时间、样品完整性及禁欲时间等信息。

(2) 样品采集后 1 h 内,评估精液液化状况和外观、测量精液体积,制备湿片并进行精子活力和精子存活率检查,制备精液涂片(用于评估精子形态),稀释精液并进行精子计数,进行混合抗球蛋白反应试验等检查(需要时),离心处理精液(用于化学检查);采集后 3 h 内,进行微生物学检查;采集后 4 h 内,完成精液涂片固定、染色和精子形态检查,进行精液化学检查。

(3) 对于无法液化的精液样品,可采用机械混匀(如加入适量磷酸盐缓冲液,使用移液器轻轻反复吹打)或酶消化(如淀粉酶、菠萝蛋白酶)的方法进行处理。

8. 前列腺液

(1) 前列腺液样品由临床医师行前列腺按摩术采集。前列腺按摩指征要明确,一般用于慢性前列腺炎症;疑有前列腺急性炎症、红肿、结核或肿瘤且压痛明显者,应慎重采集样品。按摩时用力要均匀适当,并按一定方向进行,避免因反复强力按压造成不必要的损伤。

(2) 将前列腺液样品采集于清洁玻片上,采集时应弃去流出的第一滴前列腺液,并立即送检。

(3) 做细菌培养时,应无菌操作,并用无菌容器收集样品。

9. 阴道分泌物:样品采集宜使用 1 个或多个灭菌拭子(头部包有聚酯棉球)或灭菌圈

（棉球对淋病奈瑟菌有影响，木质器材对沙眼衣原体有影响）。应根据检查目的采集不同部位的样品，如细菌性阴道炎检查时应采集阴道侧壁分泌物，滴虫性阴道炎检查时应采集后穹隆分泌物。

10. 宫颈分泌物应在非月经期进行，采样前 3 d 内不使用阴道内药物，不冲洗阴道。采集时先用棉签将宫颈口分泌物轻轻擦拭，更换棉拭子，将拭子插入宫颈管 2 cm 内，转动 2～3 圈获得样品，将取样后的棉拭子放入配套的软管中，旋紧管盖。

11. 尿道分泌物：① 男性：采集时先用棉签将尿道口轻轻擦拭，更换棉拭子，将棉拭子插入尿道内 2～4 cm，旋转拭子 1～2 圈获得样品，将取样后的棉拭子放入配套的软管中，旋紧管盖；② 女性：采集时先用棉签将尿道口轻轻擦拭，更换棉拭子，将棉拭子轻轻伸入前尿道内，旋转拭子 1～2 圈获得样品，将取样后的棉拭子放入配套的软管中，旋紧管盖。

12. 脑脊液脑：脊液样品的采集应由医生或专科护士进行。采集部位有腰椎、小脑延髓池等，临床医生应在申请单上注明脑脊液样品采集部位（如腰椎或脑室）的相关信息，一般多以腰椎穿刺法采集脑脊液。将穿刺采集的脑脊液分置 3～4 支编号洁净无菌试管中，每管量 3～5 ml。因最初数滴可能含有少量红细胞，故第一管作细菌学检查，第二管作生化、血清学检查。第三管作细胞计数（用于细胞学检查的样品不宜使用玻璃材质的容器）。样品采集后应及时送检，各实验室亦应立即检验。久置会致细胞破坏影响细胞计数；因葡萄糖分解使其测定结果降低；病原菌破坏或溶解。细胞计数管应避免样品凝固，一般无须使用抗凝剂，遇高蛋白样品时，可用 EDTA 盐抗凝。

13. 骨髓：骨髓采集一般以临床居多。考虑到样品质量的保证、直面患者了解病况对诊断的需要，专门的骨髓检查科室应参与骨髓采集与样品制备。许多血液病骨髓穿刺与活检一起进行，故采集样品除了髓液涂片外，还常有骨髓印片和组织固定与血片的制备。

成人患者首取髂后上棘，其次是髂前上棘，胸骨也是采集部位之一。3 岁以下患儿常选取胫骨。抽吸骨髓液，一般以 0.2 ml 为宜。也可以将骨髓液放入 EDTA‐K_2 干燥抗凝管（2% EDTA‐K_2 溶液 0.5 ml）抗凝后，按需制备涂片。

建议使用一端有磨砂区的载玻片，推片前在磨砂区写上患者的姓名和样品号等识别标记。将抽吸的骨髓液置于载玻片上立即制片，一般涂片 6～8 张；对疑似急性白血病者涂片 8～10 张。因部分需要细胞化学和免疫化学染色，所以涂片张数宜多。一般应同时采集血片 2 张。推制的涂片应有头、体、尾部分。

14. 浆膜腔积液（胸水/腹水）临床医生在无菌条件下，根据要求在胸腔/腹腔穿刺采集胸水/腹水。采集过程中密切观察患者，防止不良反应的发生。为防止样品出现凝块，导致细胞分布不匀影响计数，采集后的样品应置于蓝盖抗凝管内于 1 h 内送检，如不能及时送检，应低温保存。

15. 胃液试验前 1 d 停用影响胃酸分泌的药物，如抗胆碱酯酶类及碱性药物等。试验前晚 8:00 后禁食、禁饮、禁烟。排空迟缓者，试验前 1～2 d 流质饮食。样品采集时受试者空腹坐姿，插管抽取胃液，弃去残余胃液，连续抽取 1 h 胃液作为空腹胃液样品，计量，以此作基础胃酸分泌量。皮下或肌内注射五肽胃泌素 6 μg/kg,每 15 min 留 1 份样品,共留取 4 份样品分别计量送检。

16. 十二指肠引流液:十二指肠引流液是十二指肠液、胰液、胆汁及少量胃液的混合物,包括十二指肠液(D 液)、胆总管液(A 胆汁)、胆囊液(B 胆汁)和肝胆管液(C 胆汁)。按照胆汁不同来源甲、乙、丙、丁四管收集,并在容器上注明。

17. 滑膜液采集多管样品时,第一管应使用无抗凝剂试管,宜采集 4～5 ml,并观察是否凝固,离心取上清液做化学和免疫学检查(如葡萄糖、白蛋白和脂类,类风湿因子和补体测定等);第二管应使用肝素钠(25 U/ml)或 EDTA 溶液抗凝,用于细胞计数、分类计数和结晶鉴定,宜采集 1～3 ml,如同时做细胞病理学检查时宜采集 4～5 ml,使用肝素锂、草酸盐或 EDTA 粉末抗凝,可能影响结晶检查结果;第三管应使用肝素(25 U/ml)抗凝、也可以采用多聚茴香脑磺酸钠(SPS)抗凝剂或无抗凝剂试管,宜采集 4～5 ml,用于微生物学检查。

18. 支气管灌洗液将收集器头部从鼻孔或气管插口处插入气管(约 30 cm 深处),注入 5 ml 生理盐水,接通负压,旋转收集器头部并缓慢退出,收集抽取的黏液,并用采样液冲洗收集器 1 次,也可用小儿导尿管接在 50 ml 注射器上来替代收集。

19. 肺泡灌洗液:局部麻醉后将纤维支气管镜通过口或鼻经过咽部插入右肺中叶或左肺舌段的支气管,将其顶端嵌入支气管分支开口,经气管活检孔缓缓加入灭菌生理盐水,每次 30～50 ml,总量 100～250 ml,不应超过 300 ml。

20. 口腔拭子温开水漱口后,用无菌棉签在颊黏膜轻擦 10 次,放入无菌收集容器中。

21. 鼻咽拭子采样人员一手轻扶被采集人员的头部,一手执拭子,拭子贴鼻孔进入,沿下鼻道的底部向后缓缓深入,由于鼻道呈弧形,不可用力过猛,以免发生外伤出血。待拭子顶端到达鼻咽腔后壁时,轻轻旋转一周(如遇反射性咳嗽,应停留片刻),然后缓缓取出拭子,将拭子头浸入含 2～3 ml 病毒保存液(也可使用等渗盐溶液、组织培养液或磷酸盐缓冲液)的管中,尾部弃去,旋紧管盖。

22. 咽拭子被采集人员先用生理盐水漱口,采样人员将拭子放入无菌生理盐水中湿润(禁止将拭子放入病毒保存液中,避免抗生素引起过敏),被采集人员头部微仰,嘴张大,并发"啊"音,露出两侧咽扁桃体,将拭子越过舌根,在被采集者两侧咽扁桃体稍微用力来回擦拭至少 3 次,然后再在咽后壁上下擦拭至少 3 次,将拭子头浸入含 2～3 ml 病毒保存液(也可使用等渗盐溶液、组织培养液或磷酸盐缓冲液)的管中,尾部弃去,旋紧管盖。

23. 鼻咽抽取物或呼吸道抽取物用与负压泵相连的收集器从鼻咽部抽取黏液或从气管抽取呼吸道分泌物。将收集器头部插入鼻腔或气管,接通负压,旋转收集器头部并缓慢退出,收集抽取的黏液,并用 3 ml 采样液冲洗收集器 1 次(亦可用小儿导尿管接在 50 ml 注射器上来替代收集器)。

24. 新鲜肿瘤组织一般由医生进行采集,要求恶性肿瘤细胞占比≥20%;手术样品(大样品)≥50 mg(黄豆大小);穿刺样品(小样品)至少 1 针。

25. 甲醛固定石蜡包埋组织(formalin-fixed paraffin-embedded,FFPE):恶性肿瘤细

胞占比≥20%。为保证 FFPE 样品 DNA 提取的成功率,请尽可能送检 1 年以内的蜡块或 6 周以内的石蜡切片,切片厚度 4~5 μm(防脱玻片);手术样品(大样品)≥5 张;穿刺样品(小样品)≥10 张。

26. 干血斑样品:向无菌滤纸上滴加约 50 μl 全血,根据需要可连续在数个印圈上滴加样品,于室温下自然干燥至少 4 h。干血斑样品采集时不要堆叠血斑,不与其他界面接触,待血斑充分干燥后应放入无菌袋中,避免血斑之间的相互污染,同时加入干燥剂和湿度指示卡,密封包装后运送。

27. 肛拭子用消毒棉拭子轻轻插入肛门 3~5 cm,再轻轻旋转拔出,立即放入含有 3~5 ml 病毒保存液的 15 ml 外螺旋盖采样管中,弃去尾部,旋紧管盖。

28. 微生物血培养样品

(1)血培养采集指征及次数和时间,见表 2-4-1。

表 2-4-1 血培养适应证及采集套数

适 应 证	采 集 套 数
急性脓毒症	抗微生物药物使用之前,10 min 内从不同部位采集 2~3 套血培养
急性细菌性心内膜炎	抗微生物药物治疗前 1~2 h 内,从 3 个不同部位采集 3 套血培养。如 24 h 培养阴性,则再采集两套
疑似菌血症	起始抗微生物药物治疗前,24 h 内不同部位采集 2~4 套,间隔不小于 3 h
不明原因发热	从不同部位采集 2~4 套
疑似菌血症(儿科患者)	立即采集血液标本,接种儿童血培养瓶,建议采集 2 套
导管相关的血流感染	方法 1. 未拔除导管的情况下,同时从留置管和外周静脉采集血液,各采集一套送检血液培养 方法 2. 拔除导管的情况下,剪下 5 cm 导管尖端送检培养,同时送检一套外周血液培养

(2)血培养采血量

1)普通细菌培养儿童及成人推荐的采血量见表 2-4-2。

表 2-4-2 血培养推荐的采血量

患者体重(kg)	每套培养血液体积(ml)
<8	1
8~14	3
14~27	5
27~41	10
41~54	15
>54	20

2)分枝杆菌培养:成人患者建议采集 3 次,每次 5 ml(或按说明书要求体积)血液直接注入分枝杆菌专用血培养瓶,室温下尽快送抵实验室。

3)酵母菌培养:成人患者采集 2~4 套血培养,每套血培养采集 20~40 ml 血液,宜接种 2 个需氧培养瓶,室温下尽快送抵实验室。

29. 眼部样品:所有样品均应迅速送至实验室。

(1)结膜囊分泌物将植绒拭子用病原体保存液或无菌生理盐水预湿,由内眦部开始从内到外旋转,轻拭下方结膜囊和下睑结膜表面(注意内眦部),采集后立即接种培养基或立即转运;接种后制备涂片,将拭子在载玻片上自内而外滚动涂成直径 $1.0\sim1.5$ cm 的近圆形。

(2)角膜及结膜刮片由眼科专业人员采集,角膜刮片推荐用 15 号手术刀片刮取溃疡基底部、溃疡进行缘或损伤部位,将刮取物直接接种于培养基;睑结膜刮片宜翻转上睑暴露睑结膜,固定后,垂直刮擦组织。将刮取物直接涂抹于载玻片上,尽量均匀涂开。

(3)房水及玻璃体液由眼科专业人员采集,将无菌注射器中的标本直接接种于培养基或液体增菌培养基,常规进行苛养菌、真菌及厌氧菌培养,同时直接制片或甩片制片。

30.耳样品:取中耳样品时,若鼓膜完整,先用肥皂水清洁耳道,再行鼓膜穿刺术用注射器抽出中耳内液体;若鼓膜穿孔,通过耳镜用软杆的采样拭子收集液体(仅限于需氧培养);外耳道样品用湿拭子将耳道的碎屑或硬皮除去,用一新拭子在外耳道用力旋转拭子取样。

31.皮肤、结缔组织及伤口样品

(1)闭合性脓肿消毒皮肤后,用注射器抽取脓肿物,无菌转移所有抽吸物至厌氧和需氧转运装置中。

(2)开放性脓肿用无菌生理盐水或 75%乙醇擦拭去除表面分泌物,尽可能采集抽吸物,或将采样拭子插入至病灶的底部或脓肿壁取其新鲜边缘部分。

(3)脓疱或水疱用乙醇消毒挥发后,挑破脓疱,用拭子收集脓液;较大的脓疱消毒后宜直接用注射器抽取。陈旧的脓疱,去除损伤表面,用拭子擦拭损伤基底。

(4)蜂窝织炎液化后宜先注射无菌生理盐水随后抽吸,可以获得足量的样品进行培养。若患者病情迅速进展,或蜂窝织炎没有液化则需要采集组织活检样品。

(5)伤口样品区分浅表伤口标本、深部伤口标本及外科手术伤口标本。宜从感染进展的前缘采集活检标本。活检标本和抽吸物(脓液、渗出液)优于拭子标本;浅表伤口标本不能进行厌氧培养。

(6)烧伤伤口清洁并清除烧伤创面,有液体渗出时,用拭子擦拭取样。烧伤的组织宜做定量培养,定量检验结果$\geqslant 10^5$ CFU/g 则预示有可能进展为创伤相关脓毒症。

(7)溃疡或褥疮用无菌生理盐水或 75%乙醇擦拭去除表面分泌物,尽可能采集抽吸物。

此外,样品采集须符合生物安全规定,对于某些高传染性致病微生物样品(例如新型冠状病毒样品),采样人员还应经过专门的生物安全培训并且具备相应的实验技能。采样时需穿戴三级个人防护装备(personal protective equipment,PPE):N95 口罩、护目镜、防护服、乳胶手套、防水靴套;如果接触患者血液、体液、分泌物或排泄物时,戴双层乳胶手套并及时更换外层手套。

(蒋玲丽　欧元祝)

第三节 样品运送和接收

为了保证样品的质量,实验室应制定相关程序监控样品的运送过程。确保运送过程不对运送者、公众及接收实验室造成危害,并遵守国家和地方的法律法规;确保样品根据申请项目的性质和实验室相关规定在规定时间内运送;确保原始样品在规定的温度范围内运送。样品运送至实验室后,实验室应有专人接收和验收已采集的样品。

一、样品运送

1. 专人运送或专用运输系统:从患者采集的原始样品原则上都应由经过专门训练的医护人员或护工运送,不得由患者本人或患者家属运送,或者由专用的气动物流运输系统运输;送往外院或委托实验室样品也应该由经过训练的人员进行运送和接收,样品运送人员必须受过相应的培训,具备一定的专业知识,保证运输中样品质量不影响检测结果,及时运送至实验室;保证运输途中的安全性及发生意外时有紧急处理措施,并有实验室负责人的授权。

2. 专用样品运送贮存箱:样品在运输的过程中可能会丢失、污染、过度振荡、容器破损、唯一性标识丢失或混淆以及高温、低温或阳光直射等使样品变质等情况,为了避免在运送过程中出现以上情况,运送时需使用专用的贮存箱。特别是某些可感染人的高致病性病原体样品(如新型冠状病毒检测样品)的包装和运送应符合相关生物安全和法律法规要求。若样品运送贮存箱被样品污染,应立即用消毒液(如 2 000 mg/L 有效氯消毒液)浸泡 30～60 min,再用流水冲洗。

对于疑为高致病性病原微生物的样品,应按照《病原微生物实验室生物安全管理条例》和各医疗机构制定的生物安全管理规定的相关要求进行传染性标识、运送和处理。

3. 样品运送时间和温度:样品采集后应及时送至实验室,避免某些分析物遭到破坏。一般要求离体 2 h 内务必送至实验室。有些检测项目不稳定应立即送检或采取特殊运送措施,例如:

(1) 血气分析,室温稳定时间小于 15 min,采集后应即刻送检,如不能在 15 min 内送检,应置于冰上运输,运送时间不超过 1 h,有条件可开展床旁检测。

(2) 脑脊液样品应置于加盖的玻璃管内于 1 h 内送检,否则可导致细菌溶解,影响细菌检出率;葡萄糖分解,影响生化结果;细胞破坏,影响计数结果。

(3) 全血血糖离体后 10 min 即开始降低,采集后应立即运送或分离血清或血浆,或通过添加稳定剂(如氟化钠)抑制红细胞的糖酵解,减少葡萄糖的消耗,稳定血糖浓度。

(4) 血凝样品应及时检验,如果不能在 4 h 内完成所有试验,应离心分离血浆,吸出血浆,将血浆样品低温保存(−70～−20℃)。

(5) 血小板聚集试验应在采血后 2 h 内完成检测。

（6）凝血因子Ⅷ最不稳定,若无法立即检测,可将血浆样品置于−80℃保存。

（7）待测核酸为DNA时,应在采集后24小时内送达实验室,否则需低温运送。

（8）当待测核酸为RNA时,需4 h内送达实验室;如果样品中添加了RNA稳定剂,则可室温运送或邮寄。

（9）当待测核酸为细胞外游离DNA时,例如进行孕妇外周血胎儿游离DNA产前检测(NIPT)时,常规EDTA抗凝采血管采集的样品应自离体后8 h内完成血浆分离,在干冰冷链状态下暂时保存及运转;采用专用血浆保存管的,可在室温下完成暂时保存与运转。此环节须双人复核。

（10）冰冻组织样品最好保证其运送过程中不发生融化;石蜡包埋组织和干血斑样品可常温下运送。

（11）用于细菌学检验的样品细菌学检验常用的转运培养基包括① Regan - Lowe转运培养基可用于百日咳鲍特菌和副百日咳鲍特菌的培养;② Amies或Stuart转运培养基可用于分离脑膜炎奈瑟菌和白喉棒杆菌等;③ Cary - Blair转运培养基可用于肠道病原菌的检验。

1) 用于普通细菌学检验的样品:应在2 h内送达实验室。如果转运时间超过2 h,可使用转运培养基或在冷藏条件下转运;一般情况下,用于细菌培养的样品室温下保存不能超过24 h;血培养样品不可以冷藏转运;仅用于分子诊断的样品,需冷藏或冷冻保存(−70℃以下最佳,避免反复冻融)。

2) 样品量较少的体液样品(<1 ml)或组织标本(<1 cm³),宜在30 min内送到实验室。大体积的样品或采集于保存培养基中的样品,可以保存24 h。

3) 对周围环境敏感的细菌如百日咳鲍特菌、志贺菌属、淋病奈瑟菌、脑膜炎奈瑟菌、流感嗜血杆菌、肺炎链球菌和厌氧菌,采集后立即送检。

4) 对可能分离出对低温敏感细菌(如淋病奈瑟菌、脑膜炎奈瑟菌、流感嗜血杆菌和肺炎链球菌)的样品(如脑脊液、生殖道、眼部、中耳及呼吸道标本),采集后不宜冷藏。

5) 用于厌氧菌培养的样品在常温下转运,样品量较少的样品宜在采集后30 min内送达实验室,转运过程中样品尽可能与空气隔绝。

（12）用于病毒学检验的样品

1) 用于病毒核酸检验的样品,采集后在2～4 h内送达实验室。血液样品室温运送,其他样品在2～8℃下转运;若运送时间超过24 h,样品宜在−70℃或更低的温度下保存和转运。

2) 用于病毒培养和抗原检验的样品,在运送过程中宜保存在适当的病毒转运液或其他相应的缓冲液中。

3) 液体样品,如羊水、血液、脑脊液、尿液和肺泡灌洗液等可直接送检,一般不需使用病毒转运液运送。

（13）用于真菌培养的样品(除头发、皮肤和指甲宜干燥送检外),宜湿润条件下送检。

二、样品接收

接收人员应严格执行样品的签收、送检制度，并标明时间，防止因样品签收、送检不及时而引起的法律纠纷。

1. 样品到达实验室后记录接收时间和处理时间。

2. 接收样品时仔细核对样品和检验申请单。

3. 如果信息不全，实验室联系标本采集部门以获得缺失的信息。

4. 如果样品标记错误或无患者姓名，重新采集样品；当样品不能重新采集时，才允许对标记错误的样品进行重新标记。

5. 及时处理送检样品，并尽快将所出现的问题通知相关科室。

三、样品拒收

错误的样品处理和报告将导致误诊和不恰当的治疗，一旦发生收到的样品有下列问题，则应加以拒收。样品拒收包括但不限于：① 实验室检查单上的姓名、唯一性标志如住院号、床号等信息与试管标识不一致；或字迹模糊不能辨认者；② 采集样品用错抗凝剂；③ 样品采集量不足（如与标示量相差大于 10%），不能满足检测要求；④ 抗凝剂与样品比例不合理，或抗凝血中有凝块；⑤ 样品采集与送检时间间隔过久；⑥ 应加防腐剂而未加的样品；⑦ 细菌培养样品被污染，或达不到相关要求；⑧ 从输血/输液处采集的样品；⑨ 血气样品中有气泡；⑩ 严重溶血、脂血样品。

对不符合要求的样品应拒收并将信息反馈给临床申请科室。如拒收或退回样品有困难，应与申请医师联系，提出处理意见，并应在最终检验结果上注明并提示申请医师考虑该因素对检测结果的影响。

（蒋玲丽　欧元祝）

第四节　检验前样品处理、准备和储存

实验室应有保护患者样品的程序和适当的设施，避免样品在检验前活动中以及处理、准备、储存期间发生变质、遗失或损害。同时还应规定附加申请的时间限制。实验室检测指标众多，不同指标稳定性有差异，故应以不同的方式处理和保存样品。委托检验的样品，实验室应按样品的技术要求进行检验前处理、准备和储存。下面列举部分检验前样品的处理、准备和储存。

1. 血液样品是临床检验中最常见的样品，采集后应及时送至检测部门。全血是取自患者的原始样品，但是很多检验项目检测的样品并不是全血，故一般情况下要 1 h 内分离出血清，室温放置不超过 4 h，4℃保存不超过 8 h，长时间保存需在冰冻条件下−20℃，且只能冻融 1 次。

2. 血凝检测需分离血浆。实验室收到样品后,将装有样品的带盖试管在规定的速度和时间条件下(室温、1 500 g、不少于 15 min)离心,以得到乏血小板血浆(血小板计数 10×10^9/L)。离心机应使用甩平式转头以减少血浆和血小板的重新混合。

不能及时检测时,应吸出血浆,将血浆样品低温保存(−70～−20℃),凝血因子Ⅷ可将血浆样品置于−80℃保存。用于 PT 测定的未离心或离心后未分离血浆的样品,在 18～24℃条件下未开盖的试管中,可保存 24 h;检测未使用肝素患者的 APTT 样品时,未分离血浆的样品(未离心或离心)在未开盖的试管中保存在 2～4℃或 18～24℃条件下,可保存 4 h;怀疑含有普通肝素的样品用于 APTT 测定时,保存在 2～4℃或 18～24℃条件下,应在样品采集后 1 h 内离心,血浆测定应在样品收集后 4 h 以内测定;用于其他测定的样品(如凝血酶时间测定、蛋白 C)保存在 2～4℃或 18～24℃条件下,应在样品采集后 4 h 内离心和测定;如用于 PT 测定的样品在 24 h 内、用于 APTT 和其他项目测定的样品在 4 h 内无法完成测定时,应该分离血浆将其冷冻于−20℃,可最多保存 2 周或−70℃最多保存 6 个月;冰冻血浆样品应该在 37℃水浴中迅速融化,轻轻混匀立即测定。融化后的样品如不能立即测定,应置于 4℃条件下暂存,并于 2 h 内完成测定。

3. 某些可感染人的高致病性病原体样品(如新冠病毒检测样品)进行核酸提取前应采用可靠的方法(如 56℃金属浴或水浴处理 30 min)进行灭活处理,含胍盐保存液采样管采集的样品可根据采样管说明书要求的保存条件及时间要求进行运送和保存。

4. 保存于滤纸上的血液样品需采用穿孔机将滤纸上的血斑取下装入离心管中,用溶解液冲洗浸泡滤纸,摇床上室温孵育以除去滤纸上的血红蛋白。为避免交叉污染,一个干血斑取材完毕后,穿孔机需用 70% 的乙醇彻底清洗,PBS 冲洗后,方可用于下一个干血斑的采集。

5. 用于分子病理检测的新鲜组织样品应及时进行取材做冰冻切片或切开、固定等处理,穿刺细胞应及时进行制备细胞蜡块、切片等处理。固定应采用 10% 中性缓冲的甲醛溶液(福尔马林),避免使用 Bouin 液等含重金属离子的固定液。活检组织样品一般固定 6～12 h,手术切除样品需固定 6～48 h。如需要,组织样品用显微切割法刮取组织以保证有足量的肿瘤细胞,应由经验丰富的工作人员评估,标注出肿瘤细胞所在区域。甲醛固定石蜡包埋组织在进行核酸检测前需使用二甲苯进行彻底脱蜡。

6. 用于无创产前诊断或肿瘤游离 DNA 检测的血液样品如使用常规 EDTA 抗凝采血管采集的样品应当自离体后 6 h 内完成血浆分离,具体操作分 2 次离心,第一次 1 600 g 离心 10 min,第二次 16 000 g 离心 10 min。如不能立即进行游离 DNA 提取,可放置在−20℃或−80℃条件下保存。

7. 部分微生物检测样品在检测前须进行前处理。前处理方法至少包括:① 混匀:尿液样品和全血样品等,检查前充分混匀恢复均相;② 离心:如全血样品及时离心分离血清、血浆或细胞层;③ 均质化:当菌体被裹挟或黏附在其他物质内时,将菌体释放出来。例如咳痰样品培养前宜先消化释放菌体。组织样品宜采用机械研磨释放菌体。导管和假体等样品宜通过超声和机械振荡等方式释放菌体。拭子样品宜采取振荡等方式,将菌体从纤维丝上释放出来;④ 减少干扰:临床样品分离培养结核分枝杆菌和非结核分枝杆菌前,采用酸、碱或其他适宜的方法进行处理。

(1)体液样品(除外尿液和血液)

1)可使用细胞离心机浓缩后制备涂片。

2)如无细胞离心机,可使用普通离心机,大于 1.0 ml 的样品 1 500～2 500 g 离心 10 min 后,用移液管吸出上清,剩余 0.1～0.5 ml 沉淀,充分混匀此沉淀后用于检验。

3)血性样品或是明显的脓液,需进行直接涂片。涂片薄厚适宜,类似于血液薄膜片。

(2)组织、骨和假体样品

1)用于细菌培养的组织、骨或假体样品宜在研磨器里研磨或超声处理,组织样品可以使用手工研磨器或自动匀浆器/研磨机;吸取混悬液制备涂片,并接种合适的培养基。

2)用于真菌培养的组织或骨样品,除了研磨后接种标准培养基外,需点种一小块完整的组织到每块琼脂培养基里面。

3)怀疑结核菌感染时,样品可剪成小块,无须研磨。

(3)所有体液和组织样品,感染导致的脓液、坏疽等均应做革兰染色。一些拭子样品,如诊断细菌性阴道病的拭子样品需做革兰染色。

(蒋玲丽　欧元祝)

参考文献

[1] 中国合格评定国家认可委员会.医学实验室质量和能力认可准则:CNAS - CL02:2012[S].北京:中国合格评定国家认可委员会,2013:11.

[2] 中华人民共和国国家卫生和计划生育委员会.临床微生物学检验样本的采集和转运 WS/T 640 - 2018[S].北京:中国标准出版社,2018:12.

[3] 胡晓波,项明洁,李莉.临床检验一万个为什么·检验质量管理分册[M].北京:人民卫生出版社,2014:106 - 130.

[4] 王华梁,吕元,钟建明.检验医学实验室质量管理指南[M].上海:上海科学技术文献出版社,2017:58 - 75.

[5] 杨振华.临床实验室质量管理[M].北京:人民卫生出版社,2003:99 - 123.

[6] 中华人民共和国卫生部.血浆凝固实验血液样品的采集及处理指南:WS/T 359 - 2011[S].北京:中国标准出版社,2011:12.

第五章

检验过程质量管理

第一节 检验程序的性能验证和确认

临床实验室引入新的或修改的方法或程序,必须保证检验质量,并能满足临床需要。在使用新的或修改的方法或程序之前,必须对其性能等进行严格、公正、客观的评价以证明所选用方法或程序达到临床实验室要求的临床性能、分析性能和经济性能等各方面的要求。

一、验证与确认

临床实验室在选择检验方法/程序之前,对所使用的检测系统或试剂盒进行分析性能评价,包括验证和确认两种形式。一般而言,方法学性能评价的确认试验较为复杂,验证实验相对简单。因此,临床实验室引入常规检测方法是,应结合实验室仪器设备、人员能力、成本等实际情况,尽量选用通用方法或推荐方法。

(一)验证

验证(verification)是指通过提供客观证据对规定要求已得到满足的认定(GB/T 19000-2016/ISO 9000:2015)。ISO 15189:2012指出,在常规应用前,应由实验室对未加修改而使用的已确认的检验程序进行独立验证。根据《医疗机构临床实验室管理办法》[卫医发(2006)73号]第二十三条规定"医疗机构临床实验室使用的仪器、试剂和耗材应当符合国家有关规定。"临床实验室使用经国家市场监督管理总局批准的检测系统或试剂盒时,因这些检测系统或试剂盒已经经过严格的评估,临床实验室使用并报告患者结果前,应在自己的实验环境条件下独立完成厂商声明的分析性能验证,以证实在本实验室能达到厂商声明的分析性能,从而保证检验结果的准确可靠。美国《临床实验室改进修正案》(Clinical Laboratory Improvement Amendment,CLIA)明确提出在这种情况下定量分析性能验证实验室可只对主要性能指标——精密度、正确度、测量区间进行验证。

一般而言,定量检验程序需验证准确度、精密度、测量系统检验结果可报告范围,核实厂商提供参考区间是否适用于实验室患者群体。某些检验程序还应包括检出限。验证需做 4 项实验：重复性实验估计检验程序的不精密度、方法学比对实验估计不准确度或偏移、线性实验确定可报告范围、收集参考值验证参考区间。定性检测程序验证至少包括检出限、符合率和临界值验证。

实验室在下述情况下需要对检测系统或试剂进行性能验证：使用新的检测试剂或系统；更换检测试剂或系统；检测试剂或系统出现重大改变时，如仪器设备故障维修后、试剂制备用原材料来源改变；仪器经过搬运等。更换简单的部件，如更换灯泡，只需要做简单的验证，采用质控品、以往患者样本重新检测即可。临床实验室应将验证的全部文件和记录，作为选用检验方法/程序的依据。

（二）确认

确认就是通过提供客观证据对特定的预期用途或应用要求已得到满足的认定（GB/T 19000－2016/ISO 9000：2015）。

一般只在下列两种情况下进行全面确认：① 临床实验室自行开发的检验方法或仪器；② 对国家市场监督管理总局批准的检验方法或仪器进行了重大修改。即在这两种情况下只进行验证是不够的，此时应使用比较全面和复杂的确认方法。ISO 15189：2012 的 5.5.1.3 的要求更为细化，要求实验室应对非标准方法、实验室设计或制定的方法、超出预定范围使用的标准方法、修改过的确认方法进行确认。

在确认定量分析性能时，国际上，特别是在美国广泛使用美国临床和实验室标准协会（Clinical and Laboratory Standards Institute，CLSI）提供的各种标准文件。这些标准文件提供的确认方法虽较复杂，需耗费大量的人力、物力和财力，但依据这些标准文件提供的确认方法所获得的数据公认比较准确、可靠。

检测程序更改、实验条件变化、试剂和样本比例的变化、都有可能造成方法学性能和检测范围的改变，因此，对经过修改的检测程序应进行全面评估，以明确该方法使用的局限性。

定量检测项目的确认实验应包括精密度、正确度、分析范围、参考区间、检出限、分析特异度、可报告范围、抗干扰能力、测量不确定度等；定性检测项目确认实验包括：临界值、检出限值、特异度、阴阳性符合率等。经过严格确认试验证明经改变方法性能是可接受的，才可用于临床检测。

二、相关定义

1. 精密度（precision）：是在规定条件下，独立的测试结果之间的一致程度。指测量程序在相同的条件下，对同一样本进行连续多次测量所得结果之间的一致性，是表示测定结果中随机误差大小程度的指标。精密度通常不用数值形式表达，但可以用不精密度程度以数字形式表示，如在规定测量条件下的标准偏差（standard deviation，SD）或变异系数（coefficient of variation，CV）。规定条件可以是重复性测量条件，其间精密度测量条件或复现性测量条件。与时间相关精密度组成部分，主要有批内精密度（或称为重复性）、批间精密度、日内精密度、日间精密度和室内精密度（或称为总精密度）、室间精密度（或称为再现性）。

（1）重复性（repeatability）：又称为批内精密度。在一组重复性测量条件下的测量精密度。重复性测量条件是相同测量程序、相同操作者、相同测量系统、相同操作条件和相同地点，并在短时间内对同一或相类似被测对象重复测量的一组测量条件。

（2）期间测量精密度（intermediate measurement precision）：又称期间精密度。在一组期间精密度测量条件下的测量精密度。其间精密度测量条件是除了相同的测量程序、相同地点，以及在一个较长时间内对同一或相类似的被测对象重复测量的一组测量条件外，还包括涉及改变的其他条件。改变包括新的校准、测量标准器、操作者和测量系统。

（3）室内精密度（within-laboratory precision）：规定时间和操作者范围，在同一机构内使用相同仪器条件下的精密度。

2. 测量正确度（measurement trueness）：也称为正确度（trueness），是无穷多次重复测量所得量值的均值与一个参考量值间的一致程度。与系统测量误差有关，与随机测量误差无关。正确度是一个定性概念，只能用程度来描述。通常以"偏移"来表示。偏移（bias）即测量偏移，是系统测量误差的估计值。是被评价方法的测定值与确定方法、参考方法、指定对比方法的测定值之间的差异，可用两者间的差值或百分数表示，即以检测计量单位或百分率表示。

3. 准确度（accuracy）：是被测量的测量值与其真值间的一致程度。用于一组测量结果时，由随机误差分量和系统误差（即偏移）分量组成。一般用偏差或偏差系数表示，反映不准确度。偏差是重复测定均值与真值之差。常用回收试验、干扰试验、方法比较试验等。

4. 测量区间（measuring interval）：又称为工作区间（working interval），是在规定条件下，由具有一定测量不确定度的测量仪器或测量系统能测量出的一组同类量的量值，或称为测量范围或工作范围，即测量系统的误差处于规定的极限（如变异系数10%）时，被测量值分布的高、低界限值间的范围。

（1）线性（linearity）：是在给定的测量范围内，测定结果与标本中分析物的量直接成比例的能力。此处的测定结果指最终的分析结果，而非仪器输出的原始信号。

（2）线性范围（linear range）：是检测系统的最终分析结果为可接受线性的浓度范围，此时非线性误差应低于允许误差。

（3）分析测量范围（analytical measurement range）：是患者标本未经任何处理（稀释、浓缩或其他预处理），由检测系统直接测量得到可靠的结果范围，在此范围内一系列不同标本分析物的测量值与实际浓度（真值）呈线性关系。

（4）临床可报告范围（clinical reportable range）：是定量检测项目能向临床报告的分析测量范围，患者标本可经稀释、浓缩或其他预处理。

5. 检出限和定量限：检出能力是检测系统和检测方法的基本性能特征之一。灵敏度、分析灵敏度、功能灵敏度、检出低限等多种表示方法，都可以用于描述检测能力。CLSI的EP17文件推荐使用检出限（LoD）、空白限（LoB）和定量限（LoQ）表示检测系统和检测的检出能力。

(1) 检出限(limit of detection,LoD):也称为检测低限、最小可检测浓度(或值)。是由给定测量程序获得的测得值,其错误声称物质成分不存在的概率为 β,错误声称物的概率为 α。国际理论和应用化学联合会(International Union of Pure and Applied Chemistry,IUPAC)推荐的 α 和 β 的默认值为 0.05。

(2) 空白限(limit of blank,LoB):也称为净状态变量临界值(critical value of state variable)。测量空白标本时观察到的最高测量结果。

(3) 定量限(limit of quantitation,LoQ):也称为定量检出限。是满足声明的精密度和正确度,在声明的实验条件下能够可靠定量的分析物的最低浓度。

6. 诊断灵敏度和特异性

(1) 诊断灵敏度(diagnostic sensitivity):是试验检出已被金标准确定为患者的能力,即患者试验结果阳性的比例,又称为真阳性率。临床疾病的确诊标准必须与待评方法无关。

(2) 诊断特异性(diagnostic specificity):是试验排除已被金标准确定为非患者的能力,即非患者试验结果阴性的比例,又称为真阴性率。

三、定量检测程序的性能验证

定量试验的性能验证包括精密度、正确度及线性范围(测量区间、检验可报告范围)的验证。检验医学包含多类亚学科,有些亚学科的定量检验方法由于各种原因,如血细胞计数检验方法由于缺乏稳定的检验样品,无法连续测量多天,此时可根据实际情况适当加以修改。具体操作也可参考《临床检验定量测定项目精密度与正确度的性能验证》(WS/T 492-2016)、《临床检验方法检出能力的确立和验证》(WS/T 514-2017)等文件。

临床实验室应先建立可执行的验证方案,方案至少应包含准备工作、验证实验、数据收集与处理、结果判读四部分内容。准备工作应包含:操作人员、使用的设备、设备的校准、环境(温度、湿度、空气污染等)、不同测量的时间间隔、试剂种类和批号等。同时还应建立质量控制程序。

为了得到正确的验证结果,实验室应选用熟悉仪器和检验方法、富有责任心的技术人员进行验证实验。操作者必须熟悉方法和(或)仪器工作原理,了解并掌握仪器的操作步骤和各项注意事项,能够严格按照每一操作程序进行操作,掌握质量控制的方法和规则,知道在什么情况属于失控、所测数据无效、如何进行纠正。能在评估阶段维持仪器的可靠和稳定。同时,应熟悉评价方案,包括样本准备。

实验数据数目应合适、足够多;选用可靠的统计学方法分析数据,得出合理的结论。

(一) 精密度验证

CLSI EP15 文件主要用于精密度性能验证。这里主要介绍参照 EP15 文件对厂商声明的精密度进行验证的过程。

检验操作人员学习并熟悉检验方法的操作,包括校准、维护程序和质量控制,在满足室内质控的前提下,方可开展精密度验证试验。用于验证试验的材料可选择真实患者标本或质控品,验证材料的浓度与厂商精密度声明的浓度尽量相近。若有可能,验证试验材料应与厂商的声明使用相同的材料,或非常类似的材料(如类似基质)。

验证方案简述如下:5天,每天一个分析批,每天2个浓度水平质控品,每个浓度水平质控品进行3次重复测定。在整个试验期间均应进行室内质控,如出现失控则剔除数据,并执行额外检测。需要注意的是,如果厂商在声明中指出的精密度数据是在多个校准周期下得到的,验证试验的操作者需调整校准频率与之匹配。EP15精密度验证的批内标准差(Sr)、批间方差(S_b^2)、室内标准差(S_I)及自由度(T)的计算公式如下:

$$S_r = \sqrt{\frac{\sum_{d=1}^{D}\sum_{i=1}^{n}(x_{di}-\bar{x}_d)}{D(n-1)}} \qquad (2-5-1)$$

$$S_b^2 = \frac{\sum_{d=1}^{D}(\bar{x}_d-\bar{\bar{x}})^2}{D-1} \qquad (2-5-2)$$

$$S_I = \sqrt{\frac{n-1}{n}S_r^2 + S_b^2} \qquad (2-5-3)$$

$$T = \frac{[(n-1)\times s_r^2 + (n\times s_b^2)]^2}{\left(\frac{n-1}{D}\right)\times s_r^4 + \left[\frac{n^2\times(s_b^2)^2}{D-1}\right]} \qquad (2-5-4)$$

式中,D是天数,n是每天的重复次数,x_{di}是第d天i次重复检测结果,$\bar{x}_d$是第d天所测结果的均值,$\bar{x}$是所有结果的均值。

通过比较实验室评估的批内精密度与厂商声明的精密度,来验证厂商所声明的批内精密度。如厂商声明的精密度用变异系数(CV_r)表示,应转换为分析物所有检测结果的标准差(σ_r),公式如下:

$$\sigma_r = CV_r\times\bar{x} \qquad (2-5-5)$$

式中,CV_r是厂商声明的批内CV,σ_r是厂商声明的批内标准差。

如评估的批内标准差小于厂商声明的批内标准差,则临床实验室可直接引用厂商声明的批内精密度。反之,也有可能两者之间差异无统计学意义,需联系厂商并进一步确定厂商声明的批内精密度是否与评估得到的批内精密度存在统计学差异,从而决定厂商声明的批内精密度是否通过。

EP15方案建议同时验证批内精密度和室内精密度。通常临床实验室仅验证室内精密度已足够,因在实际工作中,室内精密度比批内精密度更有意义。

(二)正确度验证

CLSI的EP15文件,主要用于检验方法的正确度性能验证。大多数情况下,实验室仅需对制造商声明正确度进行验证即可,所以临床实验室常用正确度评估方案可参照

EP15 文件。

EP15 正确度验证方案有 2 种：用患者样本与其他检验方法/试剂盒进行正确度验证实验；用参考物质进行正确度验证实验。第一种基于 20 份患者标本，用于实验室启用新检验方法代替旧检验方法，评估两者检验结果是否一致；第二种基于至少 2 份指定值的参考物质，如室间质评或能力验证（通过 ISO 17043 认可）计划中调查品、有证参考物质等。在以第二种方法进行试验时，不推荐使用定值的室内质控品。

1. 基于 20 份患者标本的正确度评价方案：使用这个评价方案的几种情况：① 临床实验室只是要验证厂商的声明，并以厂商的声明作为验证的基础，最好选择厂家进行比较的检测程序；② 如果只是更新试剂盒，则应与现在使用的试剂盒进行比较；③ 如果是将试剂应用到其他仪器，则应重新验证。

此方案简述如下：① 选择 20 份患者标本，其浓度水平覆盖厂商声明的整个线性范围；② 在 5 d 内，每天由两种检验方法在 4 h 内检测 4 份标本。在整个实验期间需做室内质控，如失控则剔除数据，并执行额外检测。

计算两种检验方法间结果差异(b)：

$$b_i = 实验方法结果 - 比较方法结果 \qquad (2-5-6)$$

$$\%b_i = \frac{实验方法结果 - 比较方法结果}{比较方法结果} \times 100 \qquad (2-5-7)$$

画出每份标本两种方法结果偏移(b_i)或百分比偏移($\%b_i$)图：横轴代表比较方法，纵轴代表偏移绝对值或偏移百分比。检查偏移图，观察两种方法间在检测浓度范围内标本结果差异是否一致，如一致，则可用下面的平均偏移与制造商声明比较；不一致，数据应分割为多个部分，每部分独立计算平均偏移；若偏移与浓度表现呈渐进性变化，则不能计算平均偏移。此时，需更多试验数据验证方法正确度。

计算两种方法间平均偏移($\bar{b}$)或百分比平均偏移($\overline{\%b}$)：

$$\bar{b} = \frac{\sum_{i=1}^{I} b_i}{n} \qquad (2-5-8)$$

$$\overline{\%b} = \frac{\sum_{i=1}^{I} \%b_i}{n} \qquad (2-5-9)$$

式中，n 为标本数。

如偏移小于厂商声明偏移，则临床实验室可直接引用厂商声明偏移。反之，也有可能两者之间差异无统计学意义，需进一步确定厂商声明偏移是否与评估得到偏移存在统计学差异，从而决定制造商声明偏移是否通过。

2. 基于至少 2 份指定值参考物质的正确度评价方案：此方案简述如下：① 至少选择 2 个代表检验方法线性范围的高、低浓度参考物质；② 在 3～5 d 内，对每份标本按每批进行 2 次重复检测;③ 计算均值和标准差,以及置信区间,帮助对指定值的验证。

(三) 线性(测量区间)验证

线性是指所用分析方法在给定范围内获取与样品中分析物浓度/活性成正比的试验结果的能力。检验方法的准确度是随着所测定的含量范围而发生变化的。超过一定的范围,准确度就受影响。

经多年发展,线性评价方法由最初的目测判断发展到统计学分析,CLSI 的 EP6 文件所采用的多项式线性评价,EP6 文件既可用于厂商对检验方法进行线性确认,也可用于临床实验室进行线性验证。

EP6 线性验证采用一元一次直线回归、二次与三次曲线回归统计处理,以统计估计值与实际检测值差异(统计误差)来判断,统计误差最小为最适直线或曲线。在分析过程中,和临床应用紧密结合,设定临床允许误差。当线性评价结果从统计学上认为非线性,如采用线性方式处理患者结果,引入误差不超过临床允许误差,可接受作为线性处理,成为临床可接受线性。

验证方案简述如下:验证材料可至少选择 5～7 个浓度水平,且从低到高覆盖厂商声明的整个线性范围,可选择的验证材料主要有两类:① 独立的第三方线性验证品;② 患者标本。如实验室采用患者标本,就需进行高、低浓度梯度稀释,其中稀释液选择至关重要,尤其需要考虑基质效应对结果的影响。在一天内,每份标本至少重复检测 2 次。检测时,标本检测顺序应随机化,但如存在明显携带污染或漂移,则选择对后续标本影响最小的顺序进行检测,或在明显携带污染的高值标本后面插入最少 2 份低值标本,但这 2 份低值标本的结果不纳入统计。

在统计分析前,首先进行离群值检查,根据情况剔除或重新检测标本。EP 多项式评价假设数据点是非线性的,在随机误差很小的前提下,数据点假设完整地落在直线或曲线范围内,无论最适曲线是否为直线,都不影响线性范围内数据点间通过插入得到其他点的可靠结果。多项式评价分两步:① 判断用非线性多项式拟合数据是否比线性好;② 当非线性多项式拟合数据点比线性好时,判断最适非线性模型与线性拟合之间差值是否小于预先设定的允许偏差。

做一元一次、二次和三次多项式回归分析见表 2-5-1,可借助多种专业软件完成。一次多项式模型为直线,这是判断某种方法是否为线性的最适方程;二次多项式模型为抛物线,有增加趋势(曲线上升)或减少趋势(曲线下降)两种;三次多项式模型为 S 型曲线,在测量范围两端呈非线性。

表 2-5-1 多项式回归方程表达式及自由度

阶 别	回 归 方 程	回归自由度(Rdf)
一次	$Y = b_0 + b_1 X$	2
二次	$Y = b_0 + b_1 X + b_2 X^2$	3
三次	$Y = b_0 + b_1 X + b_2 X^2 + b_3 X^3$	4

回归系数用 b_i 表示,在二次多项式模型中,b_2 为非线性系数;三次多项式模型中,

b_2 和 b_3 为非线性系数,计算每个非线性系数斜率标准差(SE_i)(可由回归程序算出),然后进行 t 检验,判断非线性系数是否有统计学意义,即与 0 之间有无差异。一次多项式模型中 b_0 和 b_1 两个系数不用分析,因为不反映非线性。统计量比 b_2 和 b_3 按下列公式计算:

$$t = \frac{b_i}{SE_i} \qquad (2-5-10)$$

自由度(df)计算公式为 $df = L \times R - Rdf$,L 为准备的不同浓度标本数,R 为重复检测次数,Rdf 为回归自由度。

当检测到非线性时,通过计算回归标准误($S_{y.x}$),确定最适二次或三次多项式模型。$S_{y.x}$ 是测量均值与模型对应值差值量度,因而 $S_{y.x}$ 越小,说明该模型越适合数据组。

每一浓度线性偏离(deviation from linearity,DL)可通过下列公式计算:

$$DL_i = p(x_i) - (b_0 + b_i x_i) \qquad (2-5-11)$$

x 取值范围从 x_1 到 x_s,$p(x_i)$ 为最适多项式回归模型在 x_i 处的值,DL_i 是在不同法度处二次多项式模型与一次多项式(线性)模型的差值,或三次多项式模型与一次多项式(线性)模型的差值,也即非线性模型与线性模型在每个浓度点的差值。DL_i 应与预先设定目标单位一致,以便比较。如要换算成百分比,则将每个 DL_i 除以该浓度值(已知值)或测量均值(相对浓度)再乘 100。

将每个浓度水平处 DL_i 与设定误差范围进行比较,若 DL_i 小于预先设定误差,即使检测到统计学上非线性,由于非线性误差小于设定目标,仍采用线性方式处理患者结果,引入误差不超过临床允许误差,在临床上可接受。若任一点 DL_i 超过设定目标,代表该点可能是非线性,按下列两种方法处理:① 查找非线性原因(标本制备、干扰物、校准等);② 观察测量值与预期值散点图,判断非线性是在分析浓度范围两端或中间。若在两端,尝试舍弃 DL_i 最大值浓度点,重新统计分析,缩小线性范围。

(四) 参考区间验证

参考区间就是介于参考上限和参考下限之间的值,当然也包括参考上限和参考下限值。即参考值的分布区间是从参考下限到参考上限之间。在某些情形中,有时候通常只有一个参考上限"x"有实际意义,即其参考区间被定义为 0~x。

确立一个可靠的参考区间是一项非常繁杂且花费昂贵的工作。随着越来越多新的检测项目和方法被实验室引进,要求每个实验室,无论其规模大小,都去研究自己的参考区间是不现实的。实验室可以越来越多地依赖其他实验室或厂商的帮助,在确定参考区间时利用他们提供的适当而足够的参考数据。

参考区间的验证主要指相同(或可比性可接受)的分析系统之间参考区间的调用,主要有三种方法来评估其可接受性。

1. 调用的可接受性:可以通过审查研究原始参考数据时的相关因素来主观地评定。

总体中所有参考个体的地区分布和人口统计学情况都必须有详尽的记述,并且资料可用于评审。分析前和分析中的程序细节、分析的执行过程、整套的原始参考数据以及评估参考区间采用的方法等,都必须有说明。要保证所有接受实验室实验的群体中这些因素的始终一致,除拥有描述这些考虑因素的文件外,无须要求接受参考区间的实验室做任何验证研究,即可直接调用参考区间。

2. 厂商或其他实验室提供的参考区间的验证:可以通过从接收实验室自己的受试者总体中抽出一小组参考个体(大约 20 例样本即可),研究与参考值之间的可比性。原始参考值研究的分析前和分析中各因素控制必须和接收实验室的操作保持一致。用于调用验证的参考个体必须是在选择条件上和参考值的获取一致。这 20 个样本应合理地代表接收实验室选择的健康总体,并且恰当地满足其排除和分组标准。依照标准的操作规程检验完这 20 个样本之后,应该审查检验结果是否在统计学上属于同一群体,即这些结果中应不包含离群值。要检验是否存在离群值,应该采用"1/3 规则"进行判断。即依据在参考值评估领域中 D/R 比率,D 指的是一个极端观测值(大的或小的值)和下一个的极端观测值(第二大或第二小的值)之间的绝对差值,而 R 是指所有观测值的全距,即最大极值和最小极值的差值。如果某个观测值的 D 值等于或大于 1/3R 值,该极端值就要被剔除。任何明显的离群值都应该被弃用,并且代之以新的病例样本以确保 20 例测试结果不含离群值。

假如 20 例受试者中不超过 2 例(或测试结果的 10%)的观测值落在参考区间的界限之外的话,生产厂商或其他实验室报告的 95% 参考限可以有效地应用于接收实验室。如果 3 例(含 3 例)以上超出了界限,则必须采集另外 20 个和原来类似的样本,同样必须没有离群值。如果后来采集的 20 个样本的结果少于 2 个观测值超过厂商或其他实验室报告的参考限,那么报告的参考限便可用于接收实验室。但是如果又有 3 个以上(含 3 个)值超出界限,用户就应该重新检查一下所用的分析程序,考虑两个样本总体生物学特征上可能存在的差异,并且考虑是否在接收实验室内按照全规模研究的指南建立自己的参考区间。

要求接收实验室用相同或可比的分析方法对经挑选的 20 个受试者进行测试,如果少于 2 个结果超出界限,则可以采用厂商或其他实验室报告的参考区间。

3. 调用的可接受性的评估和验证:也可以通过检验稍微多一点(大约 60 例)的接收实验室自己的受试者总体中抽出的参考个体,探讨这些参考值和调用的原始相对较大样本群体的参考值之间的可比性。接收实验室的操作必须和控制原始参考值研究的分析前和分析中各因素的措施保持一致。如果两组研究对象存在会导致参考区间差异的地理区域或者人口统计学意义上实质性不同,参考区间则不能调用。

四、定性检测程序的性能验证

定性检测(qualitative tests):是指只提供两种反应结果的检测方法(即阳性/阴性或者是/否)。定性检测因其使用简便、成本低而广泛应用于临床实验室。定性检测可用于筛查、诊断、确认、监测。

定性测定方法的敏感性、特异性、预测值以及疾病或者症状在被检测人群中的流行率决定了其在临床中的应用。从临床应用来讲,定性检测可分为筛查试验、诊断试验、确认试验。

筛查试验:临床上,筛查方法通常用于检测整个人群(或者人群中的特定的一部分)中特定待测物或因子的存在情况。如粪便隐血检测或性病研究实验室(VDRL)梅毒血清学试验。用于筛查的定性检测应具有高敏感性以确保真正罹患某种疾病的患者被检出。与诊断试验或确认试验相比,筛查试验会产生更多的假阳性结果。筛查试验的低特异性可通过特异性较好的确认试验加以弥补。

诊断试验:定性检测也用于临床怀疑某种特定疾病或状况是否存在的诊断。如各种微生物培养就是用于检查感染情况的诊断试验。临床上要求对患者疾病进行及时合理的处理,因此,诊断试验需具有良好的敏感性和特异性。诊断试验后如需进行确认试验,对诊断试验的特异性要求可以稍微降低。

确认试验:确认试验用于验证筛查试验或者诊断试验结果。如果确认试验证实了之前的检测结果,临床医生即可依其做出诊断。可通过设计使确认试验具有较高的特异性(有时甚至以牺牲敏感性为代价)以及高阳性预测值。例如,梅毒密螺旋体抗体荧光吸收试验(FTA-ABS)就是一种用于 VDRL、快速血浆反应素环状卡片试验(rapid plasma regain test,RPR)、甲苯胺红不加热血清试验(toluidine red unheated serum test,TRUST)、梅毒血清学试验等筛查试验之后的确认试验。

为保证日常检验结果的一致性和可比性,临床实验室在将相应的定性检验方法、试剂或系统用于常规检验前,需对检验方法、试剂或系统进行性能验证或方法学比较评价。但由于每个实验室在实验设计、数据分析或结果解释等各方面的侧重点不同,因此定性测定的方法学评价多种多样。与定量检测相似,定性检测同样应考虑偏移(系统误差)和不精密度(随机误差)。评价定性检测试剂或系统精密度时,需采用浓度接近临界值的分析物作为检测材料,不宜采用阴性低值或强阳性样本来评价定性检测方法的不精密度。定性测定的临界值由试剂生产厂家依据阳性或阴性样本结果确定。

在使用新的定性检验程序进行患者标本检验前,临床实验室应进行相关实验,包括新方法与其他方法比较,并对人员进行标本采集、室内质控的操作过程等规范化培训,使人为干扰因素降到最低。评价定性实验方法时,使用患者标本进行重复实验和方法比较是非常重要的。

定性检测程序的验证至少包括检出限、符合率和临界值验证。

重复性研究的目的是确定被评估方法的临界值,即位于区阴阳性阈值上下标本结果重复性和复现性,并进一步确定临界值±20%标本浓度范围是否在该方法临界值95%区间内。用低于或高于临界值浓度标本进行重复性研究是不合适的,应收集接近临界值标本精密度的结果。在临界值95%区间外,定性方法给出一致测定结果的能力是评价定性实验方法性能的重要指标。

方法学比较是采用两种或多种方法检测同一标本,比较结果一致性。对比方法可以是另一种定性方法、"金标准"方法、定量方法或临床诊断。

（一）重复性研究

评价定性检测试剂或系统精密度时,应采用浓度接近临界值的分析物作为检测材料,不宜采用阴性低值或强阳性样本来评价定性检测方法的不精密度,定性测定的临界值由试剂生产厂家依据阳性或阴性样本结果确定。定性检测的不精密度曲线有助于理解由于不精密度的存在,对同一样本进行多次重复检测可能得到并不完全一致的结果(如阳性或阴性、正值或负值、有或无)。可用 $C_5 \sim C_{95}$ 区间描述分析物浓度接近 C_{50} 的样本重复检测结果的不一致性(不精密度)。

试剂生产厂家根据检测目的及临床敏感性和特异性建立 cut-off 浓度,cut-off 一旦确立,用户不可随意更改,若检测结果低于 cut-off 则判定为阴性,高于 cut-off 则判定为阳性。在理想条件下对恰好为 cut-off 浓度的样本进行重复性检测,阴性结果和阳性结果各为 50%。在实际操作中,此理想条件不易达到,因此接近 cut-off 的分析物浓度,即出现 50/50 分界点的浓度,每个实验室会有些许差异,但是均称为 C_{50}。以 C_{50} 浓度为基础,逐步增加待测物的浓度并检测,应获得相应逐步增大的阳性结果百分比和更小的阴性结果百分比;逐步降低待测物浓度,则应得到相反的结果。如待测物的浓度接近 C_{50},测定结果将具有不确定性,同一份样本的多次检测结果(阳性或阴性、有或无、有反应或无反应)不可能保持一致。

理想条件下,如果使用浓度恰好等于 cut-off 的样本进行重复性研究,C_{50} 应恰好等于厂家建立的 cut-off。在实际重复性研究中,厂家定义的 cut-off 和方法评价时估计的 C_{50} 之间的差异会导致定性测定的偏差。

验证方案简述如下。

1. 确定临界值特定检测试剂或系统的说明书有可能会注明该试剂或系统的临界值浓度,此时,可用该值作为 C_{50} 的近似值。如不能由此或由其他方法获得临界浓度,可将阳性样本进行系列倍比稀释,然后对其重复检测,以确定能够在 50% 阳性和 50% 阴性结果的那个稀释度,处于这一稀释度的待测物浓度即为 C_{50}。

2. 制备 3 份样本,一份浓度为 C_{50},一份为 $C_{50} + 20\%$,一份为 $C_{50} - 20\%$,每份样本的体积需保证 40 次或更多次重复检测的需要。

3. 每份样本检测 40 次,确定每一份样本结果为阳性和阴性的百分比。每一批次实验都应加入试剂盒的阴性和阳性对照品同时进行检测,只有阴性和阳性对照品的检测结果符合试剂盒的预期要求,才可认定实验数据有效。如果阴性和(或)阳性对照品未得预期结果,则这一批次检测结果必须作废,应在当天或另外一天安排新批次的检测,以替换不合格的批次。

4. 判断 C_{50} 是否准确。根据浓度为 C_{50} 的样本在 40 次检测中得到阳性结果的次数判断 C_{50} 是否准确,见表 2-5-2。

表 2 - 5 - 2　C_{50} 是否准确的判断标准

类　型	检测次数	阳性结果次数	阳性结果所占百分比	C_{50} 准确性判定
1	40	≤13 次	≤32.5%	不准确或不可信(统计学的错误率为 5%)
		≥27 次	≥67.5%	
2	40	14～26 次	35%～65%	准确或可信

注：C_{50} 可信度取决于实际检测结果以及检测的样本数量。

如果 C_{50} 准确，浓度 C_{50} 的样本重复检测应获得 50% 的阳性和 50% 的阴性结果。可根据检测次数和阳性结果次数的双侧 95% 可信区间提示阳性结果的真正百分比，得知样本的实际浓度，见表 2 - 5 - 3。

表 2 - 5 - 3　重复性检测总次数与样本的实际浓度

重复性检测总次数	阳 性 结 果			样本的实际浓度
	次　数	百分比	真正百分比	
20	10	50%	30%～70%	C_{30}～C_{70}
40	20	50%	35%～65%	C_{35}～C_{65}
100	50	50%	40%～60%	C_{40}～C_{60}

5. 候选方法的 -20%～+20% 浓度范围是否包含了 C_5～C_{95} 区间：阴性或用性结果所占比例不同，结论也不同，共 4 种不同类型，见表 2 - 5 - 4。

表 2 - 5 - 4　-20%～+20% 浓度范围是否包含了 C_5～C_{95} 区间

类　型	样本浓度	阴性或阳性结果所占比例	结　　论
1	+20%	阳性结果≤87.5%(35/40)	-20%～+20% 浓度范围在 C_5～C_{95} 区间之内；用该方法检测，浓度超过 C_{50}±20% 的样本检测结果不一致
	-20%	阴性结果≤87.5%(35/40)	此结论错误率 5%，需使用更宽浓度范围的样本(如±30%)进行另外的试验
2	+20%	阳性结果≥90%(36/40)	-20%～+20% 浓度范围包含了 C_5～C_{95} 区间
	-20%	阴性结果≥90%(36/40)	用该方法检测，浓度超过 C_{50}±20% 的样本检测结果一致
3	+20%	阳性结果≥90%(36/40)	-20%～+20% 浓度范围只是部分地在 C_5～C_{95} 区间之内(+20% 包含了 C_5～C_{95} 区间，但 -20% 浓度的样本在 C_5～C_{95} 区间内)
	-20%	阴性结果≤87.5%(35/40)	用该方法检测，C_{50}+20% 的样本检测结果一致，C_{50}-20% 的样本不一定能得到一致结果需要用低于 C_{50} 更大百分率浓度的样本(如-30%)进行补充试验
4	+20%	阳性结果≤87.5%(35/40)	-20%～+20% 浓度范围只是部分地在 C_5～C_{95} 区间之内(+20% 在 C_5～C_{95} 区间内，但 -20% 浓度的样本包含了 C_5～C_{95} 区间)
	-20%	阴性结果≥90%(36/40)	用该方法检测，C_{50}-20% 的样本检测结果一致，C_{50}+20% 的样本不一定能得到一致结果需要用高于 C_{50} 更大百分率浓度的样本(如+30%)进行补充试验

注：如 C_{50} 估计不准，-20%～+20% 浓度范围也会变化，将导致浓度范围的一侧落在 C_5～C_{95} 区间之外。

(二) 方法学比较

为比较不同的检测方法,可用这些检测方法检测同一套样本,比较其检测结果的差异。在新的定性检测试剂或系统的性能验证中,用来比较的方法可以是另一种定性方法,如实验室目前正在使用的方法,也可以是诊断准确度标准,如巴氏试验、阴道镜检查、病史以及随访的合并结果。可据此分为"最高"和"较低"水平两种比较方法。

诊断准确度标准是指使用一种方法或联合多种方法,包括实验室检测、影像学检测、病理和包括随访信息在内的临床信息,来界定状况、事件和关注特征有无的标准(诊断准确度标准可随着分析系统的进步而改变,或者在特定的情况下真实诊断可能与管理或权威机构测定结果的不同;诊断准确度标准并不考虑待评价方法的结果。诊断准确度标准可为一种指定某个选择或为一套方法进行排序运算法则,从而以不同的结果组合来确定最终的阳性/阴性分类)。诊断准确度标准:金标准、定量方法和明确的临床诊断。因此,可据此分为"最高"和"较低"水平两种比较方法:① 对候选方法进行诊断准确度标准评价为"最高"水平的比较:候选方法的检测性能可以用诊断准确度来描述,即待评价方法的检测结果与诊断准确性评判标准的一致性程度,包括敏感性和特异性的评估、阳性和阴性结果的似然比以及接受者工作特征曲线(ROC);② 候选方法与另一种或几种方法之间的一致性进行评价为"较低"水平比较:非诊断准确度标准称为"比较方法"。使用比较方法评价某种候选方法时,不适合用敏感性和特异性来描述比较的结果。不能直接估计候选方法的校正信息,可以验证候选方法与比较方法的诊断等效性。

患者样本、参考血清盘和室间质评样本均可用来研究方法的检测性能。但由于室间质评样本存在基质效应,可能会带来两种方法比对结果不一致的错误结论。尤其是在室间质评样本中分析物含量接近阳性或阴性阈值,或分析物分子构型与自然状态下的样本不一样,使得免疫学方法无法识别其相应表位时。

为有效地评价方法的敏感性和特异性,作为最低要求,按统计学原理,检测要持续到至少用比较方法获得阳性样本以确定此种检测方法的敏感性,并且至少用比较方法获得50 例阴性样本以确定此种检测方法的特异性。当用 50 例阳性样本和 50 例阴性样本进行评价时,若某方法的敏感性和特异性均达到 90%,那么其置信区间则为 78%～97%(具有 19 个百分点的区间范围,Wilson 计分置信区间)。样本量增加,置信区间随之减小。假如可接受较宽的置信区间,那么只需检测较少的样本。

评价者可向统计学专家咨询被检样本数量,以满足评价者对于得到的统计学变量所提出的要求。此外,检测足够多的样本对于获得生物学变异也十分重要。

比较研究时间可为 10～20 d。样本检测分散为数天进行,可使评价者能获得一定数量的有代表性样本,并在常规的实验室使用情况下进行评价。如果可行的话,评价过程中所有的检测样本都要妥善保存并且预留样本以备进一步的检测,必要时可以解决有争议的结果。进一步的检测可以是相同的比较方法、另一种比较方法或者使用临床诊断,它们能为分析检测方法结果的差异提供信息。

所有数据应立即记录并核查,以早期发现分析系统及人为误差的来源。一旦发现一些结果是由可解释的误差引起的,需记录此误差状态,并且这些数据不能用于分析。如不能确定误差产生的原因,则保留原始结果。在比较待评价方法和比较方法检测结果是否存在差异之前,应剔除由技术原因造成的异常结果。假如在进行数据比较分析之后发现了某个技术错误,应对该错误进行校正并重新进行检测。

在方法比较中,待评价方法和比较方法间检测相同的样本,可能会产生有差异的结果,这些差异结果的产生,可能是由于待评价方法的误差所致,也可能是因为比较方法并非100%准确引起的。如果比较方法不是100%准确,有差异的样本,可以用"金标准"或"参考方法"来检测确认。对于那些需将量化数值转化为定性结果的检测,应对待评价方法的检测数据表单和比较方法结果进行核查,以确定有差异的结果是否在待评价方法或比较方法的临界点附近。也可分析量值以确定待评价方法和比较方法在检测样本之间的结果差异。此外,应仔细审阅有差异结果的样本相关患者的临床诊断或其他临床信息,找出对产生差异起主导作用的临床情况深入探讨原因。

如果比较方法不是100%准确,除非有差异的结果已采用100%准确的方法重新检测,否则,要想获得敏感性和特异性的估计值,除重新检测有差异结果的样本外,至少还需再检测一些结果一致的样本。需要重测的样本数量取决于:所估计的敏感性和特异性的理想精度;已知疾病的流行或状况和待验证方法;比较方法及临床诊断之间的关联。

以上均需要详细的统计学设计及缜密的数据分析。

参考样本盘是指曾经被检测验证实过的或者被成熟参考方法检测验证的,或临床诊断已证明的由多份样本组成的一套临床样本,其对于评价定性测定方法来说很有价值。其真实值已经获知并且已用成熟的方法检测验证或在临床诊断中已明确。这些参考样本盘应已被政府机构、立法机构、工业、专业协会接受或文献引用。

这些参考样本盘应包括一些含有不同浓度的有价值的待测物的临床样本。可能的话,还应包括含一定浓度检测干扰物质的样本。这些可以干扰检测的物质因不同的定性检测有所不同。多种疾病状况或因素可能导致假阴性和假阳性结果:自身免疫性疾病;螺旋体病;嗜异性抗体;多发性骨髓瘤等。

虽然使用参考样本盘能节省评价者的资源和时间以及提高工作效率,但这些参考样本盘并不是总能得到。并且,如果评价者没有评价实验室本身日常检测的临床人群,使用参考样本盘有局限性,因为实验室本身日常检测的这些人群代表某疾病或状态典型的流行和范围,没有对这些人群进行检测,就没有将阳性和阴性预测值作为检测效果的指标考虑在内。参考样本盘和质评样本在常规临床检测中的应用将大大提高评价过程的可信度。

用"金标准"确定的临床诊断是评价检测结果与患者实际临床症状的符合程度。通常,应考虑以下几个关键点:① 用于方法比较研究的临床标本应包括典型的临床病例。研究对象应该包括合理的年龄范围和性别的人群,使得患者标本具有代表性;② 为确立每个患者的临床病情信息,应有正确的临床病情评价标准;③ 临床信息可以用来分析待评价检测方法和其比较方法两者检测结果的差异。

(三) 数据分析

1. 数据分析分类

(1) 当待评价方法与诊断准确度标准(已知诊断结果)进行比较时,性能指标包括敏感性和特异性、阳性结果和阴性结果的似然比、阳性预测值(PPV)和阴性预测值(NPV)。

(2) 当待评价方法与用某种比较方法进行比较时,性能指标包括阳性百分比符合度(positive percent agreement,PPA)和阴性百分比符合度(negative percent agreement,NPA),而非敏感性和特异性。PPA 和 NPA 评价的是待评价方法与比较方法的一致性,并非待评价方法的准确性。此外,由于个体临床诊断(由诊断准确度标准决定)未知,不能计算 PPV、NPV 以及阳性和阴性似然比。

2. 用诊断准确度标准进行比较评价:敏感性和特异性评价常用"敏感性"和"特异性"评价临床定性测定试剂或系统的性能,如果样本来自诊断明确的患者时,通过表 2-5-5,这两个指标最容易计算。表的每个单元格代表相应样本的数量,表后描述了如何计算敏感性、特异性、预测值。

表 2-5-5　待评价方法与诊断准确度标准相比较的 2×2 表

待评价方法	诊断标准准确度		总　　数
	阳　性	阴　性	
阳性	真阳性数(TP)	假阳性数(FP)	TP+FP
阴性	假阴性数(FN)	真阴性数(TN)	FN+TN
总数	TP+FN	FP+TN	样本总数(N)

$$敏感性:SE=\frac{TP}{TP+FN}\times100\% \tag{2-5-12}$$

$$特异性:SP=\frac{TN}{TN+FP}\times100\% \tag{2-5-13}$$

$$由所评价标本估计的疾病流行率:prevalence=\frac{TP+NF}{N}\times100\% \tag{2-5-14}$$

$$阳性预测值:PPV=\frac{TP}{TP+FP}\times100\% \tag{2-5-15}$$

$$阴性预测值:NPV=\frac{TN}{TN+FN}\times100\% \tag{2-5-16}$$

如果真阳性率(敏感性)与假阳性率(1-特异性)等同,那么该方法没有诊断价值。相反,如果敏感性和特异性均接近 100%,则该方法具有较高的诊断价值。

根据上述公式计算得到的检测性能指标仅是对真实性能的估计值,因为其仅仅针对研究群体的某一部分个体或样本。如果检测其他的个体或样本,或对同一部分样本在不同时间段进行检测,那么检测性能的估计值可能在数值上存在差异。可利用置信区间和显著性水平对样本/个体选择造成的统计不确定性进行量化,这种不确定性也会随着研究样本数的增加而减小。

检测性能的估计值同样会存在偏差(系统误差)。了解偏差的来源利于在研究过程中尽量避免或减少系统误差。简单地增加样本数量不能减小偏差,只有选择"正确的"研究个体、改变研究模式或数据分析程序才可能会减小或消除偏差。

3. 比较方法非诊断准确性评判标准:当采用的比较方法非诊断准确度标准时不能直接估计敏感性和特异性。虽然也进行了类似的运算,但是估计值被称为 PPA 和 NPA 而非敏感性和特异性,以此来反映估计值并非来自诊断准确度标准,而是待评价方法与比较方法的符合程度。此外,由于研究对象的诊断未知(由诊断准确度标准获得),不能计算诸如 PPV、NPV 和阳性、阴性似然比之类的量值。

当诊断未知时,以 2×2 表形式表示待评价方法与比较方法的结果(表 2-5-6)并计算两种方法符合的频率。

表 2-5-6 真实诊断未知时的 2×2 表

待评价方法	比 较 方 法		总 数
	阳 性	阴 性	
阳性	a	b	a+b
阴性	c	d	c+d
总数	a+c	b+d	样本总数(n)

表 2-5-6 中并没有显示诊断准确度标准的结果,而是比较方法的结果,这一结果可能不是真实的。此表中 a、b、c、d 不代表 TP、FP、FN 和 TN。表 2-5-5 的数据反映的是待评价方法与真实诊断的符合性,而表 2-5-6 则反映了待评价方法与比较方法的一致性。

$$评价方法总体符合率: OPA = \frac{a+d}{n} \times 100\% \qquad (2-5-17)$$

$$阳性百分比符合率: PPA = \frac{a}{a+c} \times 100\% \qquad (2-5-18)$$

$$阴性百分比符合率: NPA = \frac{d}{b+d} \times 100\% \qquad (2-5-19)$$

计算 PPA 和 NPA 时应注意,通常待评价方法与比较方法的符合率在数值上同比较方法与待评价方法的符合率有区别[例如:比较方法与待评价方法的 PPA 为 $a/(a+b)$,而不是 $a/(a+c)$]。因而,评价者应清楚地说明所使用的计算。

符合率的一个主要缺陷是其并不是一个"正确性"的量度,事实上,两种检测方法可能高度符合,但是敏感性和特异性都很低。相反,两种检测方法不符合,也并不意味着待评价方法是错误的而比较方法是正确的。

与待评价项目相关的疾病流行率(此情况下通常未知)严重影响符合率,因此对任何其他人群普遍应用符合率量值时必须注意。例如,待评价方法和比较方法在真实诊断为阴性时符合良好,而真实诊断为阳性时二者符合较差,当用于评价的标本的疾病流行率低时,两种方法的总体符合率将会偏离,当疾病流行率高时则会偏低。如果疾病流行史未知,那么无法对疾病流行率不同的人群使用符合率。

五、检验程序的确认

检验程序的确认是确认一种即将在实验室中使用方法是否满足预期用途的过程。实验室采用新方法,如非标准方法、实验室设计或制定方法、超出预期范围标准方法和实验室修改厂商试剂盒检验方法,因检验程序或实验条件发生显著变化,任何因素改变都可造成方法学性能变化。如检验程序中试剂和样本比例变化可造成检测范围改变等。因此,对经修改检验程序所检标本项目适应性应进行全面评估,以明确该方法使用时的局限性。确认应尽可能全面,定量检测项目的确认实验应包括精密度、正确度、分析范围、参考区间、检出限、分析特异度、可报告范围、抗干扰能力、测量不确定度等;定性检测项目确认实验包括:临界值、检出限值、特异度、阴阳性符合率等。经过严格确认试验证明经改变方法性能是可接受的,才可用于临床检测。

临床实验室应将观测到的方法性能与规定的要求进行比较,建立标准的操作程序,将确认程序文件化,收集分析数据,制定新方法的可接收标准,可接受性判断取决于所确定的该项目质量标准。质量标准可参照行业标准规定的部分项目方法学性能指标或 CLIA 标准,或基于个体内或个体间生物学变异数据库可作为补充,或基于实验室检验项目预期临床要求等,可用规定的 TEa 来表示,也可用质量要求临床决定区间方式表示。

任何实验室自建方法或修改厂商方法都应进行比验证更为全面的研究。实验室在进行确认试验时,可参照 CLSI EP5 - A3 重复性实验对检验程序的精密度性能确认、CLSI EP9 - A3 方法比较试验进行检验方法的正确度性能确认。

六、血液体液专业性能验证

(一)血液分析仪的性能验证

1. 精密度:样品可以是质控品或校准品,至少包含两个浓度。每一批次对各浓度样本分别重复测量三次,连续 5 天。根据批内精密度和批间精密度的定义计算出重复精密度 Sr 和期间精密度 Sl。与厂家声明值进行比较验证。

2. 正确度:用患者样本与其他检验方法/试剂盒进行正确度验证试验或用参考物质进行正确度验证实验。判定标准:实验室自行决定两法测量结果的医学允许偏移。

3. 线性(测量区间):线性是指所用分析方法在给定范围内获取与样品中分析物浓度/活性成正比的试验结果的能力。线性验证要在厂商声称的线性范围内至少使用 5 个浓度,浓度与其对应的测定值线性相关分析得到相关系数 r,相关系数值不小于 0.950。

4. 生物参考区间:参考区间就是介于参考上限和参考下限之间的值。确立一个可靠的参考区间是一项非常重要而花费昂贵的工作。血常规参考区间可参考《血细胞分析参考区间》(WS/T 405‐2012),使用前需进行必要的验证和评估。选择 20 个合格的参考个体,将 20 个检验结果与参考区间进行比较,符合率满足 95% 及以上则通过验证,不通过重新验证。

(二)血凝分析仪的性能验证

1. 精密度:将同批 3 份相同标本作重复测定(两个水平),持续 5 个工作日测定,并确保每一批次内的数据均在控(如有失控,则弃去此批次数据,再重新测定另一批次)。每一批次所选择的两个水平的血浆,一般是 1 份正常和 1 份高值异常血浆,也可以是 1 份正常和 2 份不同浓度的异常血浆。检测项目可为凝血常规四项(PT、APTT、Fbg 和 TT),也可为其他定量检测项目。如条件允许,尽可能选择有 1 份异常血浆的浓度接近医学决定水平(如:抗凝血酶正常参考范围的低限)。批内精密度和总精密度采用 CV% 评价。

由于不同实验室的检测能力不同,因此精密度的可接受水平存在差异。实验室可咨询仪器制造商,参考厂商提供的各项目精密度要求,确定本实验室的正常和异常标本精密度的可接受水平。具体精密度检测结果应与厂商声称的性能参数相比较,确定最佳精密度。

2. 准确性:准确度是指测量结果与被测量真值之间的一致性。血凝检测项目中有部分项目不具有溯源性(如:PT 和 APTT)。某些可溯源的定标项目(如:Fbg、AT 等),可进行准确度评价。值得注意的是,即使可溯源至世卫组织国际标准的检测,如凝血因子Ⅷ、纤维蛋白原、抗凝血酶,所评估的测量和参考方法也可能取决于使用的方法、其他凝血因子的浓度和抗凝剂的存在。当有世卫组织标准可用时,应使用适当的世卫组织标准或根据世卫组织标准校准的质控或标准血浆来验证结果。

3. 携带污染率:携带污染是指上轮检测的标本或试剂对待检标本造成的污染。包括两种携带污染:标本污染和试剂污染。

标本携带污染可通过 PT 和 APTT 评估。准备 1 份正常血浆(标本 A)和 1 份异常血浆(标本 B)。对于 PT 项目异常血浆可采用含香豆素的血浆(INR=3.0~4.0);对于 APTT 项目异常血浆可采用含肝素的血浆(APTT 值为 50~80 s)或其他类似血浆。具体步骤为:A1、A2、A3、B1、B2、B3 的顺序测定。这个顺序可以看出正常血浆对异常血浆结果的影响。再将这个检测过程变成 B1、B2、B3、A1、A2、A3,这个顺序可以看出异常血浆对正常血浆的影响。每个顺序过程应该重复 10 次并计算污染率。用正常标本到异常标本检测所得 B1 和 B3 的均值做 t 检验,做显著性检验。平均均值是用异常标本到正常标本检测所得的 A1 均值与 A3 均值之差。污染率的计算公式:污染率=(B1−B3)/(A3−B2)×100%;污染率=(A1−A3)/(B3−A2)×100%。

试剂携带污染则要依据仪器硬件系统的设计而定。如仪器使用的是专用的传输系统,则无须评估。如果用同一吸样针用于所有的试剂盒样本,可能会存在试剂携带污染的问题。如采用 Clauss 法检测纤维蛋白原,试剂中的凝血酶可能对其他检测项目造成污染。评价凝血酶污染的方法可采用重复检测 5 份足量的正常血浆的 APTT 和用 Clauss 法检测纤维蛋白原。确保检测顺序 A1 APTT、A2 APTT、A3 APTT、A4 APTT、A5 APTT、A1 Clauss 纤维蛋白原、A1 Clauss 纤维蛋白原、A2 Clauss 纤维蛋白原、A3 Clauss

纤维蛋白原、A4 Clauss 纤维蛋白原和 A5 Clauss 纤维蛋白原。用配对 t 检验分析 Clauss 纤维蛋白原检测前后 5 个样本 APTT 值的改变。

4. 可比性：由于血凝检测项目中有部分定量检测项目无法溯源至国际标准，所以用可比性代替准确度。由于血凝试剂的灵敏度和系统间存在差异，各检测系统间的可比性主要关注药物治疗相关的 PT 和 APTT 的可比性。

PT/INR 项目的可比性评估：此项目评估至少需要 40 份接受维生素 K 拮抗剂（例如华法林）治疗的患者标本。这些标本的检测结果应覆盖整个可报告范围，包括 30 份标本的 INR 范围在 2.0～4.5 之间，5 份标本 INR<2.0，5 份标本 INR>4.5。由于临床医生会对 INR>4.5 的患者进行干预，故可比性的可接受度为>85% 的治疗范围内（INR：2.0～4.0）的标本其结果在已有方法的 ±0.5 INR 范围内。

APTT 项目的可比性评估：此项目至少需要 20 份标本。标本来源于普通肝素治疗检测患者。此外还可将 APTT 检测结果与抗 Xa 检测结果比较（抗 Xa 的检测范围为 0.3～0.7），建立合适的 APTT 监测治疗范围。

5. 参考区间：由于各个检测系统的检测方法和灵敏度存在差异，因此各实验室应建立自己的参考区间，或对已有的参考区间进行验证。需要重新进行验证的情况包括：更换试剂批号、更换设备、更换检测系统或间隔一年验证一次。建立参考区间至少需要 120 份健康人的血浆样本，采用统计学分析方法获得。一般情况下，只需要使用 20 份健康人的血浆标本验证血凝分析仪的参考区间。标本应在短时间内完成检测（样本采集后 4 h），或收集新鲜血浆冰冻保存（−70℃）后集中检测。检测前将冰冻血浆放入 37℃ 水浴，温和混匀立即检测。

（三）尿液分析仪的性能验证

1. 精密度：C_5～C_{95} 区间：类似于 C_{50} 的定义，检测浓度为 C_5 和 C_{95} 的分析物时将分别产生 5% 和 95% 的阳性结果。用浓度<C_5 的样本进行重复性检测时，将持续得到阴性结果，用浓度>C_{95} 的样本进行重复性检测时，将持续得到阳性结果。而结果的真阳性或真阴性则取决于候选方法的诊断准确性，而诊断准确性则以候选方法的临床敏感性和临床特异性为特征。

分析物浓度位于 C_5～C_{95} 区间之外（<C_5 或>C_{95}）时，候选方法对同一样本的重复性检测将得到相同结果。C_5～C_{95} 区间越窄，检测方法越好。C_5～C_{95} 区间（≥C_5 且≤C_{95}）和同一样本重复检测可获得一致结果时的浓度范围，在使用相同的分析物但采用不同方法检测时可能存在差异。而区分这种差异的能力正是评价定性测定方法性能的一个有用的工具。由于 C_5～C_{95} 区间反映了重复检测可能获得不完全一致结果的浓度范围，因此 C_5～C_{95} 区间的宽度提供了定性检测精密度的相关信息。从 C_5 到 C_{95} 之间的浓度范围称为方法的"95% 区间"。

分析物浓度接近 C_{50} 的定性方法精密度（重复性）试验：进行重复性研究时，理想情况下需绘制在规定条件下候选方法的整个不精密度曲线，然而具体操作时需要检测的样本数量较大，因此，可使用一个简单的方法，即为待评价的检测方法建立分析物的临界浓度，并判定某一特定浓度范围,例如 $C_{50} \pm 20\%$,是否包含了 $C_5 \sim C_{95}$ 区间。若 -20% 到 $+20\%$ 浓度范围包含了 $C_5 \sim C_{95}$ 区间,那么 20% 或距离 C_{50} 更远浓度的样本将得到一致的检测结果,即在 $C_5 \sim C_{95}$ 区间之外的样本检测结果可认为是精密的,浓度$> C_{95}$,将持续得到阳性结果,浓度$< C_5$,将持续得到阴性结果。这里,$\pm 20\%$ 仅用于举例,实验室也可根据检验目的和可接受的精密度选择 $\pm 10\%$ 或 $\pm 30\%$。

2. 准确性:采取与最佳可比性方法比较,得出试带的假阳性率和假阴性率。通常用检测限(LD,即从某一等级开始能得到阳性的结果)和确诊限(LC,即从某一等级开始所有结果都为阳性)来评价试带检测的正确度性能。推荐最佳 LC/LD 浓度比为 5。最佳检测限 LD 假阳性率(FP)应$< 10\%$,最佳确诊限 LC 假阴性率(FN)应$< 5\%$。

也可参照 2000 年欧洲实验医学联合会(European Confederation of Laboratory Medicine,ECLM)颁布的欧洲尿液分析指南《European Urinalysis Guidelines》所包含内容进行性能验证。

七、微生物专业性能验证和确认

细菌鉴定和药敏系统的验证,应按优先顺序依次选择标准菌株、质控菌株或其他已知菌株对商业鉴定系统(包括自动、半自动、手工)每种板(条/卡/管)的鉴定/药敏结果符合性进行验证。

检验程序验证所使用的标本应为合格的临床标本或从回顾性/前瞻性临床标本中分离的菌株。标本的采集应符合国家、地区法规要求。已通过一种或多种方式确定性能的标准菌株或质控品(如国家或地方临床检验中心使用过的质控菌株)也适用。

在少数情况下,对大量标本进行统计学分析时,除了需要临床患者标本,还可能会用到存档和(或)回顾性标本。另外,类似的标本可通过使用添加基质的标本和标准菌株获得,不建议只使用标准菌株进行验证。可在阴性标本中添加不同浓度的分析物以获得模拟阳性标本。

(一)显微镜检查

显微镜检查程序包括涂片制备、染色镜检和结果报告过程。实验室在开展各种类型显微镜检查(如革兰染色、抗酸染色、墨汁染色等)前应对本实验室使用的检验程序进行验证,并由经培训有涂片镜检能力的实验室人员操作。检查方法可包括手工染片法和自动化染片法。所有样品及其盛放容器均应当作有传染性物质,并按照实验室生物安全要求进行操作。

1. 验证要求:显微镜检查程序的验证应包括能力验证/实验室间比对和实验室内人员比对(当多名人员从事该项目时)。如果没有可获得的能力验证或室间质评,实验室应自行组织实验室间比对(宜与通过认可的实验室比对)。若实验室同时开展手工染片法和自动化染片法,应进行两种方法的实验室内部比对。

2. 比对方案

(1)样品数量每项检查应使用至少 5 份样品进行验证,覆盖全部样品类型,无菌样品类型包含阴性和阳性结果。实验室应优先使用已知结果的留样样品,当不可获取时可采用模拟样品。

（2）检验程序按临床标本常规方式处理,由本岗位工作人员使用实验室检验程序进行涂片制备、染色、镜检、判读。

（3）结果报告根据实验室程序文件规定进行结果报告,其中抗酸杆菌应根据"分级报告标准"报告镜检结果。

3. 可接受标准：每项检查的比对结果符合率≥80%。

（二）分离培养

1. 血培养：血培养检验程序包括从患者血液采集、运送、接收、孵育及监测的全过程。目前临床实验室广泛使用全自动血培养系统。临床微生物实验室血培养系统性能验证的主要目的是评估系统使用的培养基能否用于培养临床常见微生物(包括酵母菌、厌氧菌、苛养菌等)以及仪器(自动化系统)能否及时检测出血液中的大部分病原菌。血培养性能验证常用留样验证和血培养系统平行比对两种方法。血培养系统平行比对用于评估验证系统和参比系统检出细菌能力的一致性,但需要样本量大,临床采样有难度。留样验证的优点则在于可评估其检测不常见病原菌的能力。实验室可根据医院患者数量和地区、病种特征等具体情况和两种方法的特点选择其中一种适宜的验证方法,或两种方法同时应用。

（1）留样验证：验证应覆盖临床常见微生物,需氧成人/儿童血培养瓶验证菌株应包括需氧/兼性厌氧革兰阳性菌、需氧/兼性厌氧革兰阴性菌、苛养菌(如：流感嗜血杆菌、肺炎链球菌等)和真菌,厌氧血培养瓶验证菌株应包括兼性厌氧革兰阳性菌、兼性厌氧革兰阴性菌、专性厌氧菌,其他特殊用途血培养瓶参照厂家要求选择合适类型菌株进行验证。每种类型至少1株,总体不少于15株。应尽可能使用真实患者的临床分离菌株(性能验证用临床留样菌株宜经质谱或DNA序列分析确认)。对于特殊、苛养菌可使用标准菌株或质控菌株。某些特殊菌株需要在培养瓶中加入无菌、未使用抗生素的厂家推荐血液标本,如不加可能不生长,如流感嗜血杆菌。

验证方案模拟临床血流感染患者的细菌含量,用留样菌株进行一系列稀释,接种细菌的最终浓度为5～30 CFU/瓶。若苛养菌需添加适量的新鲜无菌血液(成人瓶5～10 ml,儿童瓶1～3 ml)后置于血培养系统上进行培养、检测。

可接受标准：如果在厂家说明书规定时间内检测出所有菌株则该方法通过验证。3 d时间应足以检测出至少95%的临床相关细菌,须具备苛养菌、真菌、厌氧菌等的检出能力。若未能检出应使用相同菌株进行重复试验来验证。若仍不能检测,实验室和(或)制造商应在临床使用该系统前采取纠正措施。如果血培养仪升级,原系统和新系统的差别不大,培养瓶也没有改变,那么由供应商技术代表核查仪器性能即可,无须再次验证。功能核查将对孵育系统和光学系统以及软件是否按照制造商规定运行进行评价。

（2）血培养检测系统比对：验证要求因血培养检测系统比对要求较高,并非强制要求执行。同一厂家由同一系统控制采集数据的多个血培养模块不需进行比对检测。系统比对允许根据患者情况和实验室条件来评价新系统的性能,通常比对所需临床标本数量应≥100 例。

验证方案:同一患者按照同样的采血方法采集血液标本,接种验证血培养瓶和参考血培养瓶中,分别放入各自的培养系统上进行培养、检测。

可接受标准与参考方法相比,新培养系统检测符合率至少为 95%。如果未能满足性能要求,则该实验不能通过验证或者制造商和(或)使用者须采取正确的纠正措施并再次进行验证。

2. 一般培养(非血液标本):一般培养包括各类标本(痰液、尿液、粪便、分泌物、组织等)的细菌(含厌氧菌、结核分枝杆菌)、真菌、支原体等的培养。培养程序包括标本处理、接种、培养基选择和适宜培养条件(温度、气体等)。实验室在开展各种类型标本微生物培养检验前应针对培养目的对本实验室使用的检验程序进行验证。如果没有可获得的能力验证或室间质评,实验室可采用培养基验证方法对培养程序进行验证。使用质控菌株或留样菌株模拟标本进行培养,验证该培养程序是否满足检出性能要求。

(1) 验证要求:每项检查每种样品类型至少 1 份标本。培养基根据其用途主要分为两种:选择性培养基和非选择性培养基。选择性培养基包含能够抑制某些微生物生长的抗生素或化学试剂,非选择性培养基则不含抑制微生物生长的物质,能够促进大多数微生物的生长。无论商品化培养基还是自配培养基,都需要在使用前对培养基性能进行验证,验证菌株可选择质控菌株或临床菌株。对于某些苛养细菌专用培养基,实验室必须确定该培养基能保证对应苛养细菌的生长。如:厌氧菌、百日咳博德特菌、弯曲菌、螺杆菌、军团菌、淋病奈瑟菌,以及其他需要特殊生长条件的细菌。而对于一些非选择性培养基,如血平板和巧克力平板需保证其能支持大部分细菌的生长。

(2) 验证方案:标准菌株、能力验证/室间质评活动使用的菌株、从临床患者标本分离的具有稳定表型的菌株均可用做验证菌株,实验室对其生化特征及鉴定结果应做好相关记录。

1) 直接接种法:按照实验室细菌分离培养 SOP 直接接种菌株至培养基上,观察细菌生长情况。如果使用直接接种,应谨慎操作。接种菌量过多或者过少都将掩盖培养基的促进或抑制生长的特性。如果在使用直接接种法时出现验证不合格,则改用标准化菌悬液进行验证。

2) 标准化菌悬液法:不同实验室之间可进行标准化菌悬液验证比对。较高浓度的菌悬液能够较好测试选择性培养基抑制特定微生物生长的能力。较低浓度的菌悬液则能够验证非选择性培养基充分支持细菌生长的能力。

a. 第一步,菌悬液的准备:① 直接菌落法使用培养 18~24 h 的菌落,在 0.85% 无菌生理盐水中制成菌悬液,使其浊度达 0.5 麦氏浊度;② 生长法从 24 h 培养物中接种 3~5 个菌落至无菌肉汤以此制备悬浮液。孵育数小时使其浊度达 0.5 麦氏浊度。

b. 第二步,接种:① 验证非选择性培养基用无菌肉汤或者生理盐水将 0.5 麦氏单位菌悬液进行 1∶100 稀释,每个测试平板接种 10 μl(0.01 ml)悬浮液,均匀涂布。如果菌落过密,则可将菌液稀释 1 000 倍后再接种;② 验证选择性培养基用无菌肉汤或者生理盐水将 0.5 麦氏单位菌悬液进行 1:10 稀释,每个测试平板接种 10 μl(0.01 ml)悬浮液。如果菌落过密,则可将菌液稀释 100 倍后再接种;③ 验证培养管用 10 μl(0.01 ml)未稀释的 0.5 麦氏浊度悬浮液进行接种。培养温度、气体条件和培养时间执行实验室 SOP 文件规定。

(3) 可接受标准

1) 在选择性培养基上验证菌株长势良好、菌落大小与预期相符、菌落形态典型,并且能够抑制特定微生物的生长,可判定性能符合要求,验证合格。

2) 在非选择性培养基上验证菌株长势良好、菌落大小与预期相符、菌落形态典型,血培养基上的溶血类型符合,可判定非选择性培养基验证合格。

(三) 活菌菌落计数

临床微生物实验室需对中段尿、肺泡支气管灌洗液等标本进行活菌计数。活菌计数定量培养除验证对病原菌的分离能力外,还需对定量接种环进行验证。定量接种环不如微量加样器准确,但仍不失为半定量培养或者稀释的一种很好的方法,在允许 20% 误差存在时可以使用定量接种环。

1. 验证要求:定量接种环使用前应进行验证(使用微量加样器只需计量检定),一次性定量接种环每批次应抽样验证。

2. 验证方案:可以采用钻头法和浸染法两种方法,钻头法适用于重复使用金属环,浸染法适用于重复使用金属环和一次性接种环。浸染法较易于实施,方法如下:

(1) 第一步:配制 Evans blue 染液(EBD)。用蒸馏水稀释 Evans blue 染液为 1:500、1:1 000、1:2 000、1:4 000。

(2) 第二步:用 1 μl 环取 10 环 EBD 原液至 10 ml 蒸馏水中;10 μl 环取 10 环 EBD 原液至 100 ml 蒸馏水中,或至 10 ml 蒸馏水中后再稀释 10 倍。

(3) 第三步:用 722 分光光度计 600 nm 波长比色,重复四次。

(4) 第四步:计算 1 μl 环和 10 μl 环分别配置溶液的吸光度应与 1:1 000 EBD 稀释液相符。以 1:1 000 稀释液的吸光度为比对测定值,计算接种环定量配制溶液吸光度与比对测定值的偏差。

$$偏差 = 检测测定值 - 比对测定值 / 检测测定值 \times 100\% \qquad (2-5-20)$$

3. 可接受标准:允许范围为均偏差不超过 20%。

(四) 微生物鉴定试验

1. 微生物鉴定系统:包括传统生化鉴定系统、质谱鉴定系统等。这里主要适用于商业化配套的传统生化鉴定系统,质谱的验证,但还需满足该技术的专项要求。

(1) 验证要求:按优先顺序依次选择标准菌株、质控菌株或其他已知菌株,试验应覆盖实验室使用的全部卡片种类和(或)方法。一些大型医院,其患病人群更复杂、微生物种类更多,这类医院应对更多的菌株进行评估。对于特定地区和机构,考虑到特殊标本不易获取以及患者等因素,验证菌株的选择可适当调整。

（2）验证方案：菌株种类的选择应参照厂商说明书,覆盖革兰阳性和革兰阴性非苛养菌、苛养菌、厌氧菌、念珠菌、隐球菌等。包括临床留样菌株和标准/质控菌株。每种类型应至少 1 株,总体不少于 20 株。按厂家说明书或实验室检测程序规定对验证菌株进行检测,一般要求鉴定至种水平。对于特殊类型的微生物（如棒状杆菌、厌氧菌、芽孢杆菌）,可将鉴定到属的水平作为可以接受的性能标准。

（3）可接受标准：标准/质控菌株符合率应为 100%,临床菌株的符合率应在 90% 以上。若未能满足要求,则该检测系统不能通过验证或者制造商和（或）使用者须采取措施。修正后的检测系统应再次进行验证。

2. 血清学鉴定试验：血清学鉴定试验包括沙门菌/志贺菌/致病大肠杆菌/弧菌等的血清学分型。

（1）验证要求：沙门菌至少包括伤寒沙门菌/甲型副伤寒沙门菌/乙型副伤寒沙门菌/丙型副伤寒沙门菌;志贺菌包括福氏志贺菌、宋内志贺菌、痢疾志贺菌和鲍氏志贺菌四种;致病大肠杆菌/弧菌等根据当地卫生行政管理和实验室情况进行选择。优先选择标准菌株和质控菌株,也可使用实验室确认过的留样临床分离株。

（2）验证方案：参照实验室操作规程进行操作。每种本地区常见血清型菌株至少 1 株。

（3）可接受标准：要求准确率 100%。

（五）感染免疫学定性检测

包括艰难梭菌毒素检测、真菌免疫学检测（G 试验/GM 试验）等。

1. 验证要求：检测至少 20 份样品,通常阳性样品和阴性样品各占一半。对检测的报告范围进行验证时应包括弱阳性和强阳性样品。若弱阳性样品不好获取,可用适当的基质稀释强阳性样品获得类似的效果。

2. 验证方案：对于未经修改的商业化试剂盒方法来说只需要验证符合率即可,但若该项测试为高度依赖人工操作的实验还应通过不同操作人员进行重复性/重现性的验证。

3. 符合率：将新检测系统的实验结果与参考方法（金标准）或比对方法/其他实验室进行比较,计算待验证方法的阴阳性符合率。重复性/重现性应经不同批次进行验证。评估重复性时,应在一个样本批内对至少两个阳性样品、两个阴性样品进行重复测定。然后在不同批次重复这一过程,必要时还要更换操作人员。

4. 可接受标准

（1）符合率与参考方法（金标准）或比对方法/其他实验室相比其符合率应≥80%。

（2）重复性/重现性对于多人多批次检测,结果应完全一致。

（六）抗菌药物敏感性试验

抗菌药物敏感性试验（药敏试验）可分为纸片法和最低抑菌浓度法（MIC 法）。

1. 验证要求：药敏试验方法的评估既要保证药敏试验的准确性,也要确保耐药菌株的检出灵敏性。例如,革兰阳性菌药敏卡应能检测耐甲氧西林金黄色葡萄球菌（MRSA）、革兰阴性菌药敏卡的检测范围应包括超广谱β内酰胺酶、碳青霉烯类耐药的检测,细菌覆盖多重耐药肠杆菌科细菌、铜绿假单胞菌和不动杆菌等。药敏卡的选择应遵循生产厂家说明书要求,不应超范围使用。药敏试验性能验证可使用药敏质控菌株。

2. 验证方案:参考 CLSI 细菌、真菌相关药敏试验操作及判断标准,选择药敏质控标准菌株和药物。连续检测 20～30 d,每一组药物/细菌的抑菌圈直径或最低抑菌浓度(MIC)超出参考范围的频率应≤1/20 或 3/30;也可采用替代质控方案,即连续 5 d,每天对每一组药物/细菌重复测定 3 次,每次单独制备接种物,15 个数据中超出参考范围(抑菌圈直径或 MIC)的结果应≤1 个,若失控结果为 2～3 个,则如前述,再进行 5 d,每天3 次重复试验,30 个数据失控结果应≤3 个。

3. 可接受标准:在新的药敏试验系统应用于临床前,须满足上述质控要求,通过后在日常检测中转为室内控制要求。应对较大和重大偏差进行分析,以确定特定细菌结果是否受影响并要求限制该细菌和特定抗菌药物在该设备的使用。

八、分子检测程序的验证和确认

为保证检测系统的检测质量,需要在自己实验室内对检验方法进行确认或验证。检验程序的验证是指对未加修改而使用的已确认的检验程序进行独立验证。检验程序的确认是指对非标准方法、实验室设计或制定的方法、超出预定范围使用的标准方法、修改过的确认方法进行性能确认。验证是证实检验程序的性能与其声明相符;而方法确认应尽可能全面。尤其是近来实验室分子诊断自建项目(laboratory-developed molecular tests,LDMTs)越来越多,实验室开展此类项目前应进行方法确认。

(一)验证时机

1. 检验程序常规应用前。

2. 任何严重影响检测系统分析性能的情况发生后,应在检测系统重新启用前对受影响的性能进行部分性能验证。影响检测系统分析性能的情况可包括但不限于仪器主要部件故障,仪器搬迁,设施、环境的严重失控等。

3. 常规使用期间,实验室可基于分析系统的稳定性,利用日常工作产生的检验和质控数据,定期对检验程序的分析性能进行评审,应能满足检验结果预期用途的要求。新检测系统也包含现用检测系统的任一要素(仪器、试剂、校准品等)变更,如试剂升级、仪器更新、校准品溯源性改变等应按照新系统来进行验证。

(二)性能验证的参数

分子诊断检验平台主要包括 PCR 定性和定量检测、Sanger 测序、高通量测序(NGS)和原位杂交等,不同的平台验证参数也有所侧重。

1. PCR 定量检测选择验证的性能指标宜包括测量正确度、测量精密度(含测量重复性和测量中间精密度)、测量不确定度、分析特异性(含抗干扰能力)、分析灵敏度、检出限和定量限、线性区间(可报告区间)等。

2. PCR 定性检测选择验证的性能指标宜包括方法符合率、检出限、抗干扰能力、交叉反应等。

3. Sanger 测序和 NGS 选择验证的性能指标宜包括方法符合率和检出限等。

4. 原位杂交技术应依据样本类型和预期用途,选用适宜的性能指标进行验证,如基于完整细胞的原位杂交宜选用分析敏感性和特异性,基于组织的宜选用方法符合率。

如果检验程序适用样本类型包括血清与血浆,实验室在临床检测时同时使用血清与血浆,应进行血清与血浆结果一致性的验证。在肿瘤靶向基因检测时,如果检验程序适用样本类型包括除肿瘤组织/细胞以外的样本(如血浆),应进行与肿瘤组织结果一致性的验证。如果检验程序高度依赖人工操作或判断,应进行不同操作人员间的验证。实验室应根据检测项目的预期用途以及生产制造商声明,选择对检测结果质量有重要影响的参数进行验证。不同技术平台、样本类型以及预期用途不同时,所需验证的性能指标宜有所侧重。

(三)性能验证的判断标准

实验室应根据临床需求选择经确认的符合预期用途的检验程序。实验室性能验证结果的判断标准是厂商或研发者在试剂盒或检测系统说明书中声明的性能指标。

(四)实验前准备

样本最好来自患者真实样本,尽量与厂家建立性能指标时所用材料一致。当一份样本需进行多次试验时,对样本进行分装保存,避免反复冻融。

1. 实验操作人员应熟悉方法原理与操作,包括样本处理、校准、维护程序、质量控制,确保检测系统工作状态正常。

2. 实验室设施及环境符合分析系统工作要求。

3. 仪器经过校准,各项性能指标合格。

4. 试剂和校准品满足要求。

5. 负责实施性能验证的人员应了解验证方案,制定验证计划,并组织实施。

6. 涉及病理形态学的样本(如组织、细胞学样本等),需经符合资质的病理医师于显微镜下确认符合相应要求后才可进行后续检测。需要时,可行肿瘤细胞富集。

7. 若涉及核酸提取,应使用试剂盒配套或推荐的核酸提取试剂,并确保其提取效率满足要求。核酸提取效率的评价宜包括:核酸浓度、纯度及完整性。

(五)性能验证要求

1. 定性项目的性能验证

(1)方法符合率:通过与参比方法进行比较。参比方法包括但不限于:金标准方法、行业公认方法、经验证性能符合要求满足临床预期用途的方法(如:通过 ISO 15189 认可实验室使用的相同检测方法)。

样本要求:选取阴性样本至少 5 例、阳性样本(宜包含弱阳性/低扩增的样本),一般不少于 10 例样本。对于罕见或少见病种的项目,可酌情减少样本例数。若弱阳性/低扩增样本不好获取,可用适当稀释阳性样本获得类似的效果。对于杂交检测技术,若弱阳性/低扩增样本不好获取,可用不同比例的特定细胞系混合获得类似的效果。阴性样本中应包含与检测对象核酸序列具有同源性、易引起相同或相似临床症状的样本。

验证方法：按照患者样本检测程序，采用参比方法和候选方法平行检测，计算符合率。

（2）检出限：所用检验程序在厂家试剂使用说明书等有声明检出限时，检测项目在有标准物质时，或以定量形式表达定性结果时，应进行检出限的验证。

样本要求：定值标准物质（如：国际参考品、国家参考品、厂家参考品）。对于报告具体基因型的方法，其选用的标准物质需包括所有的突变类型。对于检测对象同时含有不同比例的不同基因型时，应设置多个梯度，主要从扩增反应终体系总核酸浓度和突变序列所占比例两个方面进行评价。

验证方法：使用定值标准物质的样本梯度稀释至厂家声明的检出限浓度，可重复测定 5 次或在不同批内对该浓度样本进行 20 次重复测定（如测定 5 d，每天测定 4 份样本）。稀释液可根据情况选用厂家提供的稀释液或阴性血清，该阴性血清除被验证的目标物必须阴性外，所含干扰物质浓度必须在厂家声明的范围之内。

判断标准：如果是 5 次重复检测，必须 100％检出靶核酸；如果是 20 次检测，必须检出至少 18 次靶核酸。

示例：NGS 和 Sanger 测序对于基因变异类型（如：SNV，Indel，CNV，SV）的检测，均应分别进行检测限的验证，以确定不同变异类型各自的检测限。建议使用已知突变丰度的包含所有待检测变异类型的经过福尔马林固定石蜡包埋的细胞系混合物或临床样本，将其稀释至厂家声明的检出限浓度，以及高于和低于该浓度一个梯度浓度，按照厂家声明的测序深度对该系列浓度样本进行测定（样本总数不得少于 5 个，每个样本检测浓度不得少于 3 个），95％检出限浓度以上的样本检测到可靠变异，则检出限验证通过。

（3）交叉反应：应验证与检测对象可能存在交叉反应的核酸物质对检测的影响。对于病原体核酸检测来说，主要指与检测对象核酸序列具有同源性、易引起相同或相似临床症状的病原体核酸，宜在病原体感染的医学决定水平进行验证。对于报告具体基因型的方法，应在待测核酸浓度水平验证其他基因型对待测核酸测定的影响。

验证方案对于病原体核酸检测，取一定浓度与待测核酸可能存在交叉反应的病原体加入样本保存液或经确认为阴性的样本中，与常规样本一样处理，至少重复检测 3 次；对于基因型检测，取一定浓度经其他方法（如测序等）确认为其他基因型的样本，与常规样本一样处理，至少重复检测 3 次。

判断标准：结果应为阴性。

（4）抗干扰能力：分子诊断常见的干扰物质主要包括血红蛋白、三酰甘油、胆红素、免疫球蛋白 G、类风湿因子和药物等。实验室可根据临床需求、厂家声明和样本特点（实际可能存在的干扰物质及达到的浓度）选择需要验证的干扰物质及浓度。需要时，也应评估抗凝剂和样本保存液等对结果的影响。

验证方案：实验室可根据实际情况选择验证方案。方案 1：实验组为在弱阳性样本中加入干扰物质溶液（对照组加入等量的溶剂），使得干扰物质的终浓度与厂家声明的浓度相同,与常规样本一样处理,至少重复测定 3 次以上。方案 2:选取含待验证的高浓度水平干扰物质且经确认不含被测物的临床样本作为实验组,选取含低浓度水平干扰物质且经确认不含被测物的临床样本作为对照组。分别在实验组和对照组中加入弱阳性样本(量小于 10%),与常规样本一样处理,每组至少重复检测 3 次。

判断标准:方案 1:弱阳性样本检测仍为弱阳性结果,则验证通过。方案 2:如果对照组和实验组结果均为弱阳性,说明在验证浓度下,干扰物质对测定无显著影响。如果对照组结果为弱阳性,实验组结果为阴性,说明在验证浓度下,干扰物质对测定有显著影响。

2. 定量项目性能验证

(1)精密度:可参考美国临床和实验室标准协会(Clinical and Laboratory Standards Institute,CLSI)相关文件,包括《EP5 - A2 定量测量方法的精密度性能评价》《EP10 - A2 临床实验室定量方法的初步评价》和《EP15 - A 用户对精密度和准确度性能的核实指南》。

精密度样品应首选临床样品,在临床样品难以取得的情况下可采用模拟样品。基质包括质控物(不同于当前用于常规质控程序的质控物)、校准品、已分析过的受检者样品以及厂家用于精密度实验的物质。样品要求采用两个浓度,一个弱阳,一个强阳;尽可能选择接近"医学决定水平"或厂商性能相近的浓度。每个浓度样品每天检测 3 次,连续检测 5 d。如果某一批因为质控或操作困难而被拒绝,需在找到并纠正原因后重新进行一批实验。待实验全部结束后,进行数据统计。

1)计算批内不精密度和总不精密度。

2)通过估计的批内精密度与厂家声明的精密度比较,验证厂家声明的批内精密度。厂家声明的批内精密度转换为检验结果的标准差;如果估计的批内标准差小于厂家声明的批内精密度,则核实了批内精密度与厂家声明的一致。如果批内标准差大于厂家声明的批内标准差,则需进一步进行差异的显著性检验来证明差异是否有统计学意义。如果最后厂家声明的批内精密度未被验证,应联系厂家寻求帮助。

3)通过估计的总精密度与厂家声明的总精密度比较,验证厂家声明的总精密度。厂家声明的总精密度转换为检验结果的标准差;如果估计的总标准差小于厂家声明的总标准差,则核实了总精密度与厂家声明的一致。如果总标准差大于厂家声明的总标准差,则需要进行差异的显著性检验来证明差异是否有统计学意义。如果最后厂家声明的批内精密度未被验证,应联系厂家寻求帮助。

4)不精密度的判断标准也可参照《CNAS - CL02 - A009 医学实验室质量和能力认可准则在基因扩增检验领域的应用说明》,以能力验证/室间质评评价界限(靶值±0.4 对数值)作为允许总误差(TEa),重复性精密度<3/5 TEa;中间精密度<4/5 TEa。

(2)正确度:指测试结果与参照值间的一致程度,不能直接以数值表示,用不正确度来衡量。可参考 CLSI 相关文件,包括《EP9 - A2 用受检者样品进行方法学比对及偏倚评估》《EP15 - A 用户对精密度和准确度性能的核实指南》和《CNAS - CL02 - A009 医学实验室质量和能力认可准则在基因扩增检验领域的应用说明》。

正确度验证样品可选择标准的血清盘或临床诊断明确的样品,样品数量至少 20 例。样品浓度应分布整个线性范围,不要使用超出线性范围的样品。采用临床样品验证方法的同时使用待评估项目与标准方法或参考方法对同一批次样品进行分析。样品检测可在同一天测定完,也可持续 3~4 d,每天测定 5~7 个样品。待实验全部结束后,进行数据统计。计算两个样品两种方法结果的差异,偏倚(bi)=实验方法结果 i-比较方法结果 i,偏倚的百分比($\%bi$)=100%×(实验方法结果 i-比较方法结果 i)/比较方法结果 i;并计算回归方程。判断标准:≥80%的样品结果偏倚<±7.5%或系统误差<±7.5%为可接受。

正确度验证样品也可选择标准物质或参比样品,在分析前确定最大允许偏倚,使用待评估项目对已知标准值的标准物质进行分析,将检测结果与已知参比标准值进行比较。需重复检测,直到分析次数足以使统计检验得到明确的结论为止。

(3)线性范围:线性是指在检测体系的检测范围内,测量值与预测值之间的关系。需要说明的是线性与准确度密不可分,高准确度是线性分析的必要条件。可参考《EP6-A 定量测量方法的线性评价:统计方法》。收集临床高浓度样品,用阴性样品稀释至 5~7 个浓度,至少 5 个浓度,并在同一批次内完成所有样品检测,每个浓度样品至少检测 2 次。待实验全部结束后,进行数据统计,统计时单个离群值可直接从数据组中删除而不用更换。最后计算回归方程,符合厂商声明的线性要求为性能验证可接受。

(4)检出限:检出限的建立一般由厂家、方法建立者完成,实验室可以采用简单的程序进行验证。样品首选标准物质,稀释至接近检出限浓度,至少检测 20 次。待实验全部结束后,进行数据统计,如果实验获得的不精密度在可接受范围内,且 87% 的结果检出即验证的检出限为可接受。

分子生物学的定量检测的特点是其检测结果大多是科学计数法(例如 $5×10^5$),所以统计有其特殊性。注意事项包括:① 所有数据统计前应进行 Log 值的转换;② 实验前收集足够的样品量,并在适当的条件下保存;③ 每次实验必须同时进行常规质控程序;④ 当实验室验证性能不可接受时,实验室应加大验证的样品数量。

3. 特定性能验证:对于商品化的诊断试剂,一般情况下不需要验证核酸提取效率。在样本来源有限、样本组成复杂、目的基因在样本中含量低或怀疑提取试剂有质量问题时需要进行核酸提取效率验证。核酸提取效率包括核酸纯度、核酸提取产率和完整性。

(1)核酸纯度:将核酸提取液用分光光度计测定 A260/280 比值。待测物质为 DNA 时,A260/280 比值在 1.7~1.9;待测物质为 RNA 时,A260/280 比值在 1.8~2.0。

(2)核酸提取产率:将含有待测物质的样本平均分成 2 份,其中一份(A)加入一定体积(小于总体积 10%)已知浓度的待测核酸,另一份(B)加入同体积核酸溶解液,按照试剂盒要求提取核酸,分别测定 A 和 B 提取的核酸量,按以下公式计算核酸提取得率,重复三次测定,计算平均值。核酸提取产率=(A-B/加入的待测核酸量)×100%。核酸提取得率应不低于厂家声明或实验室制定的标准。

(3)核酸完整性:按照试剂盒要求,提取含有不同浓度待测核酸的样本,核酸浓度宜覆盖厂家声明的可提取的核酸浓度,取一定量的核酸提取液进行琼脂糖凝胶电泳,与待测核酸标准物比较。在期待核酸分子量相应的位置可观察到清晰或弥散的条带,无明显降解。

九、分子检测项目性能确认方法

分子检测性能确认针对的是实验室自建方法(laboratory developed tests,LDTs)。所谓 LDTs 是指由实验室内部研发、确认和使用、以诊断为目的的体外诊断方法。仅限于本实验室内使用,不得在市场销售,也不得转移到其他实验室使用。开展 LDTs 项目临床应用检测之前,应进行性能确认。

LDTs 性能确认的基本要求

对于 LDTs 涉及的方法学性能评价,需要进行"确认试验(validation)"。主要为了验证本试验在临床使用中的各项性能指标及其实际效果,这些指标并不是现成的,需要确认实验完成。其观察的指标可以概括为 PARR+AS+AS,即:准确性(accuracy)、精确性(precision)、参考范围(reference range)、可报告范围(reportable range)、分析敏感性(analytic sensitivity)和分析特异性(analytic specificity)等。除此之外,还需要进行临床验证(clinical validity)。

1. 准确性(accuracy)

(1)概念:对定量分析,准确性指的是"接近真实值",而对于定性分析,准确性则是指与比对试验或者标准方法检测结果的相关性。

(2)确认方法:准确性的评估可以使用参考物质进行评定,或者与另一种临床上有连续性并被普遍接受的方法(所谓"金标准")进行比对。缺乏金标准的情况下,可以引用参考文献作为指导。通常选用与临床检测同类的标本进行方法学验证。样品数 $n \geqslant 20$,浓度应覆盖测量区间。定性结果一致性宜大于 90%,定量结果一般可接受为不能超过对照方法平均含量的 3 个标准差或者 15% 变异度。

2. 精确性(precision)

(1)概念:精确性是指规定条件下所获得独立测量结果的接近程度,评价检测技术的重复性。包括同一批标本用同一种方法同一种仪器的精密度(repeatability),以及不同天间、操作者、不同仪器、不同实验之间的精密度(reproducibility)。

(2)确认方法:因需考虑安排不同的操作者、不同批号的试剂以及不同型号的仪器来进行多次的重复操作,一般建议确认一项分子检验方法的精密度大致需要 20 个工作日。在选择待测标本用于确认实验时,一般用高和低 2 个不同含量标本来进行,并接近检测限。标本类型、取样与储存条件应尽量符合待测的临床标本。目前尚没有统一的国际参考标准来确定什么样的精密度是可以被临床诊断实验室所普遍接受。对于定性试验,表示为结果的一致性,一般符合率应该大于 90%。对于定量试验,一般确认实验可接受的精密度为不能超过已知靶分子平均含量的 3 个标准差或者 15% 变异度。FDA 建议变异度不能超过 20%。CNAS 的要求则以能力验证/室间质评评价界限(靶值±0.4 对数值)作为允许总误差(TEa),重复性精密度<3/5 TEa;中间精密度<4/5 TEa。

3. 参考范围(reference range)

(1)概念:指特定人群检测结果的预计数值范围,等同于参考区间或者正常参考值范围,其数据来源于不存在可能影响检测结果疾病的人群的样本。

(2)确认方法:对于大部分检测项目,正常参考范围与异常值范围都是在前期研究中就已经明确的,目的就是为了给特定患者群体确定正常数值范围。对于定性试验,参考范围可以是阴性、正常、无克隆性增生,或者其他能够表明检测结果是否正常的用词。需要注意的是,某些检测项目是没有参考范围的。如对于 HCV 阳性样本的 HCV 基因分型检测,就无法在所有 HCV 已知基因型中选出一个"正常"的基因型。

4. 可报告范围(reportable range)

(1)概念:可报告范围是指当仪器、试剂或系统的测量反应为有效时的检测结果范围。简单地说,报告范围包括所有可能被报告的结果。

(2)确认方法:对于定性测试,应包括所有的报告结果(如野生型纯合子、突变型杂合子或纯合子)。对于定量试验,实验室必须明确定量分析中的分析测量范围(analytic measurement range,AMR)。分析测量范围(AMR)是指待测样品在未被稀释、浓缩或其他不属于常规检查步骤部分的预处理条件下,一种方法可直接测量待测样品值的范围。因为可以稀释样品,报告范围可能大于分析测量范围(AMR)。

5. 分析灵敏度(analytic sensitivity)

(1)概念:检测系统或方法可检测的最低分析物浓度称为分析灵敏度(analytic sensitivity)或称检测限。在分子检测领域,分析敏感性是指用该项分子测试技术能够测到生物标本中待测靶核酸分子的最低含量。定性实验中,分析灵敏性常用"最低检测限(limit of detection,LoD)"来表达。这种检测低限指能连续在同一个标本中测到靶核酸的可能性在统计学上概率≥95%。定量实验中,多用"定量限(limit of quantitation,LoQ)"来表示。与 LoD 不同,LoQ 表示一个能够检测出的靶物质在标本中的最高和最低的量。对于某些分子检测方法来说,LoD 与 LoQ 相同。但由于 LoD 不需要考虑是否在线性范围内,所以 LoD 常常比 LoQ 还要低。

(2)确认方法:通常通过一系列稀释已知含量的靶病原体或分子来分析最低检测限。在同一个实验条件下并用同一个批号的制剂,重复测定已稀释至最低浓度的标本,重复测定来自临床的 5 个标本,60 个结果,CV 值小于指定标准视为接受。

6. 分析特异性(analytic specificity)

(1)概念:是指该方法本身能够检测出特定待测核酸分子的能力。与其他相关的核酸分子的交叉反应和标本条件的变化是否对待测分子的检测造成影响。分子测定方法的交叉反应多来源于其他相关或类似的核酸分子。干扰物质是指标本中其他非靶分子物质对待测的靶分子检测正确性的影响。在生物样本中,内源性干扰物质除去包括常见的血液中的血红蛋白、胆红素、三酰甘油外,还有很多肉眼不能观察到的与疾病有关的代谢产物等。外源性干扰物常见于采集和处理标本过程中的污染。例如:采样管含有的抗凝剂、防腐剂、稳定剂,手套上的滑石粉以及核酸分子提取纯化过程中残留的试剂。

(2)确认方法:评价分子检测方法的交叉反应性,首先要获得尽可能多的可能与特定待测靶分子发生交叉反应的分子核酸序列并加以分析。如果在所测的标本中存在某些结构和核酸序列相近的病原体或内源性生物分子,应对这些病原体和生物分子进行验证评价。干扰物的作用是抑制正常 PCR 反应,使结果偏低,从而造成假阴性。最常见的验证方法之一是在验证实验的过程中加入一个已知的 PCR 反应对照。在测定过程中,如果 PCR 反应对照未发生扩增或扩增产物量低于预期值范围,即可证实有干扰抑制物在该标本中存在。

7. 临床验证(clinical validity):临床验证是确定某种分子检测技术检出核酸分子、诊断疾病的能力。临床验证的目的是评价这种新的分子检测技术是否适合于特定的临床疾病的诊断。临床敏感性不同于分析敏感性:分析敏感性主要指参考方法检测结果为阳性的结果中,用实验方法得到阳性结果的一致性;临床敏感性主要指结果为真阳性的人群中真正罹患某种疾病或异常的比例,强调实验结果与临床诊断的一致性。同样,临床特异性也不同于分析特异性,分析特异性主要指参考方法检测结果为阴性的结果中,用实验方法得到阴性结果的一致性。临床特异性主要指实验结果为真阴性的人群中真正没有罹患某种疾病或异常的比例,也强调实验结果与临床诊断的一致性。值得注意的是,在评价某些罕见的疾病,由于阳性病例的数量有限,实验室进行临床敏感性评价存有一定难度,这时可以引用文献报道的临床敏感性和特异性作为理论支撑。正常对照容易收集,比较容易实现临床特异性的评价。

(朱俊 宋颖)

参 考 文 献

[1] 中国合格评定国家认可委员会.临床微生物检验程序验证指南:CNAS - GL028:2018[S].北京:中国合格评定国家认可委员会.2018:3.

[2] 中国合格评定国家认可委员会.医学实验室质量和能力认可准则在临床微生物学检验领域的应用说明:CNAS - CL02 - A005:2018[S].北京:中国合格评定国家认可委员会.2018:3.

[3] 王华梁,吕元,钟建明.检验医学实验室质量管理指南[J].上海:上海科学技术文献出版社,2014.

[4] 尚红,王毓三,申子瑜.全国临床检验操作规程[M].4 版.北京:人民卫生出版社,2015.

第二节 测量不确定度的评定

一、概述

早在 1963 年,原美国国家标准局,现美国标准与技术研究院(NIST)的数理统计学者

Eisenhart 在《仪器校准系统精密度和正确度评定》中明确提出了测量不确定度的概念,随后这一术语逐渐在测量领域被广泛应用。1993 年,以 ISO、IEC、BIPM、OIML、IUPAC、IUPAP 及 IFCC 七个国际组织的名义公布了《测量不确定度表述导则》(GUM),从此国际测量界和相关领域开始高度关注不确定度。1999 年我国等同采用 GUM 发布了 JJF1059 - 1999《测量不确定度评定与表示》;2008 年 GUM 发布新版,2012 年 JJF1059 重新发布 2012 版。2017 年我国等同采用 GUM - 2008 发布国标 GB/T 27418 - 2017《测量不确定度评定和表示》。CNAS 从 2006 成立起,陆续发布了一系列有关测量不确定度评定的文件,包括 CNAS - CL07,CNAS - GL05,06,07 等文件。为了指导医学实验室不确定度的评定,2012 年发布了技术报告,CNAS - TRL - 001:2012《医学实验室-测量不确定度的评定与表达》,2019 年国际标准化组织 ISO 发布了 ISO TS20914:2019 -《测量不确定度的实践指南》,此文件为 ISO 15189:2013 的配套文件,指导医学实验室测量不确定度的评定。本文以 CNAS - TRL - 001:2012《医学实验室-测量不确定度的评定与表达》和 ISO TS20914 -《测量不确定度的实践指南》为依据文件介绍医学实验室测量不确定度的评定方法。

二、定义和意义

(一) 测量不确定度(measurement uncertainty)的定义

测量不确定度简称不确定度(uncertainty),根据在 2008 版 GUM 中的定义:表征合理地赋予被测量之值的分散性,与测量结果相联系的参数。检验界一直使用误差理论,进入 21 世纪,随着对检验结果溯源性的研究,测量不确定度逐步受到关注和研究。

1. 计量学溯源性(metrological traceability):通过一条具有规定不确定度的不间断的比较链,使测量结果或测量标准的值能够与规定的参考标准,通常是与国家标准或国际标准联系起来的特性。(ISO 17511)

2. 测量不确定度包括由系统影响引起的分量,如与修正量和测量标准所赋量值有关的分量及定义的不确定度。有时对估计的系统影响未作修正,而是当作不确定度分量处理。

3. 定义中的参数可以是诸如称为标准不确定度的标准偏差(或其特定倍数),或是说明了包含概率的区间半宽度。

4. 测量不确定度一般由若干分量组成。其中一些分量可根据一系列测量值的统计分布,按测量不确定度的 A 类评定进行评定,并可用标准差表征。而另一些分量则可根据基于经验或其他信息所获得的概率密度函数,按测量不确定度的 B 类评定进行评定,也用标准偏差表示。

5. 通常,对于一组给定的信息,测量不确定度是相应于所赋予被测量的值的。该值的改变将导致相应的不确定度的改变。

(二) 测量不确定度的意义

测量不确定度表达了测得值的可靠性,因为它提供了在一定包含概率中真值存在的区间。了解所谓真值、真值存在区间与包含概率的关系,实验室和医师会更好地理解、认识和解释测量结果,并恰当地应用于临床诊断和治疗,减少误用。

(三)目标不确定度

1. 定义:目标不确定度的定义为"根据测量结果的预期用途,规定作为上限的测量不确定度"。为了更好应用测量不确定度概念和理论,医学实验室有责任与临床共同设立检验结果的目标不确定度,表达报告的测量量值是否达到临床应用的要求。

医学实验室在正式提供检验服务前,一件重要的工作就是要判断结果的不确定度是否符合该参数目标不确定度的要求;如果不符合,说明该医学实验室的检验结果尚未控制在期望的质量水平。

2. 目标不确定度的确定:目标不确定度的确定可以基于生物变异、国内外专家组的建议、管理准则或当地医学界的判断。IFCC、ILAC、IUPAC 和 NMIS 推荐应用合成标准不确定度作为"分析目标",但目前尚无报告给出在检验医学中具体的目标不确定度数值。目前仍习惯分别为测量变异、偏移设立目标。

(四)实验室的应用

1. 评定测量不确定度是改进医学实验室质量的有效途径:测量不确定度存在的原因是存在影响测量结果的因素。这些影响因素中,有些因素可以消除,有些因素可以通过一些控制方法使其对测量的影响减低。如果实验室按科学规律和应用有效方法,找到那些可以消除或减低的影响因素,并采取措施,就会明显提高检验结果的质量。

2. 测量不确定度是医学实验室选择测量程序的客观指标:医学实验室的任务是提供可靠的检验结果。所谓可靠的检验结果就是"真值"、真值存在区间与置信概率关系清楚的结果。在满足应用的前提下,测量不确定度是选择经济、可靠测量程序的关键指标。

3. 加强与临床联系:经常、及时地向临床提供不确定度的信息,有助实验室工作者加强与临床联系,帮助临床改进对患者结果的解释与应用,从而促进与医师的合作。

(五)测量误差和测量不确定度

1. "不确定度模型"与传统的"误差模型"对测量结果本质的表达有差异,表现在测量误差:① 是一个不可知的量值;② 原则上有系统和随机两种组分形式,处理不一样;③ 系统误差估计值已知,可被修正;④ 应用于单个测量量值,也可用于平均值。

传统上,所谓测得的量值的"总误差"是两项的和,对它们的处理不尽相同。第一项总系统误差,是各个系统误差的和。采用加法合成到总误差,并保留其正负号;第二项总随机误差,是随机误差的和,按各值的平方总和的平方根进行计算,再乘以包含因子 k,一般常取 $k=1.96$。总误差的主要缺点就是缺乏转换性,如果将已算出的一个值的总误差输入到另一个测得的量值,在与测量模型中其他输入量合并之前,必须将总误差分解成系统和随机误差。

2. 测量不确定度:① 定义为一个量值区间,与测量结果的测得的量值的可控程度成反比关系;② 是一个不可知的量值,不能用来修正;③ 原则上,只有一个组分类型,也就是无论其来源类型,可用同一方式处理所有的组分;④ 在质量控制下进行测量,可用于给定测量程序在一定测量区间获得的所有测得值。

GUM 将测量的各种要素组合在一起,并以测量不确定度来表达量值不完整性的信息,而不是去关注"真值"和"误差"的不可知本质。

三、医学实验室测量不确定度的评定方法

(一) 检验结果测量不确定度评定方法的分类

原则上,可以使用两种方法评定检验结果的测量不确定度。

1. 自下而上(bottom-up)的方法,此方法常特指为 GUM 方法或模型(modeling)方法。是基于对测量的全面、系统分析后,识别出每个可能的不确定度来源并加以评定;通过统计学或其他方法,如从文献、器具或产品的性能规格等处搜集数据,评定每一来源对不确定度贡献大小;然后将识别的不确定度用方差方法合并得到测量结果的"合成标准不确定度"。

2. 自上而下(top-down)的方法,是在控制不确定度来源或程序的前提下,评定测量不确定度,即运用统计学原理直接评定特定测量系统之受控结果的测量不确定度。典型方法是依据特定方案(正确度评估和校准方案)的试验数据、QC 数据或方法验证试验数据进行评定,正确度/偏移(b)和精密度/实验室内复现性(S_{R_w})是两个主要的分量。常规医学实验室常将这两者与系统误差和随机误差相联系。

如果采用自上而下的方法评定的测量不确定度没有达到目标不确定度的要求,可用自下而上的方法来识别不确定度的各种来源,改进主要影响因素,从而减小测量不确定度。

(二) 检验结果测量不确定度评定方法的选择

测量不确定度的评定与其预期应用目的有密切关系。实践表明,对于常规医学实验室,自上而下评定测量不确定度的方法是经济、实用和可接受的方法。

四、医学实验室中测量不确定度的来源

医学实验室和化学实验室类似,测量不确定度分量来源包括(但不限于):① 精密度(重复性、实验室内复现性、复现性);② 校准(溯源性、值的不确定度、校准方式);③ 校准值正确性和测量不确定度,校准品与参考物质的互通性;④ 与样本相关的效应(基体、干扰);⑤ 试剂、校准品和参考物质的批间差;⑥ 不同的操作者;⑦ 器材的变异(如天平、注加器、仪器维护等);⑧ 环境变化(如温度、湿度、振动、电压等)。

另外,有些影响因素虽然不直接作用于公信值,但确对示值和测量结果之间的关系有影响,也需要识别。有些影响因子如脂血、溶血和黄疸等可能本身无量值特性,但其实质是产生了干扰测量的物质或颜色等。

五、"自上而下"方法评定测量不确定度(CNAS - TRL - 001:2012)

(一) 总则

从理论上讲,"自上而下"方法评定测量不确定度是基于正确度和实验室内测量复现

性进行测量不确定度评定的方法。偏移(系统误差)和实验室内测量复现性(随机误差)是医学实验室分析(测量)过程测量不确定度的最重要的两个分量。对于医学实验室,利用测量重复性(S_r)数据显然忽略了很多影响因素,用测量复现性(S_R)数据,也不一定合适。对于一个特定的医学实验室,利用实验室内测量复现性($S_{(Rw)}$)数据评定测量不确定度是适宜的。实验室内测量复现性引入的测量不确定度分量$[u_{(Rw)}/urel_{(Rw)}]$在量值上与$S_{(Rw)}/RSD_{(Rw)}$是相等的,但表达含义不同。

自上而下的方法按下列公式简单计算测量(分析)过程的合成标准不确定度和相对合成标准不确定度。

$$u_c = \sqrt{u_c^2(bias) + u^2(R_w)} \qquad (2-5-21)$$

$$u_{crel} = \sqrt{u_{crel}^2(bias) + u_{rel}^2(R_w)} \qquad (2-5-22)$$

式中:u_c——合成标准不确定度;$u_c(bias)$——偏移引入的测量不确定度分量;$u(R_w)$——实验室内测量复现性引入的测量不确定度分量;u_{crel}——相对合成标准不确定度;$u_{crel}(bias)$——偏移引入的相对测量不确定度分量;$u_{rel}(R_w)$——实验室内测量复现性引入的相对测量不确定度分量。

计算偏移引入的测量不确定度比计算与由精密度引入的测量不确定度复杂得多。除了考虑偏移量值(b)以及由参考值引入的测量不确定度$[u(C_{ref})]$两个偏移组分外,还要考虑增加由于反复测量所得均值的测量不确定度。评定偏移引入的测量不确定度分量存在多种情况:

1. 如果按 GUM 原则,修正了偏移,则由偏移引入的测量不确定度和相对测量不确定度分别按下列公式计算:

$$u_c(bias) = \sqrt{u_c^2(C_{ref}) + u^2(R_{CRM})} \qquad (2-5-23)$$

$$u_{crel}(bias) = \sqrt{u_{rel}^2(C_{ref}) + u_{rel}^2(CRM)} \qquad (2-5-24)$$

式中:$u_c(bias)$——偏移引入的测量不确定度;$u_{crel}(bias)$——偏移引入的相对测量不确定度;$u(C_{ref})$——示值引入的测量不确定度;$u_{rel}(C_{ref})$——示值引入的相对测量不确定度;u_{CRM}——重复测量参考物质引入的测量不确定度;$u_{rel}(CRM)$——重复测量参考物质引入的相对测量不确定度。

2. 如果不修正偏移,则由偏移引入的测量不确定度和相对测量不确定度按下列公式计算:

$$u_c(bias) = \sqrt{u_c^2(C_{ref}) + u_{CRM}^2 + b^2} \qquad (2-5-25)$$

$$u_{crel}(bias) = \sqrt{u_{rel}^2(C_{ref}) + u_{rel}^2(CRM) + b_{rel}^2} \qquad (2-5-26)$$

式中:$u_c(bias)$——偏移引入的测量不确定度;$u_{crel}(bias)$——偏移引入的相对测量不确定度;$u(C_{ref})$——示值引入的测量不确定度;$u_{rel}(C_{ref})$——示值引入的相对测量不确定

度；u_{CRM}——重复测量参考物质引入的测量不确定度；$u_{rel}(CRM)$——重复测量参考物质引入的相对测量不确定度；b——测量平均值与 CRM 认定值间的偏移量值；b_{rel}——测量平均值与 CRM 认定值间的相对偏移量值。

（二）测量不确定度评定步骤

1. 实验室内测量复现性引入的测量不确定度的评定

（1）评定方法：依据得到数据方法的不同，可从不同途径评定此参数，推荐的优先次序为：

1）从实验室内质控数据计算实验室内测量复现性引入的测量不确定度。

2）从实验室间比对（PT）数据计算测量复现性引入的测量不确定度。

3）从重复测量常规样本的合并标准偏差计算实验室内测量复现性引入的测量不确定度。

根据实际情况，本文只介绍"实验室内质控数据计算实验室内测量复现性"的方法，后两种方法可参照 CNAS－TRL－001：2012《医学实验室-测量不确定度的评定与表达》的相关内容。

（2）利用室内质控数据评定实验室内测量复现性引入的测量不确定度：如果只收集连续几个批次的结果，数据较少，常因为测量系统运行不当，而高估测量不确定度；如果每个批次多次测量质控 IQC，由于减少了批间变异组分，引起低估测量不确定度。低估测量不确定度还可源自不按统计原则剔除离群值或处理资料。

如果室内质控所使用的质控品，经过完整的测量过程并表达与常规样本类似的基体，则根据质控数据计算出来的标准偏差就是实验室内测量复现性；如果实验室室内质控计划是每一批次实验前后均测量某一特定浓度的质控品一次，可按下列公式分别计算测量平均值、标准偏差和变异系数，此时的标准偏差和变异系数在数值上与实验室内测量复现性引入的测量不确定度和实验室内测量复现性引入的相对测量不确定度相等。

$$\bar{\chi} = \frac{\sum_{i=1}^{n} \chi_i}{n} \dots\dots\dots\dots\dots\dots \quad (2-5-27)$$

$$u(R_w) = s(R_w) = \sqrt{\frac{\sum_{i=1}^{n}(\chi_i - \bar{\chi})^2}{n-1}} \dots\dots\dots\dots\dots \quad (2-5-28)$$

$$u_{rel}(R_w) = RSD(R_w) = \frac{s(R_w)}{|\bar{x}|} \times 100\% \dots\dots \quad (2-5-29)$$

式中：$\bar{x}$——平均值；χ_i——单个测量值；n——测量次数；$u(R_w)$——实验室内测量复现性引入的测量不确定度；$s(R_w)$——实验室内测量复现性；$RSD(R_w)$——相对的实验室内测量复现性；$u_{rel}(R_w)$——实验室内测量复现性引入的相对测量不确定度。

示例：某实验室 GGT 项目常规测量系统测量室内质控品 40 d，单一浓度每天实验前和实验后均进行一次测量,在 40 d 内试剂更换批号 1 次,操作人员 2 名。

GGT 测量结果实验室内复现性及引入的不确定度计算如表 2-5-7。

表 2-5-7 GGT 测量结果实验室内复现性及引入的不确定度计算

项 目	前 20 批	后 20 批	40 批
平均值(U/L)	156.3	155.5	155.9
测量不确定度分量(U/L)	3.6	2.8	3.2
相对测量不确定度分量	2.31%	1.81%	2.06%

2. 偏移引入的测量不确定度的评定

(1) 评定方法:常用的偏移引入测量不确定度的评定方法有下列几种,建议的优先顺序为:① 使用有证参考物质/标准物质(CRM),包括正确度控制品(trueness control material);② 应用 PT 数据;③ 与参考测量方法比较。

1) 采用分析参考物质(CRM)的方法评定偏移引入的测量不确定度:通过 CRM 来评定偏移,可将 CRM 示值作为正确值。检验医学领域通常用 2 个参数描述 CRM:示值(认定值/标称量值/赋值)和示值的扩展不确定度,示值用于确定偏移量值。当评定偏移引入的测量不确定度时,应考虑示值的扩展不确定度。将重复测量 CRM 所得的均值与 CRM 的示值比较,在此基础上计算偏移。

在检验医学中,由于被测样本来自生物,不可避免地存在生物样本中除被测物以外物质对测量的影响,即基体效应。也就是在评定正确度时不仅要使用 CRM,还要检查 CRM 的互通性,并以自然的、未经人工处理的生物标本作为判断正确性的标准。

具体按以下步骤计算:

a) 分别按下列公式计算测得的量值与 CRM 示值间的偏移量值和相对偏移量值:

$$b = \bar{x} - C_{ref} \qquad (2-5-30)$$

$$b_{ref} = \frac{|\bar{x} - C_{ref}|}{C_{ref}} \times 100 \qquad (2-5-31)$$

式中:b——测得的量值与 CRM 值间的偏移量值;$\bar{x}$——实验室测得的量值;C_{ref}——CRM 示值;b_{rel}——测得的量值与 CRM 值间的相对偏移量值。

b) 分别按下列公式计算重复测量参考物质引入的测量不确定度和相对测量不确定度:

$$u_{CRM} = \frac{s(R_w)}{\sqrt{n}} = \frac{1}{\sqrt{n}} \times \sqrt{\frac{\sum_{i=1}^{n}(\chi_i - \bar{\chi})^2}{n-1}} \cdots\cdots\cdots\cdots (2-5-32)$$

$$u_{rel}(CRM) = \frac{RSD(R_w)}{\sqrt{n}} = \frac{s(R_w)}{\sqrt{n} \times |\bar{x}|} \times 100 \cdots\cdots\cdots (2-5-33)$$

式中：u_{CRM}——重复测量参考物质引入的测量不确定度；$u_{rel}(CRM)$——重复测量参考物质引入的相对测量不确定度；$s(R_w)$——测量参考物质时的实验室内测量复现性；x_i——实验室的单次测量值；$\bar{x}$——实验室测得的量值；n——参考物质重复测量次数；$RSD(R_w)$——测量参考物质时的相对实验室内测量复现性。

c) 分别按下列公式计算由参考物质的测量不确定度和相对测量不确定度：

$$u(C_{ref}) = \frac{U(C_{ref})}{k} \quad\cdots\cdots\cdots\cdots\cdots\cdots \quad (2-5-34)$$

$$u_{rel}(C_{ref}) = \frac{U(C_{ref})}{k \times C_{ref}} \times 100 \quad\cdots\cdots\cdots\cdots\cdots \quad (2-5-35)$$

式中：$u(C_{ref})$——由 CRM 引入的测量不确定度；$U(C_{ref})$——CRM 的扩展不确定度（$k=2$）；k——包含因子；$u_{rel}(C_{ref})$——由参考物质的示值引入的相对测量不确定度。

2) 将上述各分量合成为由偏移引入的测量不确定度：按总则中的四个公式进行计算。如果参考物质证书上无 k 值的信息，从稳健考虑，可将 $U(C_{ref})$ 视为 $u(C_{ref})$ 使用。

示例：

某实验室在 4 d 内连续测量示值为 195.8 ± 2 U/L（$k=2$）的有互换性的参考物质，每天测量 1 批，每批 3 个测试，测量结果见表 2-5-8。该参考物质说明书已告之该物质与人血清有良好互通性。

表 2-5-8　参考物质测量结果

测量批次	结果(U/L)		
	1	2	3
1	173.6	173.2	173.0
2	170.9	171.0	171.8
3	171.0	172.0	173.0
4	171.0	172.7	171.9

a) 根据表中结果计算 12 次的均值 $\bar{x}$：172.1 U/L。

b) 分别计算测得值与 CRM 示值间的偏移量值和相对偏移量值：

$$b = \bar{x} - C_{ref} = 172.1 - 195.8 = -23.7 \text{ U/L}$$

$$b_{rel} = \frac{|\bar{x} - C_{ref}|}{C_{ref}} \times 100 = \frac{|172.1 - 195.8|}{195.8} \times 100 = 12.1\%$$

c) 分别计算重复测量参考物质引入的测量不确定度和相对测量不确定度：

$$u_{CRM} \frac{s(R_w)}{\sqrt{n}} = \frac{1}{\sqrt{n}} \times \sqrt{\frac{\sum\limits_{i=1}^{n}(\chi_i - \bar{\chi})^2}{n-1}} = \frac{1}{\sqrt{12}} \times \sqrt{\frac{\sum\limits_{i=1}^{n}(\chi_i - 172.1)^2}{12-1}}$$

$$=\frac{0.98}{\sqrt{12}}=0.283(\mathrm{U}\cdot\mathrm{l}^{-1})$$

$$u_{CRM}=\frac{RSD(R_w)}{\sqrt{n}}=\frac{s(R_w)}{\sqrt{n}\times|\bar{x}|}\times100=\frac{0.98}{\sqrt{12}\times|172.1|}\times100=0.16\%$$

d) 分别计算 CRM 引入的测量不确定度和相对测量不确定度:

$$u(C_{ref})=\frac{U(C_{ref})}{k}=\frac{2}{2}=1(\mathrm{U}\cdot\mathrm{l}^{-1})$$

$$u_{rel}(C_{ref})=\frac{U(C_{ref})}{k\times C_{ref}}\times100=\frac{2}{2\times195.8}\times100=0.51\%$$

e) 将上述各分量合成为由偏移引入的测量不确定度和相对测量不确定度:如果按 GUM 原则,修正了偏移,则分别按下列公式计算:

$$u_c(bias)=\sqrt{u^2(C_{ref})+\frac{s^2(R_w)}{n}}=\sqrt{1^2+0.283^2}=1.040(\mathrm{U}\cdot\mathrm{l}^{-1})$$

$$u_{crel}(bias)=\sqrt{u_{rel}^2(C_{ref})+\frac{RSD^2(R_w)}{n}}=\sqrt{0.51^2+0.16^2}=0.53(\%)$$

如果不修正偏移,则分别按下列公式计算:

$$u_c(bias)=\sqrt{u^2(C_{ref})+\frac{s^2(R_w)}{n}+b^2}=\sqrt{1^2+0.283^2+(-23.7)^2}=23.723(\mathrm{U}\cdot\mathrm{l}^{-1})$$

$$u_{crel}(bias)=\sqrt{u_{rel}^2(C_{ref})+\frac{RSD^2(R_w)}{n}+b_{rel}^2}=\sqrt{0.51^2+0.16^2+12.1^2}=12.11\%$$

偏移大时又不修正,则产生较大的测量不确定度。

3) 应用 PT 数据评定偏移引入的测量不确定度:利用 PT 数据评定不确定度简便经济。但是对于无计量溯源性的项目,应慎用。不可为了有不确定度而评定不确定度,如果使用不确定度的概念就要符合其内涵。

实际工作中,由于每次 PT 的公认值很难一致,所以通过 PT 数据评定由偏移引入的测量不确定度时多采用相对值进行计算,需要的参数包括 PT 组织者给出的公认值、每个参加实验室测量值和由全部 PT 数据得出的测量复现性或 RSD_R,可按以下步骤计算:

a) 根据每个实验室实测值和 PT 组织者提供的公认值,分别按下列公式计算单次 PT 的偏移量值和相对偏移量值:

$$b_i = x_i - C_{cons,i} \cdots\cdots\cdots\cdots \quad (2-5-36)$$

$$b_{rel,i} = \frac{(x_i - C_{cons,i})}{C_{cons,i}} \times 100 \cdots\cdots\cdots\cdots \quad (2-5-37)$$

式中：b_i——单次 PT 的偏移量值；x_i——每个参加实验室单次 PT 的测量值；$C_{cons,i}$——单次 PT 的公认值；$b_{rel,i}$——单次 PT 的相对偏移量值。

b) 按下列公式分别计算方法和实验室偏移和相对偏移：

$$RMS_{bias} = \sqrt{\frac{\sum_i^n b_i^2}{n}} \cdots\cdots\cdots\cdots \quad (2-5-38)$$

$$RMS_{rel}(bias) = \sqrt{\frac{\sum_i^n b_{irel}^2}{n}} \cdots\cdots\cdots\cdots \quad (2-5-39)$$

式中：RMS_{bias}——方法和实验室偏移；b——单次 PT 的偏移量值；n——PT 次数；$RMS(bias)_{rel}$——相对的方法和实验室偏移；$b_{rel,i}$——单次 PT 的相对偏移量值。

在实际工作中，通常采用相对值进行计算。

c) 按下列公式计算单次 PT 公认值的测量复现性引入的相对测量不确定度：

$$u_{rel}(cons,i) = \frac{RSD_{R,i}}{\sqrt{m}} \quad (2-5-40)$$

式中：$u_{rel}(con,i)$——单次 PT 公认值的测量复现性引入的相对测量不确定度；$RSD_{R,i}$——单次 PT 的相对测量复现性；m——参加单次 PT 的实验室数量。

d) 按公式计算多次 PT 公认值的测量复现性引入的相对测量不确定度：

$$u_{rel}(C_{ref}) = \frac{\sum_{i=1}^n u_{rel}(cons,i)}{n} \cdots\cdots \quad (2-5-41)$$

式中：$u_{rel}(C_{ref})$——多次 PT 公认值的测量复现性引入的相对测量不确定度。可将此值看成类似分析 CRM 方法评定偏移引入的测量不确定度中的重复测量标准物质的测量不确定度 $u_{rel}(CRM)$，以符号 $u_{rel}(C_{ref})$ 表示；$u_{rel}(cons,i)$——单次 PT 公认值的测量复现性引入的相对测量不确定度；n——PT 次数。

e) 按下列公式计算偏移引入的相对测量不确定度：

$$u_{crel}(bias) = \sqrt{RMS_{rel}^2(bias) + u_{rel}^2(C_{ref})} \quad (2-5-42)$$

式中：$u_{crel}(bias)$——偏移引入的相对测量不确定度；$RMS_{rel}(bias)$——相对的方法和实验室偏移；$u_{rel}(C_{ref})$——多次 PT 公认值引入的相对测量不确定度。可将此值看成类似分析 CRM 方法评定偏移引入的测量不确定度中的重复测量标准物质的测量不确定度 $u_{rel}(CRM)$，以符号 $u_{rel}(C_{ref})$ 表示。

示例：

某实验室参加 7 次 PT，原始数据及某些处理后数据见表 2-5-9。

表 2-5-9　某实验室 7 次 PT 原始数据及某些处理后数据

n	$C_{cons,i}$ U·l^{-1}	x_i U·l^{-1}	b_i U·l^{-1}	$b_{rel,i}$ %	$b_{rel,i}^2$	m	RSD_R %	$\dfrac{RSD_R}{\sqrt{m}}$ %
1	73	69	−4	−5.48	30.02	1 128	11.93	0.36
2	85	81	−4	−4.71	22.15	1 119	7.20	0.22
3	102	97	−5	−4.90	24.03	1 062	7.27	0.22
4	95	94	−1	−1.05	1.11	1 177	9.80	0.29
5	85	86	1	1.18	1.38	1 303	12.62	0.35
6	85	77	−8	−9.41	88.58	1 250	28.03	0.79
7	85	85	0	0.00	0.00	1 291	11.98	0.33
合计					167.27	—	—	2.56

a) 以第一次 PT 为例计算偏移与相对偏移：

$$b_i = x_i - C_{cons,i} \qquad b_{rel,i} = \frac{(x_i - C_{cons,i})}{C_{cons,i}} \times 100 \qquad b_{rel,i}^2 = (-5.48\%)^2$$
$$= 69 - 73 \qquad\qquad = \frac{(-4)}{73} \times 100 \qquad\qquad = 30.02$$
$$= -4 \qquad\qquad = -5.48\%$$

b) 以第一次 PT 为例计算相对标准不确定度：

$$u_{rel}(cons,i) = \frac{RSD_{R,i}}{\sqrt{m}}$$

$$= \frac{11.93\%}{1\,128}$$

$$= 0.36\%$$

c) 计算相对的方法和实验室偏移：

$$RMS_{rel}(bias) = \sqrt{\frac{\sum_i^n b_{irel}^2}{n}}$$

$$= \sqrt{\frac{167.27}{7}} = 4.89(\%)$$

d) 计算由偏倚引入的相对测量不确定度：

$$u_{crel}(bias) = \sqrt{RMS_{rel}^2(bias) + u_{rel}^2(C_{ref})}$$
$$= \sqrt{4.89^2 + 0.37^2}$$
$$= \sqrt{24.05}$$
$$= 4.91(\%)$$

4）通过方法学比对方法评定由偏移引入的测量不确定度：如果采用方法学比对方法评定由偏移引入的测量不确定度，应考虑与参考测量方法比较。用参考测量方法和常规方法同时测量患者样本，根据这些数据也可评定测量不确定度。需要注意参考测量方法与常规方法之间的计量溯源关系，须合理设计比对方案。

（2）评定合成标准不确定度（u_c）和相对合成标准不确定度（u_{crel}）：采用自上而下的方法，只考虑评定测量过程的不确定度，不考虑测量前和测量后阶段各种组分对测量不确定度的贡献，按下列公式计算。

$$u_c = \sqrt{u_c^2(bias) + u^2(R_w)} \qquad (2-5-43)$$

$$u_{crel}(bias) = \sqrt{u_{rel}^2(C_{ref}) + u_{rel}^2(CRM)} \qquad (2-5-44)$$

（3）评定扩展不确定度（U）。

按下列公式计算：

$$U = k \times u_c \qquad (2-5-45)$$

$$U_{rel} = k \times u_{crel} \qquad (2-5-46)$$

式中：U——扩展不确定度；k——包含因子。对于正态分布，$k=2$ 时，包含概率 $p=95.45\%$；$k=3$，包含概率 $p=99.73\%$；常采用 $k=2$；u_c——合成标准不确定度；U_{rel}——相对扩展不确定度；u_{cel}——合成相关标准不确定度。

六、ISO/TS 20914 的测量不确定度的评定方法

医学实验室测量程序可利用内部质量控制（IQC）和其他现有数据来估计测量不确定度，而不需要测量模型和复杂的统计。

此文件的测量不确定度考虑仅由测量系统技术范围内的来源引起的不确定度，并假设：

——通过标准化这些过程，将分析前和分析后步骤产生的不确定性降至最低。

——被测人体样本是典型的，无影响测量程序的样本特定因素（例如干扰）。

（一）测量不确定度的评定步骤

1. 终端用户校准品赋值的不确定度 u_{cal}：校准品的制造商应根据要求将其评定的校准品的赋值不确定度 u_{cal} 提供给终端使用者，其包括从最终用户校准品的定值到最高可用参考的选定计量溯源链引入的所有不确定性。校准溯源链的不确定度可详见 ISO

17511。

2. 实验室长期不精密度 u_{Rw} 的计算：采用实验室室内质控（IQC）数据进行不精密度评定，实验室检测系统短期不精密度的评定会导致不确定评定中一些重要信息的缺失，而采集长期的室内质控数据（IQC）进行实验室不精密度的评定可更完整地获得检测环境的一些重要变化。采集足够的数据所需时间主要取决于检测系统的特定因素，如检测频次、校准频率、试剂和校准品的更换频率、耗材的保质期等。此外，需要对 IQC 数据进行分区，以避免仅影响 QC 结果而不反映人体样本结果中预期的可变性。

3. 检测偏倚 u_{bias} 的确定：由较小的偏差变化而导致的结果变化可能会随着时间的推移出现在日常检测中，将由实验室长期不精密度 u_{Rw} 体现出来。如果正在进行的室间质量评价 EQA 监测表明引入了具有临床意义的检测偏差，则 IVD 制造商或实验室（如果是实验室开发的检测系统）有责任采取纠正措施行动。如果制造商无法纠正不可接受的偏差，在法规允许范围内，实验室可对结果应用校正系数进行偏倚修正，则实验室需要评估偏倚引入的不确定度 u_{bias}。

考虑到 EQA 样本的互换性及靶值的确定方式问题，EQA 样本的靶值本身可能存在偏差。如果实验室对室间样本偏差的有效性存在疑问，实验室需要考虑评估临床样本的偏差。

4. 测量不确定度的计算

（1）如实验室不存在显著偏倚，则测量不确定度的计算考虑校准品定值的不确定度 u_{cal}，和实验室长期不精密度引入的不确定度 u_{Rw}，$u(y)=\sqrt{(u_{Rw}^2+u_{cal}^2)}$。

（2）如实验室存在显著偏倚，则测量不确定度的计算考虑校准品定值的不确定度 u_{cal} 和实验室长期不精密度引入的不确定度 u_{Rw}，以及偏倚修正引入的不确定度 u_{bias}。$u(y)=\sqrt{(u_{bias}^2+u_{cal}^2+u_{Rw}^2)}$。

（3）对于某些校准品，从技术上无法获得一个全面的 u_{cal}。如一些国际常规生物标准物质具有特定的生物活性，其赋值以任意测量单位表示，没有规定的不确定度，则不确定度的计算中无法合成校准品引入的不确定度 u_{cal}，但这可能导致测量不确定度 MU 的低估。

5. 测量不确定度的评定路径如图 2-5-1 所示。

（二）测量不确定度的重新评定

如果 IQC 和 EQA 性能保持在预期范围内，则无须重新估计不确定度。如果检测系统发生较大变化或引进一个新的检测程序，则需重新评定不确定度。

（三）测量不确定评定的局限性

由于信息不完整，给定测量程序产生的结果不确定度的大小可能被低估。已知被低估的 $u(y)$ 仍可用于有意义地比较特定检测系统产生的结果，但不能用于比较同一被测量对象在不同检测系统产生的结果。

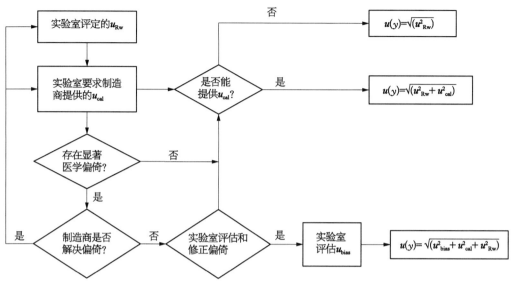

图 2-5-1 测量不确定度评定的典型路径

（欧元祝 蒋玲丽）

参 考 文 献

［1］ The Joint Committee for Guides in Metrology，Evaluation of measurement data — Guide to the expression：JCGM 100［S］. Franch：International Bureau of Weights and Measures（BIPM），2008：9.

［2］ 中华人民共和国国家质量监督检验检疫总局.中国国家标准化管理委员会.测量不确定度评定和表示：GB/T 27418［S］.北京：中国标准出版社，2017：12.

［3］ 中国合格评定国家认可委员会.医学实验室-测量不确定度的评定与表达：CNAS‐TRL‐001［S］.北京：中国合格评定国家认可委员会，2012：11.

［4］ International Organization for Standardization. Medical laboratories-Practical guidance for the estimation of measurement uncertainty：ISO/TS 20914［S］. Switzerland：International Organization for Standardization（ISO），2019：7.

第六章

检验结果质量保证

第一节　室内质量控制

一、定量项目室内质控

临床实验室内部质量控制（internalqualitycontrol，IQC）简称室内质控，是指检验人员按照一定的频度连续测定稳定样品中的特定组分，并采用一系列方法进行分析，按照统计学规律推断和评价本批次测量结果的可靠程度，以此判断检验报告是否可发出，及时发现并排除质量环节中的不满意因素。室内质量控制主要包括质控品种类、检测频次、放置的位置，以及用于质控数据解释和确定分析批是在控还是失控的规则。

（一）质控品

为质量控制目的而制备的样品称为质控品（control material）。为了做好过程质控，必须选择合适的质控物。质控物性能指标包括稳定性、瓶间差、定值和非定值、分析物水平、预处理的要求等。质控品可以是液体、冷冻或冻干品，包装于小瓶中便于使用。

1. 基质：制备质控品所用的基础材料一般为来自人或动物的血清或其他体液，经过处理，又添加了其他的材料，如：无机或有机化学品、来自生物体的提取物、基因制品、防腐剂等。对某一分析物进行检测时，除该分析物外的其他成分就是该分析物的基质（matrix）。这些成分的存在对分析物检测时的影响称为基质效应（matrix effects）。理想状态下，质控品应与患者待测样本具有相似或相同的基质。

2. 瓶间差：开展室内质控的主要目的是控制检验结果的重复性。在日常室内质控中，质控品检验结果的变异是检测不精密度和不同瓶质控品间差异的综合。只有将瓶间差异控制到最小，才能使检测结果间的变异真正反映日常检验操作的不精密度。质控品应均一，瓶间变异性应小于分析系统的变异。

3. 稳定性：稳定性是质控品的重要指标。但是质控品出现变化、不稳定是很难避免的。不变化、稳定只是相对的。好的质控品可以在规定的保存条件下，至少稳定 $1\sim2$ 年。实验室最好购买至少能使用 1 年的同一批号的质控品，可以在较长的时间内观察质控过程的检验质量变化。

4. 定值和非定值质控品：质控品分为定值和非定值两类。定值质控品常因基质效应，在说明书中说明被定值的各分析物（检验项目）在不同检测系统下的均值和预期范围，实验室可从中选择和自己一样的检测系统的定值表，作为工作的参考。使用定值质控品时说明书上的定值表只能作参考。

非定值质控品的质量和定值质控品是一样的，只是没有定值。从实用上，非定值质控品较定值质控品便宜。无论是定值还是非定值质控品，实验室使用时，必须用自己的检测系统确定自己的均值和标准差，用于日常工作的过程控制。

5. 质控品中分析物的浓度：所选质控品的浓度应位于临床有意义的浓度范围内。定量实验最好同时做 2 个或 2 个以上水平质控品。常规检验室内质控中，如果只做一个水平质控品，反映的质量是整个可报告范围中仅一个点的表现，而这一点质控结果在控，只说明该水平质控值附近检测患者样本的质量符合要求，不一定反映远离该点的较高或较低分析物检验质量也符合要求。所以，如能同时检测 2 个或更多个水平质控品，则反映的质量是一个范围内多点表现。因此，在选择质控品时，应有多个浓度，最好覆盖临床决定水平、可报告范围上下限。

6. 质控品的选择：选择适当的质控品要求考虑许多因素，并成为质量计划过程的一部分。当选择质控品适合于多项试验分析仪时这一过程变得更为复杂。对于给定方法选择质控品没有正确或错误的方式，正如没有完善的质控品其性质与新鲜患者样品一样。对于每一实验室自己的应用，选择是在成本、稳定性和容易使用、基质和成分浓度水平之间进行平衡而做出决定，并且应结合每个检验亚专业的特点选择合适的质控品。

作为较理想的临床化学质控品至少应具备以下特性：人血清基质；无传染性；添加剂和调制物的数量尽可能少；酶类项目一般瓶间差应小于 2%；其他分析物 CV% 应小于 1%；冻干品其复溶后稳定性 2～8℃不少于 24 h，−20℃不少于 20 d；某些不稳定成分（如胆红素、ALP 等）在复溶后前 4 h 的变异应小于 2%；到实验室后的有效期应在 1 年以上。

适用于血液分析仪的质控品连续测定的重复性（CV%）最好不超过 CLIA'88 可接受误差的 1/4，连续测定 30～60 d 各项目实际发生的偏倚不超过 CLIA'88 可接受偏倚的 1/2。并应选择合适的质控品包装规格，避免开瓶后使用频率过高而导致数值变化太大引起的误差（如一个月内连续使用 1 支质控物）。

分子检测室内质控品主要包括阳性患者样本及其衍生物、细菌或病毒等培养物、ATCC 等细胞库的细胞株、提取纯化的核酸样本（DNA 或 RNA）等。

（二）质控品检测频次

GB/T 20468–2006《临床实验室定量测定室内质量控制指南》指出，在检验工作中，每个分析批应检测质控品以评价该批次的性能。分析批是一个区间（如：一段时间或测量样本量）。CLIA'88 规定，临床化学检测最长批时间为 24 h，血液学检验最长时间为 8 h；而临床 PCR 检测规定，从核酸提取到扩增为一个分析批。各实验室应依据影响检验过程性能变化来确定或调整批大小，如检验人员、试剂更换、重新校准等。在实验室操作中，每批至少要做一次质控，以监测检测方法性能。

（三）质控品放置位置

实验室应确定每批室内质控品的放置位置，其原则是报告一批患者检测结果前，应对质控结果作出评价。质控品的位置应考虑分析方法的类型，可能产生的误差类型。例如，在实验室规定批长度内，进行非连续样品检验，则质控品最好放在样本检验结束前，可检出偏倚；如将质控品平均分布于整个批内，可监测漂移；若随机插于患者样本中，可检出随机误差。对于分子检测，质控品每次不能固定在扩增仪的指定位置，而应在每次扩增检测时，进行相应的顺延，以尽可能地监测每一个孔的扩增有效性。在任何情况下，都应在报告患者检测结果前评价室内质量控制结果。

（四）更换质控品

拟更换新批号质控品时，应在"旧"批号质控品使用结束前，新批号质控品应与"旧"批号质控品一起测定。

（五）室内质量控制的实际操作

1. 设定中心线（均值）

（1）稳定性较长的质控品在开始室内质量控制时，首先要设定质控品的均值。实验室应使用自己现行的检验程序确定新批号质控品各个测定项目的均值。定值质控品的标定值只能作为确定均值的参考。

1）暂定均值的设立：为了确定暂定均值，新批号质控品应与当前使用的质控品一起进行测定。根据 20 或更多独立批获得的至少 20 次质控测定结果（剔除异常值或离群值），计算出平均数，作为暂定均值。以此暂定均值作为下一个月室内质控图的中心线进行室内质控；一个月结束后，将该月的在控结果与前 20 个质控测定结果汇集在一起，计算累积平均数（第一个月），以此累积的平均数作为下一个月质控图的均值。重复上述操作过程，连续 3～5 个月，或逐月不断进行累积。

2）常用均值的设立：以最初 20 个数据和 3～5 个月在控数据汇集的所有数据计算的累积平均数作为质控品有效期内的常用均值，并以此作为以后室内质控图的平均数。对个别在有效期内浓度水平不断变化的项目，则需不断调整均值。

（2）稳定性较短的质控品在 3～4 d 内，每天分析每水平质控品 3～4 瓶，每瓶进行 2～3 次重复。收集数据后，计算平均数、标准差和变异系数。对数据进行异常值检验，如果发现异常值，需重新计算余下数据的平均数和标准差。以此均值作为质控图的中心线。例如血液分析仪室内质控物可在新批号开始的 3 个工作日内重复检测 10 次（如 3 次、3 次和 4 次），每天每次测定的时间间隔至少为 2 h，使用此 10 个检测结果计算均值。

2. 质控限的确定：质控限通常是以标准差的倍数表示，根据采用的质控规则决定临床实验室不同定量测定项目的质控限。

（1）稳定性较长的质控品

1）暂定标准差的设定：为了确定标准差，新批号的质控品应与当前使用的质控品一起进行检测。根据 20 或更多独立批获得的至少 20 次质控测定结果（剔除异常值或离群值),计算出标准差,并作为暂定标准差。以此暂定标准差作为下一个月室内质控图的标准差进行室内质控;一个月结束后,将该月的在控结果与前20次质控测定结果汇集在一起,计算累积标准差(第一个月),以此累积的标准差作为下一个月质控图的标准差。重复上述操作过程,连续3~5个月,或逐月不断进行累积。

2) 常用标准差的设定以最初20次质控检测结果和3~5个月在控质控结果汇集的所有数据计算的累积标准差作为质控品有效期内的常用标准差,并以此作为以后室内质控图的标准差。

(2) 稳定性较短的质控品使用的数据量越大,其标准差估计值更好,故推荐采用以前室内质控得到的变异系数(CV)来估计新的标准差。以前的标准差是几个月数据的简单平均或甚至是累积的标准差,这就考虑了检测过程中更多的变异。故采用以前的CV乘以重复检测计算的均值得到的标准差,作为暂定的标准差。待此一个月结束后,将该月在控结果与前面建立质控图的质控结果汇集在一起,计算累积标准差,以此累积的标准差作为下一个月质控图的标准差;重复上述操作过程,并进行逐月累积。

也可以采用加权平均的不精密度(CV)乘以重复检测计算的均值得出的标准差,作为暂定标准差。加权平均的不精密度是基于累积的长期不精密度,累积的不精密度包含了不同时间同一仪器相同质控品不同批次之间的预期变异。对每一批号质量控制批的数量不同,可以按照以下示例进行计算,见表2-6-1。

表2-6-1　白细胞计数的质控情况(WBC×10⁹/L)

批　　号	均值(×⁹/L)	批的数	CV%
123	7.8	30	2.3
124	8.0	22	4.6
125	8.1	41	2.1

$$加权平均的 CV\% = \frac{30 \times 2.3 + 22 \times 4.6 + 41 \times 2.1}{30 + 22 + 41} = 2.76$$

这个加权平均的CV%值不是3个CV%值简单的平均值(为3.0%)。在收集这些数据时不能抛除之前质控批次的数据。除非有合理的原因,否则会使累积的CV%值错误地偏低。用新批次的均值和加权平均的CV%计算该批号合适的标准差(s)。假定新批号的白细胞的均值为7.5,使用上面所得的加权平均的CV%值2.76,得出:

$$s = \frac{加权平均的 CV\% \times 均值}{100} = \frac{2.76 \times 7.5}{100} = 0.207$$

3. 质控图的选择和绘制:质控图是对过程质量加以测定和记录,从而评估和监测过程是否处于控制状态的一种统计方法设计的图,图上有中心线(central line,CL)、上控制限(upper control limit,UCL)和下控制限(lower control limit,LCL),并有按时间顺序排列的质控结果或质控结果统计量值的描点序列。根据质控品的均值和控制限绘制Levey-Jennings质控图(单一浓度水平),或将不同浓度水平绘制在同一图上的Z-分数图,或

Youden 图。

4. 质控规则的选择：质控规则用于解释质控测定结果和判断分析批控制的状态。以符号 A_L 表示，其中 A 是超过控制限(L)的质控测定结果个数或质控测定结果的统计量，L 是控制限。当质控测定结果满足规则要求的条件时，则判断该分析批违背此规则。根据质控品的均值和控制限绘制同一图上，将设计的控制规则应用于控制数据。

常用质控规则的符号和定义如下：

$1_{2.5s}$ 表示一个质控测定结果超过 $\bar{x} \pm 2.5s$，如违背此规则，提示存在随机误差。

1_{3s} 表示一个质控测定结果超过 $\bar{x} \pm 3s$，如违背此规则，提示存在随机误差。

R_{4s} 表示同批两个质控测定结果之差值超过 $4s$，即一个质控测定结果超过 $\bar{x} + 2s$，另一个质控测定结果超过 $\bar{x} - 2s$，如违背此规则，提示存在随机误差。

2_{2s} 表示两个连续质控测定结果同时超过 $\bar{x} + 2s$ 或 $\bar{x} - 2s$，如违背此规则，提示存在系统误差。此规则有两种表现，一种是同一个水平的质控品连续两次测定结果同方向超出 $\bar{x} + 2s$ 或 $\bar{x} - 2s$ 限值；另一种是在同一批检测中，2 个水平的质控品测定结果同方向超出 $\bar{x} + 2s$ 或 $\bar{x} - 2s$ 限值。

4_{1s} 表示四个连续质控测定结果都超过 $\bar{x} + 1s$ 或 $\bar{x} - 1s$，如违背此规则，提示存在系统误差。此规则有两种表现：一种是同一个水平的质控品连续四次的测定结果都超过 $\bar{x} + 1s$ 或 $\bar{x} - 1s$；另一种是 2 个水平的质控品连续两次测定结果都超过 $\bar{x} + 1s$ 或 $\bar{x} - 1s$。

$8_{\bar{x}}$ 表示 8 个连续质控测定结果在平均数一侧，如违背此规则，表示存在系统误差。此规则有两种表现：一种是同一个水平的质控品连续 8 次测定结果在均值的同一侧；另一种是 2 个水平的质控品同时连续各有 4 次的测定结果在均值的同一侧。

$10_{\bar{x}}$ 表示 10 个连续的质控测定结果落在平均数的同一侧，如违背此规则，提示存在系统误差。此规则有两种表现：一种是同一个水平的质控品连续 10 次测定结果在均值的同一侧；另一种是 2 个水平的质控品同时连续各有 5 次的测定结果在均值的同一侧。

$12_{\bar{x}}$ 表示 12 个连续的质控测定结果落在平均数的同一侧，如违背此规则，表示存在系统误差。此规则有两种表现：一种是同一个水平的质控品连续 12 次测定结果在均值的同一侧；另一种是 2 个水平的质控品同时连续各有 6 次的测定结果在均值的同一侧。

WS/T 641-2018《临床检验定量测定室内质量控制》提供了室内质量控制设计方法。下面我们详细介绍 Westgard-Sigma 规则控制方法。

随着技术水平的发展和提高，很多仪器的精度和准确度均提高，传统的多规则质控方法不适用每个检测项目；也就是所有的项目采用一套质控规则已经不适用。很多实验室认为 Westgard 多规则过于复杂，不愿意使用，故实验室希望能有较简单的质控规则。2000 年，Nevalainen 等第一次使用西格玛描述临床实验室检验过程的质量；2010 年前后，国内外临床实验室开始将 6σ 引入质控规则的探究。2014 年，Westgard 结合 6σ 规则，推出了比传统的 Westgard 规则更快速更简便的质控规则，即"Westgard Sigma Rules™"。6σ 规则与传统 Westgard 多规则的区别在于：① 取消 1_{2s} 警告规则；② 有了 Sigma 量值，该值可以指导实验室如何选择质控规则。

将经典的 Westgard 多规则和 6σ 结合建立西格玛规则。计算 σ 量值可描述测量程序的精密度和正确度与质量要求之间的关系,同时可计算医学重要的临界系统误差,然后根据临界系统误差和质量控制方法的性能,选择适当的质控规则和每批质控测定值个数。σ度量值可以由下列公式计算:$\sigma=[(TEa-|bias|)/CV]$,其中 TEa 为允许总误差,bias 和CV 表示检验程序观测的偏倚和不精密度(变异系数)。

(1)采用 2 个浓度水平质控品。见图 2-6-1。

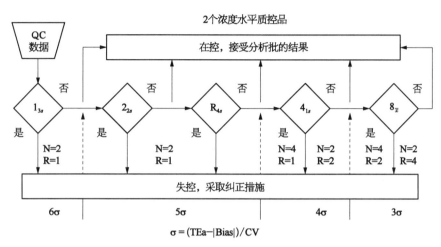

图 2-6-1 2 个浓度水平质控品的西格玛规则

(N 代表每批质控测定结果个数,R 代表批数)

1)当 Sigma 值为 6 时,选择一个质控规则 1_{3s},2 个质控品需测定一批次(N=2,R=1)。

2)当 Sigma 值 5 时,选择三个质控规则 $1_{3s}/2_{2s}/R_{4s}$,2 个质控品需测定一批次(N=2,R=1)。

3)当 Sigma 值为 4 时,选择四个质控规则 $1_{3s}/2_{2s}/R_{4s}/4_{1s}$,一批次内测定四个质控数据,2 个质控品测两遍(N=4,R=1)或 2 个质控品测定两批次(N=2,R=2)。

4)当 Sigma 值<4 时,选择多个质控规则 $1_{3s}/2_{2s}/R_{4s}/4_{1s}/8_{\bar{x}}$,两个批次内各测四个质控数据(N=4,R=2),或 2 个质控品测定四批次(N=2,R=4)。

(2)采用 3 个浓度水平质控品。见图 2-6-2。

1)当 Sigma 值为 6 时,选择一个质控规则 1_{3s},3 个质控品需测定一批次(N=3,R=1)。

2)当 Sigma 值为 5 时,选择三个质控规则 $1_{3s}/2of3_{2s}/R_{4s}$,3 个质控品需测定一批次(N=3,R=1)。

3)当 Sigma 值为 4 时,选择四个质控规则 $1_{3s}/2of3_{2s}/R_{4s}/3_{1s}$,3 个质控品需测定一批次(N=3,R=1)。

4)当 Sigma 值<4 时,选择多个质控规则 $1_{3s}/2of3_{2s}/R_{4s}/3_{1s}/6_{\bar{x}}$,一个批次内测六个

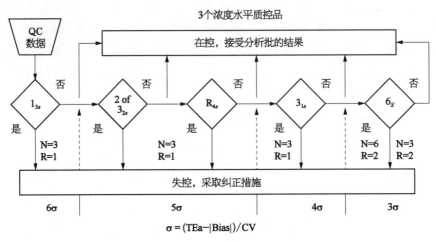

图 2-6-2　3 个浓度水平质控品的西格玛规则

（N 代表每批质控测定结果个数，R 代表批数）

质控数据，3 个质控品重复测两次（N＝6，R＝1），或 3 个质控品测定两批次（N＝2，R＝4）。

各个临床实验室必须根据实验室情况和水平，选择合适的质量控制方法，包括质控规则和质控物在每个分析批质控物的测定数。定量项目建议实验室至少采用 1_{3s}、2_{2s} 失控规则，可兼顾随机误差和系统误差；而使用多种质量控制规则可以提高误差检出概率和降低假失控概率。临床实验室只有确立了每一分析批在控，才能发出检测报告。

5. 失控处理及原因分析：多种因素可导致出现失控。这些因素包括操作上的失误，试剂、校准物、质控品的失效，仪器维护不良以及采用不当的质控规则和太小的质控限范围，一个分析批次测定的质控品数不当等。失控处理流程常包含：

（1）操作者发现失控质控数据违背质控规则后立即停止该分析批次样本检测及临床报告的审核、发布和打印。

（2）查找分析失控原因，判断是否需对患者样本进行评估，以及有无必要追回已经发放的临床报告。

（3）根据质控失控原因进行针对性处理。

（4）处理后再做质控验证，直至质控结果在控，确认失控情况处置完成。

（5）填写失控及处理记录表，交专业组组长（或指定检验人员）审核、签字，审核者查验处理流程和结果，确认处理方式和最终结果。

（6）由审核者决定是否发出与失控同批患者报告，是否收回失控前已发出患者报告，是否按随机原则挑选出一定比例失控前患者标本进行重新测定和验证，根据既定标准判断失控前测定结果是否可接受，对失控作出恰当判断。

（7）采取预防措施防止类似问题再次发生。

总之，实验室应建立制度，在出现质控失控时，有相应措施。简单来说失控时采取的分析步骤主要包括确定失控类型、分析查找原因、针对原因采取纠正措施、验证纠正措施的有效性、验证措施有效后恢复检验、评估最后一次成功质量控制活动后患者样本的检验结果、填写失控报告。

6. 室内质控数据的管理

（1）每月或规定时间内室内质量控制数据统计处理：每个月的月末、最后一批检测结果结束后或规定时间内，应对所有质控数据进行汇总和统计处理，计算的内容至少应包括：① 每个测定项目原始质控数据的平均数、标准差和变异系数；② 每个测定项目除外失控数据后的平均数、标准差和变异系数；③ 每个测定项目除外失控数据后的所有质控数据的累积平均数、标准差和变异系数。

（2）每月或规定时间内室内质量控制数据的保存：每个月的月末或规定时间内，应将所有质控数据汇总整理后存档保存，包括：① 所有项目原始质控数据；② 所有项目质控数据的质控图；③ 所有计算的数据（包括平均数、标准差、变异系数及累积的平均数、标准差、变异系数等）；④ 失控报告单（包括违背哪一项失控规则，失控原因，采取的纠正措施）。

（3）每月或规定时间内上报的质量控制数据图表：每个月的月末或规定时间内，将所有质控数据汇总整理后上报实验室负责人，包括：① 所有测定项目质控数据汇总表；② 所有测定项目失控情况汇总表。

（4）室内质量控制数据的周期性评价：每个月的月末或规定时间内，要对室内质控数据的平均数、标准差、变异系数及累积平均数、标准差、变异系数进行评价，查看与以往各月的平均数之间、标准差之间、变异系数之间是否有明显不同。如果发现有显著性的变异，就要对质控图的均值、标准差进行修改，并要对质控方法重新进行设计。

（六）应用患者数据的质量控制方法

目前临床实验室广泛应用质控品进行质量控制。然而利用质控品进行质量控制存在一些局限性，包括：① 质控品价格可能昂贵；② 质控品可能不稳定；③ 质控品可能显示不同于患者样本的特征，可能存在基质效应；④ 采用质控品进行质量控制属于检验过程质量控制，仅监测了检验过程，无法监测检验前过程导入的误差。

患者数据质控方法由于使用患者样本进行质控，能检测包括样本前处理的检测全过程，所以对全程质量监控有一定优势。

1. 患者结果均值法

（1）正态均值法执行患者结果均值法进行质量控制时应考虑如下五个重要的参数或统计量，即：① 患者样本数据的平均值（$\bar{x}_p$）；② 患者样本测定结果的总体标准差（s_p）；③ 分析标准差（s_a）；④ 计算患者样本平均值的样本量（N_p）；⑤ 质控界限确定的假失控概率（P_{fr}）。此外还应考虑患者样本均值舍弃异常值的界限（上限和下限）。

（2）移动均值法：移动均值法（moving average method）是 Bull 等早在 20 世纪 70 年代设计出的一种用于血液学质量控制的方法，又被称为 Bull 算法。原理是血液红细胞计数可因稀释、浓缩、病理性或技术性因素而有明显的增减，但每个红细胞的体积及其所含有的血红蛋白,或单位红细胞比容中所含有的血红蛋白则相对稳定,几乎不受这些因素的影响。根据这种特性,设计监测红细胞平均容量(MCV)、红细胞平均血红蛋白量(MCH)、红细胞平均血红蛋白浓度(MCHC)的均值变动,来进行质控的方法。

Bull算法是建立在连续的20个患者红细胞指数(MCV、MCH、MCHC)的多组均值基础上,此种算法的原理简单,但公式很复杂。移动均值法的控制限一般定为±3%。移动均值的另外一种形式是最近3个移动均值的均值超过2%就算失控。

2. 差值检查法:对某一具体的患者来说,若其情况稳定,则患者前后试验结果也应基本稳定。因此,在患者情况稳定时,患者连续试验结果之间的差值,即Δ(delta)值应该很小。如果Δ值很大并超过预先规定的界限,则表明存在下列3种可能情况:① 患者样品的试验结果确实有了变化;② 样本标记错误或混乱;③ 计算Δ值的两个结果值之一有误差。通常可通过以下方式计算Δ值:

$$\Delta(实验单位)=第二次结果-第一次结果 \qquad (2-6-1)$$

$$\Delta(\%)=100\times(第二次结果-第一次结果)/第二次结果 \qquad (2-6-2)$$

尽管差值检查方法存在一定的局限性,出现问题不一定就能说明检测过程出现误差,但差值检查法对分析前误差或分析后误差是很敏感的,进行差值检查法能增强实验室和医师对试验结果的可信度,减少复查次数。

(七) 患者样品双份检测的极差质控图法

某些检验程序采用双份检测。此时使用患者样品双份检测值的差异能确定检验程序的批内标准差。也能应用双份检测的极差来检出批内随机误差。

双份检测值的差值可以绘制在休哈特极差质控图上,其质控界限可从差值的标准差计算出来。也可由下面的公式从双份检测的标准差($s_{双}$)导出双份检测极差的控制限:

$$R_{0.025} 质控限 = s_{双} \times 3.17 \qquad (2-6-3)$$

$$R_{0.01} 质控限 = s_{双} \times 3.64 \qquad (2-6-4)$$

$$R_{0.001} 质控限 = s_{双} \times 4.65 \qquad (2-6-5)$$

对浓度极高或极低的样本判断为失控时应特别谨慎,因为标准差通常和分析物浓度呈相反方向变化。这种使用患者样本双份测定进行质量控制是一种简单的方法。但应注意这种极差图仅监测随机误差,很难监测方法的准确度。

(八) 室内质量控制数据的实验室间比对

1. 应用质控品室内质量控制数据进行实验室间比对:若多个实验室共用同一批号的质控品,可将报告结果组织一个实验室间比对计划。由该计划的数据获得统计资料,用来确定:① 实验室内和实验室间不精密度;② 实验室间同一方法组的偏倚;③ 精密度和相对偏倚的分析和统计参数。

作为实验室自我评价,方法学组的偏倚及相对不精密度是有用的参数。应用室内质量控制数据进行实验室间比对对完善室间质量评价提供了有效的补偿。因此,应鼓励实验室积极参与室内质控数据的实验室间比对计划。

2. 应用患者数据百分位数(中位数)进行实验室间比对:患者数据百分位数(中位数)监测为厂家和实验室提供了评估实验质量、可比性、稳定性以及变异来源的方法,也为如何在常规条件下保证质量提供证据,还可用于发现主要偏倚来源。该方法将患者样品检测结果的统计量进行比对,并与日常室内质量控制的观察联系在一起,是患者医疗现代化的质量管理工具。

二、定性项目的室内质控

美国CLIA'88最终规定的质量控制程序如下:对每一定性的检测程序,每一批分析应包括一个阴性和一个弱阳性控制品;对于产生分级或滴度结果的检测程序,分别包括阴性控制品和具有分级或滴度反应性的阳性控制品。定性检测阴性控制品的检测结果为阴性,阳性控制品的结果为阳性即表明在控,相反则为失控。产生分级或滴度结果的检测阴控制品的检测结果应为阴性,阳性控制品的检测结果应为阳性,并在上下一个滴度内即表明在控,相反则为失控。

分子检测中涉及基因突变、基因多态性或基因型检测,则应包括最能反映检测情况的突变或基因型样品,每批检测的质控至少应有一种基因突变或基因型,并建议在一定周期内涵盖所有基因突变或基因型。使用阴性室内质控主要目的是监测污染,包括实验室以前的扩增产物的污染、实验操作所致的样品之间的交叉污染以及扩增反应试剂的污染等。为了判断扩增过程污染出现的阶段,阴性质控可包括在样品制备的整个过程中所带的空白管、仅有扩增反应液但不含扩增模板的反应管或阴性标本等。

微生物专业检测项目大多为定性项目,室内质控要求中涉及的质控品、频次及判断标准较为特殊,故进行详细介绍。

(一) 细菌培养与鉴定试剂、耗材室内质量控制

1. 培养基的质量控制:用于各种临床标本中微生物分离、鉴定的培养基种类很多。以前,都由实验室自配,现在大多数实验室使用成品培养基。无论成品培养基还是自制培养基,其质量好坏直接影响微生物检验结果的准确性,因此必须对培养基作以下三方面的质控。

(1) 一般性状:培养基的一般性状包括外观、厚度、pH等。刚配制的液体培养基,其外观应透明、清亮、无混浊、无沉淀、颜色符合要求。新鲜的固体培养基应具有特定的颜色,表面湿润但无水汽,平整、光洁无凹坑和气泡。整块平板厚薄均匀,一般厚度在3 mm,但MH平板的厚度不得小于4 mm。斜面的长度不得超过试管长度的2/3。应经常观察贮存培养基的质量是否合格。若试管内液体培养基液面降低,表明水分蒸发,培养基浓缩。当固体培养基发生颜色改变,表面干燥,出现裂纹或边缘的琼脂与平板或试管分离时,应不再使用。培养基的pH是细菌生长的重要条件之一,一般而言合格培养基的pH应在规定值上下0.2的范围内。

（2）无菌试验 新制备的培养基要按批号随机抽取一定数量的样品做无菌试验。对于压力蒸气灭菌后倾注的固体培养基,每批抽样后放 35 ± 1 ℃ 温箱培养 24～48 h;灭菌后经无菌操作分装的液体培养基要全部放入 35 ± 1 ℃ 温箱内培养 24 h;对有些无须高压灭菌只需煮沸消毒的选择性培养基要取部分琼脂,放入无菌肉汤管培养 24 h;上述试验证实无细菌生长时才算合格。若有细菌生长,说明培养基制备过程中已受杂菌污染,除了寻找原因外,应不再使用。

（3）细菌生长试验 所有的培养基,在使用前除了做无菌试验外,还必须做细菌生长试验以测定培养基性能是否符合要求。要用已知的标准菌株作质控。质控所需的标准菌株分 2 种:一种是已知的可在某种培养基上生长并产生典型生物学性状的,对培养基中的某种物质产生阳性反应的菌株;另一种是用已知的不能在某种培养基上生长或对培养基中的某种物质产生阴性生化反应的菌株。

无论是厂家的成品培养基还是实验室自制的培养基,都应经过上述三方面的检验才能证实其质量是否合格。厂家应将所做的试验内容形成书面的质量鉴定送交客户保存。实验室自行配制过程中应对上述鉴定内容有明确记载。此外还应对培养基配制原料的性状、批号、失效期以及配制过程各个环节的操作形成记录。表 2-6-2 为 10 种常用固体培养基的质量鉴定标准及所需标准菌株。

表 2-6-2　10 种常用培养基的质量鉴定

培养基名称	质控菌株	ATCC	鉴 定 标 准
血平板	金黄色葡萄球菌	25923	中度到大量生长
	化脓性链球菌	19615	生长,β溶血
	肺炎链球菌	6305	生长,α溶血
	大肠埃希菌	25922	生长
巧克力平板	流感嗜血杆菌	10211	生长
	脑膜炎奈瑟菌	13090	生长
	淋病奈瑟菌	43096	生长
伊红亚甲蓝平板	鼠伤寒沙门菌	14028	生长,无色到琥珀色菌落
	大肠埃希菌	25922	生长,蓝黑菌落,金属光泽
	粪肠球菌	29212	部分抑制
麦康凯平板	大肠埃希菌	25922	生长,红色菌落
	奇异变形杆菌	12453	生长,无色菌落,迁徙现象部分抑制
	鼠伤寒沙门菌	14028	生长,无色菌落
	粪肠球菌	29212	部分抑制
SS平板	鼠伤寒沙门菌	14028	生长,无色菌落,有或无黑心
	福氏志贺菌	12022	生长,无色菌落
	粪肠球菌	29212	全部抑制
	大肠埃希菌	25922	部分或全部抑制
TCBS平板	霍乱弧菌	9459	生长,黄色菌落
	副溶血弧菌	17802	生长,蓝色菌落
	大肠埃希菌	25922	部分或全部抑制
营养琼脂平板	福氏志贺菌	12022	中度到大量生长
沙保弱平板	白色念珠菌	10231	生长
	大肠埃希菌	25922	部分或全部抑制

（续表）

培养基名称	质控菌株	ATCC	鉴　定　标　准
罗氏培养基	结核分枝杆菌 H37Ra 大肠埃希菌	25177 25922	生长 部分或全部抑制
淋病选择性 培养基	淋病奈瑟菌 奇异变形杆菌 表皮葡萄球菌	43096 43071 12228	生长 部分抑制 部分抑制

2. 试剂的质量控制：临床微生物实验室常用的试剂包括染色液、诊断血清以及各种生化反应试剂等见表 2-6-3。

表 2-6-3　试剂的质量鉴定

试剂名称	阳性对照菌种	阴性对照菌种	监控频率
凝固酶血浆	金黄色葡萄球菌	表皮葡萄球菌	每天
杆菌肽	A 群链球菌	B 群链球菌	每周
Optochin 纸片	肺炎链球菌		每周
10%去氧胆酸钠	肺炎链球菌		每周
三氯化铁（马尿酸钠试验）	B 群链球菌	A 群链球菌	每次
过氧化氢	金黄色葡萄球菌	A 群链球菌	每天
氧化酶	铜绿假单胞菌	大肠埃希菌	每次
甲基红试剂	大肠埃希菌	产气肠杆菌	每周
VP 试剂	产气肠杆菌	大肠埃希菌	每周
三氯化铁（苯丙氨酸脱氢酶试验）	奇异变形杆菌	大肠埃希菌	每周
"X"因子条状物	流感嗜血杆菌	副流感嗜血杆菌	每周
"V"因子条状物	副流感嗜血杆菌	流感嗜血杆菌	每周
"X+V"因子条状物	流感嗜血杆菌	副流感嗜血杆菌	每周
芽管血清	白色念珠菌	热带念珠菌	每次

（1）染色液质控常用中的染色剂（革兰染色、特殊染色和荧光染色），至少每周用已知阳性和阴性（适用时）的质控菌株检测；自配的染色液，应将整个配制过程的操作步骤形成记录并保存；商品化染色液：应向生产商索取染色液鉴定的质量保证书；染色液应每周做一次质量控制（若检测频率小于每周 1 次，则实验当日做一次质量控制）。

（2）常用生化试剂的质控

1）血浆凝固酶、过氧化氢酶、氧化酶、β 内酰胺酶，实验当日应做阴性和阳性质控，Optochin 纸片、杆菌肽、商业头孢菌素试剂的 β 内酰胺酶试验可遵循制造商的建议，每周做一次阴性和阳性质量控制。

2）直接抗原检测试剂，若含内质控，每一新批号需检测阳性和阴性外质控并记录。不含内质控的直接抗原检测试剂，实验当日应检测阳性和阴性质控并记录。

所有试剂要有名称、浓度或滴度、存放条件、配制时间、失效期。若试剂启封，改变了有效期和储存条件，宜记录新的有效期。试剂的储存条件宜遵循生产商的建议，并在标明的有效期内使用。

（3）诊断血清的质控：诊断血清是一种重要的细菌鉴定的试剂，应从有资质的生产单位购买。验收时必须看清生产批号、血清效价、透明度与色泽。初次使用时应注意：工作浓度并与原用的诊断血清对照比较后再用患者样品的测试。试验中应注意无菌操作，避免细菌污染。要经常检查贮存在4℃冰箱中的各种血清，若发现混浊，出现絮状，应停止使用，以保证血清凝集反应结果准确。

3. 特殊培养及非培养项目的质量控制

（1）分枝杆菌抗酸染色应在实验当日用适当的阴性和阳性质控验证；荧光染色应每次实验以阴性和阳性质控验证。

（2）真菌直接染色（如：抗酸染色、PAS、吉姆萨染色、墨汁染色）检查患者样品时，应在实验当日做阴性和阳性质控（某些染色如吉姆萨染色，玻片本身作为阴性质控。KOH制备的玻片不需要质控）。

（3）厌氧菌应以有效的方法检测厌氧培养环境（如以亚甲蓝试条、厌氧菌或其他适当方法）。

（4）病毒连续细胞传代时应定期监测支原体污染（宜监测阴性未传代的质控株，而不是培养支原体）；应监测用于细胞生长培养液的动物血清的细胞毒性；应具备相应的细胞株用于病毒培养。

（5）非培养项目如细菌性阴道病唾液酸酶测定、细菌支原体检查、衣原体检查、真菌D-葡聚糖检测、呼吸道九联检等的检测试验，其室内质量控制需有阴阳性对照的质控。

（二）药敏试验室内质控

药物敏感试验是临床微生物检验的重要步骤之一。其结果正确与否直接影响临床治疗效果。常用的试验方法有纸片法和微量稀释法。

实验室新开展药敏实验（或启用新药敏仪器）前必须通过一个初始的质控实验。应以质控标准菌株连续检测20或30 d，每一组药物/细菌超出参考折点（抑菌圈直径或MIC）的频率应不超过（≤）1/20或3/30；也可采用替代质控方案，即连续5 d，每天对每一组药物/细菌重复测定3次，每次单独制备接种物，15个数据超出参考折点（抑菌圈直径或MIC）的结果应不超过（≤）1个，若失控结果为2～3个，则如前述，再进行5 d，每天3次重复试验，30个数据失控结果应不超过（≤）3个。此后，应每周使用标准菌株进行质控。采用自动或半自动仪器检测MIC时，药敏试验质控每月一次。上述质控方法适用于更改药敏试验的方法、新仪器等。

表 2 - 6 - 4　纸片扩散法质控频率参考指南（M100 - S29）

试 验 变 动	连续QC试验要求的天数			注　　释
	1	5	20 或 30	
纸片				
使用新货或新批号时	×			
使用新品牌时	×			
培养基（成品琼脂培养基）				
使用新货或新批号时	×			

（续表）

试 验 变 动	连续 QC 试验要求的天数			注　释
	1	5	20 或 30	
使用新品牌产品时		×		
接种物的制备				
变更了接种物制备方法/改用了设备进行标定,该设备自身有其 QC 规程		×		例如,将用肉眼调节浊度改为使用分光光度计,该设备提供有质控方法
变更了接种物制备方法/改变了标定方法,依赖于操作者的技能			×	例如,将用肉眼调节浊度改为其他非分光光度计法
测量抑菌圈				
改变测量抑菌圈的方法			×	例如,将手工测量改为自动化判读仪。另外,还需要做内部研究
设备/软件(例如,自动化抑菌圈判读仪)				
影响药敏试验结果的软件更新		×		监测所有药物,而不仅仅是与软件修改有牵连的那些
对药敏试验结果有影响的设备修理	×			根据维修的程度(如,像光学零件样的关键部件),或许要追加试验(如,5 d)

表 2 - 6 - 5　MIC 试验质控频率参考指南(M100 - S29)

试 验 变 动	连续 QC 试验要求的天数			注　释
	1	5	20 或 30	
MIC 试验				
使用新货或新批号时	×			
扩大稀释度范围	×			例如,MIC 折点板条改成扩大了范围的 MIC 板条
降低稀释度范围	×			例如,扩大了稀释范围的板条改成折点板条
采用新的方法(同一公司产品)			×	例如,肉眼判读改为仪器判读将过夜培养改为快速 MIC 试验另外,还要做内部确认研究
使用新品牌的肉汤或琼脂培养基			×	此外,还要做内部确认研究
使用新品牌		×		
接种物的制备				
变更了制备方法/改成设备进行标定,该设备自身有一套 QC 方法		×		例如,用肉眼调节浊度改为使用分光光度计,该设备提供有质控方法
变更了制备方法/标定依赖于操作者的技能			×	例如,将用肉眼调节浊度改为其他非分光光度计法
仪器/软件				
会影响到药敏试验结果的软件更新		×		监测所有药物,而不仅仅是与软件修改有牵连的那些
会影响到药敏试验结果的设备修理	×			根据维修的程度(如,像光学零件样的关键部件),或许要追加试验(如,5 d)

　　表 2-6-4 和表 2-6-5 概述了使用者利用 CLSI 推荐的 ATCC® 质控菌株进行药敏试验(AST)质控频率的建议。它只适用于连续 20 或 30 d 质控试验取得满意结果的抗微生物药物。

质控通过后即可对外做药敏试验的检验。一旦发现药敏质控试验数据失控时,不应对外发药敏试验报告。此外,在更换药敏纸片、药敏试验板条、MH 培养基时应做室内质控。在室间质量控制试验中,检测待检菌的药物敏感性的同时应做质控试验。

1. 药敏试验材料

(1)药敏试验用培养基要求

1)MH 培养基必须表面平整、光滑,透明度好,无杂质。厚薄均匀,厚度不小于4 mm。pH 应在 7.2～7.4 之间。

2)无菌试验阴性。

3)培养基性能测试:

(a)通常用粪肠球菌 ATCC 29212 作为质控菌进行测试。如果甲氧苄啶-磺胺甲噁唑纸片形成的抑菌圈边缘清楚≥20 mm,说明培养基的质量好。

(b)氨基糖苷类或四环素对铜绿假单胞菌的抑菌圈变小,说明钙、镁离子含量高;抑菌圈变大甚至于大的不可接受时,说明含量过低。锌离子含量的变化也能影响细菌对头孢碳烯的敏感性。

贮存在 2～8℃的冰箱中的 MH 培养基,应在配制后 7 d 用完。

(2)培养基种类及应用:见表 2-6-6。

表 2-6-6　培养基的种类及应用

培 养 基 种 类	应 用 范 围
MH 琼脂	用于需氧菌药敏试验(纸片法和琼脂稀释法)
调节好阳离子的 MH 肉汤	用于需氧菌药敏试验(肉汤稀释法)
HTM 培养基	用于流感嗜血杆菌的药敏试验
GC 琼脂	用于淋病奈瑟菌的药敏试验
含 5%脱纤维羊血的 MH 培养基	用于肺炎链球菌及其他链球菌的药敏试验(纸片法)
添加马血的阳离子调整过的 MH 肉汤	用于链球菌的药敏试验(稀释法)

(3)药敏纸片/板条

1)药敏纸片:每一批药敏纸片都要用质控菌株进行测试,质量符合要求时才可使用。为了保证药敏纸片质量稳定,应保存在−14℃以下的冰箱。使用前 1～2 h 取出,放室温平衡后再打开使用。防止热空气接触冷纸片时产生冷凝水,对试验结果造成影响。一周使用量的药敏纸片可以放在 8℃以下的冰箱。贮存的纸片或某些性能不稳定的药敏纸片如亚胺培南、头孢克洛、克拉维酸复合剂。

2)药敏板条的质控按照生产厂商的要求,定期对同一批号的药敏板条进行质控。更换批号时应作质控。

(4)比浊管/比浊仪

1)0.5 麦氏单位其 1 cm 光径 625 nm 的吸光度为 0.08～0.10。

2)配制的硫酸钡标准管每月更换,胶乳颗粒悬液稳定性更好。

3)厂家配套的比浊仪每半年厂家校准一次。

（5）标准菌株

1）需氧菌药敏试验的标准菌株应用：见表 2-6-7。

表 2-6-7 需氧菌药敏试验的标准菌株应用

标 准 菌 株	应 用 范 围
大肠埃希菌 ATCC 25922	肠杆菌科细菌、霍乱弧菌药敏试验的质控
金黄色葡萄球菌 ATCC 25923	葡萄球菌属或肠球菌属细菌药敏试验的质控（纸片法）
金黄色葡萄球菌 ATCC 29213	葡萄球菌属细菌药敏试验的质控（稀释法）
粪肠球菌 ATCC 29212	肠球菌属细菌药敏试验的质控（稀释法）
铜绿假单胞菌 ATCC 27853	铜绿假单胞菌和不动杆菌属细菌药敏试验的质控
大肠埃希菌 ATCC 35218	β-内酰胺酶抑制剂复合药药敏试验的质控

2）苛养菌药敏试验质控菌株应用：见表 2-6-8。

表 2-6-8 苛养菌药敏试验质控菌株应用

标 准 菌 株	应 用 范 围
流感嗜血杆菌 ATCC 49247/49766	流感嗜血杆菌属细菌药敏试验的质控
淋病奈瑟菌 ATCC 49226	淋病奈瑟菌药敏试验的质控
肺炎链球菌 ATCC 49619	肺炎链球菌及其他链球菌的药敏试验的质控

3）质控菌株三种保存方法：冷冻干燥、冷冻（含 10%～15% 甘油的肉汤、羊血、脱脂乳）、冷藏。

4）质控菌株的使用：质控菌株对药物敏感性测试应按 CLSI 规定的标准方法进行。使用与临床分离株相同的抗菌药物。日常使用的标准质控菌应放冰箱冷藏，每周移种。每月必须用冷冻菌株或冻干菌株作更换。不使用变异的菌株。

（6）仪器要求：有药敏试验和结果分析的自动/半自动化细菌鉴定仪以及其配套的细菌比浊仪应定期（至少每年一次，浊度仪每半年一次）进行维护和校准。

2. 试验质控频率

（1）新开展药敏试验要做每种抗菌药物/标准质控菌组合的连续 20 d 或 30 d 数据。

（2）满足上述要求可将质控频率改为常规的每周一次（纸片扩散法）或每月一次（仪器法）。

3. 药物敏感试验影响因素

（1）操作步骤的规范性。

（2）技术人员素质。

（3）质控菌株污染与变异。

（4）0.5 号麦氏标准管不匀或变质。

（5）细菌悬液的浓度。

（6）试验用培养基、药敏纸片、药敏板条的质量问题。

（7）错误的孵育时间、温度或孵育气体。

（8）结果判读错误。

（9）数据录入时的抄写错误。

（三）质谱鉴定系统的室内质控

实验室应使用与质谱鉴定系统响应、尽可能接近临床待测菌株的质控物，按优先顺序，依次为标准菌株、质控菌株或其他已知菌株，应覆盖质谱鉴定系统所涉及的全部菌株种类，包括革兰阳性和革兰阴性非苛养菌、苛养菌、厌氧菌、念珠菌、隐球菌等五种（实验室鉴定菌株未涉及的种类可除外），每种类型应至少 1 株，总体不少于 5 株。用质谱技术鉴定丝状真菌的实验室，质控菌株还应包括丝状真菌。每个工作日至少使用 BTS 标准液在靶板点样 1 次；每月至少使用质控菌株做质控 1 次。实验室应保留每次质控菌株的鉴定图谱和原始记录。

（四）人员比对

应制定人员比对的程序，规定由多个人员进行的手工检验项目比对的方法和判断标准，至少包括显微镜检查、培养结果判读、计数、血清学试验、抑菌圈测量、结果报告，定期（至少每 6 个月 1 次，每次至少 5 份临床样品）进行检验人员的能力比对、考核并记录。

（五）质控物

实验室应贮存与诊断相配套的质控物，以便在染色、试剂、试验、鉴定系统和抗菌药物敏感性试验中使用。药敏用标准菌株种类和数量应满足工作要求，保存其来源、传代等记录，并有证据表明标准菌株性能满足要求。

三、无质控品项目的室内质控

所有检测项目均应开展室内质控，实验室如果没有商品化的质控品，可以使用自制质控品开展室内质控。

实验室可以使用临床剩余的患者样本制备室内质控品，但应注意伦理问题。实验室也可采用人工合成方法制备室内质控品。自制的室内质控品基质需与日常检测样品的基质相同或尽可能相近。另外，实验室须对自制质控品进行均匀性和稳定性评估，自制质控品的均匀性和稳定性应满足实验室使用的要求。研制室内质控品通常需要用更务实和简便的方法来保证质控品的均匀性和稳定性，达到开发成本和预期用途之间的平衡。其中均匀性水平需小于预期测量过程的标准偏差，或小于一个固定的评判值，此值与实验室性能评价或实验室结果"正常"可接受的要求相对应。其稳定性需至少覆盖预期的应用周期。

实验室自制室内质控品的使用、质控方法的选择、结果判断同商品化质控品的使用。

（蒋玲丽　欧元祝）

参 考 文 献

［1］　胡晓波,项明洁,李莉.临床检验一万个为什么·检验质量管理分册［M］.北京：人民卫生出版社,

2017：210-224.

[2] 尚红,王毓三,申子瑜. 全国临床检验操作规程[M]. 4版.北京：人民卫生出版社,2015：
1028-1039.

[3] 中华人民共和国国家卫生和计划生育委员会.临床检验定量测定室内质量控制：WS/T 641—
2018[S].北京：中国标准出版社,2018：12.

[4] 中华人民共和国国家质量监督检验检疫总局中国国家标准化管理委员会.临床实验室定量测定
室内质量控制指南：GB/T 20468-2006[S].北京：中国标准出版社,2006：9.

[5] 中国合格评定国家认可委员会.实验室内部研制质量控制样品的指南：CNAS-GL005：2018
[S].北京：中国合格评定国家认可委员会,2018：3.

第二节　室间质量评价

实验室的质量管理水平决定了检测服务的质量,同时也间接决定医疗服务水平的质量。因此,客观地评价检测质量,是改进服务质量的有效措施。在实验室的质量管理中,室间质量评价是确定某个实验室某项检测能力的重要方式之一。室间质量评价(external quality assessment,EQA)是由外部室间质量评价机构组织,采取一定的方法,连续、客观地评价实验室的结果,发现误差并校正结果,对实验室的检测能力进行评估的方法。EQA通常的做法是EQA组织者定期向参加实验室发放一定数量统一的质控样本,实验室收到样本后在规定时间内检测并将测定结果按照统一的格式报告至组织者,组织者进行统计学分析后,向参加实验室寄发EQA报告。EQA根据其目的可分为自我教育(self-education)和执业认可两大类,前者以英国国家室间质量评价计划(National External Quality Assessment Schemes,NEQAs)的EQA为代表,后者则以美国病理学家协会(College of American Pathologists,CAP)的能力验证(Proficiency Testing,PT)为范本。因此,通过参与EQA,实验室可对自己的测定操作进行纠正,起到自我教育的作用,推动检测质量的不断改进。实验室也可通过EQA申请执业许可或实验室认可。

一、室间质量评价的类型与组织方法

室内质量控制(internal quality control,IQC)确保实验室室内测定质量的一致性,EQA则将实验室测定的数据与不同实验室或客观标准进行回顾性比较,从而确认实验室检测结果的准确性或实验室检测结果的一致性,在质量保证中具有重要作用。为充分认识和利用EQA,改进工作质量,应了解EQA的目的、类型和组织方式。

(一)室间质量评价的目的

室间质量评价作为一种质量管理工具,可以帮助实验室提高分析质量,确认检测能力。根据ISO 17043《能力验证提供者认可准则》的说明,EQA或能力验证的主要目的包括：

（1）评定实验室从事特定检测或测量的能力及监视实验室的持续能力。

（2）识别实验室存在诸如不适当的检测或测量程序、人员培训和监督的有效性、设备校准等问题并启动改进措施。

（3）建立检测或测量方法的有效性和可比性。

（4）增强实验室客户的信心。

（5）识别实验室间的差异。

（6）根据比对的结果，帮助参加实验室提高能力。

（7）确认声称的不确定度。

（8）评估某种方法的性能特征——通常称为协作试验。

（9）用于标准物质/标准样品的赋值及评定其在特定检测或测量程序中使用的适用性。

（10）支持由国际计量局（Bureau International des Poids et Mesures，BIPM）及其相关区域计量组织，通过"关键比对"及补充比对所达成的国家计量院间测量等效性的声明。

能力验证包含了利用实验室间比对确定实验室的能力，如（1）~（7）所列，但能力验证通常不从事（8）、（9）和（10）活动，因为在这些比对中实验室的能力已被设定，但这些应用可以为实验室的能力提供独立的证明。因此，《能力验证提供者认可准则》的要求也可用于（8）、（9）和（10）中的许多技术策划和运作。

对实验室能力的持续信任，不仅对实验室及其客户至关重要，而且对其他利益相关方也极其重要。这些相关方包括管理部门、实验室认可机构，以及其他对实验室持有特定要求的组织。但是 EQA 计划的组织者应将其对实验室 EQA 结果通知相关利益方之前，应获得参加实验室的认可，或在计划开始之前将相关政策明确告知参加的实验室。

根据使用方的需求、能力验证物品的性质、所用方法及参加者的数量，能力验证计划会有所不同。但是，大部分能力验证计划多是将一个实验室所得的结果与一个或多个不同实验室所得的结果进行比较。

目前，根据检测的需求，ISO 17043 认可准则将 PT 或 EQA 计划划分为 5 种常见的类型，包括顺序进行计划、同步进行计划、解释性计划、样品复查计划、分割样品计划。其类型和组织方式见图 2-6-3。

我国各级临床检验中心组织的室间质量评价最主要的组织方法是实验室间检测计划，包括部分的已知值计划和分割样品检测计划也在临床实验室应用。

根据国家卫生健康委员会（原卫生部）颁布的《临床实验室管理办法》的规定，"医疗机构临床实验室应当参加室间质量评价机构组织的临床检验室间质量评价。""医疗机构临床实验室室间质量评价标准按照《临床实验室室间质量评价要求》（GB/T 20470-2006）执行"。因此，国内医疗机构临床实验室的室间质量评价工作由各个省、直辖市和自治区的临床检验中心负责组织实施，并参照相关国家标准完成评价工作。

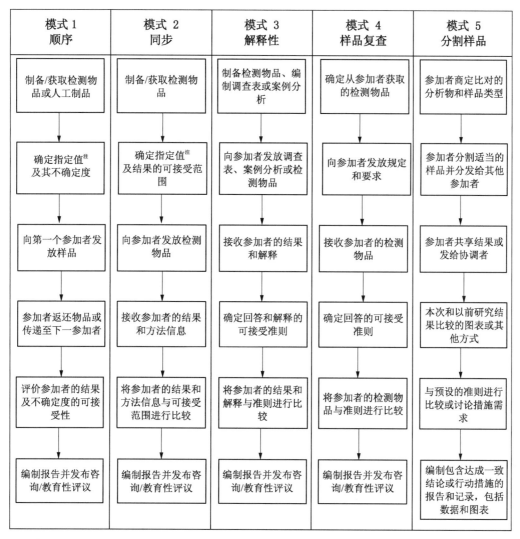

模式 1 顺序	模式 2 同步	模式 3 解释性	模式 4 样品复查	模式 5 分割样品
制备/获取检测物品或人工制品	制备/获取检测物品	制备检测物品、编制调查表或案例分析	确定从参加者获取的检测物品	参加者商定比对的分析物和样品类型
确定指定值^注及其不确定度	确定指定值^注及结果的可接受范围	向参加者发放调查表、案例分析或检测物品	向参加者发放规定和要求	参加者分割适当的样品并分发给其他参加者
向第一个参加者发放样品	向参加者发放检测物品	接收参加者的结果和解释	接收参加者的检测物品	参加者共享结果或发给协调者
参加者返还物品或传递至下一参加者	接收参加者的结果和方法信息	确定回答和解释的可接受准则	确定回答的可接受准则	本次和以前研究结果比较的图表或其他方式
评价参加者的结果及不确定度的可接受性	将参加者的结果和方法信息与可接受范围进行比较	将参加者的结果和解释与准则进行比较	将参加者的检测物品与准则进行比较	与预设的准则进行比较或讨论措施需求
编制报告并发布咨询/教育性评议	编制报告并发布咨询/教育性评议	编制报告并发布咨询/教育性评议	编制报告并发布咨询/教育性评议	编制包含达成一致结论或行动措施的报告和记录，包括数据和图表

注：根据指定值确定的方式，指定值在能力验证物品分发之前或在参加者结果反馈之后确定。

图 2-6-3　常见能力验证计划类型示图

二、室间质量评价活动的选择

EQA 作为重要的外部质量评价活动，寻求并参加 EQA 是实验室的责任和义务。实验室应结合自身需求，制定参加 EQA 的程序，包括参加 EQA 工作计划和不满意结果处理措施等内容，并组织参加 EQA。同时应根据人员、方法、场所和设备等变动情况，定期审查和调整 EQA 计划。制定 EQA 计划时应至少考虑人员的培训、知识和经验；IQC 情况；检测和检验的数量、种类以及结果的用途；检测和检验技术的稳定性以及是否有适当的 EQA 活动。

实验室可通过 CNAS 网站（www. cnas. org. cn）的能力验证专栏查询 PTP 相关信息，

优先选择按照 ISO/IEC 17043 运作的 PT/EQA 计划,并按照以下顺序选择参加 EQA。

1. 中国合格评定国家认可委员会(China National Accreditation Service for Conformity Assessment,CNAS)认可的能力验证提供者(Proficiency Testing Provider,PTP)以及已签署 PTP 相互承认协议(Multilateral Recognition Arrangement,MRA)的认可机构认可的 PTP 在其认可范围内运作的 PT 计划。

2. 未签署 PTP MRA 的认可机构依据 ISO/IEC 17043 认可的 PTP 在其认可范围内运作的 PT 计划。

3. 国际认可合作组织运作的能力验证计划,例如:亚太实验室认可合作组织(Asia Pacific Laboratory Accreditation Cooperation,APLAC)等开展的 PT 计划。

4. 国际权威组织实施的实验室间比对,例如:BIPM、太计量规划组织(Asia Pacific Metrology Programme,APMP)、世界反兴奋剂联盟(World Anti-Doping Agency,WADA)等开展的国际、区域实验室间比对。

5. 依据 ISO/IEC 17043 获准认可的 PTP 在其认可范围外运作的能力验证计划。

6. 行业主管部门或行业协会组织的实验室间比对。

7. 其他机构组织的实验室间比对。

三、室间质量评价活动的参加

实验室根据自身情况制定好 EQA 计划以后,必须向 PT/EQA 组织者提出申请才能参加 EQA。

1. 计划申请(以参加上海市临床检验中心室间质评为例)

(1) 首次参加 PT/EQA 活动的实验室:首次参加 PT/EQA 活动的实验室须关注组织者开展活动的时间,一般须提前一个月以上向组织者提出申请。例如上海市临床检验中心每年 5 月和 9 月开展 2 次能力验证/室间质评活动,有意向参加的实验室可查阅《上海市临床检验室间质评计划》,登录中心官网 www. sccl. org. cn 首页"质控中心""室间质评"栏目,务必在上半年的 4 月 1 日前或下半年的 8 月 1 日前提出申请。

在申请周期内,实验室可在登录界面点击"室间质评注册"下载室间质评登记表,填写完成后以电子邮件形式发送至 huangyanjun@sccl. org. cn,中心收到邮件后将在 5 个工作日内开通申请单位的网上申报通道,并通过电子邮件告知申请实验室的质控编号和初始密码。实验室获得质控编号和密码后就可以登录中心官网,点击"质控申报"进入申报系统,其他省市实验室申报完成后打印申请确认表,上海地区实验室申报完成后打印技术服务合同并签字盖章,通过邮寄或快递方式发送至上海市临床检验中心质量管理部。

(2) 非首次申请参加 PT/EQA 活动的实验室:非首次申请参加 PT/EQA 活动的实验室,应在当年的 6 月中下旬起关注中心官网,查看下年度能力验证/室间质评活动计划,按实际需要提出申请。一般情况可在当年 7 月中下旬登录中心官网(www. sccl. org. cn),根据实验室项目开展情况选择合适的计划提出申请,申请完成并确认后,其他省市实验室打印申请确认表,上海地区实验室打印 4 份《室间质量评价技术服务合同》并签字盖章,通过邮寄或快递方式发送至上海市临床检验中心质量管理部。

2. 费用缴纳:上海市临床检验中心根据实验室网上申报的项目,确认具体价格,收费价格以中心网站公示价格为准,实验室应根据合同条款内容或收费通知缴费期限,在规定期限前支付相关费用,中心财务科收到费用后将以挂号信的方式邮寄发票。

3. 实施过程:室间质评活动开始前一周,上海市临床检验中心会通过外网、微信公众号等方式发出通知,并按通知注明的时间将室间质评物品通过冷链配送至各参加实验室。实验室收到室间质评物品后应按说明书要求在规定期限内由常规人员检测,按实验室使用的常规检测方法(检测系统),按常规检测患者相同的处理、准备、方法、检测、审核的步骤单次检测并上报结果,中心收到结果后组织结果评价并将最终结果通过官网进行反馈,实验室可在线查询室间质评结果。实验室不得将室间质量评价标本送至另一实验室进行检测。实验室应能提供参加室间质评的结果和证书。实验室负责人或指定人员应监控室间质评活动的结果,并在结果报告上签字。如果不合格或不满意评价结果,实验室必须立即查找原因,采取纠正措施,对相关人员进行适当的培训等并记录。实验室必须保存所有记录两年以上。

4. 室间质评的评价标准和证书发放:室间质评项目的评价标准将参照《上海市医疗机构临床实验室质量管理规范》。年度室间质评合格证书将在所有室间质评计划结束后发放,一般在下一年度上半年发送给实验室负责人,实验室也可在线下载。

5. 参加者信息的保密:中心承诺对参加者的信息保密,但将按照上级监管部门的要求,将质评的结果抄送相关管理机构或部门。

6. 注意事项:实验室收到质控品后应认真检查核对,如有破损、缺失或编号错误等,请及时与中心联系,以便及时安排补寄。

对于自愿申请参加室间质评计划的实验室视为同意接收中心发放的室间质评物品,默认为中心室间质评物品的运输和保存满足《上海市病原微生物菌(毒)种或样本运输及保存规范》(沪卫科教〔2012〕41 号)第六条(三)的规定。

四、室间质量评价的执行与评价方法

EQA 计划的执行主要包括以下几个方面:确定 EQA 方案;EQA 样本的制备与发放;指定值的确定;能力统计量的计算;参评实验室的测定能力的评价;EQA 报告的发放。ISO 17043 准则对于 EQA 计划的运作与执行规定了相关的要求,合格的能力验证或EQA 运作应满足以下的要求。

1. 能力验证方案制定:PTP 应在 PT 计划开始之前制定文件化的方案,说明本次 PT计划的目标、目的以及基本设计情况,并提供以下信息,必要时应说明其取舍理由。

(1) PTP 的名称和地址。

(2) 协调者以及其他参与 PT 计划设计和运作人员的姓名、地址和联系方式。

(3) 分包的活动以及参与 PT 计划运作分包方的名称和地址。

（4）参加计划应满足的条件。

（5）PT 计划预期的参加者数量和类型。

（6）所选定的被测量或特性，包括参加者需要鉴别、测量或检测的有关信息。

（7）对能力验证物品预期的量值范围和（或）特性的描述。

（8）所提供能力验证领域中涉及的潜在的主要误差来源。

（9）对能力验证物品生产、质量控制、存储、分发的要求。

（10）防止参加者串通或伪造结果的合理预警措施，以及当怀疑串通或伪造时可执行的程序。

（11）将提供给参加者的信息，以及能力验证计划各阶段时间表。

（12）对于连续 PT 计划，给参加者分发能力验证物品的频次或日期，参加者返回结果的截止日期，若有必要，参加者进行检测或测量的日期。

（13）参加者准备检测材料以及进行检测或测量所使用的方法或程序的有关信息。

（14）用于能力验证物品均匀性和稳定性检验的检测或测量方法的程序，必要时确定其生物活性。

（15）为参加者准备其使用的所有标准化报告格式。

（16）所使用统计分析的详细描述。

（17）所有指定值的来源、计量溯源性和测量不确定度。

（18）参加者能力评价的准则。

（19）返回给参加者的数据、中期报告或信息的描述。

（20）参加者结果和根据 PT 计划结果所做结论的公布范围描述。

（21）能力验证物品丢失或损坏时应采取的措施。

2. 能力验证样本：EQA 的样本应符合下面几个条件。

（1）样本基质、被测量的浓度或量等应尽可能地与日常检测或校准物品和材料的类型相似。

（2）样品足够均匀。

（3）样品在收集、制备、包装、分发过程中足够稳定。

（4）适用性好。

（5）介质效应小。

3. 室间质评样本指定值或靶值的确定：靶值的建立有各种程序，以下按顺序列出一些最常用的程序。在大多数情况下，该顺序表明靶值的不确定度在逐渐增加。这些程序分别使用下列各值：

（1）已知值：由特定的物品配方（例如用制造或稀释）确定的结果。

（2）有证参考值：由定义的检测或测量方法确定（用于定量检测）。

（3）参考值：对一个可溯源到国家或国际标准的标准物质或标准样品或参考标准的并行分析、测量或比对而确定的值。

（4）从专家实验室得到的公议值：专家实验室利用已知的具有高精密度和高准确度

的、并可与通常使用的方法相比较的有效方法,确定试验中的被测量时,应具有可证明的能力。在某些情况下,这些实验室可以是参考实验室。

(5)从参加实验室得到的公议值:使用 GB/T 28043 和 IUPAC 国际协议等给出的统计方法,同时考虑到极端结果的影响。

(6)用公议技术确定指定值时,采用下述统计量可能是合适的。

1)定性值:一个预定的多数百分比的公议值(经常表示在标秤或顺序刻度尺上);

2)定量值:对适当比对组的"平均",诸如:可以是加权或变换(例如,修剪平均或几何平均)的平均值;中位值、众数或其他稳健度量值。

靶值确定是一个非常关键的部分,决定了参评实验室 EQA 成绩的评价结论。但必须注意的是靶值并不是绝对的,尤其是定性测定,与当时所用公认较好的测定方法的测定下限有直接关系。定性测定应为明确的阴性或阳性,应采用当时多家较好的筛检试剂盒检测,可能时最后用确认试剂确认。

3)定量测定,如果可以应用参考方法定值时,应首选参考方法定值作为指定值,没有参考方法时可以采用参加质评实验室的修正均值(如剔除超出均值±3SD 以外的值后计算得到的均值或使用稳健统计方法剔除离群值)或参考实验室中位数作为指定值。

4.参评实验室的评价方法

(1)定性测定

1)所有质评样本的测定结果与预期结果的符合率达到 80% 以上时,可判为及格,计算公式为:该项目满意结果数/该项目总的测试样品数×100%;如评价多个项目本次质评得分,则计算公式为:所有项目满意结果数/所有项目总的测试样品数×100%。

2)申报参加 EQA 计划,但未报告测定结果得分为 0 分,判为不及格。只有在下述情况下可重新考虑:① 在指定测定 PT 样本和报告结果的时间范围内,实验室暂停了患者标本的测定;② 实验室在指定的呈交 PT 测定结果的时间范围内,告知了 PT 执行部门有关患者标本测定的暂停及不能测定 PT 样本的原因;实验室参加了前 2 次 PT 活动;③ 未按时回报结果者判为不及格,该次 PT 为 0 分;④ 连续 2 次 PT 或在连续的 3 次 PT 中有 2 次不及格,可定为 PT 不合格;⑤ 不是因为未参加 PT 所致的 PT 测定不及格,实验室必须有适当的培训措施,并采取必要的技术手段改正存在的问题。

ABO 和 Rh 血型鉴定及组织相容性测定的 PT 评价与上述稍有不同,要求所有质评样本 100% 测定正确。

部分定性项目室间质量评价可接受标准见表 2-6-9。

表 2-6-9 各专业部分定性项目时间质量评价可接受标准

检 验 项 目	可 接 受 范 围
临床血液体液	
尿液蛋白质	靶值±"1+"(但不改变阴阳性)
尿液隐血	靶值±"1+"(但不改变阴阳性)
尿液白细胞酯酶	靶值±"1+"(但不改变阴阳性)

检 验 项 目	可 接 受 范 围
尿液亚硝酸盐	靶值±"1+"(但不改变阴阳性)
尿液胆红素	靶值±"1+"(但不改变阴阳性)
尿液尿胆原	靶值±"1+"(但不改变阴阳性)
尿液葡萄糖	靶值±"1+"(但不改变阴阳性)
尿液酮体	靶值±"1+"(但不改变阴阳性)
尿液酸碱度	靶值±1.0
尿液比重	靶值±0.005
血细胞形态识别	符合率≥80%
寄生虫形态识别	符合率≥80%
尿液沉渣形态学识别	符合率≥80%
其他体液细胞形态学识别	符合率≥80%
尿促绒毛膜性腺激素	符合率≥80%
粪便隐血	符合率≥80%
临床输血	
ABO 血型鉴定	100%准确
Rh (D)血型鉴定	100%准确
相容性检测	100%准确
抗体识别	80%准确
一般免疫学	
抗核抗体	靶值±2 个稀释或(阳或阴)
抗-HIV	反应(阳性)或不反应(阴性)
肝炎(HBsAg、anti-H Bc、HBeAg)	反应(阳性)或不反应(阴性)
传染性单核细胞增多(症)	靶值±2 个稀释或(阳性或阴性)
类风湿因子	靶值±2 个稀释或(阳性或阴性)
风疹	靶值±2 个稀释或(阳性或阴性)

（2）定量测定：定量检测项目的 EQA 结果正确与否按照参评实验室的测定结果与靶值的符合程度来判断，表 2-6-10 是国家标准《临床实验室室间质量评价要求》(GB/T 20470-2006)提供的部分检测项目的室间质量评价的可接受标准。

表 2-6-10　各专业室间质量评价检验项目可接受性能标准

检 验 项 目	可 接 受 范 围
常规临床化学	
丙氨酸氨基转移酶	靶值±20%
白蛋白	靶值±10%
碱性磷酸酶	靶值±30%
淀粉酶	靶值±30%
天冬氨酸氨基转移酶	靶值±20%
胆红素	靶值±6.84 μmol/L(0.4 mg/dl)或±20%(取大者)
血气 9(O_2)	靶值±3s
血气 p(CO_2)	靶值±5 mmHg 或±8%(取大者)
血气 p(H)	靶值±0.04
总钙	靶值±0.250 mmol/L(1.0 mg/dl)
氯	靶值±5%
胆固醇	靶值±10%
高密度脂蛋白胆固醇	靶值±30%

（续表）

检　验　项　目	可　接　受　范　围
肌酸激酶	靶值±30%
肌酐	靶值±26.52 μmol/L(0.3 mg/dl)或±15%(取大者)
葡萄糖	靶值±0.33 mmol/L(6 mg/dl)或±10%(取大者)
铁	靶值±20%
乳酸脱氢酶	靶值±20%
镁	靶值±25%
钾	靶值±0.5 mmol/L
钠	靶值±4 mmol/L
总蛋白	靶值±10%
三酰甘油	靶值±25%
尿素氮	靶值±0.71 mmol/L 尿素(2 mg/dl 尿素)或±9%(取大者)
尿酸	靶值±17%
内分泌	
皮质醇	靶值±25%
游离的甲状腺素	靶值±3 s
人绒毛膜促性腺激素	靶值±3 s 或(阳性或阴性)
T3 摄取	靶值±3 s(方法)
三碘甲状腺素原氨酸	靶值±3 s
促甲状腺激素	靶值±3 s
甲状腺素	靶值±20%或 12.87 nmol/L(1.0 sg/dl)(取大者)
毒理学	
乙醇(血)	靶值±25%
血铅	靶值±10%或±0.019 μmol/L(4 gg/dl)(取大者)
酞氨咪嗪	靶值±25%
地高辛	靶值±20%或 0.256 nmol/L(0.2 tg/L)(更大)
乙琥胺	靶值±20%
庆大霉素	靶值±25%
锂	靶值±0.3 mmol/L 或±20%(更大)
苯巴比妥	靶值±20%
苯妥英	靶值±25%
扑痫酮	靶值±25%
普鲁卡因酰胺(及代谢物)	靶值±25%
奎尼丁	靶值±25%
茶碱	靶值±25%
妥布霉素	靶值±25%
丙戊酸	靶值±25%
临床血液体液学	
白细胞分类	中性粒细胞(Granulocytes)≤10.0%时 T±1.0,>10.0%时 T±10%,淋巴细胞(Lymphocytes)10.0%时 T±2.0,>10.0%时 T±20%,单核细胞(Monos)/嗜酸性粒细胞(Eosinos)/嗜碱性粒细胞(Basos)/LUC≤10.0%时 T±3.0,>10.0%时 T±30%
红细胞计数	靶值±6.0%
血细胞容积	靶值±9.0%
血红蛋白	靶值±6.0%
白细胞计数	靶值±15.0%
血小板计数	靶值±20.0%
纤维蛋白原	靶值±20%

（续表）

检 验 项 目	可 接 受 范 围
激活部分凝血酶时间	靶值±15%
凝血酶原时间	靶值±15%
网织红细胞计数（手工法）	−3≤（测定值-靶值）/S≤3
红细胞沉降率测定（ESR）	≤10 mm/h时靶值±3.0，＞10 mm/h时靶值±30%
血液黏度切变率	靶值±3 s
凝血因子（Ⅱ、Ⅴ、Ⅵ、Ⅵ、Ⅹ、Ⅹ、Ⅺ、Ⅺ）	靶值±20%
D二聚体（D-D）	靶值±40%
尿液有形成分分析（仪器法）	靶值±40%或 RBC、WBC：靶值±18/μl；EC：靶值±20/μl，CAST：靶值±3/μl
网织红细胞计数（仪器法）	靶值±3 s
纤维蛋白原降解产物（FDP）	靶值±3 s
抗凝血酶（AT）	靶值±15%
血栓弹力图（R、K、Angle、MA）	靶值±3 s
全血细胞计数正确度验证	RBC：T±3.0%，WBC：T±5.6%，HGB：T±2.7%，HCT：T±3.0%，PLT：T±8.9%
一般免疫学	
a1-抗胰蛋白酶	靶值±3 s
补体3	靶值±3 s
补体4	靶值±3 s
a-甲胎蛋白	靶值±3 s
IgA	靶值±3 s
IgE	靶值±3 s
IgG	靶值±25%
IgM	靶值±3 s

五、室间质量评价结果的分析与解读

EQA 作为一种质量控制工具，可以帮助实验室通过分析实验中存在的问题，采取相应的措施提高检验质量，避免可能出现的医疗纠纷和法律诉讼。尽管很多实验室参加了 EQA，但仍有部分实验室未能充分利用它解决实际工作中存在的问题。

（一）室间质量评价的主要用途

1. 识别实验室间的差异，评价实验室的检测能力：EQA 报告可以帮助实验室监督者如卫生行政主管部门、医院院长，实验室用户如医师、护士和患者，实验室管理人员和技术人员发现该实验室和其他实验室检测水平的差异，可以客观地反映出该实验室的检测能力。

2. 识别问题并采取相应的改进措施：帮助实验室发现问题并采取相应的改进措施是 EQA 最重要的作用之一，EQA 结果的比较是每个参评实验室检测项目终末质量的综合比较，这种比较可以帮助实验室确定自己在参评实验室中检测水平的高低，如果自身检测结果与靶值或公议值有显著差异，则需认真分析每一个实验过程，找出存在的问题并采取相应的改进措施。常见导致 EQA 失败的主要原因有：

（1）检测仪器未经校准并有效维护。

（2）未做 IQC 或 IQC 失控。

（3）试剂质量不稳定。

（4）实验人员的能力不能满足试验要求。

（5）检测结果计算或抄写错误。

（6）EQA 样本处理不正确。

（7）EQA 样品本身存在质量问题。

3. 改进分析能力和实验方法：如果实验室拟改变实验方法和选购新的仪器时，EQA 的信息可以帮助实验室作出选择。通过分析实验室 EQA 信息资料，可确认更准确、可靠、稳定的试验方法或仪器，选择新的检测系统时可做如下考虑：

（1）找出多数实验室采用的检测系统。

（2）比较不同系统的靶值或公议值，比较不同系统内参加实验室间的变异系数。

（3）分析了解不同实验室检测系统的区别。

4. 确定重点投入和培训需求：EQA 可以帮助实验室确定需要加强培训的检测项目，若多次检测结果与预期结果不符，说明该实验在该检测项目上存在较多问题，需要加以更多的关注和投入，并加强技术人员的培训。

5. 实验室质量的客观证据：EQA 结果可以作为实验室质量稳定与否的客观证据，作为质量保证的手段之一，以获得满意的质评结果来证明实验室检测系统的准确性和可靠性。即使室间质评成绩不理想，若实验室分析实验过程，查找问题，采取改进措施并加以记录，也可以作为检验质量保证举证的有利证据。

6. 支持实验室认可：在实验室认可领域中，EQA 越来越受到国际实验室认可组织及各国实验室认可组织的重视，成为实验室认可领域不可或缺的一项重要内容。在实验室认可中，EQA 是实验室检测能力得到认可和维持的主要依据，ISO 15189 认可准则中，对没有参加 EQA 的项目，其检测能力一般不予承认。

7. 增加实验室用户的信心：作为检测质量重要标志的 EQA 成绩可以反映实验室检测水平的高低，满意的 EQA 成绩可以为实验室检测结果的临床应用提供准确、可靠的诊疗支持，增加实验室用户——医师和患者的信心。

（二）室间质量评价结果分析

1. 不合格结果的调查：任何实验室均有可能出现不合格的 EQA 结果。不合格的 EQA 结果提示可能在样本处理或分析过程中存在不恰当的情况。出现不合格 EQA 结果可能由于对 EQA 样本的处理引起，如稀释。在确定这些错误的原因之前，实验室首先要排除其他原因。在任何可能的情况下，实验室均应使用从合格和不合格结果调查上获得的信息，将其作为避免 EQA 问题而进行持续改进工作的一部分。

（1）数据收集和核查：数据收集和核查是不合格原因分析的基础，以下问题可以帮助实验室寻找不合格的原因。

1）检测材料的接收条件是否满意。

2）检测样本是否适当。

3）分析所用方法是否适当。

4）检测方法是否按照 SOP 执行。

5）使用试剂和质控品是否适当。

6）设备运行是否正常。

7）设备是否得到有效维护。

8）在检测 EQA 样本时 IQC 是否在控。

9）结果解释是否适当。

10）之前 EQA 样本是否也曾发生过同样的问题,与之前 EQA 分组是否不一致。

11）重复检测适当储存的剩余样本时是否有相近的结果。

12）EQA 样本检测时患者结果是否可接受。

（2）问题分类

1）笔误:笔误在报告 EQA 结果时相对常见。虽然 EQA 结果报告与患者结果报告流程不一致,但是笔误也可反映影响患者结果报告的潜在问题,如人员培训不当、EQA 样本使用说明书不够清楚或设备读数器不适当。因此,识别笔误是调查原因时的第一步,随后应深入评估错误的潜在原因。常见的错误有报告顺序错误、小数点位置错误、报告单位不正确、仪器设备、方法、试剂填错和报告代码填错等。

2）方法问题:与笔误一样,方法问题可能是潜在原因的指示器。常见问题有未编制程序提供给工作人员使用;程序步骤描述不充分、不完整或不正确;程序与当前标准不一致;制备试剂或参考材料时出现问题;由于结果与方法检出限接近引起的不准确;试剂批间差引起的不准确;校准品赋值不准确;校准品不稳定;质控方法不适当,如质控材料与分析物浓度无关,质控规则或限值不适当;结果不在设备或检测系统测量范围(线性)内;方法偏高;方法灵敏度、特异性差;样本携带污染;温育条件不适当(时间、温度或空气);在计算及数据系统上对微生物标识不正确;微生物自动化系统生成的敏感性试验结果不正确或不适当;方法未经过验证;应用的参考区间不适当和培养系统不能对微生物进行恢复等。

3）设备问题:设备问题与分析设备或设备配件有关,实验室在评估设备问题时应与设备生产商或供应商联系。设备可能会出现问题的方面包括设备管道(孔)被血块或蛋白质堵塞;设备探头排列错误;设备处理数据功能出现问题;试剂或参考材料生产出现问题;生产厂商指定的设备出现问题;自动移液器未能校准到可接受的精密度或准确度;设备功能故障;设备软件应用程序错误或冗长和未定期执行设备维护等。

4）技术问题:技术问题与使用者有关,可能涉及设备操作或方法的执行。包括未遵循厂商建议的设备功能校验(如温度、空白、压力等);参考材料或试剂的复溶或贮存不正确;EQA 样本复溶、配制或贮存不正确;EQA 样本复溶后没有及时检测,引起蒸发或变质;未按 SOP 操作;未按 EQA 样本使用说明书操作;样本在设备上放置的顺序不正确;IQC 提示方法有问题而未作处理;移液或稀释错误;计算错误;显微镜检查时微生物、细胞或组织形态判定错误;染色不正确导致显微镜观察作出错误解释;试验反应判定错误;不能观察混合群细胞;不能对微生物混合培养进行观察;EQA 样本在处理时受到污染和选择不适当的培养基、抗生素(或)试剂。

5)EQA 样本问题:发现样本问题应尽可能详细地报告给 EQA 组织者,以期得到进一步改进。样本问题主要表现在 EQA 样本与患者样本之间存在差异;样本运送时变质(如分析物对时间和温度敏感);细菌污染;溶血;收到时样本无活性;样本不均匀;样本弱反应性和样本含干扰因素(方法特异性)。

6)EQA 评估问题:评估问题包括不适当分组;不适当靶值和不适当的评估区间等。

2. 不合格结果原因分析:不合格数据收集、核查和问题分类可确保不会遗漏潜在的问题,有些可能为不合格结果的原因,更多的可能并不是问题的根本原因。实验室应在数据收集和核查的基础上,分析发生错误问题的根本原因,采取纠正和预防措施,并对措施有效性进行监控。EQA 不合格的根本原因可能包括人员培训不充分或无效;操作人员无 EQA 方面经验,不清楚或不了解 EQA;监督人沟通或说明不充分;使用设备不正确或不适当;工作场所设计不当。

六、室间比对计划替代方案的策划和质量保证

随着医学技术的飞速发展,临床对检验项目的需求越来越大,现有 EQA 计划很难满足临床实验室对检验质量保证的需求,但是由于分析物不稳定、无法制备 EQA 样本,或者基质效应妨碍分析的可靠性,或者开展的实验室很少等原因,不可能建立所有检验项目的 EQA 计划,使得一些项目无法应用 EQA 评估试验性能。因此,在《医疗机构临床实验室管理办法》中,对此类情况的规定是:"医疗机构临床实验室应当将尚未开展 EQA 的临床检验项目与其他临床实验室的同类项目进行比对,或者用其他方法验证其结果的可靠性。"但是实验室之间具体的比对方法,文件中没有详述。CNAS‐CL02:2012/5.6.3.2 规定当无实验室间比对计划可利用时,实验室应采取其他方案并提供客观证据确定检验结果的可接受性。CLSI 指南 GP29‐A3 文件详细总结了在没有 EQA 的情况下,实验室如何采取相应的措施保证检测项目的分析质量。

(一) 无 EQA 试验可能涉及的范围

1. 新开发的试验项目。

2. 临床开展较少的项目:如骨骼肌抗体、维生素 A、胡萝卜素等。

3. 某些药物检测。

4. 与 EQA 材料问题有关的试验:材料的不稳定性或分析项目的易变性(如:冷凝集素、血氨);基质效应(如:游离药物检测、游离激素检测);高灵敏分析的污染(如:分子扩增技术)。

5. 与分析物容器相互作用有关的试验:如微量元素检测。

6. 样本需要广泛操作的试验:如环境暴露或损害标志物的监测、蛋白质和 DNA 加合物、重金属。

7. 不常见基质/环境的分析物:如组织间隙液(葡萄糖)、头发分析(滥用药物检测)。

8. 特殊微生物：如需要复杂营养的、难以生长的微生物等（如：幽门螺旋杆菌）。

9. 体内检测：如出血时间、汗液试验采集程序等。

10. 地理位置：实验室处在无法提供相关 EQA 的地方。

（二）比对材料的选择

实验室间比对材料通常有：患者标本、相关质控品及标准品。质控品往往存在一定局限性，例如价格昂贵、有一定使用期限、性质不稳定、容易变质等，且某些质控品与临床实际检测的标本存在一定的区别，不能完全反映标本的质量特征。患者标本则不依赖于常规的质量控制体系，能较好地评价临床患者检测的分析前步骤，如标本采集、运输及处理等，不仅如此，还可降低检测过程中的基质效应。当然，用于比对的患者标本在保存及实验室间运输过程中，应注意确保其具有较好的稳定性，尽可能减少其额外变异。

（三）比对方法的应用

实验室应根据自身情况，列出无法提供 EQA 的相关试验，并尽可能地建立这些试验的比对评价方法。一般情况下，每年至少执行两次比对试验。

实验室在运行该比对评价前，应预先规定每一定量评价的可接受界限。假定存在足够的质量控制数据，实验室可以从 IQC 数据中建立可接受界限（如，均值加减 2 或 3 倍标准差）；或从文献数据获知，如从生物学变异或临床决定点导出基于界限的标准；或从患者数据中建立分析偏倚和不精密度允许界限的程序；或从文献中获得评价 EQA 的统计方法汇总数据。实验室应做好比对记录并保存，比对既可识别出相关指标变化趋势，又可对不可接受的结果进行纠正。

1. 分割样本比对

（1）与其他实验室分割样本：该项比对方法是送样本的分割部分到其他实验室进行检测。分割样本只能评价实验室间的一致性及检测误差，不能评价其真实性（如：偏倚），除非外部实验室使用校准的方法或参考方法或参考物质。分割样本比对的实施：

1）每半年执行一次，每次检测 5 份临床样本（GP29－A3 文件最少样本数为 3 个）。

2）可接受标准：5 份样本 4 份以上样本的结果必须在规定的范围之内（定量项目，≥80%）；定性项目 5 份样本中 4 份以上样本的结果必须一致（≥80%）。定量项目的评价标准可采用国内外室间质量评价标准或根据生物学变异导出的允许总误差标准。

（2）实验室内部分割样本：实验室内部分割样本通常包括：

1）用不同的方法重新检测患者样本。

2）对于依赖操作者的检测，由不同的操作者进行检测（例如，形态学分析）。

2. 厂家校准物或真实性控制物的比对：若生产厂家提供的校准物或其他的参考物质，与患者标本在该检测程序上具有互通，则可用于确认方法的正确性能。当生产厂家的校准物或定值质控品被用于比对试验时，最好使用与用于方法校准不同批号的物质。使用时须注意校准物是否专用于某一批号的试剂。（注：只当没有其他的物质或过程提供方法性能的确认时，建议使用厂家的校准物或定值质控品）。

（四）室内质量控制数据实验室间比对

"室内质量控制数据实验室间比对"是要求检测同一批号质控物的不同实验室，向该计划的组织者提供每月原始的室内质控数据。组织者会按时回报结果。在回报的结果中，各实验室可得到自己实验室分析过程的不准确度和不精密度与使用相同方法的其他实验室的不准确度和不精密度进行比较，也可得到与其他使用不同方法的实验室的结果进行比较。该计划的组织者通过汇总的数据或单个数据点来分析数据并剔除有显著性差异的离群值。同时通过计算机对每一批号质控物、每一项目、使用每一分析方法的所有实验室计算其平均值、中位数、标准差和变异系数。如果每月定期评价这一信息，相对于相同方法组可评价自己方法的不准确度和不精密度。

比对计划对每一分析项目和每一批号质控物提供下列信息。

1. 当前月份的均值、标准差（s）和结果个数（N）。

2. 计划开始至现在该质控物的累积均值、s、N。

3. 相同方法组的方法均值、s（或 CV）和实验室个数。

4. 每一分析项目所有实验室的均值、s（或 CV）和实验室个数。

5. 方法的标准差指数（SDI）——本实验室均值偏离相同方法组均值的变异，以相同方法组 s 为单位的度量。

6. 所有实验室的 SDI——本室均值偏离所有实验室均值的变异，以所有实验室的 s 为单位的度量。

7. 方法变异系数指数（CVI）——本室报告的 s 或 CV 与使用相同方法实验室报告的 s 或 CV 的比值。通常认为 CVI<1.0 是可接受的。CVI>1.0 表示实验室特定质控物的不精密度高于相同组报告的平均不精密度。这种情况下，将需要检查试剂批号、仪器设置或分析过程等。

（五）患者数据分析比对

1. 移动均值法：设计原理是鉴于血液红细胞计数可因稀释、浓缩、病理性或技术性因素而有明显的波动，但是每个红细胞的体积、血红蛋白含量变化很小。故通过监测红细胞三个平均值 MCV、MCH、MCHC 的均值变化来进行质控。不仅可以监测红细胞，也可以同时监测白细胞甚至血小板。移动均值法，又称 XB 分析和 Bull 计算法。

2. 差值检查法：通常被用于识别特定患者结果是否偏离了前面的结果。尽管差值检查法是一种备选的评价方法，但其通常被认为是常规质量控制的一部分。对某一个具体患者的检测来说，如果检测系统稳定，则连续检查数次，结果应当基本一致，也就是说它们之间的差值，即 delta 值应当很小。如果 delta 值很大并超过预先规定的界限，则表明存在以下三种情况：① 患者标本的检测结果确实有了变化；② 标本标记错误；③ 计算 delta 值的两结果值之一有误差。在血液学检查中，特别在输血或出血时，很可能遇到第一种情况。

3. 双份质控法：每份标本做 2 次测定，每天至少连续测定 10 份标本，按公式计算 SD 和 CV 值。要求 CV 越小越好，而且每双份测定值之差不能超过 2SD，否则提示检测结果不精确，应当纠正。

4. 总误差判断：制订分析允许总误差，既反映临床应用的要求，又应不超过实验室所能达到的技术水平。Tonks 于 1963 年从理论上根据参考值范围设计了一个计算公式：

允许总误差（％）＝±（1/4）（参考值上界－参考值下界）/参考值均值

5. 患者结果多参数核查法：这在血细胞分析上极为有用，直方图可以起到重要作用。比如红细胞系统检查，血细胞分析仪报告的 MCV 应和红细胞直方图峰值一致；RDW 应和红细胞直方图曲线的宽度基本符合。白细胞分类计数应和白细胞直方图的"两峰一谷"相一致。血小板直方图呈现一个偏态分布的曲线。如果上述各种细胞的直方图发生形态变化，第一要考虑到疾病所致，如下小细胞性贫血红细胞直方图左移；急性白血病时白细胞直方图出现单峰图形；第二还要考虑到病理因素所致，如小细胞贫血可使血小板直方图曲线尾部上扬；血小板聚集时使血小板直方图后抬高等。

（六）定性分割样本结果的比对评价

试验具有两种类型的结果：如阳性或阴性，可采用 Kappa 统计量进行比对。Kappa 检验的统计方法详见定性项目的性能评价。

七、分子检测 EQA 计划的建立和展望

以现代临床分子诊断技术为依托的个体化医学检测已成为临床实验室检测中发展最快的领域，癌症、遗传学、药物基因组学及微生物检测等项目相继在临床实验室开展并在个体化医疗中发挥着越来越重要的作用。毋庸置疑，临床分子检测结果的准确可靠是真正实现个体化医疗的首要前提。为了确保临床分子检测结果的准确可靠，我国制定了《医疗机构临床基因扩增检验实验室管理办法》及工作导则，从实验室设置、人员资质、质量控制及质量监管上提出了具体要求。

（一）分子检测 EQA 计划的建立

由于分子检测专业的特殊性，虽然有大量检测项目可开展，但每个项目所提供检测的实验室数不多、检测技术不断发展和进步、检测本身的复杂性、代表全部检测范围的合适的商品化 EQA 质控样本匮乏，导致其分子检测 EQA 工作开展相对滞后，且缺乏成熟的 EQA 方案可以借鉴，分子检测的质量保证更加复杂。根据《能力验证提供者认可准则》（ISO/IEC 17043）、美国临床实验室标准化协会（Clinical and Laboratory Standards Institute，CLSI）的相关要求，在开展每个分子检测项目室间质评计划前，应完成项目的调研、评估和设计。项目调研主要了解该项目已开展的实验室数量、实验室使用的检测方法、试剂品牌及质控品来源等情况；项目评估包括质控品的质量情况、指定值的确定原则、室间质评结果的统计及结果评定方式；项目设计包括针对 EQA 项目的考核目的及考核重点制定策划方案。在完成了项目调研、评估和设计工作后则可对项目开展调查，调查流程按照 EQA 要求进行，与 EQA 不同在于不向参加者收取费用，且不对结果进行满意或不满意的总体评定，目的是掌握参加者该项目开展情况、质控品质量、EQA 方案的可行性等资料，为开展 EQA 做好前期准备。

（二）分子检测 EQA 计划现状和存在的问题

分子检测 EQA 计划不同于常规生化、免疫等，商品化质控品特别匮乏，且不同的检测系统对质控品要求也不同。质控品制备用材料包括阳性患者样品及其衍生物、细菌或病毒等培养物、ATCC 细胞库的细胞株、提取纯化的核酸样品（DNA 或 RNA）等，但每种质控样品都存在不同的缺陷：① 病毒阳性患者样品虽然没有基质效应，但其自身存在感染性，因而具有一定的生物危害性；同时由于样品取自临床患者，标本来源受到限制；② 细胞培养物虽可很好地模拟临床样品且不受样品来源限制，能够大量生产，但同样存在生物安全性问题；③ 以含有单一目的基因的质粒作为质控物，虽不存在生物传染性，也无标本来源的限制，但是裸露的基因片段常会被外源 DNA 酶降解，且由于病毒检测前需要进行核酸提取，仅以质粒作为质控物无法模拟临床样本的核酸提取过程，不能达到全程监控的目的；再者，单一的检测序列不能涵盖所有检测常见区域，只能用于特定检测方法的质量控制，无法应用于所有检测试剂，仍然不能成为临床实时荧光定量聚合酶链反应（polymerase chain reaction，PCR）检测质控物的最佳候选品。因此，在 EQA 计划中需考虑质控品的适用性，针对不同的项目宜使用适宜的质控品。

由于分子检测项目 EQA 起步较晚，缺少国际通用的评价标准。目前，美国病理学家协会（CAP）EQA 计划定量 PCR 项目的评价标准是靶值 ± 3 SD 的方法，欧洲大多数国家和地区采用组均值 $\pm 0.5\log 10$ 的方法作为评价要求，国家卫生健康委临检中心采用溯源至国家标准品得出的检测值换算成的对数值 ± 0.4 为可接受的范围。

另外，笔者通过近几年 EQA 计划的实施发现了实验室在以下几个方面存在问题：① 临床实验室在 EBV DNA 和 HCMV DNA 等定量项目中存在较大的随机误差；② HPV DNA 临床决定水平的样品存在假阴性结果；③ 分子病理项目复合突变存在漏检；④ 药物代谢项目实验室虽然使用金标准-Sanger 测序技术，但由于是实验室自建项目（LDT），缺乏严格的实验室质量管理，检测结果准确性无法保证；⑤ 遗传性疾病检测项目结果报告不规范，其参考序列和命名未按照当前的人类基因组变异协会（HGVS）的标准命名；⑥ 采用测序技术，对测序图谱分析结果能力差，结果分析出现错误。

（三）分子检测 EQA 面临的挑战及展望

分子检测技术发展迅猛，检测项目不断涌现，特别是精准医疗计划的实施，临床医生或患者对分子检测项目及结果具有很高的依赖度，对分子检测新项目的开展及检测结果的准确性提出了更高的要求，室间质评机构也将面临更大挑战。作为质评机构需及时开展新的 EQA 项目以满足不断增长的实验室需求，避免监管空白。如针对近几年临床急需的肿瘤药物靶位点基因检测项目的开展，CAP 2016 年计划包括了 7 个实体肿瘤项目（检测位点包括 BRAF、EGFR、KRAS、KIT、PDGFRA 等）和 2 个血液肿瘤项目，以及专门针对高通量测序（NGS）多个肿瘤基因突变检测的 4 个不同项目。欧洲较大的室间质评提供机构——欧洲分子遗传学质量网络（EMQN），向世界各地的实验室提供针对 EGFR 基因突变检测的室间质评计划。此外，欧洲病理协会（European Society of Pathology）也组织了针对 KRAS、NRAS 和 BRAF 基因突变检测项目的室间质评，对监测实验室分子病理检测质量发挥了重要意义。

另外,目前质评机构评价的重点集中在参加者分子检测的分析中阶段,往往忽视了分析前和分析后检测过程,如分子病理标本质量评估等分析前和测序技术中稀有基因位点等数据分析等分析后环节的质量状况无法监控,因此在将来的 EQA 计划中需要研究和开发出新的室间质评项目覆盖分析的全过程。如 EQA 计划中既可发送"湿"标本(指发送冷藏或冷冻的室间标本),重点对分析过程进行评价,又可发送"干"标本(发送 CD 光盘,内含带有 DNA 序列的电泳图谱等),着重对测序的分析后阶段进行评价。

总而言之,个体化医学检验在个体化医疗中发挥着重要的作用,EQA 计划的实施是确保个体化医学检测结果准确、可靠的有效措施之一,如何科学地建立分子诊断 EQA 计划,并及时地开发出新的室间质评项目并覆盖分析的全过程将是今后分子诊断质量监管的重点。

(王青　徐翀　朱宇清　王敬华　肖艳群)

参 考 文 献

[1] 王华梁,吕元,钟建明. 检验医学实验室质量管理指南[M]. 上海:上海科学技术文献出版社,2014:282-292.

[2] 尚红,王毓三,申子瑜. 全国临床检验操作规程[M]. 4 版. 北京:人民卫生出版社,2015:1039-1047.

[3] 中华人民共和国国家质量监督检验检疫总局,中国国家标准化管理委员会. 临床实验室室间质量评价要求:GB/T 20470-2006[S]. 北京:中国标准出版社,2006:12.

[4] 中华人民共和国国家卫生和计划生育委员会. 室间质量评价结果应用指南:WS/T 414-2013[S]. 北京:中国标准出版社,2013:6.

[5] 中国合格评定国家认可委员会. 能力验证的选择核查与利用:CNAS-GL032[S]. 北京:中国合格评定国家认可委员会,2018:3.

[6] 中华人民共和国国家卫生和计划生育委员会. 临床检验室间质量评价:WS/T 644-2018[S]. 北京:中国标准出版社,2018:12.

[7] 中华人民共和国国家卫生和计划生育委员会. 室间质量评价时实验室检测评估方法:WS/T 415-2013[S]. 北京:中国标准出版社,2013:6.

[8] 中国合格评定国家认可委员会. 能力验证规则:CNAS-RL02[S]. 北京:中国合格评定国家认可委员会,2018:3.

第三节　检验结果的可比性

为了实现同一患者同一份样品的同一个项目在不同医院的检验结果是一致的目标,

也即实现检验结果互认的目标,改善医疗服务,减少重复检查,节约医疗资源,缓解看病贵、看病难矛盾,至少同一实验室内部不同场所或部门使用的检测方法或检测程序或检测系统检测相同被检物的检验结果应该是可比、一致的。因此,实验室应该规定检测项目所用的程序、方法和设备并建立临床适宜区间内患者样品检验结果可比性的方法,制定检验结果比对 SOP,实验室应记录、整理比对结果,当发现不可比或其他问题时应采取措施并保存实施措施的记录。当使用不同的检测系统对同一被测量(如葡萄糖)给出不同测量区间或者变更检验方法时,实验室应该告知临床医生或患者检验结果可能不可比,并讨论对临床诊治活动的影响。

一、比对标准

1. 不同检测系统如生化分析仪、血液分析仪、凝血检测分析仪等结果比对判断标准为 1/2 的允许总误差。

2. 定性检测项目比对偏差应不超过 1 个等级,且阴性不可为阳性,阳性不可为阴性。

3. 使用不同生物参考区间的凝血分析仪间不宜进行比对,但应进行医疗安全风险评估。

4. 尿液干化学分析仪和尿液有形成分分析仪如果比对仪器型号不同,则比对结果应至少临床意义一致。

5. 尿液有形成分分析比对结果应满足仪器厂商说明书标示的性能或实验室规定性能。

6. 形态学检验人员白细胞分类计数结果比对判断标准,宜参考白细胞分类计数参考方法。

7. 其他体液有形成分检查人员间结果比对判断标准应满足实验室规定的要求,阴阳性不能混淆,阳性结果偏差不超过 1 个等级。

8. 不同血液分析仪之间白细胞分类结果比对应满足:中性粒细胞(granulocytes)≤10.0％时,靶值±1.0,＞10.0％时,靶值±10％;淋巴细胞(lymphocytes)≤10.0％时,靶值±2.0,＞10.0％时,靶值±20％;单核细胞(monos)/嗜酸性粒细胞(eosinos)/嗜碱性粒细胞(basos)/LUC≤10.0％时,靶值±3.0,＞10.0％时,靶值±30％。

二、比对频次

临床生化专业项目每年至少比对 1 次,其他专业项目至少每 6 个月比对 1 次。

三、比对样本

宜使用临床样品作为首选比对物质,不得使用其他物质(如室间质评物或其他参考物质)时,应验证比对物质的互通性。

四、比对样品数量和浓度水平

临床生化专业项目每次至少使用 20 份覆盖测量范围（包括医学决定水平）的临床样品，其他专业项目每次至少使用 5 份覆盖测量范围（包括医学决定水平）的临床样品进行仪器或人员间比对。

五、可比性标准

比对结果 80％以上符合要求为检验结果可比。

六、比对结果的保存

比对记录应由实验室负责人审核并签字，记录至少保留 2 年。

七、需要进行检验结果比对的其他情形

1. 室内质控有漂移趋势时。
2. 室间质评结果不合格，采取纠正措施后。
3. 更换试剂批号（必要时）。
4. 更换重要部件或重大维修后。
5. 软件程序变更后。
6. 临床医生对结果的可比性有疑问时。
7. 患者投诉对结果可比性有疑问，需要确认时。
8. 需要提高周期性比对频率时（如每季度或每月）。

（王青　缪颖波）

第七章

检验后过程质量管理

第一节 概 述

一、概述

分析后阶段（postanalytical phase）即检验后过程（post-examination processes）是指检验之后的过程，包括结果复核、临床材料保存和储存、样品（和废物）处置，以及检验结果的格式化、发布、报告和留存等。这个阶段质量保证的主要工作包括检验结果的正确发出、咨询服务；检验样品的保存及处理。分析后质量管理是临床实验室全程质量控制的最后一道关口，是全面质量控制的进一步完善和检验工作服务于临床的延伸。

二、分析后的质量管理

（一）结果复核

实验室应制定程序确保检验结果被授权者发布前得到复核。结果复核时，应对照室内质控、可利用的临床信息及以前的检验结果进行评估。检验结果的全面复核是检验（检测）工作结束后必须做的第一件事，也是报告发出前的最后一道环节，只有审核符合要求，该批检测结果保证是正确的，才能被发放。如果复核程序包括自动选择和报告，应制定复核标准。为了保障审核过程，临床实验室必须建立完善的报告审核发放制度。

1. 核查的基本内容包括：① 临床医师所申请的检验项目是否已全部检验，有无漏项或错检；② 检验结果的填写是否清楚、正确；③ 所用单位是否准确；④ 检验报告单上应填写内容是否全部填写完整；⑤ 有无异常的、难以解释的结果；⑥ 有无书写错误；⑦ 是否有需要复查的结果等。

2. 检验结果发放前还应评价检验结果与患者有关信息（如临床诊断、以往检验结果、相关检验结果等）的符合性。只有在没有发现不可解释的问题时，方可授权发布结果。

3. 当出现问题或有疑问时，要进行以下分析：① 被检标本的采集和送检是否符合要求;② 检测系统是否完整有效;③ 检测过程是否稳定和在控;④ 检测仪器工作是否正常、保养是否到位;⑤ 检测试剂是否正确无误、有无失效;⑥ 校准物的使用、校准程序及质控物的使用是否正确;⑦ 操作人员有无更换;⑧ 室内质控是否在控等。必要时要检查蒸馏水的纯度;实验室的温、湿度;电压及其他设备及用品的情况。只有这样对检测系统及检测过程进行评审,才能对检验结果可靠性进行正确评估。

4. 经审核后,决定发放结果按《医疗机构临床实验室管理办法》规定,检验报告单发出前,除主要操作人员签字外,还应有另一有资格的检验人员核查并签名,最好由实验室负责人、检验医师或高年资、有经验的检验人员核查签名。

5. 审核人员必须有临床实验室负责人授权,临床实验室应保留核查人员的名单和签字记录。

(二) 结果报告

检验结果通常以数字、文字(有时附有图像或相片)的形式报告,其载体是检验结果报告单。对检验报告的基本要求是完整、准确、及时、保护患者隐私。

1. 临床检验报告内容应信息完整,内容包括但不限于:① 清晰明确的检验项目识别,适当时,还包括检验程序;② 发布报告的实验室的识别,最好有实验室的联系方式(如地址、电话等);③ 所有由受委托实验室完成的检验的识别;④ 每页都有患者的识别和地点,如姓名、出生年月、性别、病历号,住院患者还应注明所在病区、病房及病床号,必要时注明民族;⑤ 检验申请者姓名或其他唯一识别号和申请者的详细联系信息;⑥ 原始样品采集的日期和时间,以及实验室接收样品的时间;⑦ 原始样品类型;⑧ 测量程序(适当时);⑨ 以 SI 单位或可溯源至 SI 单位,或其他适用单位报告的检验结果必须以中文形式报告,或国际通用的、规范的缩写;⑩ 生物参考区间、临床决定值,或提供支持临床决定值的直方图/列线图(诺谟图),适用时;⑪ 结果解释(适当时):诊断性的检验报告应有必要的描述及有"印象""初步诊断"或"诊断"意见,并由执业医师出具诊断性检验报告(乡、民族乡、镇的医疗机构可由执业助理医师出具);⑫ 其他警示性或解释性注释(例如:可能影响检验结果的原始样品的品质或量、受委托实验室的结果/解释、使用研发中的程序);⑬ 作为研发计划的一部分而开展的,尚无明确的测量性能声明的检验项目的识别;⑭ 复核结果和授权发布报告者的识别(未包含在报告中,则在需要时随时可用);⑮ 报告及发布的日期和时间(如未包含在报告中,在需要时应可提供);⑯ 页数和总页数(例如:第1页共 5 页、第 2 页共 5 页等)。

如需要,检验报告单上可注明"本检验结果仅反映此检验标本信息"字样。

2. 结果报告时间(turnaround time,TAT)的控制:TAT 也称为报告周转时间,一般指从临床医师发出检验申请,经过标本采集、标本运转、检验分析、报告传送到临床医师为止。ISO 15189 中明确规定"实验室管理层与检验申请者应共同负责确保检验报告在约定时间内送达适当的人员。"当检验延期或 TAT 受到一定程度的影响时需有通知申请者的程序和延期通知记录(包括对所发现的问题采取相应纠正措施的记录)。

实验室应规定日常检验及急诊检验项目的报告时限,并向临床科室公示。门诊检验项目还应向患者公示。急诊检验项目应在最短时间内发出报告。日常检验以不影响临床及时诊断和治疗为原则。如临床实验室有特殊情况不能按时发出检验报告,应及时与申请医师联系,说明原因。

(三) 结果发布

为确保检验报告及时、完整、安全地发放到客户,实验室应制定检验报告发布程序。检验报告发布的原则是:① 当接到的原始标本质量不适于检验或可能影响检验结果时,应在报告中说明;② 当检验结果处于规定危急值时,应立即通知临床医师,包括送至受委托实验室检验的标本;保存采取措施的记录,包括日期、时间、负责的实验室员工、通知的人员以及在通知时遇到的任何困难;③ 结果清晰、转录无误,并报告给授权接收使用信息的人;④ 如结果以临时报告形式发放,最终报告要发送给检验申请者;⑤ 应有过程确保经电话或电子方式发布的检验结果只送达至授权接收者。口头提供的结果应跟随一份书面报告。应有所有口头提供结果的记录。

(四) 危急值处理

危急值(critical value)是指某些检验结果出现异常(过高或过低),可能危及患者生命的检验数值。危急值的及时报告及应用,是保证医疗安全十分重要的环节,千万不能忽视。危急值一旦出现,必须迅速报告。临床实验室应制定有效危急值报告制度,并严格执行。

ISO 15189 中明确规定"当关键指标的检验结果处于规定的'警告'或'危急'区间内时,实验室应有立即通知有关医师(或其他负责患者医护的临床人员)的程序。送至委托实验室检验样品的结果包括在内。"医院应根据自身的规模、专科特色等实际情况,制定符合自己医院的危急值项目及范围,以提高工作效率和服务质量,切忌照搬或把正常参考值上下限当作危急值界限。

危急值的项目范围及危急值水平应该由临床实验室与临床医师共同商定。制定危急值时必须考虑到该医疗机构服务对象及抢救需求,同时结合其临床实验室的检测能力和检测系统。危急值可因年龄的不同有所区别,有些检验项目也可能因检测系统的不同而有所不同。建立规范化和有效的生命危急值报告系统涉及临床实验室、护理、医务科和信息等多个部门,需要各部门的通力合作。在"危急值"报告系统实施过程中,每半年应作一次全院统计分析,根据临床应用的实际情况在广泛征求意见的基础上作出相应的调整。

当出现危急值时,检验人员首先必须立即进行核查,如确认标本是否准确、标本的质量如何、操作过程各环节有无错误,即要保证检验程序和结果正确无误,又不要因核查而延误报告时间,确认仪器设备正常情况下,立即复查,其结果与第一次吻合无误后,可立即与临床医护人员联系,询问患者情况,了解病情以确定结果的可靠性,并在"检验科危急值结果登记本"上详细记录。记录内容至少应包含:检验日期、患者姓名、病历号(门诊号或住院卡号)、检验项目、检验结果、复查值、临床联系人、联系时间(月/日/时/分)、病情、报告人、备注等。临床实验室应注意还需在规定时间内发出正式报告。

临床医师或护士在接到"危急值"后,如果认为该结果与患者的临床病情不相符或样本的采集有问题,应重新留取样本送检进行复查。如结果与上次一致或误差在许可范围内,检验科应重新向临床报告"危急值"。报告与接收均遵循"谁报告(接收),谁记录"原则。

(五)结果解释及咨询

检验结果的解释和咨询服务是临床实验室工作的重要方面之一,也是应尽职责。ISO 15189《医学实验室质量和能力的专用要求》中指出:"实验室也可能提供顾问咨询服务,涉及实验室检验所有方面,包括结果的说明和适当的进一步检验的建议。"《医疗机构临床实验室管理办法》第二十条也指出"医疗机构临床实验室应当提供检验结果的解释和咨询服务"。

咨询主要来自患者及临床医师、护士。咨询服务主要是帮助患者理解检验结果;帮助医师更有效地利用检验信息;帮助护士正确采集标本等。咨询服务是为了使检验信息在诊断、治疗中发挥更大作用,这是患者、医师所期望的,也是临床实验室所期望的,体现了"以患者为中心"的指导思想。

有条件的话,可为门诊患者设立咨询服务台,主要帮助解决如何看检验报告单,即检验结果的解释。临床实验室可告之检验项目的参考区间;检验结果正常或异常情况;检验项目的主要临床意义等。除诊断性报告外,由于对患者临床情况了解不够全面,咨询服务时不要轻易作出患有什么病的答复,更不要轻易提供治疗意见。

(六)检验后样本保存和处理

1. 检验后样本保存:检验后样本储存的主要目的就是为了必要时的复查。通常检验报告仅对送检样本负责。当检验结果出现疑问时,只有对原始样本进行复检,才能说明初次检验是否存在问题。

临床实验室应制定样本储存的规章制度,专人专管,有传染性的或重要样本应双人双锁。临床实验室应对储存的样本进行必要的处理,如分离血清、添加防腐剂等。还应做好样本的标识,并有规律地存放。对保存的样本要根据相应的制度定期清除处理,以减少不必要的资源消耗。对于保存样本用的冰箱等设备,应做好温度记录,定期维护等工作。

临床实验室应对检验后的样本储存时间和储存方法(4℃冰箱、低温冷冻或室温)做出规定,储存时间的长短和方法主要视工作需要及分析物稳定性而定。

2. 到期样本的处理:鉴于检验样本具有或潜在具有生物性危害因子,因此样本及盛放样本的容器、检测过程中接触样本的材料都应按《医疗卫生机构医疗废物管理办法》及《医疗废物管理条例》相关规定采用物理或化学的方法进行无害化处理。

三、分析后质量指标

1. 实验室内周转时间＝实验室样本接收到报告发放的时间中位数(min)和第 90 位百分数(min)。

2. 检验报告错误率＝实验室发出的不正确报告数/报告总数×100%。

3. 报告召回率＝召回的报告数/报告总数×100％。

4. 危急值通报率＝已通报危急值数/需要通报危急值总数×100％。

5. 危急值通报及时率＝危急值通报时间(从结果确认到与临床医生交流的时间)满足规定时间的检验项目数/需要危急值通报的检验项目总数×100％。

6. 血钾 TAT＝血钾 TAT(min)第 90 百分位数(STAT)。

7. 国际标准化比值(INR)TAT＝国际标准化比值(INR)TAT(min)第 90 百分位数(急诊)。

8. 肌钙蛋白 I 或肌钙蛋白 T TAT＝肌钙蛋白 I 或肌钙蛋白 T TAT(min)第 90 百分位数(急诊)。

9. 样本重新采集率＝因实验室差错重新采集样本的门诊患者数/门诊患者总数×100％。

10. 解释性评论有效率＝检验报告中提供的解释性评论对患者预后有正面影响的报告数/有解释性评论的报告总数×100％。

(鲍芸 金中淦)

参 考 文 献

[1] 中国合格评定国家认可委员会. CNAS-CL02：2012 医学实验室质量和能力认可准则(ISO 15189：2012, IDT)[S]. 北京：中国合格评定国家认可委员会,2013：11.

[2] 中华人民共和国国家卫生和计划生育委员会. 临床实验室质量指标：WS/T 496-2017[S]. 北京：中国标准出版社,2017：1.

[3] 胡晓波,项明洁,李莉. 临床检验一万个为什么·检验质量管理分册[M]. 北京：人民卫生出版社,2014：106-130.

[4] 王华梁,吕元,钟建明. 检验医学实验室质量管理指南[M]. 上海：上海科学技术文献出版社,2017：58-75.

[5] 杨振华,王治国. 临床实验室质量管理[M]. 北京：人民卫生出版社,2003：99-123.

第二节 生化免疫检验后阶段质量管理

一、患者隐私权的保护

防止患者检验结果和病情被无关人员获知,是保护患者隐私权的重要组成措施,是衡量医务人员职业道德基本标准之一。

实验室应有专门的人员或设施保证检验结果或报告单仅发给临床医师或患者本人。采用电子触摸屏发放检验报告单的实验室,应该设置患者唯一标识的密码,以保证患者检验结果信息的安全。

对于阳性结果,尤其是传染性项目,如抗－HIV、梅毒、肝炎、性病等应该发给患者本人,并按规定报告传染病检测和质控部门。

二、临床医师的反馈意见及改进

临床医师对检验结果的反馈意见是实验室持续改进质量的重要依据,实验室应该定期向临床医师通报生化常规项目及生化分析仪各种分析指标的使用性能,各个项目及方法的参考区间、临床意义,充分重视临床医师的反馈意见,当临床医师对检验结果有疑问时,应该耐心听取、合理解释,建立实验室与临床沟通的良好渠道。

三、其他

详见本章第一节。

(鲍芸　金中淦)

第三节　血液体液分析后阶段质量管理

一、检验结果复核和标准处理

(一) 结果复核

血液标本复检应建立血细胞分析显微镜复检规则,能够从大量的临床送检血常规标本中筛出异常,能通过镜检阅片确认血细胞分析仪检测标本异常的性质,既能充分发挥血细胞分析仪的自动化与智能化的作用,又能减少漏检误诊,保证检验结果的准确。参考《关于自动化全血细胞计数和 WBC 分群分析后行为的建议规则》建立本实验室的复检规则,并对复检规则进行验证。假阴性(<5%)是最关键的指标,特别是具有诊断意义的指标不能出现假阴性,对所有诊断不明确的贫血、白血病或临床有医嘱的样本应做显微镜细胞形态学检查,血液病细胞无漏诊。

尿液标本应用相同或更敏感和(或)特异的方法检测相同的物质,或者用一个不同反应或方法学来检测相同物质来确认化学尿液分析测试。重复做试条测试或分析不是确认试验。大多数过去的化学分析确认试验如蛋白质的磺基水杨酸(SSA)试验、酮体的片剂试验和胆红素的片剂试验可能与现在的实验室实践不相关。除了化学分析,人工和自动湿片显微镜分析系统代表试条检测血液、白细胞酯酶和亚硝酸盐的确认试验。显微镜检查是试条显示白细胞酯酶和亚硝酸盐阳性结果和湿片显微镜见到细菌和白细胞的尿道感染的确认试验。常规尿液细胞学和细胞诊断学尿液分析常可用来作为湿片显微镜尿液分析的确认试验,包括异常如炎症、感染和恶性增生的情况。影像细胞术和用 Feulgen 染色的 DNA 分析可作为尿道上皮肿瘤细胞的确认方法。

在复核后的报告单上应该注明初次检验时间与结果,复核时间结果;同时要由检验人员和复核人员的签字。必要时经实验室主任签字后发出。

（二）标本的储存、保留和处置

1. 标本储存、保留时间:血常规检测样本不宜保留过长时间,以 EDTA - K2 抗凝血为例,应在采集后 4 h 内完成血涂片制备,时间过久血细胞可发生形态改变;如新鲜血保留超过 8 h,已不适于量值溯源或仪器比对使用。血涂片建议保留 7 d。

2. 到期标本的处理:检测后的样本应该闭盖密封,涂片放入利器盒,高压灭菌处理后集中送医疗废弃物收集点处理。

二、结果报告及发布

（一）检验周期的确定和保证

实验室应该在规定的时限内完成检验,并且尽快向临床发出报告。其时间限制应该在事先进行充分的研究之后加以确定,并征求临床医师意见。门急诊实验室检验和报告时间一般在 30 min 内,当发生样本检验结果有疑问需要复检而延迟报告时,应该耐心向患者和临床做出解释并尽快安排检验并发出报告。

（二）危急值的确定和报告

见本章第一节相关内容。危急值报告发送之后,实验室有必要继续与临床保持联系,关注患者病情的变化情况。

由于各临床实验室服务的患者群体不同（例如:儿童群体、肿瘤患者群体等）,故在危急值的确定上也各有差异。各实验室可根据实际情况设定相应的危急值,并及时同临床医师沟通。

例如美国 Mayo Clinic 医院设置的血液学危急值见表 2 - 7 - 1:

表 2 - 7 - 1　血液学危急值

报 告 参 数	年 龄	危急值下限	危急值上限	单 位
APTT(血浆)			≥150	s
Fbg		≤0.60		g/L
血红蛋白	0~7 周	≤60	≥240	g/L
	>7 周	≤60	≥200	g/L
INR			≥5.0	
白细胞			≥100.0	$\times 10^9$/L
中性粒细胞绝对值		≤0.5		$\times 10^9$/L
血小板,血液		≤40	≥1 000.0	$\times 10^9$/L
CSF 白细胞计数			≥100.0	$\times 10^9$/L

（三）检验结果的解释

见本章第一节。

（鲍芸　金中淦）

第四节　微生物专业分析后质量管理

结果报告应与检验的内容一致,如粪便沙门菌、志贺菌培养,报告为"未检出沙门菌、志贺菌"。血培养阴性结果报告应注明培养时间。普通血培养 5 d 无细菌生长可报告:"5 d 培养未见细菌生长",但培养瓶要继续培养至 7 d。如果发现有细菌生长,可发补充报告,某些特殊病原菌培养时间需延长。

血液、脑脊液、国家规定立即上报的法定细菌性传染病显微镜检查及培养阳性结果应立即报告临床;应在收到样品 24 h 内报告分枝杆菌抗酸或荧光染色结果。

一、危急值报告

实验室要有微生物检验的危急值处理规程,报告阳性结果(包括显微镜检查结果);抗原试验,无论结果为阳性还是阴性,需再进行细菌培养;最好有其他方法检测不能培养或难培养的细菌。危急项目至少包括血液、脑脊液等标本的涂片镜检及培养结果。出现危急值(阳性结果)时,实施分级报告,立即通知临床医生或相关人员。

(一) 血培养检测阳性结果的分级报告

1. 紧急口头(电话)报告血培养出现阳性报警后,立即进行革兰染色、镜检,并在最短时间内将结果向临床主管医生进行口头(电话)报告。口头报告包含以下内容,并记录:报告者全名;报告的时间;所联系医生的全名(或工号);报告镜检结果并强调其紧急价值;确认临床医生收到报告并复述结果。

2. 直接药敏试验结果报告:直接药敏试验可以在有条件的医院先开展。

3. 最终结果(书面)报告

(1) 无菌生长。

(2) 阳性培养结果(最终鉴定结果、最终药敏结果)。

(二) 脑脊液分级报告

脑脊液直接涂片阳性的结果需立即通知临床医生,通知后需记录,记录方式同血培养分级报告。

二、结果报告

痰涂片抗酸染色找结核分枝杆菌抗酸染色后镜检报告方式如下:

抗酸杆菌阴性(一):0 条抗酸杆菌/300 视野。

抗酸杆菌阳性(1+):3~9 条抗酸杆菌/100 视野。

抗酸杆菌阳性(2+):1~9 条抗酸杆菌/10 视野。

抗酸杆菌阳性(3+):1~9 条抗酸杆菌/每视野。

抗酸杆菌阳性(4+):≥10 条抗酸杆菌/每视野。

阴性结果应该观察(油镜 100×、目镜 10×)不少于 300 个视野,抗酸杆菌阳性(十)以上阳性结果应该观察 100 个视野,在痰标本检查报告中应包括痰标本的性状和质量。

三、传染病报告

根据《中华人民共和国传染病防治法》规定,各级各类医疗机构应建立、健全传染病诊断、报告和登记制度。

责任报告单位和责任疫情报告人发现甲类传染病和乙类传染病中的肺炭疽、传染性非典型肺炎、脊髓灰质炎、人感染高致病性禽流感的患者或疑似患者时,或发现其他传染病和不明原因疾病暴发时,应于 2 h 内将传染病报告卡通过网络报告;未实行网络直报的责任报告单位应于 2 h 内以最快的通讯方式(电话、传真)向当地县级疾病预防控制机构报告,并于 2 h 内寄送出传染病报告卡。

对其他乙、丙类传染病患者、疑似患者和规定报告的传染病病原携带者在诊断后,实行网络直报的责任报告单位应于 24 h 小时内进行网络报告;未实行网络直报的责任报告单位应于 24 h 内寄送出传染病报告卡。

四、更改报告

当原始报告被修改后,应有关于修改的书面说明。

1. 将修改后的报告清晰地标记为修订版,并包括参照原报告的日期和患者识别。

2. 使用者知晓报告的修改。

3. 修改记录可显示修改时间和日期,以及修改人的姓名。

4. 修改后,记录中仍保留原始报告的条目。

5. 已用于临床决策且被修改过的结果应保留在后续的累积报告中,并清晰标记为已修改。

6. 如报告系统不能显示修改、变更或更正,应保存修改记录。

五、细菌耐药检测与上报

(一)药物敏感试验报告基本信息

1. 报告单信息包括患者信息(姓名、年龄、性别、病历号等)、临床信息(如科室、临床诊断、标本类型等)、实验室信息(包括标本采集时间、送检时间、接收时间和审核报告时间、操作人和审核人双签名)等。

2. 涂片、培养鉴定和药敏试验同时出现在报告单上时,建议先写涂片、培养鉴定结果,按原始标本涂片——培养鉴定结果 ——药敏试验的顺序呈现,应注意结果的准确性和完整性。

3. 细菌名称应规范化,药物名称应使用规范的化学通用名称,禁止使用商品名。建议在检验报告中,同一类药物不同品种集中排列。

（二）药物敏感试验报告结果方式

1. 按照"抗菌药物""折点""MIC/KB""结果解释"顺序排列报告内容。

2. 如果适用，报告单应明确列出各类药物对待测菌种的药敏判定标准，即"折点"。不宜使用"参考值""参考范围"等替代"折点"。

3. 报告单应明确列出各类药物对待测菌种的药敏试验结果，即"结果解释"。不宜用"敏感度"替代"结果解释"。

4. 如果适用，可根据折点将结果解释分为"敏感""中介""耐药"或"剂量依赖敏感"，也可使用"S""I""R""SDD"表示，但两种表示方法不宜同时使用或混用。

5. MIC 法，须报告 MIC 数值和结果解释，MIC 的单位为 $\mu g/ml$，或 mg/L。

6. 纸片扩散法，须报告抑菌圈直径和结果解释，抑菌圈直径数值为整数，单位为毫米（mm）。

7. 替代药物不能直接报告"敏感"或"耐药"，可以报告阳性或阴性；天然耐药的抗菌药物不得报告。

8. 少见和矛盾耐药表型需要进行确认，并建议在报告中明确标注特殊耐药表型，如MRSA、CRE、VRE 等。

9. 检出具有重要临床意义或传染病学意义的病原菌，要及时提示临床，如"高致病性/高传播性病原菌""需要上报传染病卡"等。

六、检验后标本处理

见本章第一节。

（鲍芸　金中淦）

第五节　分子检测实验室分析后质量控制

目前分子检测项目已覆盖了肿瘤、遗传病、感染性疾病、器官移植、出生缺陷、个体化药物治疗等多个领域，检测报告对机体的易感性评估、疾病诊断、预后、治疗监测、遗传咨询、健康管理及家庭生育计划的制定等均具有重要的参考价值。因此，临床基因检测报告应该简洁、准确可靠，并具有较高的可信性和权威性。

一、分子检测报告单特定要求

分子检测报告应该明确、简洁、准确可靠，并具有充分的解释、可信性和权威性。根据中国医师协会检验医师分会分子诊断专家委员会发布的《分子检验诊断报告模式专家共识》，报告单内容除包括本章第一节中关于检验报告内容的相关要求外，还应满足以下内容。

1. 注明方法学：报告中应简单注明所采用的方法学，尤其是针对某一检测项目具有多种检测方法时。这对分子检测项目非常重要,因为该患者(受检者)的家属可能在其他实验室进行了检测,或者该患者(受检者)(尤其是阴性结果)会在今后进行随访检测。

2. 注明检测程度的详细信息:应明确说明所检测的基因座位或突变位点,这一点在报告阴性结果时至关重要。

3. 对于分子遗传检测项目,应提供基因参考序列。

4. 需要时应注明质量控制信息,如涉及肿瘤病理标本应说明肿瘤细胞的百分比等信息。

二、检测结果报告要求

1. 结果报告方式:分子检测报告应采用简洁清晰的报告方式,包含所采用的分析过程及对实验结果的解释,使得检测结果和所包含的信息能有效地传达给临床医师。应准确客观地描述所检测的结果,避免引起歧义。定性检测结果报告中应至少包括检测目标,如:"HCV RNA 检测""沙眼衣原体 DNA 检测",阴性结果应描述为"未检出""低于检测下限"或"未检测到突变"。定量试验的检测结果需提供具体测定数值及参考范围参考区间。基因型或基因变异的检测结果需明确描述所检测的基因位点或变异位点。必要时,在报告解释中进行详细说明。

2. 检测结果中的术语应使用国际权威组织或数据库发布的最新标准命名,并在报告解释中注明出处。基因名称应依据人类基因命名委员会(HUGO Gene Nomenclature Committee,HGNC)的指南原则命名。当某个非正式命名被广泛使用时,也可包含此名称,可以用括号将非正式命名放于标准命名的后面;或者将通用的非正式命名放在结果部分,而将标准命名放在报告解释的方法学部分;或者在报告解释中单独加以说明。对于分子遗传检测,参考序列和命名应当使用当前的人类基因组变异协会(Human Genome Variation Society,HGVS)的标准命名;对于细胞遗传和微阵列芯片,应当采用最新版本的人类细胞遗传学国际命名体制(International System for Human Cytogenetic Nomenclature,ISCN)的标准命名。

3. 注明所采用的数据库:需要注意不同的数据库版本中,基因碱基号码或者密码子的号码可能不同,此时应根据最新的数据库进行标注。

4. 结果报告内容:病原微生物定性检测结果报"阴性"或"阳性",遗传或病理等项目基因位点检测结果应报告被检出的基因变异,并注明变异的致病等级。目前对于基因变异位点致病性的评级根据美国医学遗传学与基因组学学院(American College of Medical Genetics and Genomics,ACMG)的指南分为致病、疑似致病、临床意义未明、疑似良性和良性 5 个等级。同时注明试剂盒的检测下限或检出范围,并告知临床医师检测方法的局限性。定量结果报告时可能出现几种情况:结果在检测范围内,则按检测的结果直接发报告;标本未出现扩增曲线,则报告为"低于检测下限",不能报告为"0"或"阴性";如果低于检测下限,但又有扩增曲线,则应重新检测,仍低于检测下限,则报告为"低于检测下限";结果高于检测上限,则报告"高于检测上限"。如果需要精确定量结果,则应用阴性血清(浆)将标本进行 100～1 000 倍稀释后再重新进行检测,结果乘上稀释倍数。

5. 多项检测结果报告:多种可能的病理性变异被检出时,应对该变异进行说明。多项检测的结果应该分开报告。

6. 药物治疗相关的报告:应结合患者(受检者)的临床资料以及比较全面的药物相关基因信息等给予用药建议。

7. 检测结果与其他结果不符时的报告要求:检测结果与其他实验结果或临床资料不符时,应进行调查并将资料备案,必要时进行验证。

8. 结果录入要求:为避免错误,不支持手写报告,应使用计算机录入结果。

9. 报告中实验室自建方法信息:采用实验室自建方法时应注明"该实验性能特性由 XX 实验室确认,未经过国家药监总局的批准"。

三、结果解释

检测结果解释和评估首先要密切结合临床,实验结果要经得起临床考验。除了要保证敏感性和特异性外,还要有一定的重复性。对于病原微生物基因检测报告的解释,尤其应该结合临床。例如临床可能出现新冠肺炎患者核酸检测结果为阴性或多次检测阴性后转为阳性,可能患者在起病阶段病毒感染量不大,低于试剂盒检测下限。而后随病程发展,病毒感染量增高,检测转为阳性;或经治疗后,临床症状消失,但核酸检测结果仍为阳性,这是因为只要有病毒核酸靶片段存在,PCR 检测即可为阳性,而测得阳性,不一定表示病毒仍有活性。另外,特别需要说明的是,PCR 检测结果阴性并不能排除标本含有病原体,需要排除可能产生假阴性的因素,包括:标本质量差,如口咽等部位的呼吸道标本;标本收集的过早或过晚;没有正确的保存、运输和处理标本;技术本身存在的原因,如病毒变异、PCR 抑制剂等。

部分根据药物基因组生物标志物检测指导个体化用药的检测报告中,对结果的解释主要包括两种类型:一是根据个体的遗传信息调整用药剂量,以增加药物疗效,减少药物不良反应的发生;二是根据个体的遗传信息确定用药的种类,避免应用针对特定基因型个体无效或可能产生严重药物不良反应的药物。但实验室在报告单中相关的解释和推荐不能代替临床医师做治疗决策,仅对临床诊断、治疗和预后判断中起辅助作用。

此外,涉及患者遗传信息的基因检测报告建议实验室参照相关专家共识和指南要求,在报告中建议对报告结果进行总结性的说明(基因变异的相关信息及与临床表型的相关性等)。其次,简要的解释如何综合分析得出的结论,对检出的基因变异提供相关的疾病信息,包括遗传方式、临床表现、发病率、外显率、发病年龄等,并标明信息的出处。使医师能够利用现有的文献资源来进行临床判断。实验室应说明目前的解释只是基于现有的知识,将来可能随着研究的发展会有所变化。再次,在适用时报告应包含患者进行咨询的建议,由专业人士为其解释检测结果的影响、潜在风险和不确定性,由此衍生的对生育或者其他医学干预措施的选择。这主要是因为某些分子基因检测结果较为复杂,有些结果可能仅仅与疾病发病风险有关,而不具有明确的诊断依据。最后,如果同一份标本进行了多个项目检测,报告解释时应对结果进行整合分析,为临床提供清晰和简明的解释。

四、分析后标本储存和处理

标本检测后要进行一段时间的保留,以备必要时复查。当任何一方对检测结果提出质疑时,只有对原始标本样品进行复查才能说明初次检测是否有误。样品的安全处置应符合地方法规或有关废物管理的建议。

1. 标本的储存:用于分子检测的原始样品、核酸提取物和(或)核酸扩增产物应规定保存期,便于复查。标本保存的时间应尽量满足不同项目的复检要求。除样品外,为便于结果追溯,检测过程中涉及结果判读的凝胶图像,斑点杂交条带,通过扫描、拍照等方式保留的结果应作为技术记录保存,保存期限参照相关行业要求。实验室应制定标本储存制度,做好标本的标识并有规律地存放;对于分子检测项目的标本在保存前应进行必要的处理,如离心分离血清或必要时进行核酸抽提;对于敏感、重要标本应加锁重点保管;对超过保存时限的标本可进行定期清理以节省资源和空间。

不同类型的标本样品保存条件和期限。

(1) 靶核酸为 DNA 的标本,2~8℃保存 72 h;长期保存均应冻存−70℃。

(2) 靶核酸为 RNA 的标本:应−20℃保存;长期保存应−70℃保存。

(3) 靶核酸为细胞外游离 DNA 的外周血标本:−70℃保存。

(4) 石蜡包埋组织:可在 2~8℃长期保存。

(5) DBS 标本:室温,不超过 2 周;4℃可保存 24 个月。

(6) 纯化后的 DNA,可在 TE 缓冲液中 2~8℃保存 1 年,−20℃可长期保存。

(7) 纯化后的 RNA 应于 TE 缓冲液中−70℃保存。

(8) 纯化后的游离 DNA,可在 TE 缓冲液中−70℃保存。

2. 标本的处理:检测标本处理参见本章第一节。

(鲍芸 金中淦)

第六节 临床质谱实验室分析后质量管理

分析后阶段包括系统性能监控、结果复核和报告、临床样本处置等。

一、系统性能监控

在每次运行开始之前,在整个样本分析过程中,以及在批处理分析结束时,应进样系统适应性样本(system suitability sample, SSS),以确保色谱系统和质谱系统运行正常。SSS 的稳定性和最佳储存条件需要评估,以确保该样本的质量在一定时间范围内是符合要求的。在检测患者样本之前,SSS 的结果应符合验收标准。实验室应考虑为保留时间、峰高和峰宽、离子比和信噪比等参数设置验收标准。建议在每次运行开始时跑 7 次 SSS。

至少应运行 3 个样本,并丢弃第一次进的样。7 个 SSS 中的 5 个应为该方法的分析范围的高值处或者在高的 QC 浓度处。分析物/IS 峰面积比的 CV 须小于 6%。5 个高浓度样本之后进空白样本或流动相溶液。这可用于评估携带污染情况。允许携带浓度的定义是,空白样本的信号小于被分析物的测量范围下限(LLMI)的 0.2。低浓度样本,其浓度在分析范围的低值处或者在低的 QC 浓度处,作为 SSS,以评估仪器的响应。响应的信噪比必须大于 10:1。

(一) 保留时间监测

恒定的保留时间对于准确选择峰是很重要的。应监测所有峰的保留时间。应在方法验证期间确定可接受的限值;应在 SOP 中规定允许限,并应将其用作实验室结果质量保证评估的一部分。分析物和 IS 峰的保留时间应与标准品的保留时间相似。此外,在分析中还可加入有关纯分析物的保留时间标准,以监测保留时间的任何变化。建议分析物的保留时间与 IS 的保留时间之比应与校准溶液的保留时间之比相对应,允许范围为 ±2.5%。应监测批内和批间的保留时间,以判断是否存在趋势。

(二) 校准品和内标的信号监测

校准品和质控品中 IS 的峰面积应在一次运行中保持一致。允许总误差、偏倚和精密度可以根据生物变异来定义。对于治疗药物监测,可根据药代动力学估计允许误差。在方法开发过程中,应确定 IS 峰面积的可接受范围,包括上限和下限。这可以定义为最小可接受的峰面积,或基于方法变化的峰面积范围。各样本中 IS 的峰面积可能不同,反映出提取过程中的差异以及可能存在的相互干扰。考虑到校准品和质控品是混合制备的,IS 值和比率应显示出比患者样本更少的变化。IS 面积应在校准品之间具有可比性,以确保对 TEa 的贡献不会过大。根据样本提取的复杂性和代谢物的存在,分析样本的 IS 可能显示出更大的变化。

IS 的峰面积应保持一致。峰面积的逐渐减小可能反映出 IS 变质、四极杆充电、检测器灵敏度降低、方法或试剂的问题。在方法开发过程中,应确定最低值的校准品的最小峰面积。任何可报告峰值的最小信噪比必须由分析员确定,但必须大于 10,特别是在 LLMI 处。校准品的峰面积应在两次运行之间相对一致。在连续运行期间,校准品峰面积降低可能反映校准品的变质。IS、质控品和其他样本的比较有助于查清问题是否仅限于校准品,还是方法、试剂或仪器的常见问题。校准品变质会导致结果出现系统性的偏差。允许偏倚应 <5%~10%。每个校准品与 IS 的峰面积比应在规定的范围内,且 CV<6%。总不精确度必须在 LLMI 处 <20%,在其他范围内 <15%。特定分析物可能需要更高的精度。

(三) 校准曲线斜率监测

应记录并监测每个分析物的校准曲线斜率是否偏离允许范围。需在方法开发阶段就确定校准曲线斜率的允许区间。最低的判断标准包括在高于 LLMI 的所有值上允许总偏差 $\leqslant 15\%$,$r^2 \geqslant 0.995$。更严格的标准可能适用于某些分析物。在这些情况下,可接受标准基于生物变异、专家组制定的临床指南或管理要求。

应在每次运行时监测校准曲线的斜率,在预定的允许误差范围内,才可以报告患者结果。斜率可接受,不代表运行的这一批就可以接受了。还需考虑其他参数,如质控结果、保留时间和 IS 信号,应与斜率监测结合使用,以确定每次运行的可接受性。斜率的逐渐下降可能意味着校准品的变质或检测器灵敏度的丧失。

(四) 离子比监测

使用离子比作为分析选择性的另一个考量。分析物或 IS 的离子比在批内或批间不应显著变化。因此应在每次运行中使用,以确定是否存在干扰。在方法开发过程中,应确定每个分析物离子比的可接受范围。如果离子比超出可接受标准,则应标记患者结果,可能存在干扰。这将需要根据医学决定水平处进行进一步判断。此外,如果用于构建校准曲线的标准品的离子比在两次运行之间发生显著变化,则可能存在离子化的问题,应进一步调查。如果定量离子峰面积足够低(例如,在分析的 LLMI 周围),以至于在特定的患者样本中看不到定性离子峰,则需要进一步判断医学决定水平处,以确定是否可以报告结果。然而,在毒理学中,如果鉴定需要定量和定性离子,缺少任何离子都不应报告患者结果。

二、结果复核和报告

对质谱系统产生的图谱和数据进行复核。对于异常结果,需根据各实验室制定的相关标准操作规程进行复测等处理。复核点包括上述内容中提到的监测点,如分析物和内标的峰面积、峰型、峰高、保留时间、校准曲线等,还包括室内质控结果是否在控制、随行质控结果是否在控制、是否手动积分、计算过程是否正确等等。实验室应建立临床结果报告程序,明确结果异常时的报告注释内容及方式、需联系临床的特殊情况及危急值报告流程。

三、其他信息

临床样本处置:根据检测项目要求,制定样本保留期限及处置流程。在日常检测工作中,应及时、准确、如实地记录操作人员、仪器、试剂及检测数据等相关信息,做好环境温度和湿度、冰箱温度、试剂使用或配制、仪器使用和维护、日常检测样本工作清单、异常样本等的记录,以便溯源。

(鲍芸 金中淦)

第八章

POCT 项目管理

即时检验(point-of-care test，POCT)是指在患者床旁进行的一种快速检测的分析模式，它能在病房或中心实验室之外的其他地方开展，是一类应用广泛的检测方式。具有快速简便、效率高、成本低等特点。随着新技术的不断发展和进步，其使用更为便捷、范围更为广泛。主要用于医院、诊所、或提供流动性医疗服务的医疗机构。从检测项目来分，主要集中在血糖实时监测、血气和电解质分析、快速血凝检测、心脏标志物快速诊断、药物滥用筛检、尿液分析、干式生化检测、妊娠测试、粪便潜血、血液分析、病原体抗原抗体检测等项目，以及随着分子生物学技术和微流控技术迅速发展的核酸检测项目。

第一节　POCT 项目管理总体要求

一、前言

POCT 从简单的干化学技术发展到生物芯片、微流控技术，其检测项目覆盖了几乎所有的医学检验领域。特别是化学、酶、酶免疫、免疫层析、免疫标记、电极、色谱、光谱、生物传感器及光电分析等技术在 POCT 中的应用，使医学检验在临床和社区医疗中发挥重要的作用。POCT 技术主要包括干化学技术、免疫测定技术、传感器技术、红外和远红外分光光度技术、生物芯片技术、微流控芯片技术等。

1. 干化学技术：将一种或多种反应试剂干燥固定在固体载体上(纸片、胶片等)，用被测样品中所存在的液体作反应介质，被测成分直接与固化于载体上的干试剂进行呈色反应。包括：① 单层试纸技术：包括单项检测试纸和多项检测试纸。单项试纸一次只能测1个项目，如血糖检测试纸、血氨检测试纸、尿糖检测试纸等。而多项检测试纸一次在1条试纸上可同时检测几项、十几项甚至几十项，其技术也要相对复杂一些。② 多层涂覆技术：由多层涂覆技术制成干片，主要包括3层：扩散层、试剂层和支持层。样品加入干片后首先通过扩散层，样品中的蛋白质、有色金属等干扰成分被扩散层中的吸附剂过滤后，液体成分渗入试剂层进行显色反应，光线通过支持层对反应产物进行比色，以此通过计算机计算样品中待测物质的含量。此技术目前已被广泛应用于血糖、血尿素氮、血脂血氨及心脏、肝脏等酶学血生化指标的 POCT 检测。

2. 免疫测定技术包括胶体金标记技术(immune colloidal gold technique,GICT)、免疫层析试验(immunochromatoyraphic assay,ICA)技术、斑点金免疫渗滤试验(dot immunogold filtration assay,DIGFA)、上转发光检测技术(UPT)等:

(1)胶体金免疫标记技术:氯金酸(HAu_1C_4)在还原剂作用下,可聚合成一定大小的金颗粒,形成带负电的疏水胶溶液,由于静电作用而成为稳定的胶体状态,故称胶体金。免疫金标记技术类似酶免疫技术,它是用胶体金标记单克隆抗体,可用于快速检测蛋白质类和多肽类抗原。如:激素、HCV、HIV 抗原和抗体测定。

(2)免疫层析技术:将金标抗体吸附于下端的玻璃纤维纸上,浸入样品后,此金标单抗即被溶解,并随样品上行,若样品中含有相应抗原时,即形成 Ab - Ag - Ab -金复合物,当上行至中段醋酸纤维薄膜,即与包被在膜上的抗原(抗体)结合并被固定呈现红色线条(阳性结果)。如:心肌标志物、激素和各种蛋白质等,可用于测定肌钙蛋白 T 和肌红蛋白,以及 D -二聚体等。

(3)免疫斑点渗滤技术:将包被有特异性待测物抗原(抗体)的醋酸纤维膜放置在吸水材料上,当样品滴加到膜上后,样品中的待测物质结合到膜上的抗原(抗体)上。洗去膜上的未结合成分,再滴加金标抗体,若样品中含有目标物质,膜上则呈现 Ab - Ag - Ab 金复合物红色斑点。该技术目前已被广泛应用于结核分枝杆菌等细菌的快速鉴定。

(4)上转发光检测技术(UPT):利用稀土离子作为荧光材料,通过吸收较低能量的长波红外光,发射高能量的短波可见光来实现能量上转换。

3. 红外和远红外分光光度技术:此类技术常用于经皮检测仪器,用于检测血液中血红蛋白、胆红素、葡萄糖等成分。这类床边检验仪器可连续监测患者血液中的目的成分,无须抽血,可避免抽血可能引起的交叉感染和血液标本的污染,降低每次检验的成本和缩短报告时间。

4. 生物和化学传感器技术:生物及生化传感器是指能感应(或响应)生物和化学量,并按一定的规律将其转换成可用信号(包括电信号、光信号等)输出的器件或装置。它一般由两部分组成,其一是生物或生化分子识别元件(或感受器),由具有对生物或化学分子识别能力的敏感材料(如由电活性物质、半导体材料等构成的化学敏感膜和由酶、微生物、DNA 等形成的生物敏感膜)组成;其二是信号转换器(换能器),主要是由电化学或光学检测元件(如电流、电位测量电极、离子敏场效应晶体管、压电晶体等)组成。

5. 生物芯片技术:生物芯片又称微阵列(microarray),是 20 世纪末在生命科学领域中迅速发展起来的一项高新技术,它主要是指通过微加工技术和微电子技术在固相载体芯片表面构建的微型生物化学分析系统,以实现对核酸、蛋白质、细胞、组织以及其他生物组分的准确、快速、大信息量的检测。其基本原理是在面积很小(可达几个平方毫米)的面相材料(玻片、硅片、金属片、尼龙膜等)芯片表面有序地点阵固定排列一定数量的可寻址分子(DNA、抗体或抗原等蛋白质及其他分子)。这些成分及相应的标记分子结合或反应,结果以荧光、化学发光或酶显色等指示,再用扫描仪或CCD摄像等技术记录,经计算机软件处理和分析,最后得到所需要的信息。而组织芯片的原理是将不同的组织样品点阵固定排列在一张芯片上,再通过免疫组化、原位杂交等手段对芯片上组织样品进行分析。目前,通过基因多态性芯片,对不同的个体药物代谢能力分析,从而实现临床的个体化用药;通过基因芯片进行细菌检测和细菌耐药性分析;通过生物芯片对肿瘤、糖尿病、高血压、传染性疾病的筛查和检测。生物芯片技术又以微流控芯片技术发展最快。

6. 微流控芯片技术:微流控芯片技术为生物芯片技术的一种,通过微细加工技术在芯片上构建由储液池、微反应室、微管道等微功能元件构成的微流路系统,加载生物样品和反应液后,在压力泵或者电场作用下形成微流路,于芯片上进行一种或连续多种的反应,达到对样品的高通量快速分析的目的。

二、组织和管理

1. POCT管理委员会:POCT的开展是在实验室之外的医疗环境中展开涉及不同的医疗服务部门,在一个医疗机构内,对于POCT的管理应建立一个由跨专业、多学科人员组成的POCT管理委员会来统一管理机构的POCT服务。POCT管理委员会应包括由医政、医师、护理、后勤部、会计、检验人员组成。非医疗机构也可加入就近的二级甲等以上医疗机构POCT质量管理监督系统。

2. POCT管理委员会可指定一名合适的实验室专家作POCT协调人,全面负责POCT的管理工作。POCT协调人负责机构内POCT管理体系的具体执行和日常的监督工作,负责对医疗机构内POCT的购置、数量和分布、操作人员培训、仪器的校准、室内质控和室间质量评价、维护和保养作统一的协调和管理。

3. POCT管理委员会职责

(1)确定和评估POCT服务的临床适用性,选择能够满足临床需要的POCT方式。

(2)建立POCT检验质量管理体系并维持其持续运行。

(3)确保POCT的操作人员获得足够的培训及其能力的评估。

(4)监督POCT方式采用适宜的室内质量控制(IQC)方法,参加必要的能力验证计划(EQA)。

(5)对操作人员进行授权并实行监督。

三、质量管理体系

POCT管理委员会应组织建立文件化的质量管理体系,包括POCT管理文件及仪器和设备的标准操作规程,实施及维护质量管理体系并持续改进其有效性。应对委员会的职责、人员、POCT操作人员的配置、质控程序、结果的影响因素、样品取材、仪器操作、结果分析、报告发放、数据保存、仪器校准、维护保养等作出详细的规定。

1. 建立 POCT 检测项目的标准操作规程,即作业指导书(SOP)。标准操作规程内容应参照《全国临床检验操作规程》(第四版)和《临床检验操作规程编写要求》(WS/T227-2002)等相关的技术标准、规范性文件、参考文献和说明书编写。标准操作规程至少应包含下列内容:① 项目名称、检验方法名称;② 方法学原理;③ 试剂品牌、代号、包装规格、内含物;④ 仪器品牌、型号;⑤ 具体操作步骤(包括主要的仪器测定参数);⑥ 质控品使用方法;⑦ 检验项目可报告范围;⑧ 参考值或参考范围;⑨ 临床意义;⑩ 患者准备、样品要求;⑪ 操作注意事项;⑫ 方法的局限性(如干扰物质等);⑬ 编写者和日期;⑭ 参考文献;⑮ 科主任对每个项目操作规程的签字认可,确定生效日期。

2. 建立 POCT 仪器标准操作规程。操作规程中应有仪器名称及型号、检测范围、检测原理、参数设置、开关机程序、仪器使用操作步骤、维护保养、校准、质控等内容。

3. POCT 仪器小型、简单时,可将项目和仪器的标准操作规程合并,如便携式快速血糖仪。

四、人员

POCT 操作人员应经培训考核合格后由 POCT 管理委员会授权才能进行操作。培训应由 POCT 管理委员会统一安排,要规范化,定期化。应有检查和监督机制。培训的内容应包括:

(1)样本采集。

(2)临床应用及局限性。

(3)分析程序的专业技能。

(4)试剂的贮存。

(5)质量控制及质量保证。

(6)设备的技术局限性。

(7)对超出预设限值的结果的响应。

(8)感染控制操作。

(9)正确记录及维护结果。

五、实验方法与仪器的选择

选购仪器之前,首先要通过各种途径收集相关信息。从仪器的性能、价格、培训、维修等各方面考虑。决定了仪器型号后,要检查厂家的执照及相关证明文件,与厂家签订购置协议,安排人员培训,通常在中心实验室人员的帮助下,进行仪器评价。根据仪器特点来决定实验方法,并尽量使用与仪器配套的试剂。检验过程中操作者要严格按照仪器说明书进行定标、质量控制、检验操作,一旦遇到异常结果,要及时与医生或者临床顾问取得联系,以便采取适当的治疗措施。此外,仪器要定期与中心实验室的仪器进行比较,以保证检验结果的一致性。

六、检验前程序

(一) 样品的采集与处理

应重视影响检测结果的分析前因素,避免干扰。样品的采集和处理方式应适当,符合 POCT 的检测要求。

1. 应建立样品采集与处理的相关文件,其内容应包括但不限于:实验室所有检验项目的目录、需要的样品类型、样品量、样品标记及对应的采集容器和必要的防腐、抗凝、采集和送检的时限、运送条件等相关要求的详细说明。

2. 患者的准备:样品采集前患者的准备不适当会影响检测结果的准确性。影响检测的患者因素包括:营养状况、情绪状态、体力活动、吸烟、服用某些药物(或营养品、添加剂)等。检验前应通知患者影响检验的因素,如饮食、运动、药物、时间等,并向患者说明特殊标本的采集及准备要求。采集血气分析样品通常是在急诊、ICU、麻醉科、手术室危重症等紧急情况下进行,需要尽快完成样品采集及检测分析。但是,需要注意的是,患者若使用呼吸机或其他辅助呼吸时,需要经过 20～30 min 达到稳定状态后再进行血气样品的采集;撤除呼吸机后,需等待 10 min 进行采血。

3. 样品的采集:正确收集样本,注意标本类型及收集时间并安排最佳检验时间。POCT 提倡每个患者有唯一的 ID♯ 编码,通过此编码进入检验系统,以确保标本从收集、检验到报告期间标本的完整性和唯一标识。

4. POCT 仪器应有适当标注,提醒使用者注意避免影响检测结果的干扰因素。

(二) 仪器的准备和试剂耗材的保证

1. 应对 POCT 仪器的检测性能进行评价,定量检测的精密度、正确度、线性范围、可能的检测干扰和抗干扰能力等,定性检测的检出限、符合率等。应保留所有 POCT 设备的详细清单,包括序列号、唯一标识、制造商/供应商、购买日期及使用历史(包括停用日期)。

2. 应考虑 POCT 仪器的操作方式,质量要求,文件要求,政策法规和认可的要求等。

3. 由于不同品牌型号的 POCT 仪器检测性能(包括检查结果)存在一定差异,同一医疗机构检测相同项目需要购置多台 POCT 仪器时,建议尽量选择品牌型号相一致的仪器。

4. 应按照生产厂商的要求,定期对 POCT 仪器进行维护保养和校准。POCT 仪器的定期校准十分重要,尤其是操作者为非检验专业人员时。校准和维护要有一定的专业化知识,维护保养要严格按照生产厂商规定的要求和操作程序进行。GB/T 29790 - 2020《即时检验 质量和能力的要求》与 CNAS - CL02：2012《医学实验室质量和能力认可准则》中明确规定:实验室应制定文件化程序,对直接或间接影响检验结果的设备进行校准。

在我国的计量法中,明确规定开展计量检定工作必须严格执行计量检定规程,并按照国家计量检定系统表进行;开展计量校准工作,应当使用与校准项目对应的、现行有效的国家计量校准规范或参考相应的计量检定规程,当无国家计量校准规范或相应的计量检定规程时,可以使用根据国际、区域、国家标准或行业标准编制的满足校准需要的校准方法作为校准依据。如便携式血糖仪的校准应按 JJF 1383－2012《便携式血糖分析仪校准规范》进行,血气分析仪的电解质部分的校准可参照 JJG 1051－2009《电解质分析仪》和 YYT 0589－2016《电解质分析仪》。

5. POCT 仪器检测结果应定期与中心化检测进行比对,以保持医疗单位内检测结果的一致性。

6. 试剂和耗材的保存不要受湿度、温度和 pH 的影响;使用前应检查试剂和耗材的有效期,做好试剂的有效期、批号记录;更换试剂及批号更换应进行比对验证。

(三)人员培训

POCT 应用人员应接受必要和适当的培训,以保证操作正确和检测质量。操作人员检测能力应得到确认和授权。

国内外研究表明,POCT 检测的分析误差在相当程度上是由于使用人员引起的。因此,所有检测人员在操作 POCT 仪器之前都应得到良好的培训并考核合格,使他们有能力正确操作 POCT 仪器。

根据 GB/T 29790－2020《即时检测验 质量和能力的要求》5.1.4 要求:

1. 只有已经完成培训并已证明具备能力的人员才应操作 POCT,应保存其培训/考核(或发证),以及再培训/再考核(或再发证)的记录。

2. 培训计划的内容及知识/技能水平评估过程应形成文件。

知识/技能要求包括:证明了解设备正确使用的能力、测量系统(化学和传感器)原理以及关注分析前环节,包括:

——样本采集;

——临床应用及局限性;

——分析程序的专业技能;

——试剂的贮存;

——质量控制及质量保证;

——设备的技术局限性;

——对超出预定值的结果的响应;

——感染控制操作;

——正确记录及结果的维护。

(四)环境和设施

应严格按照 POCT 仪器使用要求。如环境要求(包括空间要求,空气的温度和湿度要求,海拔要求),应依据所用分析设备和实验过程对环境温湿度的要求,制定温湿度控制要求并记录;电源要求;维护要求;样品处理要求;废弃物处理的要求;数据传输要求;质量控制要求;与医院网络的链接要求;试剂的储存要求等。

七、检验中程序

（一）检验程序的质量保证

POCT 管理委员会应指定质量主管负责设计、实施及运行质量控制仪保证 POCT 符合中心化实验室的质量标准。质量主管可以指定一位有适当资质的人员负责某一特定的 POCT 设备/系统的质量控制。应制订质量控制文件，编写室内质控和室间质评的操作规程，以监控和评价分析过程的质量。

1. 室内质控：POCT 的操作人员应每天做室内质控并记录结果，并尽可能使用计算机保存，无法进行电子保存的记录应进行纸质记录，应包括测试日期、时间、仪器的校准、试纸条批号及有效期、仪器编号及控制结果。对于失控的质控结果要做详细记录，尤其在使用新试剂、更换检验人员、进行仪器维护后及出现质量问题后应特别注意。

2. 室间质评：此外还要通过定期参加室间质量评价来检查 POCT 的检验能力，以保证检验结果的准确性、可靠性，室间质评应按照常规标本处理，暂无室间质评计划的项目应参照标准要求执行。所有的质控资料都要文件化并按要求保存。

（二）结果记录

实验室所有样品检测都应记录并按要求保存，可以采用纸质记录和电子记录等不同形式。检测记录应该包括患者姓名、性别、年龄、住院号或门诊病历号及初步的临床诊断。

检验中阶段的质量管理要求也包括对仪器或环境条件（尤其是温湿度）的观察和记录，必须按相应的 SOP 规定进行记录。

八、检验后程序

（一）结果报告

应尽快让相关临床医务人员得知 POCT 的检测结果（例如连接计算机网络系统），以便及时采取适当的医疗措施。POCT 检验报告应当使用中文报告，检验项目缩写应使用国际通用的、规范的缩写，修改检验报告应有相应记录。检验报告至少应包含下列信息：科室名称、患者信息（姓名、性别、年龄、住院病历或门诊病历号）、申请病房和申请医生姓名、样品类型、样品采集时间、样品接收时间、结果报告时间、检验项目、检验结果和计量单位、参考区间、异常结果提示、已知干扰（如血清、血浆等样品溶血、脂血、黄疸情况）的说明、操作者和审核者姓名。检验报告应有 POCT 检测与检验科常规检测报告区分标识。

（二）危急值报告

医疗机构应当针对 POCT 检测设立单独的危急值界限，危急值的设定和发布应由医疗机构内 POCT 主管部门组织相关科室讨论并达成共识，经医院行政管理部门认可后组织实施和进行相应的培训。

建立危急值报告制度，编写危急值报告的目的、方法和流程，根据实际情况制定危急值项目表。POCT 仪器对患者生命安全有重要意义的检测项目的危急值应有警示标志，提醒使用者出现这类情况时应立即进行适当处理。

（三）检测结果的管理和保存

检测结果应有适当的管理和保存方式,不仅床旁分析仪与实验室仪器的数据在一定程度上存在差异,床旁检测的系统特异性也增加了结果处理的难度,干扰了临床决策。因此,床旁检验能够对患者的检验数据加以储存、回放、分析甚至生成控制图表。

（四）样品保存和处置

所有样品必须丢进医用废物容器中。所有体液污染的组织或是其他废弃物也丢进医疗废弃物容器中。不再用于检验样品和生物废弃物的安全处置应符合国家和地方关于废弃物处置的办法或有关废弃物管理的建议。

（欧元祝　缪颖波）

第二节　POCT 项目性能验证

一、概述

在常规应用前,应对 POCT 仪器进行独立验证,POCT 仪器使用者应从制造商或方法开发者获得相关信息,以确定检验程序的性能特征。实验室进行的独立验证,应通过获取客观证据(以性能特征形式)证实检验程序的性能与其声明相符。验证过程证实的检验程序的性能指标,应与检验结果的预期用途相关。

任何严重影响检验程序分析性能的情况发生后,应在检验程序重新启用前对受影响的性能进行验证。影响检验程序分析性能的情况包括但不限于：仪器主要部件故障、仪器搬迁、设施和环境的严重失控等。

常规使用期间,POCT 仪器使用者可基于检验程序的稳定性,利用日常工作产生的检验和质控数据,定期对检验程序的分析性能进行评审,应能满足检验结果预期用途的要求。现用检验程序的任一要素(仪器、试剂、校准品等)变更,如试剂升级、仪器更新、校准品溯源性改变等,应重新进行验证。

实验室应将验证程序文件化,并记录验证结果形成验证报告。验证结果应由适当的授权人员审核并记录审核过程。

二、POCT 仪器的性能验证

POCT 仪器的检测性能验证,定量检测至少应包括正确度、精密度、线性范围(适用时)、可能的检测干扰和抗干扰能力等,定性检测至少应包括检出限、符合率等。

（一）POCT 定量检测的正确度验证

POCT 定量检测的正确度验证的方式可通过下列方式进行。

1. 使用具有互换性的标准物质或基质与待测样本相类似的标准物质进行检测。如：有证参考物质,标准物质(如厂家提供的工作校准品)、正确度控制品、CNAS 认可的 PTP

提供的正确度验证室间质评样本,计算与参考值的偏倚是否符合要求。

2. 参加能力验证:参加由 CNAS 认可的 PTP 组织的室间质评。使用 PT 样本,不少于 5 份,每个样本应重复测定不少于 3 次,计算与靶值的偏倚,是否在允许范围内。

3. 与中心化实验室进行患者样本比对,样本不少于 20 份,被测物浓度、活性等在测量区间内均匀分布,并关注医学决定水平。计算 POCT 仪器均值与中心化实验室均值的偏差,判断偏差是否在可接受范围内。

(二) POCT 定量检测的精密度验证

精密度验证应包括重复性和中间精密度(实验室内精密度)。

1. 重复性验证:对样本或质控品进行至少 10 次重复测定,计算均值、标准差和变异系数 CV,CV 是否满足厂家的声明或实验室制定的标准。

2. 中间精密度的验证:每天检测 1 个分析批,每批检测 2 个水平的样本,每个样本重复检测 3～5 次,连续检测 5 d。在每一批次测量中,应同时测量质控品。计算实验室内标准差和变异系数 CV,是否满足厂家的声明或实验室制定的标准。

(三) POCT 定量检测的线性范围验证

将高浓度样本与低浓度样本按预定比例进行稀释得到系列样本。每个浓度水平的样本重复测定 3～4 次。分别计算每个样本检测结果的均值,对数据组进行多项回归分析,得到一阶、二阶或三阶多项式。一阶多项式为直线,二阶多项式表示上升曲线或下降曲线,三阶多项式表示 S 形曲线(在测量范围两端具有明显的非线性)。

POCT 各仪器项目的性能验证可具体参照第二篇第五章第一节"检验程序的性能验证和确认"。

(欧元祝　缪颖波)

第三节　POCT 项目室内质控

POCT 管理委员会应指定质量主管负责设计、实施及运行质量控制仪保证 POCT 符合中心化实验室的质量标准。质量主管可以指定一位有适当资质的人员负责某一特定的 POCT 设备/系统的质量控制。应制订质量控制文件,编写室内质控的操作规程,以监控和评价分析过程的质量。

一、定量项目室内质控

可参照 GB/T 20468－2006《临床实验室定量测定室内质量控制指南》及 WST641－2018《临床检验定量测定室内质量控制》制定室内质量控制程序并实施。内容包括:

1. 使用恰当的质控规则,检查随机误差和系统误差。质量控制方法可采用 Westgard-Sigma 规则控制程序,计算 Sigma 值,选择 5 个失控规则 1_{3s}、2_{2s}、R_{4s}、4_{1s}、10_x。

2. 质控品的类型、浓度和检测频度。每个工作日至少使用正常和异常 2 个浓度质控品做 1 次室内质控。

3. 通过实验室实际检测,确定精密度质控品的均值和标准差;更换质控品批号时,应新旧批号平行测定,获得 20 个以上数据后,重新确定新批号质控品的均值。

4. 对室内质控的失控结果有失控分析,采取纠正措施后才能发出检验报告,填写失控分析报告,并对失控前所报告检验结果的可靠性进行验证。

5. 应每月评审质控数据以发现可能提示检验系统问题的检验性能变化趋势,发现此类趋势时应采取预防措施并记录。

二、定性项目的室内质控

1. 金标试纸、斑点渗滤等以阴阳性判断结果的定性试验,除检测装置的内对照外,每检测日或分析批,应使用弱阳性和阴性质控物进行质控。阴、阳性质控品的检测结果分别为阴性和阳性即表明在控,相反则为失控。

2. 根据滴度或稀释度判定阴阳性结果的试验,如凝集试验,每检测日或分析批,应使用弱阳性和阴性质控物进行质控。阳性质控结果在均值上下一个滴度或稀释度以及阴性质控结果为阴性即为在控,否则为失控。

三、不同类型的 POCT 设备质控频次的最低要求建议

1. 一次性的试纸条性质的,如妊娠测试试纸:作为最低要求,应至少每月进行一次 IQC 测试。

2. 带自动读卡器的试纸条系统,如血糖仪:建议在设备使用的每一天进行 IQC 分析;如使用频率较低,也应每周进行 IQC 分析。

3. 一次性使用的试剂盒系统,如雅培 i‑STAT 和西门子 DCA Vantage:对于缺乏独立电子检查的分析仪,应在检测临床样本的每天进行液体 IQC。

4. 多用途的试剂包系统,如血气分析仪:这些更复杂的分析仪需要每天进行多级 IQC,相当于基于实验室的系统。

四、室内质控方式

随着 POCT 设备智能化的提高,执行室内质控的方式也呈现多元化,如血气分析仪执行质控制程序主要有三种方式:手工质量控制,自动质量控制,智能化质量控制管理(iQM)。

1. 手工质量控制:传统质量控制方式,由操作人员使用外部室内质控品执行质量控制程序。

2. 自动质量控制:目前部分血气分析仪能将质控品置于仪器中,由仪器程序控制自动执行质量控制程序。

3. 智能化质量控制管理(iQM):是一个基于统计学原理、主动的质量过程控制程序,用以持续监控分析过程。它能实时、自动查出系统错误,自动纠正,自动记录纠正措施,并

自动生成质量控制报告。

（欧元祝　缪颖波）

第四节　POCT 项目室间质评

POCT 管理委员会应指定质量主管负责设计、实施及运行质量控制仪，保证 POCT 符合中心化实验室的质量标准。质量主管可以指定一位有适当资质的人员负责某一特定的 POCT 设备/系统的质量控制。应制订质量控制文件，编写室间质控的操作规程，以监控和评价分析过程的质量。

室间质量评价(EQA)是对实验室检测能力的外部证明，EQA 可以对检测试点结果的准确性与所有仪器和同种仪器的使用者结果进行一个评估，从而确定 POCT 检测结果的准确性。目前国内的室间质评机构可以提供部分 POCT 项目的室间质评计划，例如国家临床检验中心开展的便携式血糖仪、感染性抗原抗体快速检测、尿液干化学等，上海市临床检验中心开展的快速血糖、血气、心肌标记物快速检测、CRP 快速检测等，这些计划的频率为每年 1～2 次。

相同的 POCT 检测项目可能涉及不同检测点和多台同一型号的检测设备，而每一台检测设备均参加 EQA 计划显然是不合实际的。因此由 POCT 委员会或协调人组织的不同检测系统或不同 POCT 检测点的检测项目的比对对于保证 POCT 的质量具有积极的补充作用。

一、室间质量评价

POCT 项目应参加室间质评，当没有室间质评方案的情况下，实验室负责人应建立外部质量比对方案。可参照 GBT 20470‐2006《临床实验室室间质量评价要求》和 WST644‐2018《临床检验室间质量评价》制定室间质量评价程序，并实施。内容包括：

1. 使用相同的检测系统检测室间质评样品与患者样品；应由从事常规检验工作的人员实施室间质评样品的检测；有禁止与其他实验室核对上报室间质评结果的规定。

2. 负责人应监控室间质量评价活动的结果，并在结果报告上签字。

3. 实验室对"不满意"和"不合格"的室间质评结果进行分析并采取纠正措施，并记录。

二、无室间质评项目的替代程序

当无实验室间比对计划可利用时，实验室应采取其他替代程序并提供客观证据证明检验结果的可接受性。

没有开展室间质评的检验项目，可采取与其他实验室（如已获认可的实验室、使用相同检测方法的实验室、使用配套系统的实验室）比对的方式，判断检验结果的可接受性，并满足如下要求：

1. 规定比对实验室的选择原则。

2. 样品数量：至少 5 份,包括正常和异常水平。

3. 频率：至少每年 2 次。

4. 判定标准：应有≥80％结果符合要求。

比对结果不一致时,应分析原因并采取有效的纠正措施并及时评估纠正措施的有效性。

（欧元祝　缪颖波）

第五节　POCT 项目结果比对

POCT 仪器检测结果应定期与中心化实验室检测结果进行比对,以保持医疗单位内检测结果的一致性。

一、定量项目的比对

比对频次每年至少 1 次,样品数量不少于 20 个,浓度水平应覆盖测量范围,包括医学决定水平,计算回归方程,计算在医学决定性水平下的系统误差(偏倚％),应<1/2 TEa。应使用分割的患者样品或其他可接受的质控物来进行在多地点使用的 POCT 系统的定期结果比对,并明确比对的允许偏倚要求。

二、定性项目的比对

比对频次每年至少 1 次,至少选择 2 份阴性标本(至少 1 份其他标志物阳性的标本),3 份阳性标本(至少含弱阳性 2 份)进行比对,评价比对结果的可接受性,如检测结果应80％符合。

出现不一致,应分析原因,并采取必要的纠正措施,及评估纠正措施的有效性,有相应的记录。保存比对实验的原始记录。

三、便携式血糖仪的比对

便携式血糖检测仪与全自动生化分析仪每半年做一次葡萄糖测定的比对实验(至少20 个样品,包括高、中、低各种浓度),比对实验及评价标准可参考《医疗机构便携式血糖检测仪管理和临床操作规范(试行)》(卫办医政发“2010”209 号)试行及 ISO 15197－2013《体外诊断检测系统——血糖监测系统通用技术要求》。

比对方案：

1. 静脉血样比对试验：使用静脉全血样品,先取适量全血样用于血糖仪检测,剩余血样 15 min 内离心分离血浆,4℃保存,30 min 内用实验室参考分析仪(生化仪)完成血浆葡萄糖测试。

2. 毛细血管血与静脉血比对试验：空腹状态，先取指尖末梢全血用血糖仪按照制造商使用说明的方法进行测试。随后立即采取抽静脉血，抗凝，15 min 内离心分离血浆，4℃保存，30 min 内用实验室参考分析仪完成血浆葡萄糖测试。

比对要求可参考 ISO 15197：2013 文件的要求。当血糖浓度≥5.5 mmol/L(100 mg/dl)时，测试结果的最低准确度误差范围不得超过±15%。当血糖浓度＜5.5 mmol/L(100 mg/dl)时，测试结果的最低准确度误差范围不得超过±0.83 mmol/L(15 mg/dl)。

（欧元祝 缪颖波）

参 考 文 献

[1] 国家市场监督管理总局. 国家标准化管理委员会. 即时检验 质量和能力的要求：GB/T 29790 - 2020[S]. 北京：中国标准出版社,2020：11.

[2] 中国合格评定国家认可委员会. 医学实验室质量和能力认可准则：CNAS - CL02[S]. 北京：中国合格评定国家认可委员会,2013：11.

[3] International Organization for Standardization. In vitro diagnostic test systems — Requirements for blood-glucose monitoring systems for self-testing in managing diabetes mellitus：ISO 15197[S]. Switzerland：International Organization for Standardization (ISO)，2013：5.

[4] 中华人民共和国国家质量监督检验检疫总局. 中国国家标准化管理委员会. 临床实验室定量测定室内质量控制指南：GB/T 20468 - 2006[S]. 北京：中国标准出版社,2006：9.

[5] 中华人民共和国国家卫生健康委员会. 临床检验定量测定室内质量控制：WS/T641 - 2018[S]. 北京：中国标准出版社,2018：12.

[6] 中华人民共和国国家质量监督检验检疫总局. 中国国家标准化管理委员会. 临床实验室室间质量评价要求：GB/T 20470 - 2006[S]. 北京：中国标准出版社,2006：9.

[7] 中华人民共和国国家卫生健康委员会. 临床检验室间质量评价 WS/T 644 - 2018[S]. 北京：中国标准出版社,2018：12.

[8] 中华医学会检验医学分会中国医学装备协会检验医学分会. 即时检测(POCT)信息化质量管理中国专家共识[J]. 中华检验医学杂志,2020,43(5)：562 - 566.

[9] 中华医学会检验医学分会中国医学装备协会检验医学分会. 即时检测(POCT)临床结果报告与发布中国专家共识[J]. 中华检验医学杂志,2020,43(5)：567 - 569.

[10] 中华人民共和国卫生部. 医疗机构便携式血糖检测仪管理和临床操作规范(试行)[S]. 北京：卫办医政发〔2010〕209 号.

第九章
实验室认可与标准化

第一节　临床化学检测标准化

一、概述

　　2010 年 6 月卫生部办公厅发布了"关于加强医疗质量控制中心建设　推进同级医疗机构检查结果互认工作的通知",这是配合 2009 年出台的"新医改"的系列方案之一,也是检验领域今后急待解决的重要工作。目前,随着检验医学科学技术的快速发展,为临床实验室带来了大规模机械化、自动化检测设备,为满足临床诊治的需求,检测项目和检测数量迅速增加。同时,国家加强了对国产体外诊断产品(IVD)研发的支持力度,国产 IVD 以其价廉优势进入临床实验室,面对国内外种类繁多,性能、方法不一的仪器、试剂,实验室如何进行选择? 如何保证检验的质量? 使之既满足临床检测的质量要求,又符合国家降低医疗费用的政策需求,这些对临床实验室工作人员提出了新的挑战。对临床实验室来说要达成结果互认,实验室的质量管理和检验项目标准化是两个重要的基础。开展标准化工作,建立检验项目的标准化体系是实现检验结果准确,具有可比性的最有效手段,为地区、国家的检验质量提供准确性依据。标准化工作,欧、美、日发达国家早在 20 世纪80 年代就开展了这项工作,如 1990 年开始的血脂标准化计划,1993 年的糖化血红蛋白标准化计划和 20 世纪 70 年代开始的酶学标准化工作等,建立了一套相当完善的参考体系。近年来的发展更加迅速,关键在于欧洲议会和理事会签署了于 2003 年 12 月生效的关于体外诊断器具的指令(Directive 98/79/EC),体外诊断器具的校准物质和(或)质控物定值的溯源性必须通过已有的高一级的参考方法和(或)参考物质予以保证。与此同时,国际标准化组织(ISO)分别于 1999 年和 2003 年颁布了 ISO 17025"检测和校准实验室能力认可准则"和 ISO 15189"医学实验室质量和能力认可准则",从实验室的整体质量管理上对检验结果的溯源性提出了明确要求,2017 年和 2012 年分别修订后的 ISO 17025 和 ISO15189 更是强化了检验结果计量溯源性的要求。我国于 1997 年成立国家临床检验标准委员会,启动了标准化工作,逐渐开展了临床酶学测定参考实验室网络计划、糖化血红蛋白标准化工作、临床血脂测定标准化、检验医学标准制定等工作,在较短时间内填补了我国检验医学领域中的空白,发布了多项行业标准,以推动和提高我国的检验医学水平。

二、临床化学检测项目国内外参考系统的现状

实现检验结果可比性的重要手段是建立和保证检验结果的溯源性,而开展检验量值溯源的必要条件是具备参考系统。关于临床检验量值溯源,从 GB/T 21415-2008/ISO 17511:2003《体外诊断医疗器械-生物源性样品中量的测量-校准品和控制品定值的计量学溯源性》到 ISO 17511:2020《体外诊断医疗器械-生物源性样品中量的测量-校准品、正确度控制品、人源样品定值的量值溯源性的建立要求》均作出具体说明,简言之应用参考系统,即用参考测量程序或参考物质建立或验证常规检验结果的准确性。新旧 ISO 17511 完整量值溯源链见图 2-9-1 和图 2-9-2。

参考系统除包括参考测量程序和参考物质外,还包括从事参考测量的实验室。ISO 15193、ISO 15194 和 ISO 15195 分别对临床检验参考测量程序、参考物质和参考测量实验室作出说明和要求。2002 年,国际计量局(BIPM)、国际临床化学与检验医学联合会(IFCC)、国际实验室认可合作组织(ILAC)三大组织联合成立了国际检验医学溯源联合委员会(JCTLM),其任务是指导和促进世界公认的医学检验等效测量及为检验医学测量标准溯源提供全球平台。根据国际检验医学溯源联合委员会 JCTLM 列表数据库显示,截止到 2019 年全球列入 JCTLM 列表的国际参考物质有 295 种,参考测量程序有 201 个,

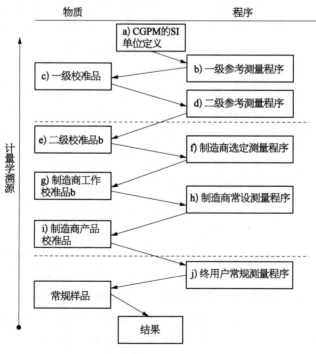

图 2-9-1　量值溯源链(ISO 17511:2003)

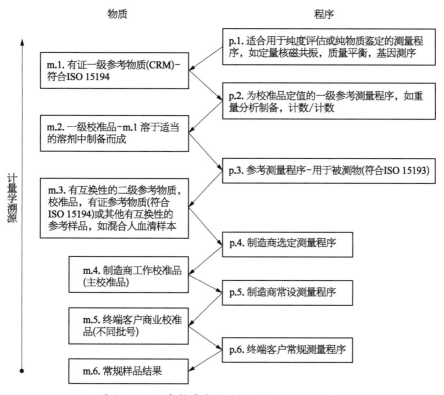

物质　　　　　　　　　　　　　　　程序

图 2-9-2　完整量值溯源链(ISO 17511：2020)

18 家参考实验室能提供全球参考测量服务 187 项,共涉及 150 种分析项目,其中 137 种临床化学检测项目,涉及类别有维生素和微量营养物、蛋白质、非肽类激素、非电解质金属、代谢物和底物、酶、电解质、药物浓度等,具体见图 2-9-3 和图 2-9-4。中国合格评定国家认可委员会(CNAS)从 2011 年开始医学参考实验室认可(ISO 17025/ISO 15195),至今已有 19 家医学参考实验室通过了认可,而其中有 8 家实验室申请列入了 JCTLM 的列表实验室,并有包括电解质和糖化血红蛋白在内的十多种参考物质及一种参考测量程序列入 JCTLM 列表中。

1. 目前临床化学检验项目至少有数百种,不是所有项目都已有参考系统,有参考系统的项目,其计量学级别又有不同。计量溯源的理想情况是可溯源至国际单位制(SI)单位。根据 ISO 17511：2003 的溯源途径有五类。

(1) 具有一级参考测量程序和一级校准品、能在计量上溯源到 SI 的情况。

如：电解质、代谢物、葡萄糖、胆固醇、甾体激素、某些甲状腺激素和药物等。

(2) 有国际约定参考测量程序(非一级)和国际约定校准品。

如：糖化血红蛋白、分光光度法测量血液中血红蛋白(Fe)氰化衍生物等。

(3) 具有国际约定参考测量程序(非一级),无国际约定校准品。

如：HDL-胆固醇、血细胞和某些凝血因子。

(4) 具有国际约定校准品(非一级),但无国际约定参考测量程序。

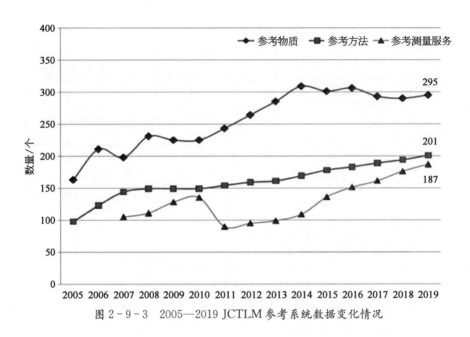

图 2-9-3 2005—2019 JCTLM 参考系统数据变化情况

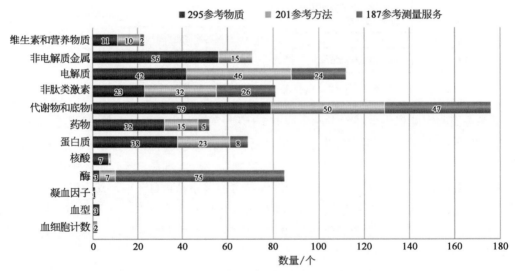

图 2-9-4 2019 年 JCTLM 参考系统类别数据汇总

如：HBsAg(ad 亚型)和 HCG 及其抗体。

（5）具有制造商选定测量过程,但既无国际约定参考测量程序,也无国际约定校准品。

如：D-二聚体、肿瘤标志物如 CA125、衣原体抗体等。

2. 在 2020 年修订的 ISO 17511 中,溯源途径分为六类。

（1）被测量的校准等级具有原级参考测量程序和原级校准品,能在计量上溯源到 SI。

（2）具有确定被测量的原级参考测量程序测量溯源到 SI。此类型的被测量没有真正意义的原级校准品,如酶活性浓度、某些凝血因子。

（3）用于特定的原级校准品校准参考测量程序确定的被测量，如：IFCC 的 HbA1C 参考测量系统。

（4）国际约定校准品确定的被测量。此类被测量，没有原级参考测量程序和原级校准品，不能溯源到 SI。

（5）校准等级只能应用于被一个国际一致化方案所确定的人体样本中的被测量。此类被测物可在 ISO 21151（2020 年）找到有关在计量溯源校准等级使用和应用一致性方案的详细情况。

（6）被测量的计量溯源只到制造商的内部确定的参考物质或测量程序。

对既无参考物质，也无参考测量程序的被测量，计量溯源上应溯源至制造商内部确定的参考物质，制造商应建立自己的溯源校准等级。内部参考物质可由制造商基于任意测量单位，通过添加标准的已称重或按体积分配的浓缩物，使用制造商选择的测量程序直接测量进行定值。

三、国际一致性方案（ISO 21151‐2020）

为了解决 ISO 17511：2020 版中第五类溯源途径的项目的标准化问题，国际标准化组织（ISO）制定了 ISO 21151《体外诊断医疗器械-生物源性样品量的测量-建立校准品和人源样品定值的量值溯源性的国际一致性方案的要求》，为第五类溯源途径中被测物的一致性研究开发适当的程序是这个标准要求的基础，在这个方案中认为第五类溯源途径中的被测物的高阶参考（物质或程序）在技术上很难得以开发，因此需要一种基于共同方案的标准化方法，以实现两个或多个 IVD 产品之间结果的等效性。基于一致性方案的结果标准化提供了体外诊断医疗器械校准的量值溯源性，由国际标准化组织制定并执行一致性方案，可便于实现不同体外诊断产品结果之间的等效性，从而满足在临床中对检测结果的使用要求。

一致性方案大致可分为如下步骤。

1. 体外诊断医疗器械产品的筛选，满足一定的性能要求方可入选。

2. 所用一致性参考物质的要求及数量，一般为覆盖测量区间的单个人源样品，数量应适当。

3. 由参与的体外诊断产品制造商对每个一致性参考物质进行定值。

4. 使用一致性参考物质得到的校准算法修正每个 IVD 产品的校准层次结构，以获得来自不同 IVD 产品的人源样品的一致性结果。

5. 一致性方案有效性的验证。

6. 一致性方案的可持续性，及一致性方案对新加入 IVD 产品的应用。

四、正确度验证计划及检验结果互认

（一）正确度验证计划

CNAS‐CL02‐A003：2018《医学实验室质量和能力认可准则在临床化学检验领域的应

用说明》中,使用配套分析系统时,可使用制造商的溯源性文件,并制定适宜的正确度验证计划;使用非配套分析系统时,实验室应采用有证参考物质、正确度控制品等进行正确度验证或与经确认的参考方法(参考实验室)进行结果比对,以证明实验室检验结果的正确度。

根据 ISO 17511 定义,正确度控制品是用于评价测量系统测量偏倚的参考物质。开展正确度验证需具备下列条件。

1. 参考测量程序与常规测量程序"被测量"一致。

2. 参考测量程序与常规测量程序具有基本相同分析特异性。

3. 正确度质控品有互换性,即基质应相似于受控的测量程序测量的样品;有与用途相适应的具有测量不确定度的赋值。

根据 ISO 17511:2003 中计量溯源链,正确度验证的溯源基础如图 2-9-5 所示。

目前国内已有国家卫健委临床检验中心和上海市临床检验中心开展了包括酶学、代谢物小分子、糖化血红蛋白、电解质等在内的正确度验证计划,促进了我国临床化学检验结果的正确性和可比性,为开展临床化学检验结果的互认提供了基础。

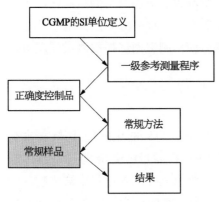

图 2-9-5 利用正确度控制品的溯源链

(二)结果互认现状

检验结果互认是为避免医疗机构重复检查,降低患者就医费用。检验结果互认的前提是检测系统具有较好的精密度和正确度,实验室检测结果间具有可比性。根据上海地区区域性室间质评及各医疗机构室内质控的数据,从 2019 年 11 月 1 日起上海地区已有 19 个临床生化检测项目在 37 家三级医院之间实现了检验结果互认,19 个临床生化检测项目分别为:总蛋白、白蛋白、球蛋白、丙氨酸氨基转移酶、天冬氨酸氨基转移酶、γ-谷氨酰转肽酶、总胆红素、总胆固醇、三酰甘油、高密度脂蛋白胆固醇、低密度脂蛋白胆固醇、载脂蛋白 A、载脂蛋白 B、镁、铁、糖化血红蛋白 A_{1c}、尿素、肌酐、尿酸。由于目前室间质控品存在的基质效应问题,导致室间质评的结果不能真正反映各检测系统的准确度及各实验室系统间的真实差异,未来随着正确度验证计划更广泛和更深入的开展,以及有互换性的室间质控品的应用,实现区域性检验结果互认的项目将会不断增加,互认的依据也将更客观和全面。

(李卿 陈蓉)

第二节 临床微生物学实验室认可与标准化

一、检验技术标准化与国际质量管理体系认可

2003 年 2 月国际标准化组织颁布了 ISO 15189-2003(E)(Medical laboratories-P),

即《医学实验室质量和能力的专用要求》，包含了有关医学实验室的国际先进质量管理概念，利于实验室的质量管理标准化、国际化，全面切实提高检验质量和医学实验室规范化管理的水平，是检验结果准确性的有力保障，也是检验医学实验室能力的重要标准。

临床微生物实验室的能力认可依据是 CNAS－CL02：2012《医学实验室质量和能力认可准则》和 2018 年 3 月 1 日发布并实施的 CNAS－CL02－A005《医学实验室质量和能力认可准则在临床微生物学检验领域的应用说明》，这也是各临床微生物实验室质量管理体系建立的基础。

二、ISO 15189 质量管理体系认可与持续改进

ISO 15189 基本结构分为 5 个部分：前言、引言、标准正文、附录和参考文献。其中标准正文分为范围、规范性引用文件、术语和定义、管理要求、技术要求 5 个部分。核心内容为管理要求和技术要求，对应了标准规定的质量和能力的要求。

（一）ISO 15189 质量管理体系建立

临床微生物实验室应该按照 CNAS－CL02－A005《医学实验室质量和能力认可准则在临床微生物学检验领域的应用说明》建立适合各实验室的质量管理体系。质量管理体系的建立主要包括管理要求和技术要求。

1. 管理要求

（1）组织和管理微生物实验室硬件设置和实验室环境条件必须满足实验室的项目开展需要，检验质量、安全性和有效性得到保障；仪器设备管理、使用和维护保养规范，保证仪器正常安全使用；试剂耗材验收等管理规范，具有明确的制度和文件规范；对于人员岗位职责的设定，必须满足医院整体业务需要，工作人员职责明确，定期进行人员培训、考核和能力评估，确保实验室正常有序运行；由于微生物实验室诊断性报告的特殊性，必须重视建立临床微生物实验室与临床沟通的有效机制。

（2）质量管理提供临床服务的每个项目每年至少需要参加 2 次能力验证活动，积极参加全国临检中心和省级临检中心组织的能力验证活动；重视室内质控的管理，包括分析前、分析中和分析后的质量控制，根据实际情况建立科室明确的质量方针和质量指标；对于所有开展临床服务的微生物检验项目进行方法学性能验证，人员比对和室间比对（适用时）。

（3）生物安全明确实验室危害程度风险评估的具体要求和过程，规范二级生物安全实验室的管理，定期进行风险评估和风险管理，避免生物安全事故发生，确保工作人员、工作环境和标本的安全；对于疑似高致病性微生物的处理流程进行明确规定，责任到人，有防护和应急管理程序，对菌株、危险性化学品和其他高危标本进行规范化管理；对于实验室废弃物，严格遵守相关法律法规和消毒灭菌规范；对传染性病原微生物进行逐级上报，建立严格的报送和反馈机制。

2. 技术要求针对检验前质量管理，临床微生物实验室需要建立完善的检验项目申请程序，规范信息系统的条码、患者采样前识别、标本的采集、运送、保存程序，在标本接受、

标识和信息录入环节也进行全程监控,对于不合格标本,有严格的拒收标准和流程。

检验中的质量管理涉及检验流程的各个方面。

(1)仪器:对通用仪器如显微镜、孵箱、离心机等设备的规范操作、使用、校准和维护,也包含对血培养仪、鉴定药敏仪、质谱仪等专用仪器的操作流程监控,对仪器的原理、操作人员培训考核、仪器工作环境温度湿度等各个重要环节都要兼顾,维护和保养的频率适用,能够处理突发状况,有应急管理措施。

(2)培养基和试剂准备:对自行配制的培养基,必须要有相关的性能验证表示培养基质量可靠,才能应用于临床微生物学检验,商品化试剂除了厂家提供的出厂质量检查证明,实验室也需要做平行试验和对照试验以验证其性能符合要求。例如:血琼脂培养基,使用化脓链球菌 ATCC 19615 和肺炎链球菌 ATCC 49619 进行质控,培养基上生长良好,有特征明显的溶血现象;巧克力琼脂培养基,使用流感嗜血杆菌 ATCC 49247 进行质控,24 h 后培养基上生长良好;淋病奈瑟菌培养基,使用淋病奈瑟菌 ATCC 49226 进行质控,菌落较小,湿润呈露滴状,生长良好;麦康凯培养基,大肠埃希菌 ATCC25922 生长呈粉红色菌落,奇异变形杆菌为无色菌落,金黄色葡萄球菌 ATCC25923 不生长;SS 培养基,大肠埃希菌 ATCC25922 部分或完全抑制生长,鼠伤寒沙门菌 ATCC14028 为无色菌落,菌落中心呈黑色。

(3)规范肠道致病菌,如沙门菌和志贺菌的血清学检测,规范其他微生物抗体检测,如结核分枝杆菌抗体、军团菌抗体、支原体抗体、梅毒螺旋体抗体、衣原体抗体等,注意每批次的室内质控在控。

(4)规范各种真菌和细菌染色的标准操作,包括革兰染色、瑞氏染色、抗酸染色、荧光染色、鞭毛染色、潘本汉染色、瑞氏-吉姆萨染色、墨汁染色、乳酸酚棉蓝染色、六胺银染色等。

(5)规范各种不同类型标本的涂片镜检与培养标准操作规程,包括脑脊液标本、粪便标本、清洁中段尿标本、血培养标本、痰标本、生殖道分泌物标本等,其中需要注意的是,对接收到的痰标本,首先要判断其是不是合格标本,脑脊液和生殖道分泌物等标本根据目标菌的不同需要延长培养时间,提高检出率。

(6)对临床常见病原菌和高致病性病原菌的鉴定、药敏、质量控制、结果解释和临床意义在文件中需要有详细明确的规定并严格执行,对病原菌涉及的生物安全问题,高度重视,严格遵守相关法律法规。

(7)临床常见菌抗菌药物敏感性试验至少遵循上一年的 CLSI 文件严格执行,包括 K - B 法,MIC 法和 E - test 方法。

(8)微生物检验程序的性能验证,依据 2018 年 3 月发布的 CNAS - GL028《临床微生物检验程序验证指南》严格执行,在常规使用前,应由实验室对未加修改而使用的已确认的检验程序进行独立验证。显微镜检查程序的验证应包括能力验证/实验室间比对和实验室内人员比对;如果没有可获得的能力验证或室间质评,实验室应自行组织实验室间比对;若实验室同时开展手工染片法和自动化染片法,应进行两种方法的实验室内部比对。

血培养检验程序包括从患者血液采集、运送、接收、孵育及监测的全过程,血培养性能验证常用留样验证和血培养系统平行比对两种方法。细菌鉴定和药敏系统的验证,应按优先顺序依次选择标准菌株、质控菌株或其他已知菌株对商业鉴定系统结果符合性进行验证。药敏试验方法分为纸片法和 MIC 法,其评估宜既保证药敏试验的准确性,也要确保耐药菌株的检出灵敏性,性能验证可使用药敏质控菌株。所有仪器和项目的性能验证结果均应符合 SOP 规定和行业标准,并与实验室实际检测范围和能力相匹配。

（9）检验后结果报告及资料处理方面,应重视血培养和脑脊液的三级报警,危急值发布符合要求,分级报告程序规范,传染病报告符合流程,每季度或至少半年完成耐药监测统计并发布结果给临床科室,为临床合理使用抗生素提供依据。此外,标本的留存、菌种的保存和废弃物的处理等相关事项均应符合生物安全要求,定期进行风险评估,对检验质量、生物安全、信息系统及工作流程变动等因素均应进行评估。

（二）ISO 15189 质量管理体系评定与认可

认可是正式表明合格评定机构具备实施特定合格评定工作能力的第三方证明,也就是指认可机构按照相关国际标准或国家标准,对从事认证、检测和检验等活动的合格评定机构实施评审,证实其满足相关标准要求,进一步证明其具有从事认证、检测和检验等活动的技术能力和管理能力,并颁发认可证书。实验室认可的流程,首先是向中国合格评定国家认可委员会进行意向申请,通过以后进入正式申请阶段,评审准备阶段以文件审查为主,进入文件评审阶段通过后,可以进行现场评审,包括现场试验等见证程序,通过评审以后认可批准,再根据实验室具体情况进入复评审、监督评审或实验室扩项等阶段。实验室认可是一个长期的过程,是对实验室管理体系和质量体系的持续改进过程。

（三）ISO 15189 质量管理体系的维持与持续改进

实验室根据标准建立质量管理体系是实验室提高管理水平的有效途径,质量改进是保证实验室管理有效运行的重要环节。持续改进活动一般包括以下几点:分析和评价组织现状,识别需改进的领域;确定改进目标;寻找可能达到治疗改进目标的解决方法;评价这些解决方法并作出选择;实施选定的解决方法;测量、验证、分析和评价实施结果,确定质量改进目标是否实现;正式采纳质量改进的措施。

1. 识别实验室质量管理体系中需要改进的领域:微生物实验室应建立质量指标,包括血培养污染率、标本采集合格率、检验周期达标率、合同履约率等,用于系统性监控、评价实验室在患者医疗方面的功效;实验室需要建立与外部交流的程序,规范、加强实验室和患者、临床医护部门、供应商等进行的交流,收集关于实验室的意见和建议,提高服务质量;实验室应该建立满意度监测的程序,及时掌握实验室服务质量情况;实验室必须参与外部组织对实验室质量的评价,例如参加权威实验室组织的室间质量评价活动。

2. 内部审核和管理评审:实验室从外部获取质量改进的信息往往是有限的,实验室持续改进的主要途径是定期对所有运行程序进行系统评审,包括质量管理体系所有的程序,也包括检验程序等技术方面的内容,主要包括实验室内部审核和管理评审。

（1）内部审核:实验室内部审核对实验室质量管理体系的改进和服务质量的提高都

具有重要意义。内部审核的依据,是实验室的质量管理体系文件、认可准则及其认可准则在特殊领域的应用说明、国家实验室认可委员会的其他认可要求等。

(2)管理评审:管理评审是一项重要的质量活动,是实验室最高层次的对质量体系的全面检查,与内部审核不同的是,它是针对实验室质量管理体系及实验室全部的医疗服务,内部审核是针对实验室整个质量管理体系,内部审核的结果是管理评审的内容之一。实验室应通过定期实施管理评审,将实验室在评估活动、纠正措施和预防措施中显示出的实际表现与其质量方针和质量目标中规定的预期进行比较,以持续改进质量管理体系的有效性。微生物实验室应重视包括生物安全风险评估在内的各项风险评估活动,定期由风险管理小组实施评估活动,也应优先针对风险评估中得出的高风险事项进行改进活动。应制定、文件化并实施改进措施方案,通过针对性评审或审核相关范围的方式确定采取措施的有效性。实验室的质量改进可能有很多不同的方法和途径,实验室管理者应不断寻找改进的机会,不断完善实验室质量体系。

(李卿　陈蓉)

参 考 文 献

[1] 陈文祥,李建斋.美国疾病控制与预防中心血脂标准化工作简介[J].中华医学检验杂志,1998,21(1):13-15.

[2] 陈文祥.临床检验量值溯源与参考系统[J].中华检验医学杂志,2006,29(1):17-19.

[3] 陈文祥.临床检验标准化:医疗质量管理的重要课题[J].中华临床实验室管理电子杂志,2017,5(1):1.

[4] 张传宝,张天娇.迎接我国糖化血红蛋白检测标准化的新挑战[J].中华检验医学杂志,2018,41(11):797-799.

[5] 中国合格评定国家认可委员会.医学实验室质量和能力认可准则:CNAS-CL02:2012[S].北京:中国合格评定国家认可委员会,2013:11.

[6] 中国合格评定国家认可委员会.检测和校准实验室能力认可准则:CNAS-CL01:2018[S].北京:中国合格评定国家认可委员会,2018:3.

[7] Infusino I, Schumann G, Ceriotti F, Panteghini M. Standardization in clinical enzymology: a challenge for the theory of metrological traceability[J]. Clin Chem Lab Med, 2010, 48(3): 301-307.

[8] Miller WG, Jones GR, Horowitz GL, Weykamp C. Proficiency testing/external quality assessment: current challenges and future directions[J]. Clin Chem, 2011, 57(12): 1670-1680.

[9] Vesper HW, Myers GL, Miller WG. Current practices and challenges in the standardization and harmonization of clinical laboratory tests[J]. Am J Clin Nutr, 2016; 104(Suppl): 907S-912S.

[10] Wang Y, Wang J, Zhao H, et al. Assessment of enzyme measurement procedures in China

through a trueness verification program[J]. Clin Chim Acta，2016，46198－46102.

[11] Infusino I，Frusciante E，Braga F，Panteghini M. Progress and impact of enzyme measurement standardization[J]. Clin Chem Lab Med，2017，55(3)：334－340.

[12] Miller WG，Plebani M. Why harmonization is essential to realize the manifesto for the future of laboratory medicine[J]. Clin Chim Acta，2019，49576.

[13] 国家质量监督检验检疫总局.体外诊断医疗器械生物源性样品中量的测量校准品和控制品定值的计量学溯源性：GB/T 21415－2008[S]. 北京：中国标准出版社,2008：1.

[14] International Organization for Standardization. In vitro diagnostic medical devices — Requirements for establishing metrological traceability of values assigned to calibrators，trueness control materials and human samples：ISO 17511：2020 [S]. UK：International Organization for Standardization. 2020：4.

[15] International Organization for Standardization. In vitro diagnostic medical devices — Requirements for international harmonization protocols establishing metrological traceability of values assigned to calibrators and human samples：ISO 21151：2020 [S]. UK：International Organization for Standardization. 2020：5.

[16] 中国合格评定国家认可委员会.医学实验室质量和能力认可准则在临床化学检验领域的应用说明：CNAS－CL02－A003：2018[S]. 北京：中国合格评定国家认可委员会. 2018：3.

[17] 美国糖化血红蛋白标准化计划 NGSP：http://www. ngsp. org/index. asp.

[18] 中国合格评定国家认可委员会.医学实验室质量和能力认可准则在临床微生物学检验领域的应用说明：CNAS－CL02－A005：2018[S]. 北京：中国合格评定国家认可委员会. 2018：3.

[19] 中国合格评定国家认可委员会.临床微生物检验程序验证指南：CNAS－GL028：2018[S]. 北京：中国合格评定国家认可委员会,2018：01.

[20] 中国合格评定国家认可委员会.实验室生物安全认可准则：CNAS－CL05：2019[S]. 北京：中国合格评定国家认可委员会,2019：12.

第三篇
医学实验室新技术质量管理与实例

第一章

流式细胞术质量管理

  自 20 世纪 90 年代流式细胞术引进国内以来，应用该方法并应用于临床诊疗的实验室日益增多。但由于国内目前对于该领域尚未建立完善的、可参照执行的质量控制规范，许多实验室因未能识别工作流程中影响检测质量的不良因素而导致报告结果不够准确，此现状不利于国内流式细胞术检测整体质量水平以及检测结果的一致性的提高。本章节主要参考国际和国内关于流式细胞术的主要标准和指南文件，对整个检测流程的生物安全，样本的采集、运输和制备，样本的抗体染色，日常质量控制，数据的收集和分析，结果的报告和解释等方面的质量控制进行讨论。

  本章节内容范围覆盖流式细胞术检测的分析前、分析中和分析后各检测环节中对检测质量有影响的各技术要点，为临床医生、护理人员、样本运送人员、检测人员和检测报告审核人员提供参考。

第一节　检验前过程质量管理

  对于分析前程序，ISO/IEC 15189 文件中的定义为："按照时间的顺序，从临床医师开出医嘱开始，到分析检验程序开始前终止的步骤，包括检验申请、患者的准备、原始样品的采集、运送到实验室并在实验室进行传输。"由此可见，这个过程中大部分工作都是由医师、护士和样本运送人员在实验室以外完成的，是整个检测程序中涉及人员最多、潜在因素最多、最容易出现问题和最难控制的环节。

  标本质量符合要求是检测工作获得准确结果的前提。据 Mario Plebani 报道，造成错误结果的原因中，46%～68.2% 以上发生于分析前阶段。因此，做好分析前质量控制至关重要。

一、样本的项目申请和标记

（一）检验申请

所有送检样本都必须在采集时立即贴上标签，标签至少包括患者的唯一识别码，采集样本的日期、时间,样本的种类(如骨髓穿刺物或脑脊液),标签也可是电子申请单的条形码或二维码。项目申请单(纸质或电子形式的)需包括患者的唯一识别码,初步诊断,年龄,性别,相关的用药方法或最近的治疗措施(包括化疗或放疗的日期),样本采集的日期和时间,医生的姓名,以及样本的种类(如骨髓穿刺液或脑脊液)。

(二) 样本检测前时长

是指样本从采集到检测开始前所经历的时间长度,是流式细胞术分析质量的非常关键的要素,因此样本必须标注采集和接收处理的日期和时间,用以评估样本检测前时长。此时间长度主要由抗凝剂对样本起到的稳定保存时间长短所决定。通常以 48 h 作为样本检测前时长的界限值比较合适,但对于那些不可替代样本,即使其检测前时长超过 48 h 也不应拒收。对于这类样本应尽一切可能获取有用的信息,并在最终报告中注明。某些抗原(如 CD138 和 CD16)不够稳定,可能更容易受到样本检测前时长延长的影响,因此对于检测前时长较长的样本,在解释其抗体染色模式时应注明不稳定抗原存在假阴性的可能性。

二、样本采集

(一) 静脉穿刺

采集的全血样本需与样本管中的抗凝剂充分混匀,在申请单上注明样本采集日期和时间后,运送至实验室。

(二) 骨髓穿刺液和骨松质体

应遵从骨髓穿刺的标准医疗操作进行样本的采集。在骨髓穿刺"干抽"的情况下,骨松质体样本也可送交进行流式细胞术检测。骨松质体样本应达到 2～3 cm,且不做固定。样本应置于组织培养介质中,如无菌的 RPMI 培养液。当采集了多份穿刺样本(如需做形态学、流式细胞术和细胞遗传学检测),第二份和第三份穿刺样本通常混有较多的血液,因此样本应适当地区分优先级次序,并应在结果报告时注明样本被血液稀释的情况。

(三) 新鲜组织样本

淋巴结、脾脏、器官穿刺液及多种不同的外科和(或)尸检样本都可以送交做流式细胞术检测。这些样本应按标准医疗操作规范进行采集。新鲜(未做固定)组织标本采集完毕后,应置于运输介质(外部运送)或用生理盐水浸湿的纱布包裹(内部运输),在送往实验室的整个过程中需保持其湿度。

当需要将单块实体组织分割成若干部分用于不同的研究时,用于流式细胞术检测的那部分应紧邻供组织学检查的那部分,以确保样本包含了异常部分,并防止因采样误差而导致的与形态学结果的不一致。

(四) 其他体液

其他体液包括如胸膜腔液、腹膜腔液和脑脊液。这些样本的采集需遵从标准医疗操作规范。当实验室接收样本后,其运送和处理应遵从标准预防措施。

三、抗凝剂

应根据样本的类别、运输和储存条件或样本的制备方法选择适当的抗凝剂（表 3-1-1）。

表 3-1-1　不同类型样本的抗凝剂使用情况

样 本 类 型	肝素钠 sodium heparin	乙二胺四乙酸二钾 EDTA-K₂	枸橼酸葡萄糖液 ACD
保存时间	48～72 h	不要超过 24 h	72 h
全血	√	√	√
骨髓穿刺液	√	√	×
其他体液	√	√	√
新鲜组织/脑脊液	×	×	×

（一）全血样本

乙二胺四乙酸二钾（$EDTA-K_2$）、枸橼酸葡萄糖液（ACD），或肝素钠都可使用。如果白细胞计数、白细胞分类与流式细胞术检测共用同一管样本，应选择 $EDTA-K_2$ 作为抗凝剂。

ACD 抗凝样本可以保持稳定达 72 h，肝素钠抗凝样本可保持稳定达 48～72 h，$EDTA-K_2$ 抗凝样本可以保持稳定达 12～48 h。$EDTA-K_2$ 抗凝样本最好不要超过 24 h，使用除 $EDTA-K_2$ 以外其他抗凝剂的样本，在送检时应同时送未染色的血涂片做形态学检测。

（二）骨髓穿刺液

肝素钠是骨髓标本的最佳抗凝剂。不建议用 ACD 作为骨髓标本的抗凝剂，因为标本与抗凝剂的比例不是最佳时，易导致 pH 的改变从而降低细胞的活力。$EDTA-K_2$ 可作为用于流式细胞术检测的骨髓穿刺液的抗凝，但必须在 12～24 h 内完成检测；如果需要分割部分样本做细胞遗传学检测的话，就需要用肝素钠抗凝。

（三）新鲜组织样本

组织样本通常不用抗凝剂。

（四）其他体液

其他体液主要包括胸膜腔积液、腹膜腔积液和脑脊液，前两者都可用肝素钠，$EDTA-K_2$ 和 ACD 抗凝。但用 ACD 过夜保存的标本的细胞可能较脆弱，活力也较低。如果使用 ACD，应使体液和抗凝剂保持合适比例，以免改变 pH，从而降低细胞的活力。抗凝剂不适用于脑脊液的采集。

四、样本运输

（一）样本的包装

所有样本必须视为具有感染性，其处理的方式必须使运输样本的护工、护士、实验室工作人员或第三方运输者的感染风险降至最小。

推荐将样本试管或瓶(最好是不易碎裂)置于防漏的第二个容器内,在发生碎裂时,第二容器内的吸湿材料应足以吸收所有的内容物。

(二)细胞活力的保持

处理和运输过程必须保持样本中细胞的活力。细胞活力受抗凝剂、储存条件(时间和温度)和样本制备过程的共同影响。如果样本在采集后立即进行处理、固定和流式细胞术分析的话,可以保存于室温(18~22℃)。

1. 血液标本使用肝素钠和 ACD 抗凝剂时,可以于室温(18~22℃)中保存达 72 h。如果以 EDTA 作为抗凝剂,样本的质量在 24 h 后就可能下降。

2. 骨髓穿刺液即使采用肝素钠抗凝,在室温保存也不要超过 24 h。

3. 新鲜组织标本在采集后应立即置于转运培养基或用消毒的生理盐水浸湿的纱布包裹,处理应快速以防其脱水、自溶和蛋白质丢失。在运送至实验室的整个过程中都应保持其湿润。不建议在组织切片制备以后才将新鲜组织运送去进行流式细胞术检测,因为这样的延迟可能对标本的活力造成不利影响。

实体组织在内部运送时,运送溶液应为灭菌的生理盐水、RPMI 或其他等渗缓冲液或营养介质;当样本需要过夜运输或过夜保存至样本处理时,应将实体组织浸入足够量的运输介质(补充胎牛血清和抗生素的 RPMI)并保持于 4~16℃环境中(加冰袋运输,但需避免样本与冰袋直接接触)。不可使用非等渗溶液或含有固定剂的溶液。如果不用组织培养基作为转运介质的话,样本无论经历多长时间,其活力都可能下降。但使用组织培养基可能使自发荧光增强,所以选择转运介质时应权衡活性降低和自发荧光各自的影响。冷藏(4℃)环境有助于某些样本的延长保存,如胸膜腔液和组织制备的细胞悬液,但必须避免极端温度造成样本冻结。

当样本因运送至较远的第三方实验室或多中心合作实验室时,新鲜制备的染色涂片、组织印片和(或)组织切片有助于参考之用。另外一种替代方法是在样本中加入稳定液,这样可使样本能够储存超过 10 d,也可进行回顾性分析。

五、样本的接收

样本接收是实验室判断样本质量是否合格的第一道关口,实验室应制定有关接收或拒收原始样本的准则并形成文件。样本接收时,肉眼可观察到的问题通常分两类。

1. 样本改变或破坏:例如样本有凝块或溶血,此类情况应立即拒收样本,除非样本是不可替代的。

2. 处理不当的样本:见本小节(三)~(五),应在标本制备过程中作进一步的评估。因为此种处理不当的问题可以为样本制备、样本分析和数据解释提供信息,故应将这类问题记录在案。

(一)溶血

溶血现象表明了血液曾被置于可导致红细胞裂解的条件下,提示白细胞也可能遭到破坏,免疫表型因而可能发生改变,在结果解释时应加以注意。

（二）凝块

即使是小凝块也可能导致特定细胞亚群的选择性丢失或改变,故所有产生凝块的样本都不能反映体内的真实情况。即使实验室在检测过程中发现了与某一种血液淋巴系统肿瘤相关的细胞,但有可能漏诊了第二种。产生凝块的样本应该拒收,而对于不可替代的样本则应尽一切可能获得有用的信息。检测人员可以去除凝块,将凝块中释出的细胞分散并过滤。在结果报告中应注明结果可能受影响。

（三）未全量采集和（或）小体积标本

对于某些抗凝剂(如 ACD)的真空采集管,未全量采集可能因抗凝比例不适而造成不利于细胞的高渗环境。实验室人员可根据未足量的程度决定接受或拒收样本。如果接受样本,实验室应注明样本的采集量不足不会影响最终结果,而且采集量不足的情况应记录以供制备、分析和结果解释时作参考。小体积样本,如从儿童采集的骨髓样本,可通过采集后立即用等渗缓冲液稀释的手段防止其干燥。

（四）极端温度

如果样本通过邮寄的方式运送至实验室,样本有可能暴露在极端温度中(如,样本因暴露在 0℃以下环境而导致冻结)。建议对于所有的邮件包裹中放置最低-最高温度传感器,用于记录运送过程中温度是否达到过极端温度。即使所有其他评价标准都符合要求,此项观测值也应注明以供样本制备、样本分析和结果解释参考。

（五）样本标记不当

所有样本均应按"检验申请"所述标明患者的唯一识别码,样本采集的日期和时间。如果有一项未标明,实验室应遵循已建立的规程处理未标记样本。如果无法得到足够的识别信息应拒收样本。

六、样本的保存

（一）脑脊液

使用培养基或转运基质如 Transfix,4℃ 环境最长保存时间可达 24～48 h,使用 Transfix 时可保存至 72 h。注意如果使用了 Transfix,样本不再适合形态学评估。如果未使用转运培养基,应立即检测样本。

（二）其他体液

于 4℃ 环境最长保存时间可达 24 h。

（三）新鲜组织样本

转运中使用组织培养基,于 4℃ 环境最长保存时间可达 24～48 h。如未使用转运培养基,置于生理盐水中于 4℃ 环境最长保存时间为 24 h。

（四）外周血/骨髓

1. 淋巴增殖性疾病：通常室温可保存至 48 h;做最基本的 B 细胞克隆性筛查时,于 4℃ 环境可保存至 72 h。

2. 单核及髓系和正常样本确认：于 4℃ 环境保存至 48 h。

3. 高分期淋巴瘤：建议立刻检测。

（徐翀　朱宇清）

第二节　检验过程质量管理

要做好分析中质量控制,需严格管理与实验室检验质量相关的设施及环境、设备、试剂等,全面分析实验的不确定因素等。分析中质量控制主要包括样本的前处理、数据收集和结果分析等。

一、样本的前处理

（一）全血样本的处理

全血样本的处理首选全血溶血法,红细胞裂解方法的优点是操作步骤最为简化(此节也适用于骨髓样本)。红细胞裂解程序是建立在所有白细胞亚群对于所采用的裂解方法均同等耐受的基础上的。但血液淋巴肿瘤患者的血样本和骨髓样本并非如此。研究表明,一些正常白细胞亚群比其他细胞更容易受裂解过程的影响,且不同的裂解液的影响也不同。目前市场上有多种商业化的溶血试剂,如采用商业化试剂时,应遵循厂商建议的实验条件,除非有数据确认对实验条件的改动不会影响检测结果。

如果检测胞内抗原,则需要先做透膜处理。市场上有多种商业化透膜试剂,应遵循厂商建议的实验条件,除非有数据确认对实验条件的改动不会影响检测结果。应根据所要检测的抗原以及抗体所结合的荧光素情况选择合适的透膜试剂。

（二）淋巴结和结外组织的处理

在样本信息核对(患者姓名、标签、标本来源、异常条件)后,可制备一张涂片作形态学观察。制作涂片的目的是为了确保异常细胞的存在。根据所接收样本的条件,可用下列形式进行形态学观察：印片、细胞离心涂片(离心细胞,对小体积量标本特别有用)和涂片。

在确认目的细胞存在后的下一步骤是制备用于流式细胞术检测的单细胞悬液。如果样本有核型分析检测需求,应在为流式细胞术作样本前处理之前,于无菌条件下分出部分样本作细胞遗传学分析。如果样本同时还有 FISH 和(或)分子生物学检测需求的话,可以与流式细胞术检测共用单细胞悬液。应保留一小部分样本用于进一步检测和复测工作。

有数种方法可以将实体组织制备成单细胞悬液。每种制备方法都应验证其不会导致目标细胞的丢失和抗原特性的改变。通常最好采用机械解离法,该方法操作简单、快速,细胞的结构和抗原特性也不会发生改变。通常可用商业化设备或手工工具(手术刀和镊子,或针筒和针头)以剪切、吹打、揉搓等方式使细胞间发生脱离。手工制备的细胞悬液需要用金属网过滤；用商业化设备处理的细胞悬液需用孔径为 $50~\mu m$ 尼龙网进行过滤。整个制备过程都应在等渗溶液环境中完成,细胞悬液也应以等渗溶液为介质储存。有报道表明,将细胞保存在培养介质中会增加细胞的自发荧光;建议以等渗的氯化钠溶液或磷酸缓冲液替代。

另外,也可采用酶(胰蛋白酶和胃蛋白酶)消化解离法,尤其适用于细胞间连接较致密,或者是目的细胞难以从组织中分离出来的情况。酶消化法可能会导致抗原的表达发生改变而对检测产生影响。加入 DNA 酶有助于减少细胞间的粘连。细针穿刺样本,尤其是淋巴组织来源的,通常不需要进一步解离,可以在等渗缓冲液/溶液中直接染色。

(三) 调节细胞数

厂家所推荐的抗体用量通常是根据正常数量的待染细胞而定的。通常每管细胞数量控制在$(0.2～2)×10^6$ 个。如果细胞数量过多,会导致抗体的相对不足而造成假阴性。每个实验室必须具有能识别样本细胞数量异常,并且将细胞数调节至每管$(0.2～2)×10^6$ 的程序,或者是按照厂商的推荐方案来执行。

如果进行白血病微小残留检测,可能需要较大体积的样本量,这时需调整抗体达到适合浓度。

(四) 样本细胞活力评估

单克隆抗体染色的最理想状态是,细胞结构在整个检测过程中都能保持其生理状态。这一点很大程度上会受到下列因素的影响:样本检测前时长、pH、储存条件和样本处理。由于死细胞可能会与许多抗体发生非特异性结合而干扰免疫分型的准确性,因此有必要评估送检样本的活力,这对于组织样本尤为重要。对送检作流式细胞术分析的所有组织样本,以及采集后 48 h 才送达的外周血或骨髓样本都必须做活力评估。符合以下情况的,建议对样本进行活力评估:① 由于运送或其他情况的原因而导致样本送检延误时;② 对样本采集、处理和运送环节有疑问时;③ 患者接受化疗和放疗,使得细胞变得很脆弱;④ 组织样本;⑤ 怀疑是高增殖性肿瘤时。

活力评估可以通过用流式细胞术或手工方法进行评估。对于"实时"活力评估,可用与 DNA 结合的荧光染料,如碘化丙啶(PI)、7-氨基-放线菌素 D(7-AAD)等。死细胞由于其细胞膜的破裂使得荧光染料可以进入细胞内部。由于在细胞固定储存后 PI 或 7-AAD 可以对所有细胞染色,所以此方法必须采用未作固定的样本。如果实验室拟采用其他活力探针用于固定后的活力评估,必须选取典型的患者样本,将这些探针的检测结果与用于未固定样本的标准活力染料(如 PI、7-AAD、台盼蓝)的结果作比对验证。无论使用何种方法,实验室应确定能够分辨死、活细胞的最佳染料浓度。

(五) 低活力样本的报告

一般情况下,样本不能仅因为活力低下而退回。在进行样本活力评估时,操作者应具有如下概念,实体组织样本的活力通常是低于液体样本的;侵袭性肿瘤的细胞得率和活力通常都较低;大的肿瘤细胞更脆弱且容易受样本处理影响而遭破坏。

目前为止,国际上尚无规定细胞活力阈值的标准。如果一个样本中的细胞全为肿瘤细胞,即使样本细胞活力低也可获得有意义的结果。CLSI H43-A2 指南建议如果样本非不可取代(不可取代通常指骨髓或组织),当细胞活力<75%时应退回;如果是细胞活力<75%的不可取代的样本,应在结果报告中出具一份声明以注明样本活力不佳,但必须报告所有区分出来的异常细胞群体;如果样本中未发现异常细胞群体,同时细胞活力<75%,应考虑退回样本并重新采集送检。退回样本的决定应由负责对结果报告作解释的人员结合考虑其他临床和技术方面情况后作出。对于细胞活力低下的样本,在通过设门排除死细胞后仍未能识别并确认有肿瘤细胞时,不能视为阴性结果,在最终分析报告中应考虑并在注解中做出说明。

(六) 免疫球蛋白染色的标本制备

抗免疫球蛋白抗体染色是临床流式细胞术抗体染色程序中比较特殊的,此类抗体能和患者血浆和其他体液中高浓度的免疫球蛋白发生反应。因此,应遵循特殊的处理步骤以确保检测细胞表面的免疫球蛋白不受影响。另外,多种细胞可以通过 Fc 受体非特异性地结合免疫球蛋白,从而对细胞表面免疫球蛋白检测造成影响。因此也需要一些特殊步骤以确保所检测到的细胞表面免疫球蛋白是内源性的,而非外源性的(或亲细胞性免疫球蛋白)。

用抗免疫球蛋白试剂进行染色前,可用磷酸缓冲液(PBS)进行充分、有效地洗涤以去除残留的血浆或亲细胞性免疫球蛋白。用 PBS 洗涤在大部分情况下可以去除这些游离的和非特异性结合的免疫球蛋白,但有时候将样本置于 37℃ 孵育 30 min~1 h,用缓冲液或组织培养基再洗两遍会更为有效。不过,后面这一步骤可能会去除其他抗原,比如 CD23。

某些情况下也可以通过设计合适的抗体组合以避免或减轻亲细胞性免疫球蛋白的影响。比如,通常 B 细胞膜表面的 Fc 受体水平低于单核细胞、粒细胞和一些 T 细胞,因此通过将抗免疫球蛋白抗体和泛 B 抗体相结合(B 细胞设门)可以确保所分析的免疫球蛋白的表达只限于 B 细胞。另外,对于轻链检测,同时标记 kappa 链和 lambda 链也有助于排除非特异性结合的影响。因为亲细胞性免疫球蛋白的结合通常同时包括 kappa 和 lambda 类型免疫球蛋白分子,发生非特异性结合的细胞会表现为双阳性标记,也可有效提示患者血清里不存在单克隆免疫球蛋白成分。

(七) 胞内抗原染色样本制备

此制备步骤第一步是固定细胞以保持细胞结构的完整性,然后通过增加细胞膜的通透性以使单克隆抗体可以进入细胞内部并与相应的抗原结合。如果需要确定抗原是否仅仅位于细胞内部,必须采用特殊的处理方法。一种方法是,用两份相同的样本分别作膜表面和胞内抗原的染色。膜表面抗原那份标本必须是阴性而胞内抗原染色那份标本是阳性,才能证明该抗原仅存在于胞内。如果样本量很有限时,可以在透膜前先行膜表面抗原染色,透膜后用不同于膜表面染色的荧光标记的抗体进行胞内抗原染色。同样,膜表面染色应为阴性才能证明抗原仅位于胞内。

有时候会遇到需要同时对细胞膜表面抗原和胞内抗原进行染色的情况(比如 CD33 和 MPO)。此时,通常先进行膜表面抗原染色,然后进行固定、透膜和胞内染色。采用这种方式时,非常关键的一点是结合至膜表面抗原的荧光素不受后续固定和透膜处理的影响。另外,有时可能需要在透膜以后同时进行膜表面和胞内抗原染色。在此情况下,尤为重要的是膜表面的抗原位点在固定和透膜处理后仍能维持原状。

虽然通过仔细挑选透膜试剂通常可以使所有荧光素都适用于胞内抗原染色,但针对自制透膜试剂的实验室需要提醒的是,用于胞内染色抗体的荧光素必须足够小才能进入到细胞内部。胞内抗原染色过程中,通过洗涤步骤去除固定剂和残存的透膜试剂和未结合荧光抗体非常重要。为避免非特异性结果,在胞内染色时,对抗体进行滴定极为重要。应记录抗体滴定试验和胞内染色的验证试验的结果。

(八) 抗体染色方案的优化

商品化的抗体应按其说明书的建议使用。如有染色方案改动,必须有支持"所做改动不影响分析特性"的确认文件。对于抗体染色、红细胞裂解和细胞固定都应遵循此原则。如果无相应的详细说明书,实验室应自行做抗体最优浓度滴定试验和染色条件优化试验,并作文本记录。

对于带有红细胞样本,去除红细胞的最佳方法是红细胞裂解。肿瘤细胞和正常细胞群相比密度异质性更大,用密度梯度离心法进行纯化可能会导致异常细胞的选择性丢失。

1. 下列是厂商推荐方案中经确认的典型参数:

(1) 孵育温度:抗体染色需置于室温(18~22℃)避光环境中。

(2) 孵育时间:抗体结合到达饱和所需的孵育时间与温度、细胞数量、抗原表达量、抗原结合的亲和力以及抗体的浓度有关。通常建议染色时间为 10~30 min。如果抗体组合中的抗体来自不同厂商,或有不同的孵育特性,应该选取其中最长的孵育时间或由实验室进行验证以确保条件最佳。延长孵育时间并不等同于更强荧光信号。室温条件下孵育 10 min 以上后,未作固定的细胞膜表面的某些抗原如 CD3 和 CD19 可因细胞膜的流动性而发生翻转变化。

2. 实验室开展工作前应对实验操作规程进行优化并验证。最佳操作规程一旦建立,在实际操作中不应有任何偏离。如果需要对规程进行修正,在修改之前需要进行验证和记录。

(1) 细胞数:绝大多数商业化抗体所推荐的用量都足以用于 100 μl 全血的染色,这是建立在假设白细胞计数正常以及所检测的抗原仅表达于白细胞的基础上。每 100 μl 全血样本中,正常情况下白细胞计数在 $(0.2\sim2)\times10^6$ 范围内。

(2) 样本中抗原的量:如果样本中的抗原量非常大,比如以游离形式存在或是在红细胞表面有表达,就需要采用特殊的染色方案。通常的做法主要包括:染色前先溶血或先洗涤。例如,由于成熟红细胞也表达 Glycophorin A 抗原,因竞争结合作用而对前体红细胞膜表面 Glycophorin A 抗原的检测有影响,故建议在该抗体染色前应先溶血并洗涤。

另外,也有可能细胞表达的抗原量极高,会耗尽所加入的抗体,导致细胞表面荧光信号变弱。

3. 抗体试剂的浓度:大多数商业化抗体试剂都有适用于固定体积全血(或是细胞

数)的推荐抗体用量。厂商推荐的抗体用量基于如下两个要点：使阳性峰和阴性峰最大限度分开；和(或)使阳性峰的荧光强度达到最大。

对于每个批号的抗体，实验室应围绕这两点进行验证：确认阴、阳性峰的区分以及阳性峰的荧光强度与上一批次抗体有可比性(建议用正常细胞或细胞株)。

将抗体稀释至比厂商推荐浓度更低，仍可能足够用于染色足够多的细胞，但稀释比例必须通过滴度试验进行验证。

对于任何偏离厂商推荐的染色条件(时间、体积、温度、细胞数和样本类型)情况下，实验室应该根据上述两个要点确定抗体的最小用量。

注：抗体过量可能导致非特异性染色增加，可能导致淬灭而使荧光强度下降及阴、阳性峰的区分能力下降。

(九) 多色荧光抗体组合的设计和确认

1. 抗原指标和抗体的选择

(1) 如抗原指标用于常规诊断和预后判断时，该检测指标的意义应该是已知的，或有文献报道支持。

(2) 抗体试剂的特异性必须是已知的，或经过验证并记录。

(3) 必须考虑用于检测的样本的类型。

2. 抗体组合有效性的确认

(1) 优化抗体/荧光素之间的组合。选择的荧光素应与抗原的表达强度相匹配，同时应考虑光谱重叠对分辨率和敏感度的影响。

(2) 新建立的抗体组合需采用荧光缺一对照(fluorescence-minus-one control, FMO)，即标记除某一通道荧光抗体外的其他所有通道荧光抗体来检查荧光溢漏情况以及分析的敏感度。

(3) 还需确认抗体之间是否有空间位阻的情况发生。

二、流式细胞仪的校准、检测条件优化设置以及性能监测

仪器的校准、检测条件优化设置以及性能监测是流式细胞术质量保证的重要环节，是获得准确可靠检测结果的条件。

(一) 仪器的校准

内容主要包括对激光器、滤光片、对数和线性放大器和光电倍增管的性能进行校验，同时也包括光路校准。对于光路校准，临床型(stream-in-cuvette)仪器校准频率至少为1次/年，当仪器性能发生偏离或仪器发生故障并修复后也应进行校准。分选型(stream-in-air)仪器每次操作应校准。校准工作由有资质的厂方售后维修服务工程师负责实施；如果由代理商工程师实施校准，则需具有流式细胞仪厂商颁发的培训证书和授权书。

(二) 检测条件的优化设置

1. PMT 电压：PMT 电压优化对于获得最佳仪器性能非常重要。通常在安装新激光、激光纤维，对激光光路进行重大调整或安装新的滤光片后的系统优化时都应对 PMT

电压进行优化设置。但手动操作非常复杂,建议用特定的质控软件进行。

(1) 荧光通道 PMT 设置:在系统优化或使用了任何新的荧光素或荧光抗体时,强烈建议对 PMT 的电压进行优化设置以获得最高信噪比。此过程可以通过使用配套荧光微球的软件自动完成,但使用细胞对 PMT 进行手动优化设置也非常实用。必须强调的是,调高 PMT 电压虽然可以提高 PMT 的检测敏感度,但过高的电压会使阴性细胞或阴性微球的自发荧光更为明显,超过仪器的噪声信号阈值。由此可见,PMT 电压调节的原则就是在检测敏感度和信噪比之间寻找到平衡点。通常可用以下两种方法对 PMT 电压进行优化。

一种方法是,在一定范围内用不同 PMT 电压检测含有 8 个不同荧光水平的混合荧光微球。计算不同 PMT 电压时,每个阳性峰与最弱阳性峰的平均荧光强度的对数差,当对数差进入平台期时的电压即为最佳电压(图 3-1-1)。当对数差进入平台期后,再进一步调高电压并无益于信噪比的提高,相反会带来阴性微球的荧光越过阈值以及阳性峰逃逸出显示刻度之外的不良效果。

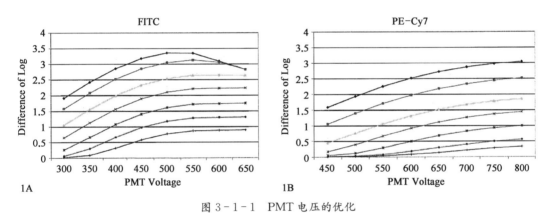

图 3-1-1 PMT 电压的优化

图 3-1-1 中 1A 和 1B 分别为对 FITC 和 PE-Cy7 两个通道的 PMT 电压进行优化的过程,以一系列不同 PMT 电压对具有 8 个不同荧光强度的混合荧光微球进行检测。横坐标均为 PMT 电压,纵坐标为平均荧光强度对数的差值。在每个特定 PMT 电压时,分别计算 7 个不同的阳性峰和最弱阳性峰平均荧光强度对数的差值,差值随 PMT 电压而递增直至平台期。进入平台期电压大小与荧光素的发射波长相关,发射波长较长的荧光素如 PE-Cy7(1B)的平台期电压高于发射波长较短的荧光素如 FITC(1A)。

另一种方法是,在不同 PMT 电压条件下,观察阴性峰和最弱阳性峰之间分离程度的变化(图 3-1-2)。当分离度开始进入平台期时的电压即为最佳 PMT 电压。

以荧光高度信号(H)作单参数直方图,计算每个 PMT 电压条件下阴性峰和最弱阳性峰之间差值。差值随 PMT 电压上升而递增直至进入平台期,达到平台期时的 PMT 电压即为最佳 PMT 电压,确保了最弱信号与阴性峰最大程度分离度。同样,此时更强信号阳性峰与阴性峰之间的差值也不再随 PMT 电压而变化。

另外,最佳 PMT 电压也可以通过在一定范围里针对不同电压计算染色指数或靶细

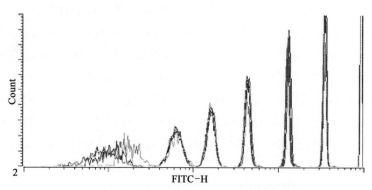

图 3-1-2　PMT 电压对于弱阳性信号的效应

胞分辨率指数来达到目的。

通常来说，PMT 电压一旦优化完成后就不需要根据所用的抗体或所需检测的抗原而再作调节。但以下情况例外，如果所检测的抗原是异常高表达的，比如浆细胞表面的 CD38 或肥大细胞表面的 CD117，这种情况下就需要将通用的已优化 PMT 电压调低一些，尤其是当所用抗体结合了较亮的荧光素。大多数情况下，必须对抗体的应用浓度进行滴定、对抗体-荧光素的匹配性进行选择以及有充分的验证措施。另外，操作者应该意识到每个荧光通道都有各自的荧光测定线性范围，确定线性范围的目的在于避免在此线性范围以外测定抗原的表达强度。线性范围以外的检测可能导致设门不完整，和（或）荧光补偿不准确，而且通常会导致双参数点图中细胞群体压缩堆积在坐标图边缘处，分析者因而无法得知被堆积细胞群体中所有单位的确切的相对荧光强度。

（2）散射光通道 PMT 设置：建议对前向角散射光（FSC）和侧向角散射光（SSC）通道 PMT 的电压设置应能使目标细胞的概貌和分群都清晰明确，避免细胞在点图边缘堆积。在临床分析时，目的细胞可能包括所有白细胞群体，有些实验室因而更倾向于将 SSC 设置成对数标度。建议对红细胞和血小板进行分析时使用对数标度的 FSC 和 SSC。散射光的灵敏度因仪器而不同，尤其是分析微颗粒时可能需要特殊要求，如非常小心地设定排除噪声信号的阈值，甚至是更换硬件等。

建议所有检测工作都使用统一的仪器配置条件。如果因某些原因而无法使用统一配置时，应特别注意每天的质量控制结果。首先，应检查是否采用了正确的配置和正确的滤光片；其次，对不同的仪器配置都应进行质量控制，尤其是当实验室使用自动跟踪监测电压和其他条件设置的质控相关软件时。

（3）网络化仪器的设置同步化：现在通过对一系列（网络化）仪器的 PMT 设定进行同步化，可使这些仪器检测同一给定样本时能够得到很相近的平均荧光强度。同步化对于使用同一标准化检测方案、对检测结果一致性有较高要求的网络化仪器（定义包括：同一实验室内检测相同项目的多台仪器，或多中心协作组织多个实验室从事相同研究的仪器），尤其是多中心协作组织的各参与实验室共同建立免疫分型数据库有重要意义。网络化仪器之间的结果一致性程度取决于多个因素，包括网络中参与的仪器数量和不同型号。

原则上,为了达到仪器间的同步化,应规定所有相关仪器都应用预先确定的标准化散射光平均强度值和平均荧光强度(MFI)值。因此,极为重要的一个步骤是使用同一批号荧光微球来设定所有仪器的各荧光通道 MFI 都达到共同的靶值范围,将由此设定的 PMT 电压条件应用于日常检测工作中。另外,需要使用此荧光微球对仪器进行定期监控,如 MFI 偏离靶值范围则需要对 PMT 电压进行微调并对样本检测条件进行更新。值得指出的是,网络化采用的标准条件对于每台仪器来说可能并非最佳条件,但在网络化仪器运作中,结果的一致性是处于首要地位的。当不同仪器配置不同激光和(或)不同滤光片时,应采用荧光抗体染色细胞替代荧光微球来建立网络化通用标准条件。标准化 MFI 一经建立,应使用设定好的条件对荧光微球检测作为定期监控(建议每天监控,至少 1 次/周)。最后,除了对仪器条件设置进行同步化之外,还需对所有分析参数(包括样本标记染色过程和设门策略等)都应标准化。

2. 散射光参数选择:前向角散射光主要取决于所要分析颗粒的大小。前向角散射光的任何一个信号,如面积(area,A)、高度(height,H)或宽度/时间(width/time,W)信号都能很好地反映颗粒的大小,而且随所研究的细胞类型不同而变化。另外,侧向角散射光和自发荧光也能反映细胞的大小。在实际应用中,我们对传统的 FSC/SSC 和 CD45/SSC 双参数点图通常用 A 或 H 来显示数据。H 代表设门中的细胞散射光集中的最高程度;而 A 代表设门中细胞散射光测定总量。由于液流不稳定而导致的激光延迟问题对 A 信号的影响要大于对 H 信号的影响。但是,A 信号可以更好地反映颗粒的总信号。无论操作者更倾向于使用哪种信号,建议所有的数据都能同时保存 A、H 和 W 信息,可以用于监测重叠信号的发生。

当颗粒或细胞流经激光检测点时,在统计学上存在着多个颗粒同时被检测到的可能性,这种情况称为"重叠信号"。重叠信号的发生频率与颗粒的流速,以及由于进样压力或样本浓度升高而导致的处于鞘液中央的样本流直径的增大密切相关。另外,由于样本处理过程中导致的颗粒聚集或粘连也会造成重叠信号。重叠信号使得原本分别属于不同颗粒或细胞的特性被整合于同一"颗粒"上,这将给结果解释带来非常大的困扰。在数据分析时,同时联合使用散射光的 A、H 和 W 参数可以识别发生聚集的颗粒,去除聚集颗粒将会大大提高数据分析的质量,减少结果解释的差错(图3-1-3)。

3. 荧光补偿:通常认为荧光补偿不准确是多参数流式细胞术结果错误的主要原因。

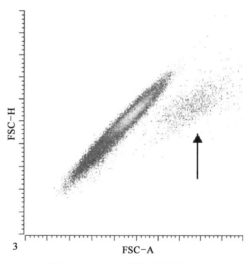

图 3-1-3　重叠信号的鉴别

采用 FSC-H 和 FSC-A 作双参数点图的方法可以明确区分单个细胞群和少量的重叠信号细胞或聚集细胞(箭头所指处)。在进一步分析数据前,我们可以仅对单个细胞群设门以去除重叠信号的影响。

尽量不推荐人工设置八色或更多色荧光补偿,因为人工设置比较耗时,且容易有带入人为差错的风险。大部分多参数流式细胞术软件都带有自动计算光谱溢出的功能,可以自动产生补偿矩阵(条件)。建议使用自动补偿功能,并作图检查软件自动计算的矩阵结果。如果怀疑补偿不正确,可以对补偿校正因子进行测试,需要时可以用 MFI 方法对校正因子进行人工调节。另外,白血病和淋巴瘤免疫表型分析中常包括具有不同水平的非特异性结合和自发荧光的多种细胞群,因此补偿矩阵并不必要对同一样本中的所有细胞群都正确。也有指南推荐当多参数流式分析中荧光颜色数大于 4 种时,使用荧光减一对照(fluorescence minus one control,FMO),即将多色抗体组合中去除所需要观察的目的抗体,将其他抗体全都加入孵育。此方法可以用于准确评估目的荧光通道中的荧光溢漏现象,也可用于更准确地设门。

大多数情况下,八色或更多色流式细胞仪使用的是数字电子元器件,因此可以在数据收集完毕后应用或调整补偿参数(离线补偿)。但对于临床实验室来说,通常更倾向于将一系列多色标记的样本管事先做好荧光补偿,经验证后建立模板,样本检测时按标准操作规程调用相应的补偿条件。

(1)通用的和抗体特异性补偿矩阵:一些流式细胞术的指南文件建议使用针对抗体和样本的特异的补偿设置。但由于工作量和检测时间的限制,临床实验室通常使用通用的补偿设置。比如,用 CD8 - PE 代表所有 PE 标记的抗体进行补偿等。但必须指出的是,不同来源的某一荧光素并非完全相同(荧光素会因厂家而有所不同),另外不同抗体与荧光素的结合效率也可能不一样,因此对于某些荧光素建议检查所有与其结合的抗体的荧光溢出情况,对每个抗体分别建立补偿矩阵。

需要分别建立补偿矩阵的荧光素主要是耦合荧光素(如 PE - Cy5、PE - Cy7、APC - H7 和 Horizon V450 等),这些荧光素对光照高度敏感,很容易发生断裂。另外,耦合荧光素合成的化学过程及结合情况会导致不同批号产品的荧光信号和荧光溢出有所不同,不同厂家生产的耦合荧光素差异更大。一些指南因此建议,对于结合有这类耦合荧光素的所有抗体,无法通过选取一个代表性的抗体用作荧光补偿,而是所有这类耦合荧光抗体都应作荧光补偿;每个独立批号的耦合荧光素结合抗体需要分别建立补偿矩阵。由于结合耦合荧光素的抗体都需要作荧光补偿,当抗体组合中使用的某些抗体(如 CD9、CD10、CD71、CD117、smIgM、smIgκ 及 smIgλ 等)因结合耦合荧光素而作补偿时难以找到相应的外周血阳性靶细胞,此时可以采用 BD 公司的 CompBead 代替。

近年来,这些试剂在信号强度的一致性以及光谱溢出特性方面都有了显著的进步。最近一个研究发现,某耦合荧光素标记抗体的批间差异可以忽略,进一步来说,同一厂家生产的用相同耦合荧光素连接的不同抗体的荧光溢出的差异也非常小。另外,较繁忙的实验室如果在多种抗体组合中使用了一些耦合荧光素结合的抗体,可能会觉得对每一个新批号耦合荧光素结合抗体都重新设置补偿条件是非常耗时的。一个比较实用的方法是,将每个耦合荧光素连接抗体的新批号的补偿条件与目前正在使用的批号的补偿条件进行比较。如果差异不显著,就不需要重新设置补偿。但这是建立在仪器性能稳定以及补偿条件的改变对 MFI 影响程度得到确认的情况下，否则就应对每个新批号的耦合荧光素结合抗体重新设置补偿。

（2）补偿时应该用细胞还是用捕获抗体的微球：原则上必须根据每个荧光通道最亮的信号进行荧光补偿设定。捕获抗体的微球比较实用，并能得到较强信号和好结果。另一方面，细胞的抗原表达水平和自发荧光可能变异较大，因此得到的结果一致性也较差。不过，在至少两种情况下采用细胞得到的结果优于微球：① 用紫色激光激发的荧光素连接的抗体进行标记时；② 标记已固定细胞和（或）胞内抗原时。与大多数白细胞比较而言，大部分微球在紫色激光激发后都会产生不同程度的背景荧光，因此在应用紫色激光激发的荧光素连接的抗体时，采用细胞比微球效果更好。与微球或未固定细胞比较而言，在胞内抗原染色前进行固定的细胞会产生不同程度的自发荧光，因此，此种情况下采用固定后细胞进行补偿效果更好。

（三）仪器性能监测

日常质控对于维持仪器性能的稳定非常关键。通常也包括设定激光延迟，和为使用此参数的仪器设置面积换算系数等的系统检查。如果手工进行此项工作非常耗时，但现在已有可快速进行日常质控的质控软件。另也可参考 http://www.bdbiosciences.com/documents/Establishing_Optimum_Baseline_PMT.pdf。

并非所有仪器都有自动质控软件可以重设激光延迟，厂商建议由工程师来进行调整。有些厂商使用远程控制系统采集仪器的质控数据传输至中枢服务器，并由产品专员检查和监测，然而这样并不安全可靠。

仪器性能监测应为时间纵向性：确保荧光和散射光强度不应受每天的漂移或硬件变化的影响。这需要跟踪监测散射光和荧光的标准平均值，并根据用户自己的标准或多中心合作单位的共同标准对 PMT 电压进行重设。通常用荧光微球设定标准平均值，此种荧光微球的散射光和荧光通道中都因包含不同的强度微球而有数个峰。因此，可以根据每天检测峰的荧光值与以前建立的标准平均值的一致性而对 PMT 电压进行微调。建议使用软件完成此项工作。

三、样本检测的质量控制

（一）确认存在异常的血液/淋巴系统细胞群

用于免疫分型的样本，如可能，应提供样本中异常细胞的数量和特性的信息，通常形态学检查有助于确认血液/淋巴系统肿瘤细胞的存在和数量信息。对于急性白血病和大多数淋巴瘤，异常细胞群较容易用散射光信号和特定抗原的表达来识别。流式细胞术表型和形态学检查的一致性是确保样本质量的重要的第一步。对于慢性白血病和增生不活跃的淋巴瘤，用光散射特性难以显示出异常细胞群体，这时形态学信息尤为重要。

（二）阴性对照（negative control）

试剂阴性对照（negative reagent control）用于评价由于自发荧光和一抗、二抗的非特异性结合而导致的背景荧光水平。抗体组合中不同亚型单抗的非特异性结合能力差异较

大,建议对每种亚型做阴性对照,评估 Fc 受体介导的非特异性结合(即便做了封闭措施)。要达到此目的,可有以下两种方法:

1. 分析结果时,以样本中阴性细胞群作为阴性试剂对照。

2. 使用各自的同种型阴性对照。

(同种型)阴性对照试剂的孵育等操作步骤应和检测组合中对应的抗体同时平行操作。间接标记法时,阴性对照的免疫球蛋白浓度应和其对应的一抗相同。直接标记法时,所使用的阴性对照与对应抗体所标记的荧光应相同,且建议两者荧光素和蛋白比例一致。不建议将不同免疫球蛋白亚型的阴性对照试剂混合在一起使用。

很多情况下,要找到合适的阴性对照试剂并不容易,不同的阴性对照试剂(即使是相同亚型)可能得到不同的染色强度。我们可以通过采用已知的靶细胞与同种型阴性对照和不与此靶细胞发生反应的单克隆抗体进行染色来进行评估。

另外,也可以对不同组合中相同荧光、相同亚型、反应模式互相排斥的抗体的染色情况进行比较,互为阴性对照。例如,分属于两个组合的 CD19 和 CD33 荧光抗体的亚型和荧光素都相同,分析髓细胞时,CD19 抗体可以作 CD33 抗体的阴性对照;反之,分析 B 细胞时,CD33 抗体可以作为 CD19 抗体的阴性对照。必须强调的是,如果没有合适的阴性对照,抗体的弱反应性结果不可作为肯定性解释的依据。

用于检测细胞表面免疫球蛋白的抗体大多是多克隆抗体,由于异质性大,试剂的标准化存在困难,所以有必要通过分析阴性质控来评估抗免疫球蛋白抗体的非特异性结合水平。有些厂商可能会制备配套的阴性对照试剂(经过滴定和吸收优化)。

由于抗免疫球蛋白抗体可能识别并结合细胞表面的亲细胞性免疫球蛋白,因此即使适合的阴性对照试剂显示未染色,仍可能存在较高水平的假阳性染色。

(三) 阳性对照

阳性对照用于确认目的细胞的制备有效,抗体及其染色过程有效。通常分为阳性试剂对照和过程对照两种情况。

1. 阳性试剂对照:实验室应该对抗体和已知靶细胞的反应性予以阶段性的确认。用于白血病/淋巴瘤免疫分型的抗体大多并不是肿瘤特异性的,通常也与正常白细胞发生反应。因此,这些抗体的反应性可以通过分析外周血白细胞或其他来源的阳性靶细胞(如冻存的淋巴组织细胞)来确认。另外,也可以在分析样本过程中观察抗体与肿瘤细胞或残留正常细胞的结合情况来确认抗体试剂的反应性。实验室内部应定期确认抗体试剂与已知反应性质控靶细胞的反应性。如果在两次确认期间阶段,实验室在一段时间内的检测工作中未遇到某指标阳性或者阴性细胞,需立即对抗体的反应性进行确认。

2. 过程对照:合适的过程对照可用于表明加入样本中的抗体在所采用的操作条件下可以正常工作。因此,应在每个抗体组合中使用对造血细胞具有广泛反应性的抗体,比如识别白细胞共同抗原 CD45 的抗体,或识别 HLA I 类抗原的抗体。这些抗体能够与样本中相应的细胞结合,可以说明实验过程有效。此方法的缺点是不能直接确认靶细胞和抗体的反应性。

个别情况下,可以采用正常外周血做平行染色作为过程对照。对于样本量大,且批内阳性、阴性对照能够说明抗体的反应性正常时,没有必要每天、甚至是每周进行。对于样本量很少的实验室,每次检测肿瘤样本时应做过程对照。用正常外周血制备的免疫荧光染色样本是用于确认仪器设置的最佳材料。此类样本同样可以用作过程对照样本,也可用于分析单克隆抗体的反应性。

四、数据分析

(一)目的

1. 特定细胞亚群的数据分析目的

(1)通过用于定义某特定细胞亚群的指标识别相应的细胞群体。

(2)对该群细胞及细分的亚群细胞进行计数(相对计数和绝对计数)。

2. 血液淋巴系统肿瘤的数据分析目的

(1)从正常细胞中识别异常的、可能是肿瘤性的细胞群体。

(2)描述异常细胞的特征(细胞大小以及抗原表达模式)。

(3)对异常和正常细胞群体进行计数。

与淋巴细胞亚群分析不同,很多抗体用于血液淋巴系统肿瘤时,弱阳性峰会与阴性峰有较大的重叠。分析这样的数据较为复杂,问题涉及样本的多个方面,如异常细胞的数量多少以及正常细胞是否与抗体结合。要做出准确的分析判断需依赖下列因素。

1)样本中异常细胞的数量。

2)异常细胞中抗原表达的异质性程度。

3)所测抗原的表达强度,所用荧光素、仪器性能以及染色条件。

4)根据散射光特性和荧光,从正常细胞中识别异常细胞的能力。

5)抗体组合设计的合理性,进行多参数分析时是否能有助于区分正常和异常细胞。

(二)识别并分析样本中的细胞群体

设门是数据分析中的关键步骤,包括在散射光和(或)荧光特性的基础上选定目标细胞群体。

对不同组织中异常细胞的识别主要基于对这些组织中正常细胞的散射光特性和抗体结合模式的具体认识。在每种组织或体液中,散射光信号可使具有相同表型的细胞形成清晰的集群,由此构成各组织或体液具有特征性的、相对恒定的图形。异常(肿瘤)细胞通常体积和形状不同于正常细胞,其存在会导致这些图形发生变化,或是在正常情况下很少或没有细胞出现的图形区域形成新的细胞集群。

在血液淋巴系统肿瘤中通常可以检测到一项或多项下述变化:

(1)肿瘤细胞的 FSC 和(或)SSC 不同于正常细胞。

(2)某一血液淋巴系统细胞亚群异常增多。

(3)稀有免疫表型细胞增多。

(4)出现正常抗原表达增多、表达减少或不表达的细胞。

（5）在外周部位存在未成熟免疫表型细胞。

（6）出现异常免疫表型（不见于正常细胞）的细胞。

1. 散射光图：通常，我们最初分析的图形是 FSC 与 SSC 双参数图。在这一图形中，可能只有单一细胞群体，有时可有多个细胞群体。对散射光图形中的任何可疑细胞群都应设门分析，或设多个门分析。应注意：来自同一样本的，经同样方法制备处理的不同样本管所获得的散射光图之间，细胞群分布模式和位置应具有很高的一致性；如果样本管散射光图之间有较大的差异，提示样本制备过程或仪器状态必定出现了问题，应寻找原因并予以解决。

2. 散射光与荧光图：在 FSC 与 SSC 双参数图中，有些病例存在不同细胞类型混合在一起而无法进行区分的情况，此时利用 FSC 与荧光或 SSC 与荧光双参数图可能得以有效区分。设门策略不是一成不变的，而应根据样本的特性而变化。以下列举的一些指标和散射光参数构成的双参数图有助于区分不同类型的血液淋巴系统细胞。

CD45：从淋巴细胞到红细胞显示从高到低的不同表达强度。

CD3 和/或 CD20：分别在 T 或 B 淋巴细胞上高度表达。

CD38 和/或 CD138：浆细胞高表达。

CD56：表达于一些大颗粒淋巴细胞和 NK 细胞。

CD14：表达于单核细胞。

CD15：高表达于成熟中性粒细胞和嗜酸性粒细胞。

CD71：高表达于早期红细胞。

应注意的是，这些指标也可表达于多种异常细胞。因此对于任何样本来说，不可认为具有上述特性的细胞都是正常的细胞。尽管如此，由于正常和异常细胞的抗原表达强度具有差异，用 FSC 和（或）SSC 与上述指标构成的双参数图还是有助于区分正常和异常细胞群的。

对于大细胞的成熟淋巴瘤，用 FSC 设门即可区分肿瘤细胞和正常细胞。除此以外，其他的设门策略包括用泛 B 抗体对 B 细胞进行设门，比如 CD20、CD22 或 CD19 与其他指标组合构成双参数图有助于区分肿瘤细胞。用 B 细胞指标结合抗 kappa 和抗 lambda 抗体对判定 B 细胞的克隆性十分重要。同样，可以用泛 T 细胞抗体（如 CD3 抗体）来定义 T 细胞性淋巴细胞增殖性疾病。当与正常细胞相比较，肿瘤细胞的这些抗原可能是弱表达或过表达，这一特性使得这些指标可用于选择异常细胞作进一步分析，此设门策略在只有部分肿瘤细胞或微量肿瘤细胞的病例中非常有效。

抗体荧光强度分析对于许多肿瘤的分类和结果解释来说是个重要的参数。然而，荧光强度精确检测技术目前尚未标准化。因此出于实际考虑，大多数情况下，肿瘤细胞的荧光强度可以通过与相同检测条件下正常细胞的荧光强度比较来描述。

3. 抗原表达水平的定量检测：除了检测特定抗原在肿瘤细胞上是否表达以外，抗原的表达水平或抗原表达强度的检测也具有诊断和预后意义，甚至对治疗方案的选择十分重要。因此，强烈建议在数据分析时记录每一个抗原的表达水平。可以用外部标准品，如用 MESF 校准的微球等可以精确地定量靶细胞群抗原表达水平,但这种检测方法昂贵而复杂,因此并非必须按此方法进行。我们对抗原的表达量的评估通常是根据细胞群在流式图中的位置而用弱、中等和强,或表达增加来表示。这种主观的评判方法受抗体所结合的荧光素、荧光检测器增益设置和细胞悬液的 pH 等因素影响。评估抗原表达水平的首选方法是与已知的正常造血细胞群作比较,这可以通过用同一台仪器来检测正常细胞样本进行比较,或通过与患者样本中自身所存在的正常细胞比较。这种方法可以适用于大多数抗原,比如,正常 T 细胞可用于定义 CD3、CD4 和 CD8 等抗原的正常表达或中等表达;正常 B 细胞可用于定义 CD19、CD20 和轻链的正常表达;正常中性粒细胞可用于定义 CD10、CD16 和 CD13 的正常表达。这种评价方法的优点是使得抗原定量在任何实验室都可进行,而且与所使用的荧光素、对荧光有影响的环境因素以及仪器荧光检测器的设置都无关。

(徐翀　朱宇清)

第三节　检验后过程质量管理

分析后质量控制主要包括系统性评审、规范格式和解释、授权发布、报告和数据的保存。

由于血液淋巴系统肿瘤的多样性和复杂性,免疫表型结果的解释和报告通常具有很大的挑战性。在结果解释过程中存在很多误读风险,而结果误读会给临床医师对患者做出的临床决断带来很大的影响。因此,强烈建议负责结果解释和报告的人员接受过充分的培训,精通流式细胞术,有直接分析 list-mode 文件的能力,并且在血液淋巴系统肿瘤免疫表型分析领域具有丰富的经验。为避免结果解释中导致误诊的潜在风险,此岗位人员应能充分了解实验室所有在用仪器的性能、所有在用的试剂、样本的处理以及质量控制程序。多数情况下,免疫表型结果的解释事实上需要综合患者的临床信息和形态学发现,因此免疫表型结果解释人员和负责形态学检查的人员(如果两者不是同一人)、患者床位负责人员之间的密切沟通可以提高流式细胞术免疫表型分析的准确性和效用。

随着免疫表型分析临床经验的积累,此项技术的应用也逐步广泛。现阶段,对贫血、白细胞减少、血小板减少、或白细胞增多患者采集骨髓和(或)外周血样本,送检免疫分型以分析血液淋巴系统肿瘤(如急性白血病、MDS、淋巴增殖性疾病或恶性浆细胞疾病)逐步成为常规检查。对有淋巴结病变或其他需鉴别诊断恶性淋巴瘤的淋巴结和结外组织活检也日渐常见。对怀疑淋巴增殖性疾病患者的体液(如胸腹腔液、腹膜腔液和脑脊液)也通常送检作诊断或对疾病进行分期。对于已经明确诊断为血液淋巴系统肿瘤的患者,随访样本用来监测疾病进展和(或)治疗前评估。最后,对于已经临床缓解的血液淋巴系统肿瘤患者,免疫分型可用来进行微小残留病(minimal residual disease,MRD)监测。很多情况下,流式细胞术检测 MRD 监测可以预示即将到来的复发。

免疫表型结果分析和解读时,主要通过对抗原表达异常的识别来帮助区分正常和肿瘤性细胞。但在分析和解释抗原表达方式的改变时,例如在髓系细胞的发育成熟抗原表达模式分析中,常会因下列因素而受到困扰:① 缺乏每天对流式细胞仪进行性能监测和检测条件标准化的环节和流程,难以将检测结果与以前的记录进行比较;② 分析的目标细胞群中混入其他系列来源的干扰细胞(如中性粒细胞设门区域混入了嗜酸性粒细胞或单核细胞,或者是原始细胞分析区域混入了嗜碱性粒细胞);③ 难以确定每一类型或每一发育阶段细胞的抗原表达的正常范围,因此也难以建立判断异常的标准;④ 难以识别各类骨髓造血前体细胞与各自相应的变异情况之间的偏离,如"核左移",成熟阻断,或骨髓样本被外周血稀释;⑤ 一些髓系抗原对抗凝剂、温度变化和样本未能及时处理比较敏感;⑥ 某些抗原(如 CD33)表达强度存在个体差异;⑦ 非肿瘤性疾病时(如生长因子刺激后或骨髓重建)抗原表达变化,例如骨髓重建时,中性粒细胞和单核细胞的某些亚群细胞会表达 CD56;细胞活化时,中性粒细胞 HLA-DR 和 CD64 表达增加。

上述问题的存在影响了流式细胞术免疫表型分析在髓系肿瘤诊断中的广泛使用。但以下提出的策略有助于解决以上部分问题:① 采用严格的质量控制和质量保证措施,以达到检测条件的标准化;② 收集细胞时获取 10 万个细胞以上,以有利于稀少小群体的识别;③ 采用多参数分析,有助于细胞群体的识别和区分,增强细胞成熟过程中抗原获得或抗原丢失的评估能力;④ 采用分群分析策略对细胞进行识别和区分,对细胞进行细分成群后进行分析;⑤ 比较不同细胞群体之间抗原表达强度的差异,比如采用单核细胞群的 CD33 表达作为内对照来评估原始细胞和中性粒细胞的 CD33 表达水平;⑥ 熟悉骨髓重建期间、生长因子刺激后和细胞未能及时检测时可能出现的抗原表达变化;⑦ 建立不同的免疫表型异常情况相对权重的记分系统。

近年来,出版了很多关于流式细胞术免疫表型结果分析的著作,有些书中对这个主题有很大篇幅的探讨。但在免疫表型结果的解释和报告中并不合适长篇大论,现将一些通用要求列出如下。

一、急性白血病

对于急性白血病的诊断和分型需要综合临床、形态学、免疫表型和分子遗传学的结果。在此过程中,流式细胞术免疫表型起到了积极作用,如:有助于对形态学有争议的病例的原始细胞精确定量(确保能达到诊断限);确定白血病细胞系列来源(如 B 淋巴细胞系、T 淋巴细胞系或髓细胞系);提供分化程度的信息;在某些情况下,根据免疫表型的特征预判可能的遗传学异常。初诊时较完整的免疫表型特征也有助于识别异常表型,可用于治疗后的 MRD 监测。

对于异质性样本(某些原始细胞数量不占优势的样本)的免疫表型进行准确分析的前提是精确设门。精确设门可以确保在不同检测管中对同样的细胞进行分析,使散射光特性重叠的无关细胞(如前体红细胞、淋巴细胞和单核细胞)不致影响对原始细胞的分析和解释。虽然急性白血病免疫表型的异质性要求我们在多参数图上必须针对各病例修正原始细胞的设门,但利用 CD45 与 SSC 双参数图可以很好解决其他单个核细胞对原始细群的污染。因此,在设计分析急性白血病的抗体组合时,每一检测管中都包括 CD45 会很有帮助。

　　免疫分型中使用到的很多指标在急性白血病时都并非特异,尤其是没有一个单独指标对 B - ALL 具有足够的特异性。例如,对 B 细胞系的确认需要多个指标联合判断:① CD19 强表达,并伴有 CD10、cCD79a 或 cCD22 中至少一个抗原的强表达;② 当 CD19 弱表达时,需伴有 CD10,cCD79a 或 cCD22 中至少两个抗原的强表达。在极个别情况下,CD19 阴性也可以指向 B 细胞系,但需要更多其他抗原,如 CD10、CD20、cCD22、CD34 和 cCD79a 的表达共同确认,因为 CD10 和 cCD79a 本身是缺乏特异性的。因此,在结果分析和解释时掌握以上原则可以减少因抗原跨系表达而导致的误判。另外,对于采用两步法进行免疫分型,尤其是使用抗体组合较少的实验室来说,应注意不要因 CD19 阴性而漏判 B - ALL。

　　报告中应包括样本中原始细胞的百分比,和对原始细胞群免疫表型的描述(适合时还应包括抗原表达强度)。比如:“样本中发现有比例占 80% 的 CD45 弱表达,低 SSC 的原始细胞群。此原始细胞群如下指标阳性,HLA - DR、CD10(强),干祖细胞抗原 CD34、B 系淋巴细胞抗原 CD19、CD20(弱,部分)、CD22(弱)。所有检测的髓系和 T 系淋巴细胞抗原都为阴性。”

　　另外,用百分比的形式报告阳性可能会引起歧义,如以下报告中:

　　HLA - DR…62%。这里 HLA - DR 的值为 62%,难以表达清楚究竟是表示 62% 的原始细胞为 HLA - DR 阳性,还是样本中仅包含 62% 的原始细胞、所有原始细胞都为 HLA - DR 阳性。因此,描述血液淋巴系统肿瘤时,一般不建议报告样本中每个抗原阳性百分比结果;如果需要报告抗原阳性百分比结果时,请注明此百分比结果的具体含义。

二、成熟淋巴系统肿瘤

　　不同类型的成熟白血病/淋巴瘤都表现出其独特的异常免疫表型特征(指纹),这有助于这些疾病类型的识别。通常,对于流式细胞术结果的解释需要结合形态学和细胞遗传学的结果。流式细胞术免疫分型结果可以帮助解决形态学鉴别诊断,对于某些类型的疾病,免疫分型可以为建立不依靠于形态学结果的诊断而建立标准。总之,形态学和免疫分型技术的结合可以大幅提高诊断的准确性,当流式细胞术检测实验室自身不开展形态学和细胞遗传学检测时,应采取一切可行的办法获得此样本相关信息。

三、结果报告

　　结果报告应不仅包含对结果的描述,而且也需为直接或非直接负责患者治疗的临床医师提供适当的信息。最终报告需包含以下信息。

(一)患者信息

　　患者的姓名、年龄、性别等信息,临床医师和医疗机构的信息,患者病史和临床体征信息,之前的治疗方法(如果与结果相关),假定诊断,以及申请流式细胞术分析的原因。如果必要,还可包含之前流式细胞术结果和其他实验室结果。

(二) 样本信息

样本的唯一识别号,样本来源和类型,还应包括采样时间和实验室接收时间。对于样本状况以及接收到的其他材料的描述等。

(三) 样本制备和染色

对细胞分离和纯化的简短描述,细胞数量和活力及染色情况也需注明。还需列出所使用的抗体组合。实验室内部需保存仪器质量控制的信息,技术操作人员的信息,抗体商品名,克隆和批号。

(四) 结果

如果检测到异常(肿瘤)细胞,应包含对异常细胞表型的总体描述,包括细胞大小、粒度(如可行),以及免疫表型。对于免疫表型,同时应注明相关抗原的荧光强度。对于某些病例,能够说明相关结果的具有代表性图形是很有帮助的。用抗体指标的阳性百分比形式难以详细描述异常细胞的免疫表型,且容易给报告接收者解读结果时带来歧义,因此除非在报告中明确定义抗体指标阳性百分比的含义,否则不建议用各抗体指标的阳性百分比来表示异常细胞。

报告中还应包括样本中异常(肿瘤)细胞所占的比例。适当时,还可包括 T 细胞中 CD4/CD8 比例或 B 细胞中 kappa/lambda 比例(有助于对克隆性的判别)。如果未检测到异常细胞,可考虑报告各类正常细胞的比例。

四、数据保存

因存在患者或其法律代理人对流式细胞术免疫表型分析的诊断持有疑义的可能性,实验室有义务对与报告结果有关的实验过程进行说明和证实。储存的数据和得到此数据所使用的方法都必须完整记录。

(一) 储存的信息

患者数据资料应包含得到检测结果所使用的所有参数。这些数据主要包括:

1. 前向角散射光。

2. 侧向角散射光。

3. 所有荧光参数。

这些数据都以 list-mode 格式保存。List-mode 数据无法弥补不当的仪器设置或不当样本制备所带来的影响。仪器条件设置和样本制备等信息都必须与仪器收集的 list-mode 数据一起保存。质量保证/质量控制数据记录应包括所有参数,分析门和分析结果以证明仪器和方法的性能。

(二) 数据保存的类型

1. 纸质硬拷贝:由于数据是以 list mode 方式储存,因此纸质硬拷贝用来作为数据的显示。所有数据图形,以及得到报告结果所用到的分析方式(例如,设门区域和分析时设立的阳性阈值)都应以图形的形式输出保存在纸质硬拷贝上。患者数据图形和对照硬拷贝上也必须具有样本的唯一识别号。

2. 文件存档：根据实验室特定的操作系统可有多种数据储存介质。

如果数据储存软件不支持保存相关的设门信息和分析过程，这些数据必须以纸质硬拷贝的形式保存（如采用不定形设门分析），或与实验记录一起保存（如采用直角设门和阳性阈值分析）。

3. 保存期限：患者数据应至少保存 2 年。如实验室参加 ISO 15189 认可，实验原始记录需至少保存一个评审周期（6 年）以上。达到保存期限后，实验室主任有责任决定是否继续保存或销毁记录。质量保证/质量控制数据必须至少保存 2 年。

（徐翀　朱宇清）

参 考 文 献

［1］ Clinical flow cytometric analysis of neoplastic hematolymphoid cells；approved guideline-second edition．CLSI document H43 - A2；2007［S］.［2007 - 4］. https：//clsi. org/standards/products/hematology/documents/h43/.

［2］ Johansson U，Bloxham D，Couzens S，et al. Guidelines on the use of multicolour flow cytometry in thediagnosis of haematological neoplasms［J］. Br J Haematol，2014，165(4)：455 - 488.

［3］ Davis BH，Dasqupta A，Kussick S，et al. Validation of cell-based fluorescence assays：practice guidelines from the ICSH and ICCS — part Ⅱ — preanalytical issues［J］. Cytometry B Clin Cytom，2013，84(5)：286 - 290.

［4］ Tanqri S，Vall H，Kaplan D，et al. Validation of Cell-based Fluorescence Assays：Practice Guidelines from the ICSH and ICCS — Part Ⅲ — Analytical Issues［J］. Cytometry B ClinCytom，2013，84(5)：291 - 308.

［5］ Barnett D，Louzao R，Gambell P，et al. Validation of Cell-based Fluorescence Assays：Practice Guidelines from the ICSH and ICCS — Part Ⅳ — Postanalytic Considerations［J］. Cytomitry B Clin Cytom，2013，84(5)：309 - 314.

［6］ Wood B. 9-color and 10-color flow cytometry in the clinical laboratory［J］. Arch Pathol Lab Med，2006，130(5)：680 - 690.

［7］ 中华医学会检验医学分会,卫生部临床检验中心,中华检验医学杂志编辑委员会. 流式细胞术临床应用的建议［J］. 中华检验医学杂志,2013,36(12)：1064 - 1073.

［8］ Medical laboratories — Particular requirements for quality and competence：ISO 15189：2012［S］.［2012 - 11］Medical laboratories — Particular requirements for quality and competence. https：//www. iso. org/standard/56115. html.

［9］ Plebani M. Errors in clinical laboratories or errors in laboratory medicine？［J］Clin Chem Lab Med，2006，44(6)：750 - 759.

［10］ Elghetany M T，Davis B H. Impact of preanalytical variables on granulocytic surface antigen expression：A review［J］. Cytometry B，2005，65B：1 - 5.

［11］ Kappelmayer J，Gratama J W，Karaszi E，et al. Flow cytometric detection of intracellular myeloperoxidase，CD3 and CD79a：interaction between monoclonal antibody clones，fluorochromes and sample preparation protocols［J］. J Immunol Methods，2000，242（1 - 2）：53 - 65.

［12］ Johansson U，Bloxham D，Couzens S，et al. Guidelines on the use of multicolour flow cytometry in the diagnosis of haematological neoplasms. British Committee for Standards in Haematology［J］. Br J Haematol，2014，165(4)：455 - 488.

［13］ Meinelt E，Reunanen M，Edinger M，et al. Standardizing application setup across multiple flow cytometers using BD FACSDiva™ version 6 software. BD Biosciences Technical bulletin.（2012）.

［14］ Nomura L，Maino V C，Maecker H T. Standardisation and optimization of multiparameter intracellular cytokine staining［J］. Cytometry A.，2008，73(11)：984 - 991.

［15］ Maecker H，Trotter J. Flow cytometry controls，instrument setup，and the determination of positivity［J］. Cytometry A，2006，69(9)：1037 - 1042.

［16］ Mahnke Y D，Roederer M. Optimizing a multi colour immunophenotyping assay［J］. Clin Lab Med，2007，27(3)：469 - 485.

［17］ Johansson U，Macey M. Tandem dyes：stability in cocktails and compensation considerations［J］. Cytometry B Clin Cytom，2014，86(3)：164 - 174.

［18］ DiGiuseppe J A，Cardinali J. Improved compensation of the fluorochrome AmCyan using cellular controls［J］. Cytometry B Clin Cytom，2011，80(3)：191 - 194.

［19］ Ratei R，Karawajew L，Lacombe F，et al. For the European Working Group of Clinical Cell Analysis（EWGCCA）TI. Normal lymphocytes from leukemic samples as an internal quality control for fluorescence intensity in immunophenotyping of acute leukemias［J］. Cytometry B Clin Cytom，2006，70(1)：1 - 9.

［20］ Borowitz M J，Bray R，Gascoyne R，et al. U. S. -Canadian consensus recommendations on the immunophenotypic analysis of hematologic neoplasia by flow cytometry：data analysis and interpretation［J］. Cytometry，1997，30(5)：236 - 244.

［21］ Perez-Andres M，Santiago M，Almeida J，et al. Immunophenotypic approach for the identification and characterization of clonal plasma cells from patients with monoclonal gammopathies［J］. J Biol Regulat Homeost Agents，2004，18(3 - 4)：392 - 398.

［22］ Clinical and Laboratory Standards Institute. Fluorescence Calibration and Quantitative Measurement of Fluorescence Intensity［S］. I/LA24，CLSI，2004.

［23］ Craig F E，Foon K A. Flow cytometric immunophenotyping for hematologic neoplasms［J］. Blood，2008，111(8)：3941 - 3967.

［24］ Borowitz M J，Béné M-C，Harris N L，et al. WHO classification of tumours of haematopoietic and lymphoid tissues［M］. Lyon：WHO Press，2008：150 - 155.

［25］ Ghodke K，Bibi A，Rabade N，et al. CD19 Negative Precursor B Acute Lymphoblastic Leukemia（B-ALL）— immunophenotypic challenges in diagnosis and monitoring：A study of three cases［J］. Cytometry Part B，2017，92(B)：315 - 318.

第二章

分子诊断新技术质量管理

第一节　高通量测序技术质量控制

高通量测序技术目前广泛应用于病原微生物检测、肿瘤、遗传性疾病及产前筛查与诊断等各个领域，其检测结果的准确可靠至关重要。

一、高通量测序在肿瘤诊治中的质量控制

（一）检测前遗传咨询

1. 知情同意

（1）遗传信息的特点：随着肿瘤分子生物学的不断发展，我们对癌症的遗传基础及其特点有了更深入的理解，比如乳腺癌、胃癌、肠癌、泌尿系统肿瘤等都带有遗传因素，这些高风险遗传的癌症已定位到致病的胚系突变（germline mutation）或体细胞突变（somatic mutation）。

在常规进行肿瘤高通量测序（NGS）时，由于 panel 中涉及大量的 DNA 标记，检测中往往会发现肿瘤体细胞突变之外遗传的信息；或进行胚系遗传检测时，都会涉及对于患者或亲属有解读意义的信息，并属于个人隐私范畴。因此，在进行肿瘤 NGS 检测前，我们有必要建立完整的流程，包括如基因检测送检前的程序等，在全面解读基因信息的同时，保护遗传数据信息安全。

（2）知情同意要点

1）肿瘤体细胞和胚系遗传检测前的评估：检测前专业人员应该对被检测者进行咨询评估，如患者的一级、二级亲属患病情况，检测的风险与受益预判，以及是否在相关诊疗指南中列为推荐项目。

如对于新确诊的卵巢癌患者，发病年龄在 40 岁及以下的乳腺癌患者，发病年龄在 60 岁及以下的三阴性乳腺癌患者等，存在携带遗传基因 BRCA1/2 的风险；《中国前列腺癌患者基因检测专家共识（2019 年版）》也推荐高风险及以上、晚期前列腺癌患者等进行必要的遗传评估和检测；对于常见的结直肠癌相关 Lynch 综合征更是有较为完整的评估

内容,总之进行遗传咨询是完善肿瘤诊治一个非常重要的环节。

经过评估后,只有获得知情同意后才能进行基因测试。其包含两个层面,知情权和同意权。知情权是临床医师对被检测者客观、全面地介绍检测项目的内容,还包括已知的技术优势和缺陷等。在此基础上患者进行自我选择和同意/拒绝检测。

专业咨询人员应该用通俗易懂的语言。应该根据被检测人的知识水平,进行相应的语言解释,目的是在检测前客观告知,不能夸大检测结果及其作用或用专业术语诱导患者。咨询人员应该尽量以面对面的方式沟通,保障信息有效传达,如果被检测人需要采取远程方式接受咨询,咨询员需要告知信息传达不清晰的风险。

在口头沟通的基础上,签署知情同意书是重要的一环。知情同意书的内容应该包含但不限于以下内容:① 该检测 PANEL 检测的目的和意义;② 可能的风险与受益;③ 该方法技术的局限性,如暂无明确意义突变基因的情况等;④ 对于常见的突变的后续医疗方案,遗传咨询人员需要提供国内外最新的诊疗方案和常规临床决策,如遇到乳腺癌 BRCA1/2 有害变异的 PARP 抑制剂治疗或有条件下的预防性干预手术。在没有临床干预措施的情况下,也需要与患者进行事前明确;⑤ 明确告知,如果不进行相关检测,对于目前的治疗有何影响。

2) 遗传信息披露:实验室检测审核者及临床医师应该对被检测者的肿瘤遗传异常、突变或异常表达结果及对家属的影响告诉或通知给被检测者、其合法监护人或其授权的委托人。检测结果应该结合临床专业、疾病特点和被检测者的临床诊疗具体情况进行解释和解读。

2. 高通量测序检验项目申请:检测项目的临床意义在于确定 NGS 检测肿瘤项目,根据不同肿瘤类型选择合适的基因 panel 测序,一般按其意义可分为:

(1) 伴随药物治疗:NGS 基因突变信息,用于临床靶点抑制剂(靶向药物)的使用决策参考,其检测范围应该纳入明确的、在临床可采取特定药物靶向治疗的靶点基因。这个特定癌症类型的"关键基因列表"需要特定肿瘤亚专科相关的临床和实验室多学科专家共同讨论后制定,在满足临床需求的同时达到最优化的实验设计。以肺癌为例无论国外 NCCN 还是国内临床诊疗规范都明确指出 EGFR、KRAS、ALK、ROS1、MET、RET、HER2、BRAF 突变等驱动基因的重要意义。这类可靶向的基因,也包括正在开展的任何期别(Ⅰ～Ⅲ期)临床试验中的药物相关靶点,或已经在开展的临床试验中作为入组条件的变异靶点,及在国内外指南中其他肿瘤适应证的药物靶点等。

(2) 分子分型/预测预后:NGS 测试项目如果是用于分子分型、疗效预测或预后判断则需要在验证后方可展开应用。如检测肿瘤突变负荷,则需要验证同实际免疫治疗疗效的关联性。

分子分型在临床实践中,可用于同个瘤种下的细化变异分类,也可以横跨不同的瘤种,存在共同的基因变异。所以衍生出了"同病异治"及"异病同治"的策略,这类分子分型的应用将逐步超越传统的病理组织形态学分型,助力肿瘤临床诊治走向个体化、精准化。

此外,多基因分子分型也可应用于药物临床试验入组,入组一种是"雨伞"设计类型,即针对单个瘤种的基于多个驱动基因分型及其靶向治疗,另一种则是"篮子"设计类型,是针对多个瘤种的类似驱动基因的治疗。

对于临床检测的方案,可以采用各瘤种特异性的 panel,也可以备有泛癌种的全面检测 panel,因实体瘤和血液肿瘤的变异谱方面的差异较大,因此,在大而全的 panel 中对实体瘤和血液肿瘤应该分别设计。总之,检测前需要明确 NGS 的项目目的,明确检测哪些基因、相应基因的受检区域等。

(3)检测项目的技术方案:确定在明确了检测基因 panel 后,同时注意的地方包括平台类别、靶区域富集方法、文库构建及扩增效率、测序数据量、生物信息学分析流程等。在临床干预之前,对于特定突变位点的 NGS 检测结果在低质量数据条件下可采用其他方法进行结果验证。检测实验室的专家也应与肿瘤患者的主诊医生进行充分沟通,让临床医生了解特定 NGS 测试项目的技术内容。

(4)检测项目的申请:临床医师结合患者的确诊癌症类型和分期、临床症状,合理选择适合患者的检测 panel。在送检样本前,临床医师需要规范填写检测申请单。临床用于肿瘤高通量测序检测的申请单也通常采用有医疗文书的检验申请单和电子检验申请单,申请单均应当包含足够的信息,且填写规范。① 患者基本信息包括患者的姓名、性别、年龄、住院号、就诊科室,有条件的医院尽量使用条码或其他唯一标识;② 患者临床信息需要明确患者的临床肿瘤诊断类型,包括是原发灶还是转移灶,癌症分期情况,以及标明肿瘤组织含量,是否含有对照样本检测、是否重新送样等,这有利于医技科室判断样本的大致情况;③ 样本的信息包括样本编号、样本采集日期和时间、实验室接受样本的日期和时间;对于样本的类型,可以在申请单上提供常见样本类型的选择,肿瘤样本需要明确是静脉血、胸水、穿刺活检、手术石蜡标本或新鲜组织标本等类型,如为其他样本类型,应具体说明;④ 申请的检测项目和目的需要勾选送检的肿瘤检测 panel,明确用于的癌症类型和检测基因大小。检测项目也需要标明是 DNA 或 RNA 检测。选择什么样的检测项目由临床医师的检测目的决定;⑤ 申请信息经授权有资格开具申请单的临床医师的签名、申请时间等,如为外送样本,还应当注明送检机构的基本信息,包括名称、联系人、联系方式等。

3. 样本管理及采集转运

(1)样本入库,管理规范:经知情同意书,在检测申请单上准确填写检测相关信息,核对信息并签字确认后进行样本采集。

肿瘤高通量测序的样本主要来源于新鲜组织样本(手术和活检穿刺),福尔马林固定的石蜡包埋(FFPE)样本,外周血(用于作为胚系 DNA 对照或 ctDNA 检测)以及其他体液样本,比如胸水,脑脊液等。

样本登记过程中每个标本在 NGS 分析中应有条形码或二维码等作为唯一性标识以区分不同患者或者同一患者不同组织、不同病灶、不同时期的样本。

1)新鲜组织样本(手术或活检穿刺):肿瘤新鲜冷冻材料可提取出最高品质的 DNA、RNA。在手术现场取样的情况也比较多,但需要在显微镜下确认肿瘤细胞含量。周围炎

肿瘤突变基因检测申请单(样板)

检测编号　送检次数

受检者姓名	XXX	年龄	XXX
采样时间	XXX	寄样时间	XXX
送检医院	XXX	送检医生	XXX
送检科室	XXX	患者住院号	XXX
是否原发灶	□是 □否	取样部位	XXX
是否重送样	□是 □否	原样品编号	XXX
患者临床诊断	XXX	癌症分期	XXX

送检材料
　　□静脉血(CF 管)＿＿＿ml ＿＿＿＿＿管
　　□静脉血(EDTA 抗凝管)＿＿ml ＿＿＿＿管
　　□胸水全液 ＿＿＿＿ml ＿＿＿＿＿管
　　□粗针穿刺新鲜组织＿＿＿＿＿条
　　□口腔拭子＿＿＿＿＿支
　　□HE 染色玻片＿＿＿＿＿张

　　□手术切除标本石蜡切片＿＿＿＿张
　　□小活检标本石蜡切片＿＿＿＿张
　　□胸水沉渣石蜡包埋切片＿＿＿＿张
　　□石蜡切片白片＿＿＿＿张
　　□新鲜组织块 ＿＿＿＿mg
　　□肿瘤组织含量＿＿＿＿
　　□是否含对照样本＿＿＿＿

送检项目　肿瘤类型

　　□panel 名称 DNARNAXXX 基因
　　□panel 名称 DNARNAXXX 基因

送检目的　□指导靶向/免疫治疗 □分子分型 □预测预后 □其他

其他情况说明;送检医师签字:

症严重的肿瘤、黏液产生过高的肿瘤、病变中心广泛纤维化的肿瘤细胞不能采集,以免产生假阴性结果。切割后取其中一半,并利用另一半切面制作组织标本,然后进行确认。

凡是涉及形态学的标本,应在显微镜下评估肿瘤细胞的含量,充分记录各类形态学恶性细胞的含量比例。评估记录还应包括样本收集和处理方法。肿瘤细胞比例低的标本必要时应采用包括显微切割在内的富集肿瘤细胞的方法,提高肿瘤细胞比例。可采用冷冻切片染色或 FFPE 切片染色评估样本中的肿瘤细胞含量。一般情况下,适合于 NGS 检测的组织标本肿瘤含量建议应达到 20％以上。如果肿瘤细胞占比较低,患者知情后依然愿意进行 NGS 检测,应尽量采用显微切割技术富集肿瘤细胞,或增加 NGS 的测序数据量以提高测序覆盖深度,并在报告中提示样本局限性。组织样本抽提获得的 DNA 量应达到 50 ng 以上用于 NGS 检测。

2) 血液样本:血液样本主要有两类用途,一类是离心后取上清用于抽提 cfDNA(游离 DNA),另一类是分离白细胞后提取基因组 DNA 作为正常细胞对照。血液样本采集,通常采用抗凝管(紫色盖)或 Streck 保存管,通常采集 8～10 ml,如作为胚系对照仅需 2 ml。

用于提取基因组对照 DNA 的血液样本采集后,可 4℃冷藏,冷藏保存不超过 3 d。样本采集后用条形码、二维码进行标记或标签记录样本信息。

3) 胸腹水样本:胸腹水等样本中的肿瘤细胞用于基因检测时,必须确认肿瘤细胞含量,穿刺获得胸腹水样本完成细胞病理检查之后,剩余液体冷藏/冷冻保存,也可在含有细胞成分的离心沉淀中加入含有蛋白质变性剂的缓冲液(AL 缓冲液,Qiagen 公司)等室温保存。

（2）样本采集及转运规范

1）样本采集前注意事项及准备工作：样本质量对检测结果和分析至关重要，病理医师需要对可评估的样本进一步明确病理诊断，判断良恶性，并评价有无出血、坏死和不利于核酸检测的前处理（例如含 HCl 脱钙液处理）、病变细胞（如肿瘤细胞）的总量和比例，避免假阴性。组织标本中肿瘤细胞含量建议达到 20％以上，低于此标准可富集后检测。

NGS 检测实验室应对不同类型的样本有采集及处理 SOP 指导。对于不同的样本（FFPE 组织、体液、血液等）实验室应有不同的样本运送 SOP，物流环节（含冷链运输）应有相关运送记录，确保样本运送安全、无污染、无降解。

2）样本采集流程

a. 石蜡切片：10％中性福尔马林固定手术切除样本，按病理学操作规范进行取材。制作石蜡切片时，切取 5 片连续切片，其中 1 片进行 HE 染色，确认肿瘤细胞的含量。在高灵敏度检测方法中，可考虑使用活检标本。DNA 容易受固定的影响，长时间（1 周以上）浸泡在福尔马林中的样本的 DNA 会被片段化，不能检出突变。活检材料的固定时间一般是 24 h，对于穿刺等活检样本，固定时间控制在 6～24 h 为佳。石蜡切片样本采集最好采用一次性材料，不用处理便可直接使用；制备不同患者病理切片样本时，需更换新刀片，并清除操作器皿上先前样本的残留；采集中要特别注意防止污染，防止混入操作者的毛发、表皮细胞、痰液等；如使用玻璃器皿，必须经高压灭菌，以使可能存在的 DNase 失活；如提取 RNA 样品，必须采用 RNase 抑制剂措施和无 RNase 材料。

b. 手术和活检的新鲜组织：手术切除的组织样本理想的保存方法是迅速置于液氮中，可保存于液氮罐或−80℃冰箱，该过程应在手术离体后 30 min 内完成，以防止 RNA 等核酸降解；或保存在样本保护剂中，尽早转移到−80℃冰箱保存或尽快提取 DNA 或RNA 等所需核酸样本。由于组织样本通常需先进行病理学分析，在分析完成后应尽早将组织样本置于稳定剂中，避免核酸降解。手术或穿刺组织也可以保存于特定的保存液中常温保存，手术样本一般保留黄豆粒大小（≥50 mg），穿刺样本 1～2 条，全部浸没于保存液中。冷冻样本需干冰运输，保存液中保存的样本可以 6～25℃转运。

c. 血浆样本：循环 DNA（circulating free DNA 或 cell free DNA，cfDNA）是存在于血浆中的游离 DNA，其中肿瘤来源的 DNA，即循环肿瘤 DNA（circulating tumor DNA，ctDNA）占血浆游离 DNA 的比例在不同肿瘤及病例中相差悬殊（0.01％～93％）。

采集外周血提取血浆游离 DNA 进行检测，取样时应采用一次性的含乙二胺四乙酸（EDTA）的抗凝真空采血管，采集 8～10 ml 全血，冷藏运输，2 h 内分离血浆，提取游离DNA，保存于−80℃冰箱中，并避免反复冻融。如外周血需长时间运输，建议用商品化的游离 DNA 样本专用保存管（如 Streck 管），在常温条件下，ctDNA 在全血中可稳定保存3～7 d。由于血细胞基因组 DNA 的潜在大量释放会极大地稀释血浆游离肿瘤 DNA 的浓度，经肉眼观察却认为溶血的样本不适用于对游离肿瘤 DNA 的 NGS 检测。当怀疑血浆游离 DNA 受到血细胞基因组 DNA 污染时，可考虑采用核酸片段大小分布分析来判断污染是否存在,从而判断样本是否适用于 NGS 检测。

3) 建立样本拒收标准。组织样本:周围炎症严重的肿瘤、黏液产生过高的肿瘤、病变中心广泛纤维化或坏死的肿瘤细胞不能采集,以免产生假阴性结果,血液样本如出现凝血或溶血现象,样本无法用于核酸提取,应重新联系患者抽血。包装破损、标签辨识不清或与记录信息不符的样本不可使用。

4) 样本采集后标识及转运原则上按照《个体化医学检测质量保证指南》要求进行。

NGS 实验室应建立详细的样本运送标准操作规程(SOP),对临床医生提供样本采集手册,要求物流人员填写相关运送记录表,确保运送过程中样本的安全性和过程的可控性。

对于不同的样本(FFPE 组织、体液、血液等)实验室应有不同的样本运送 SOP,物流环节(含冷链运输)应有相关运送记录。确保样本运送安全、无污染、无降解。

需要转送的样本:用于 RNA 检测的样本,如果未经稳定化处理,则必须速冻后放在干冰中运送。

经过适当稳定化处理的样本可在常温下运送,如 Streck 管保存的全血样本,用于 DNA 扩增检测的 EDTA 抗凝全血样本及用于 RNA 扩增检测的经稳定化处理的样本。

(3) 样本预处理、核酸提取和测序前质控

1) 样本预处理:开展 NGS 检测前应进行 HE 染色评估肿瘤细胞的含量。肿瘤细胞占比要求≥20%。为保证 FFPE 标本 DNA 提取的成功率,应尽可能送检 1 年以内的蜡块或 6 周以内的石蜡切片,切片厚度 4~5 μm(防脱玻片);手术样本(大样本):≥5 张;穿刺样本(小样本):10 张以上。血液样本无凝血、溶血现象。

2) 核酸提取:针对不同的样本类型,需选用不同的 DNA 或提取方法和试剂。原则上优先采用由国家药品监督管理局(National Medical Products Administration, NMPA)批准上市的试剂盒进行基因组 DNA 提取。提取 DNA 后的剩余样本一般建议长期保存或保留至产生报告结果时按流程销毁。

3) 测序前 DNA 质控:提取的核酸质量是 NGS 检测成功的关键因素,在制备文库前应采用多种方法对核酸质量评估,包括纯度、浓度和完整性分析。需要根据不同的样本类型制定相应的 SOP 用以鉴定核酸的纯度、浓度、完整性或降解程度等。应明确接受和拒绝的标准。

组织 DNA 样本应进行核酸完整性分析,以判断 DNA 质量。血浆游离 DNA 样本应进行片段长度分布分析,以判断是否存在血细胞基因组 DNA 的污染。RNA 要判断其是否降解。

在进行浓度和纯度测定时,可采用 Nanodrop 和 Qubit 等仪器。可采用琼脂糖凝胶电泳或 2100 生物分析仪等方法对片段化程度进行评估。

(二) 高通量测序检测中质量控制

1. 扩增子方案文库构建:扩增子捕获测序技术是一种靶向富集测序技术,利用高度

特异性寡核苷酸库对目标区域进行多重 PCR 扩增,形成高度富集的文库,将 PCR 产物纯化后再进行接头连接,形成可供上机测序的文库的方法。扩增子捕获技术可兼容多种样本类型,可同时分析上千个靶点,仅需少量的上样样本即可实现目标区域的稳定准确富集,特异性、准确性和均一性均较高,尤其适用于小基因 Panel 的检测。

(1)引物设计:首先需要考虑以下因素:检验项目的目的,样本类型、检测的突变类型、靶区域序列特点、临床意义等。对于引物对本身,需要考虑成对引物的退火温度、引物间是否可能形成二聚体、引物特异性及位置是否明确。

研究人员可选择在 Illumina DesignStudio 平台上完成靶向目标区域的引物对设计,该平台可以为标准 DNA、福尔马林固定石蜡包埋(FFPE)组织和循环系统游离 DNA(cfDNA)样本类型设计定制 panel。每个引物池可以设计多达 3 072 个扩增子,整个 panel可设计多达 12 288 个扩增子。用户通过上传目标区域文件,选择参考基因组和样本类型、pool 数量等基本参数,即可快速轻松定制 panel。

除此以外,Illumina 公司还提供了一系列预设引物对即用型 panel,如针对肿瘤多基因检测的 AmpliSeq for Illumina Comprehensive Cancer Panel、针对肿瘤热点突变的AmpliSeq for Illumina Cancer Hotspot Panel v2、以及针对肿瘤-免疫系统相关作用基因检测的 AmpliSeq for Illumina Immune Response Panel 等。

(2)文库制备:扩增子捕获技术文库构建流程相对较为简单,主要步骤包括:多重PCR 扩增目标区域及引物消化、接头连接、文库质检、上机测序(图 3-2-1)。如果是对RNA 的测序,需要在多重 PCR 步骤前将其反转录成 cDNA。

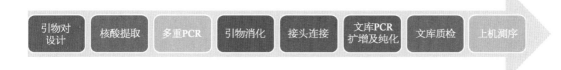

图 3-2-1　扩增子捕获技术文库构建流程

(3)多重 PCR 扩增目标区域及引物消化提取的核酸质量是 NGS 检测成功的关键因素,应采用多种方式对从样本中提取的核酸进行浓度、纯度、片段大小等分析。其中 DNA的量应满足实验室检测方法的最低要求,DNA 片段和纯度要求根据样本类型而有所不同。

对于新鲜组织、细胞样本提取的人基因组 DNA,可采用超微量分光光度计检测其浓度及纯度,片段分析可采用琼脂糖凝胶电泳法检测。

对于 FFPE 样本提取的人基因组 DNA,由于核酸降解导致的增色效应,可能导致微量分光光度计检测结果有偏差,可采用 Qubit 荧光定量计对浓度进行检测。DNA 量较大时可采用琼脂糖凝胶电泳进行片段分析,DNA 量较低时建议采用 Agilent 2100 等微流控毛细管电泳系统检测。

对于血浆等体液中样本提取的 cfDNA,由于浓度一般较低,建议采用 Qubit 荧光定量计及 Agilent 2100 等微流控毛细管电泳系统检测其浓度和片段,cfDNA 片段主峰一般为 140～170 bp。

应根据不同的样本类型制定本实验室的 SOP 用以鉴定核酸的浓度、纯度和片段大小等,明确可接受进行后续检测和停止检测的标准。

(4)文库扩增和纯化文库扩增时应严格按照产品说明书进行 PCR 循环数的设定,一般 PCR 循环数与建库起始输入的核酸总量相关,过少的循环数可能会导致获得的文库浓度不足,而过高的循环数可能会导致重复 reads 增加,重复(duplication)率上升。

纯化过程中,由于低温会降低磁珠与核酸的结合能力,应在使用前将磁珠溶液平衡至室温,进行磁珠纯化过程中应避免吸到磁珠,导致文库产量损失。

(5)文库质检在文库构建过程中,应对文库产出的产量及文库片段大小进行分析,这两个指标受样本起始量、扩增子长度、接头及 Index 长度、PCR 扩增效率及循环数等因素的影响,确定文库浓度可采用荧光定量 PCR、Qubit 荧光定量计等方法。分析文库片段大小可采用安捷伦 Bioanalyzer 2100 微流控毛细管分析系统等仪器。

以 AmpliseqForIlluminaFocusPanel 为例,高质量 DNA 以 10 ng 为起始量的情况下,DNA 文库浓度一般在 13～51 ng/μl,DNA 文库片段大小一般在 197～277 bp 左右(图 3-2-2)。

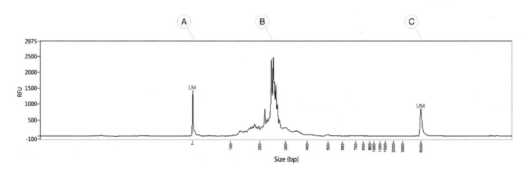

A　Lower marker
B　Expected RNA libraries
C　Upper marker

图 3-2-2　AmpliseqForIlluminaFocusPanelDNA 文库片段分布

确定文库浓度及片段大小均符合要求后,方可进行后续上机测序实验。实验室应在此过程中建立质量标准,确定文库上机浓度,片段大小,并形成 SOP 文件。

(6)上机测序:NGS 测序平台应首选国家药品监督管理局(NMPA)认可产品,并根据选择的测序平台,对实验室空间、环境(洁净度、温湿度、海拔、气压)、电力、网络、配套设备与耗材等进行安装前准备,并由专业的工程师进行安装。

在上机操作过程中,上机操作前需要对测序文库进行定量,并稀释至对应的上机浓度范围,保证测序的"簇"(cluster)不会太密集或者太稀疏。一次上机可产生大量数据,因此需要对多个洗脱文库进行混合。由于每个文库在文库构建环节已经加入不同的标签,在数据分析过程中可以通过识别不同的标签将数据划分到不同的文库。

实验室可以根据自己的检测项目制定流程测序的质量标准,并且所有性能指标均在相同的测序质量标准下进行评价。下机数据出具质控指标需要包括:测序数据量、符合要求质量值的百分比(Q30 百分比)、整体错误率(mismatch)、GC 偏倚等。生信分析后还可以得到每个样本质量指标,主要包括:最低测序深度、平均测序深度、覆盖均一性、比对至靶区域的 read 百分比等。此外还应注意根据 CAGC 建议,临床肿瘤组织样本 NGS 检测数据中有效深度应达 500 X 以上,血浆游离 DNA 标本的 NGS 有效测序深度达到 1 000 X 以上。

说明:应在 80% 以上的目标捕获区域达到这个深度,而非所有区域的平均,否则在区域间覆盖度波动较大的情况下会有大量区域出现覆盖度不足的情况(二代测序技术在肿瘤精准医学诊断中的应用专家共识)。

2. 捕获方案文库构建与上机测序

(1)捕获方案文库构建:杂交捕获富集方法使用序列特异性捕获探针,与基因组中的特定区域互补。探针是基于溶液的生物素化寡核苷酸序列设计,用于杂交和捕获设计中的目标区域。捕获探针比 PCR 引物要长得多,因此可以容忍探针结合位点存在一些不匹配,而不干扰到目标区域的杂交。这避免基于扩增法等位基因丢失的问题。由于探针通常与包含在更大 DNA 片段中的靶区杂交,因此靶侧的区域也被分离并测序。与基于扩增子方法相比,杂交捕获法能够检测可能不容易用特定探针捕获的相邻区域。然而,杂交捕获法也可能抓取不感兴趣的相邻区域。因此,如果非目标测序的捕获测序,则会降低目标区域的总体覆盖率。此外,在有重排的情况下,分离的邻近区域也可能来自预定或预测目标的基因组远端区域。通过剪切和其他片段化方法获得片段大小将对分析结果产生很大影响。较短的片段较比较长的片段具有更高的特异性,因为它们包含较低比例的非目标序列。

目前商用的杂交捕获技术包括安捷伦 SureSelect(安捷伦技术公司)、Nimblegen(Roche)和 Illumina TruSeq 和 Nextera Flex 系列捕获方法(Illumina)等。定制 panel 可以用来检测基因组较大的目标区域(通常是几个到上万个基因)。一旦确定了感兴趣区域,目标区域的大小将决定捕获每个特定区域所需的探针数量。对于难以富集的区域,可以增加探针密度。目前市场上也有针对肿瘤基因定制好的 Panel,如 TruSight Oncology 500(Illumina),针对 523 个肿瘤基因 Panel,进行全景变异分析。

(2)DNA 文库片段化和连接,富集、扩增、捕获用于杂交捕获富集样本制备的一般步骤包括,初始 DNA 片段化,随后进行末端修复、A-碱基添加和序列接头连接,然后进行 PCR 扩增和纯化。接下来,NGS 文库与特定的生物素标记的寡核苷酸捕获探针杂交,探针杂交捕获之后,进行富集后的 PCR 扩增和纯化。

由于剪切的随机性,单个捕获片段的大小和核苷酸含量会有所不同。从捕获片段读取的结果序列将包含唯一的起止位置,一旦它们与引用序列对齐,能够从数据集中识别和删除 PCR 重复序列,从而能够更准确地确定覆盖深度和变异频率。

Nextera Flex for Enrichment(Illumina)采用了杂交捕获改进方法,使用创新的富集连接微珠的转座子组(eBLT)技术和简化的单一杂交步骤,节约整个文库构建时间。

(3) 文库质控实验室需要对文库质量和浓度进行定量标准化,建议每个实验室必须验证一种适合其需要的文库定量方法。必须测量文库的片段大小,以确保它们在合适的范围内。应保证其稳定性,尽量减少引物二聚体、接头二聚体。准确的文库定量是获得最佳 NGS 数据的关键。载量过低或使用片段大小范围不合适的文库会导致覆盖率和读取深度降低。相反,载量过高会导致流动单元或磁珠饱和,并导致测序质量下降或运行失败。定量 PCR 分析是一种相对准确的定量方法,它使用接头序列特有的引物,只有具有接头的序列才会被扩增并包含在定量检测中。数字 PCR 检测也针对接头序列提供了一种替代方法,通过提供绝对定量,提高了准确性。

Illumina 公司的 TruSight Oncology 500 采用基于磁珠饱和的原理,将构建好的文库浓度均一化,来保证文库产量的一致性和稳定性,简化了整个定量流程。

(4) 上机测序参考本节《扩增子方案文库构建》部分。

(三) 高通量测序检测后质量控制

临床肿瘤学的生物信息分析一般包括单碱基位点变异(SNV)、插入缺失(Indels,<20 bp)、基因融合(fusion)、拷贝数变异(CNV,>1 kb)、结构变异(SV)等。完整的分析流程包括原始下机测序数据的质量评估、低质量测序数据的去除、参考基因组序列比对、PCR 冗余的去除、插入或缺失位置的局部重比对、碱基质量得分的重校正、突变位点的检测和注释以及注释后的位点过滤等。针对 1 Mb 及以上规模的基因组区域,比如外显子或者一些包含基因个数相对较多的肿瘤大 panel 的临床研究,一般还需要增加 TMB(Tumor Mutation Burden)和 MSI(Micro-SatelliteInstability)等具有重要临床意义的生物标记物(biomarker)的计算。

1. 数据质控:下机的原始数据文件首先需要经过格式转化生成 FASTQ 格式的原始数据,然后通过诸如 FastQC、MultiQC 等的质量控制软件对原始数据进行测序质量评估。得到初始评估后,再根据具体的项目要求,通过数据预处理软件,比如 Trimmomatic、FASTX - Toolkit、fastp 等,对原始 FASTQ 数据的行质量控制相关的预处理。常见的 NGS 质量控制预处理可以包含下述步骤,所列具体过滤条件为供参考的常用过滤条件。

(1) 滤除 reads 中 N 碱基占比达到 10% 及以上的 reads。

(2) 滤除质量值(Q 值)低于 5 的碱基占比达到 50% 及以上的 reads。

(3) 滤除整条序列碱基平均质量值低于 15 的 reads。

(4) 数据质控后滤除长度<50 bp 的 reads。

通常情况下,在原始数据质控这个步骤需要考虑测序质量、平均测序深度等因素。一般要求测序下机数据达到 Q30 的碱基数占全部下机数据的 80% 及以上。去冗余后的临床组织样本的 NGS 检测数据有效深度建议达到 500 X(最低深度建议至少为

200 X)，血液肿瘤 DNA 样本（circulating tumor DNA，ctDNA）的去冗余 NGS 测序深度建议达到 1 000 X 以上。根据不同产品的靶向区域设计，一般至少应在 95％ 及以上的目标捕获区域达到相应的最低测序深度。对于 ctDNA 样本的低频体系突变的检测，建议使用单分子标签（unique molecular identifier，UMI）辅助进行测序错误纠正和去冗余。常用的可以用于提取原始数据中 UMI 信息的生物信息学工具有 UMI-tools、ConsensusCruncher、fastp、fgbio 和 DRAGENBio－IT 平台等。为了达到最佳的纠错和去冗余效果，建议采用双端固定序列的 UMI 标签且每一侧的 UMI 序列长度不小于 6 bp。去冗余前的 ctDNA 样本的原始测序深度一般要求控制在 10 000 X～35 000 X 之间（表 3－2－1）。

表 3－2－1　常用的质量控制和数据预处理软件

名　　称	网　站　链　接	功能分类
FastQC MultiQC	http://www.bioinformatics.babraham.ac.uk/projects/fastqc/ https://multiqc.info/	数据质控
Trimmomatic fastp FASTX－Toolkit	http://www.usadellab.org/cms/?page=trimmomatic https://github.com/OpenGene/fastp http://hannonlab.cshl.edu/fastx_toolkit/	预处理
UMI-tools ConsensusCruncher fgbio DRAGENBio－IT	https://github.com/CGATOxford/UMI-tools https://github.com/pughlab/ConsensusCruncher https://github.com/fulcrumgenomics/fgbio https://support.illumina.com/sequencing/sequencing_software/ dragen-bio-it-platform.html	UMI 提取

2. 序列比对：数据质控后，DNA 数据常规采用 BWA 等分析软件，而 RNA 数据常规采用具备可变剪切识别模式的比对软件如 TopHat、STAR 等进行与参考基因组序列的比对。常用参考基因组序列为 GRCh37/hg19 或者 GRCh38/hg38，前者的注释信息更为完备而后者具有更丰富全面的序列信息，可以根据项目要求选择相应参考基因组。序列比对的过程也可以考虑使用基于 GPU 或者 FPGA 加速的分析流程进行提速，尤其对数据量较大的 ctDNA 样本的处理而言，为了达到更短的周转周期，一般会选择进行加速的分析方案（表 3－2－2）。

表 3－2－2　常用的序列比对软件

名　　称	网　站　链　接	功能分类
BWA TopHat STAR	http://bio-bwa.sourceforge.net http://ccb.jhu.edu/software/tophat/index.shtml https://github.com/alexdobin/STAR	序列比对
ABRA2 SRMA	https://github.com/mozack/abra2 https://doi.org/srma.sourceforge.net	局部重比对
Picard	http://broadinstitute.github.io/picard/	去冗余

DNA 和 RNA 的序列比对部分需要关注的质控项目可以参考表 3－2－3，具体的筛选阈值则应该参考实际项目要求、行业共识等共同确定。

表 3-2-3 序列比对质控项目一览表

DNA 或者 RNA 指标	质 控 要 求
原始数据量	因检测项目而异
测序碱基质量＞30(％)	＞80％
质控后数据量	因检测项目而异
捕获效率(％)	因检测项目而异
比对率(％)	因检测项目而异
插入片段大小	70～200 bp
原始测序深度	因检测项目而异
去冗余后测序深度	因检测项目而异
靶向区域中位深度	因检测项目而异
靶向区域平均深度	因检测项目而异
UMI 平均家族大小	因检测项目而异
样本污染程度评分	因检测项目而异

3. 肿瘤纯度：适合 NGS 检测的组织标本中肿瘤细胞含量建议应达到 20％以上。如果肿瘤细胞占比较低，患者在知情情况下，仍愿意进行 NGS 检测，可通过增加测序数据量以提高测序覆盖度，并在报告中提示局限性。此外鉴于肿瘤纯度在 CNV 检测中的重要性，当切片镜检预估的肿瘤纯度不可获得的情况下，也可以选择基于单碱基变异的生物信息分析结果预估肿瘤纯度，可以使用的工具有 TPS(https：//bitbucket. org/loka/tpes. git)等。

4. 体系变异检测：目前用于临床肿瘤体系变异检测的样本类型主要分为三种模式：肿瘤与正常对照组织(tumor-normal)、单独的肿瘤组织样本(tumor only)，以及血液游离 ctDNA 样本。在临床意义非常明确的少数癌基因，比如非小细胞肺癌中的 ALK，EGFR，ROS1 等，进行体系变异分析的时候，可以选择直接检测肿瘤样本而无须设置白细胞对照。但对于涵盖基因数更多的肿瘤大 panel 或者全外显子检测，尤其是对非血液肿瘤的患者而言，设立其自身的外周血白细胞作为正常对照可以大大降低生物信息学分析的复杂程度。在正常对照样本不可获得的情况下，也可以选用建立人群和多样本基线的方式对单独的肿瘤样本进行数据分析。ctDNA 样本在体系变异检出的过程中需要对 UMI 分子标签进行处理，以便检出更低频的突变。常见的肿瘤组织样本的体系变异检出下限在 5％左右，常见的 ctDNA 样本的体系突变检出下限在 0.5％左右，热点区域由于覆盖深度更深，相应的检出下限也可以根据情况达到更低。针对不同样本类型和不同的文库设计，需要选取符合样本特性的生信软件搭建定制化分析流程，下表罗列了目前较为常用的一些体系变异检测工具(表 3-2-4)。

表 3-2-4 体细胞变异检测常用分析软件

分 析 算 法	软 件 名 称	应 用 场 景
启发式算法	VarScan2，qSNP，Shimmer，RADIA，SOAPsnv，VarDict	
合并基因型分析	SomaticSniper，FaSD-somatic，SAMtools，Seurat，CaVEMan	
等位基因频率	deepSNV，Strelka2，MuTect	Tumor-normal
单倍型分析	Platypus，HapMuC，LocHap，FreeBayes，MuTect2	
机器学习	MutationSeq，SomaticSeq，SNooPer，BAYSIC	

（续表）

分析算法	软件名称	应用场景
	ISOWN，Pisces，VarDict，MuTect	Tumor only
	BreakDancer，CNVkit，Delly，CoNIFER	CNV
	VarDict，VarScan2，SNPiR	RNA
	DeepSNVMiner，MAGERI，smCounter，QDNA-seq，BIC-seq2，UMI-tools，MAGERI	UMI
	GeneFuse，FACTERA	DNA fusion
	STAR-Fusion，Salmon	RNA fusion
	BreakDancer，Lumpy，Pindel，Delly，Manta	SV

5. 变异检测位点过滤：变异检测后一般需要进一步对初始的变异检测位点列表进行过滤，常用的过滤条件有：该位点的覆盖深度；支持变异的 reads 的数目；链偏移性严重程度（这一条可能不适用于基于 PCR 引物扩增子方法构建的文库）；位点的变异检测质量等。CNV 的检测主要包含扩增（gain）与缺失（loss）两部分，一般对于扩增建议设置的阈值 3～8 之间。

6. 识别体细胞与遗传性突变位点：一般而言，tumor-normal 模式可以更加准确区分遗传性突变（germline）与体细胞突变（somatic）以及杂合性缺失变异（loss of heterozygosity，LOH）。但是这个模式同样具有其局限性，比如无法应用于血液肿瘤患者、测序深度不够的对照样本无法很好地去除遗传性突变、测序深度足够的对照样本则会增加整体检测时间和成本等。Tumor-only 模式下对于遗传性和体系突变位点的区分更多的是：① 基于相关的知识库查询，如 COSMIC、dbSNP 等数据库对于变异位点的标签注释；② 基于机器学习等先进的算法对位点类别进行判断，如 SGZ 等生信软件；③ 基于突变位点本身的频率，样本中检测频率接近 50％或 100％的位点一般可以作为遗传性突变。无论是正常样本还是肿瘤样本，常见的 germline 位点一般突变频率都应集中在 50％与 100％附近。据统计，一般肿瘤样本中 46％的 germline 位点的突变频率位于 40％～60％之间，35％的 germline 位点的突变频率大于 95％，另有 19％的 germline 位点突变频率可能不在这个范围内。因此在体细胞与遗传性突变鉴定的时候位点突变频率也可以作为一个考虑的因素。

7. 点突变：在变异检测分析之前，应对常见的具有临床意义的变异位点建立相关的候选数据库。突变位点的收集可参考：Gene Drug Knowledge database（GDKD）、Clinical Interpretation of Variants in Cancer database（CIViC）、Tumor Alterations Relevant for Genomics-driven Therapy data-base（TARGET）、Catalogue of Somatic Mutations in Cancer（COSMIC）等数据库。在变异检测过程中，一般对热点变异和常规位点采用不同的过滤策略，例如 MSK-IMPACT 所选的过滤策略如下：DP（Depth）≥20，AD（Allele Depth）≥8，VAF（Variant Allele Frequency）≥2％（热点突变）；DP≥20，AD≥10，VAF≥5％（常规位点）。

8. 人群频率数据库：常用的人群频率数据库包括 1000G、ExAC、gnomAD 等。对于临床意义未明的位点（variants of uncertain significance，VUS）可以选择 SIFT、Polyphen2、CADD、FATHMM、MutationAssessor 等软件进行进一步功能分析。通常情况下，人群频率小于 1%～5% 的变异位点会被保留用于后续变异解读，此外某些特定类型的变异，比如无义突变、移码突变、经典剪接位点 ±1 或 2 点突变、起始密码子变异、单个或多个外显子缺失等也可考虑。

9. 肿瘤突变负荷 TMB：肿瘤突变负荷（tumor mutation burden，TMB）是指肿瘤细胞基因组中，所评估基因的外显子编码区每兆碱基中发生置换和插入/缺失突变的总数。在外显子测序以及基因组覆盖范围超过 1 Mb 的肿瘤大 panel 检测中一般都需要计算 TMB。不同的癌种的 TMB 的高中低阈值不同，实际出具报告需要根据产品本身特性和所检测癌种特性综合评估确定阈值。目前常见的 TMB 阈值划分范围一般为：TMB-high（$\geqslant$20 mutations/Mb），TMB-medium（<20 mutations/Mb and$\geqslant$10 mutations/Mb）and TMB-low（<10 mutations/Mb）。在肿瘤组织样本中计算 TMB 的方法和过滤条件并不统一，这里我们罗列了 FoundationOne CDx（F1CDx）所使用的方法以供参考，步骤如下：

（1）识别癌症基因（oncogenes）与抑癌基因（TSG，suppressor genes）可参考 OncoKB 以及 COSMIC 等数据库。位于抑癌基因的变异检测位点不应考虑在内。

（2）为防止样本带来的噪声影响，建议考虑同义突变。

（3）去掉常规热点突变，不考虑在内。

（4）去掉人群频率数据库中>1% 的位点。

（5）针对 VAF 频率高于 50% 的位点，如果去掉该部分位点后 TMB 仍>20，可以保留这些位点，否则可以考虑去除这些位点。

（6）TMB 对应的变异位点数，需要最后再除以编码区域（coding region）大小，编码区域要求覆盖度>50 X 的区域。

10. 微卫星不稳定性 MSI：微卫星（micro satellite）是指细胞基因组中以少数几个核苷酸（多为 1～6 个）为单位串联重复的 DNA 序列，又称短串联重复（short tandem repeat，STR）。微卫星不稳定性（micro satellite Instability，MSI）是由 DNA 错配修复（mismatch repair，MMR）蛋白功能缺陷导致，这一分子特征在部分癌种，比如结直肠癌和子宫内膜癌等相关实体瘤中具有重要的临床意义。微卫星高度不稳定性（MSI-high，MSI-H）在不同癌种中的发生率存在较大差异，目前已知 MSI-H 发生率较高的实体瘤包括子宫内膜癌（20%～30%）、胃癌（15%～20%）和结直肠癌（12%～15%，其中 Ⅳ 期结直肠癌 4%～5%）等。基于 NGS 的 MSI 检测原理一般考虑微卫星位点重复序列长度变化而确定其不稳定性。MSIsensor 与 MANTIS 是目前比较通用的计算 MSI 的生信分析工具，常用的区分 MSI-H 和 MSI-L 的阈值为 20% 左右，也可以根据实际项目进行调整。

11. 分析流程的性能验证：需采用适量例数已知阳性标准的标准品，对 NGS 数据分流流程的准确性和稳定性进行验证。所选标准品应该包含不同丰度以及不同种类的变异。特别是在增加检测基因的内容以及生信流程版本变动时都需验证分析工具的可靠性。分析工具的能力验证应有详细的内部软件验证记录。

12. 数据存储：分析数据的保存应采用通用的 FASTQ、BAM、VCF 等格式，便于数据交换以及实验室间评价。同时注意保存完整的日志，便于区别流程版本信息、追溯异常结果来源及分析原始数据向诊断报告生产的可重复性。诊断实验室应按照相关规定长期保存相关的数据集（一般至少 15 年）。

13. 报告解读与遗传咨询：经过 NGS 多步骤的检测和分析方法，产生最终报告的内容较多。但需要遵循首页结果简明明确、附录解释清楚充分的原则。检测结果以纸质版检测报告呈现，有条件的检测实验室可以利用电子版的形式，并建立网络查询系统，送检医生通过输入患者信息进行结果查询。

检测报告的基本信息应包括：患者信息、样本情况（采集、送检及检测时间、样本类型、临床信息等）。

检测内容部分应包括：检测项目、检测方法、检测可能的局限性等，详细的可附在附录部分。

检测结果部分应包括：突变结果、质控结果、结果的临床意义、用药建议等，具有临床靶向意义的检测结果及其参数应该优先报告，如 EGFR L858R 突变、突变位点占比等信息。

检测人员与报告审核人员签字，审核者对检验报告的质量负责。

肿瘤突变基因检测报告单（样板）

基本信息
姓名	性别	样本单号	申请单号	样本类型
年龄	患者 ID	送检时间	取材部位	报告时间
病理诊断	临床信息	其他		

检测内容
检测项目、检测方法、检测可能的局限性等

检测结果
变异结果	临床指导意义	质控结果	其他		

附录
变异解读	核酸质量	文库质量	测序质量	检测方法与局限性	参考文献

14. 检测后基因咨询：实验室应有提供检测后基因结果咨询的人员，能提供成熟的结果解释流程。报告单上提供结果咨询的实验室人员联系方式和途径，专业的咨询服务人员应与相应临床医师建立通畅的沟通途径，方便为患者反馈检测和临床判读的综合意见。

15. 样本（及核酸）保留与处理：检测完毕的肿瘤样本，在报告发出无异后应尽可能较长期保存。检测实验室应制定样本储存制度，明确对样本的储存时效、条件、负责制度等。做好样本的标识，保存好样本的原始标码，建立配套的存放信息查询和管理制度。

样本的处理要符合《医疗废物管理条例》《医疗卫生机构医疗废物管理办法》及各地的相关要求。

16. 新颖突变/融合的发现与报告：在 2017 年，美国临床协会及病理协会联合发表了肿瘤变异的解读报告标准指南，其中，把肿瘤 NGS 检测的变异类型分为大四类。第一类为明确临床意义的变异,可通过指南/共识中的治疗方案规范治疗,证据等级分为 Level A 和 B。第二类为潜在临床意义的变异信息,可在跨适应证药物或临床前药物中存有获益,证据等级分为 Level C 和 D。第三类为临床意义未名的新颖变异,其变异类型为见于通用人群数据库,也未见明确的肿瘤相关性。第四类为良性/可能变异。

检测实验室在采用大而全的全景变异 panel 检测肿瘤时,可能会遇到第三类结果,即检出新颖变异/融合。这类变异在人群数据库如千人基因数据库、Exome Variant Servier 或 Exome Aggregation Consortium 数据库中都不存在。而这类变异却要引起我们的注意和探讨,往往会有新颖的发现。标明变异是错义突变还是无义突变,是移码突变还是框内缺失抑或重复。如果是新颖融合,需要查阅融合的 partner 对象的关联文献,另外相关基因的主要功能,如抑癌基因或癌基因应该要明确。有条件下可通过计算机模拟预测突变蛋白的结构功能来作为参考,如有相关查阅的参考文献也应该明确给出。

（徐佳佳 彭婷婷 张巍）

二、高通量测序遗传病检测质量控制

(一) 检测前质量控制

1. 患者信息收集质量控制:临床上通常采取访谈模式,了解患者的背景信息。全面、详细、准确地采集病史,对于遗传病高通量测序报告结果的准确性至关重要。进行遗传病检测前应收集的患者信息包括:

(1) 基本信息:姓名,性别,年龄,居住地,联系方式等。

(2) 病历记录:记录患者就诊的主诉,主诉往往反映患者最主要的表型,便于实验室提取信息,后续的生信分析和解读都将基于患者的表型进行;其次还应包括患者的发病年龄,主要/伴随症状及其进展情况,临床诊疗过程和治疗效果,以及既往病史,既往的辅助检查结果(基因、生化、病理及影像学等),输血史,移植史等。

(3) 家族史和接触史:了解患者家族内部有无相同或类似表型的亲属,若存在家族史可收集信息绘制系谱图(家系图);此外还应了解患者的过敏史,有毒有害物质接触史,女性的月经史等,若主诉为生殖生育相关,需了解其孕产史和有无近亲婚配等情况。

(4) 查体:由专业医师根据患者主诉对患者进行查体的结果,包含身高/长,体重,头围等基本参数。建议参照在线人类孟德尔遗传数据库(Online Mendelian Inheritance in Man,OMIM)疾病条目中临床体征摘要的顺序进行,按照中文人类表型标准术语(Chinese Human Phenotype Ontology,CHPO)词条进行描述。

2. 检测方案质量控制:临床上有多种基因检测手段,使用高通量测序进行检测的优势在于:能够覆盖更多的检测基因;能够检测不同的变异类型,如单碱基突变(single nucleotide variants,SNV),小片段插入或缺失(InDel)和拷贝数变异(copy number variation,CNV)等。不同的高通量测序项目针对的疾病类型和检测范围均不相同。开展高通量测序的医学实验室应与临床医生合作,对受检者症状和疾病进行分析,结合既往检测结果,确定适合的检测策略。

3. 知情同意:在进行检测前,受检者需完成签署知情同意和检测申请单。知情同意书是受检者在送检医师的指导下,同遗传检测实验室或基因检测机构签署的。在样本检测前,应保证受检者充分享有了知情同意权。

(1)向受检者介绍可选择的高通量测序检测项目、样本类型、家族成员检测对象选择的优先顺序。有多个检测项目或多种检测技术可供选择时,需告知受检者各检测项目的优势和局限性,让受检者根据需要和个人意愿做出选择。

(2)告知受检者预期的检测结果及其意义,解答有关检测结果可靠性、可能风险及对受检者的益处(如生育指导、预防指导和治疗指导)等信息;同时,应告知检测可能没有结果,需要后续进行其他检测或对数据进行再分析。

(3)告知次要和意外发现的选择知晓权,解释其定义和临床意义,协助受检者根据其个人意愿进行选择。

(4)告知其检测结果有在隐去个人信息的情况下,作为数据参与科研的可能,让受检者根据个人意愿进行选择。

4. 检测申请单:检测申请单是医学实验室获得患者信息的主要途径,对于患者症状的准确和充分的描述,对于二代测序报告解读结果的准确性至关重要。所以,医学实验室在设计检测申请单的时候,应充分考虑所需信息的完整性。一般检测申请单应包含患者信息(具体见"患者信息收集质量控制");由于在结果解读时可能需要二次收集患者信息,所以检测申请单应包含送检医师的姓名和联系方式。

(二)样本管理及采集转运

1. 样本入库,管理规范:签知情同意书,在检测申请单上准确填写检测相关信息,核对信息并签字确认后进行样本采集。

若为孕期产前检查,应留意采样时间及采样方式,早孕期通过绒毛穿刺术于绒毛膜取材、中孕期通过羊水穿刺术抽取羊水、中晚孕期行脐血管穿刺术抽取脐静脉血。

(1)血液(静脉血、脐血)样本:全血采集 $0.5\sim2$ ml 至 EDTA 抗凝管中,轻轻上下颠倒 $8\sim10$ 次,混匀,4℃冷藏,3 d 内完成 DNA 抽提;血浆采集适用 5 ml 肝素钠抗凝管,采血完毕颠倒混匀后静置,防止溶血。抗凝后于 2 h 内分离血浆,3 500 r/min 离心 5 min,用加样器吸取血浆,吸取过程在无菌条件下操作。

脐带血穿刺在 16 周~分娩,最佳时段 24~28 周,抽取量在 $3\sim5$ ml。4℃冷藏,并于 3 d 内寄往检测机构抽提 DNA。

取样完成贴上专有条码信息,用于后续检测。检测后余留样本于-80℃长期保存。

(2)组织(绒毛膜、流产物、新鲜组织)样本:绒毛穿刺取样在孕 9~11 周,经宫颈或经腹吸取 20 mg 左右的绒毛组织。穿刺过程动作轻柔,穿刺部位在胎盘绒毛叶,抽吸次数不宜过多。

流产物或组织标本可能有脐带、绒毛、停育胚或皮肤等新鲜组织,可用生理盐水清洗,取 5~10 mg 脐带、皮肤、羊水绒毛或其他新鲜组织样本,置于液氮中 0.5 h 或置于细胞保存液中 2 h。组织取材需在无菌条件下进行。-20℃保存,建议 1 周内寄往检测实验室。

检测完余留样本－80℃长期保存。一般不建议接收采用福尔马林(FFPE)固定处理过的样本,除非有相应的DNA抽提试剂盒应对特殊需求样本。

(3)羊水样本:基于羊水内富含不同类型胎儿脱落细胞,在孕16～22周时,通过超声引导,经腹抽取10～20 ml的羊水,抽出的羊水样本应留意外观是否有明显血性污染,胎粪污染等,做好标注,立即送检。若不能立即送检,应放在4℃冰箱内保存,但不得超过24 h。

羊水样本抽提DNA可选用未培养羊水,特点是避免培养等待的时间,但需注意母源DNA污染,对进行DNA抽提的羊水品质要求较高;也可选用培养后羊水细胞,特点是培养后细胞量大,获取的DNA纯度及总量提高。建议有条件的实验室－80℃长期保存未培养羊水及培养羊水细胞。

(4)其他:唾液或口腔拭子,或常用于新生儿采血的血斑干血片,可常温保存,参考表3-2-5。

2. 样本采集及转运规范

(1)在样本采集前,应向受检者或其监护人介绍检测知情同意书的条款,指导其签署。帮助/指导受检者或其监护人填写检测申请单,核对基本信息是否一致,检查受检者是否按照医嘱准备,并解释操作目的以获得配合。

检测前应收集尽可能详细的表型信息。包括临床症状、体征、实验室检查、病理检查和影像学及其他检查结果等。家族史信息收集建议达到三代或三代以上,对于家族史阳性的,应详细记录每个患者的表型信息,包括发病年龄、轻重程度等。

(2)样本采集过程:采集样本时,在采集管上标注唯一的条码以示区分,并标明受检者姓名、年龄、检测项目等基本信息,需与检测申请单一致。若无标准条码,也建议采集前仔细核对受检者编号及身份信息,并扫描相关资料存档。在物流环节需要相关记录,确保样本完整性、无污染。

临床样本采集应按实验室要求,鉴于其特殊性和珍贵性,对不同的样本应采取不同的要求和标准来采集含基因组DNA的生物样本,包括但不限于全血、组织、培养的细胞、唾液、羊水等。详见表3-2-5。

表3-2-5 不同类型样本采集、运输及存储参考

样本类型	静脉血/脐血	DNA	组织/流产物	干血片	唾液/咽拭子
采集	采集0.5～2 ml静脉血/脐血至EDTA抗凝管中,轻轻上下颠倒8～10次,混匀	取500 ng左右的DNA于EB管中,体积不少于20 μl,浓度不小于25 ng/μl DNA片段主带应完整且大于23 kb	取5～10 mg脐带、皮肤、羊水绒毛或其他新鲜组织样本,置于液氮中0.5 h或置于细胞保存液中	将全血滴在专用滤纸片上,干燥后得到2～4个直径超过8 mm的干血斑	采集唾液或使用口腔拭子(2个)收集口腔黏膜细胞,放置于含保存液的试管中
采集后至运送前保存条件	4℃冷藏,3 d内寄送,3 d以上建议－20℃冷冻保存	4℃冷藏,3 d内寄送,3 d以上建议－20℃冷冻保存	－20℃,有细胞保存液1周内寄送。无细胞保存液建议24 h寄出	常温密封保存	常温

（续表）

样本类型	静脉血/脐血	DNA	组织/流产物	干血片	唾液/咽拭子
运输时长	36 h	36 h	24~36 h	5 d	7 d
运输条件	常温(4℃冷藏)；干冰运输(－20℃冷冻)	常温(4℃冷藏)；干冰运输(－20℃冷冻)	冰袋运输(有细胞保存液)；干冰运输(无细胞保存液)	常温	常温
实验室存储条件	4℃冷藏,3 d内完成DNA抽提；3 d以上或抽提余留样本保存于－80℃	4℃冷藏,3 d内完成检测实验；3 d以上或余留样本保存于－80℃	－80℃储存	4℃冷藏,3 d内完成DNA抽提；3 d以上或抽提余留样本保存于－80℃	常温

（3）样本拒收标准

1）若受检者信息识别或标本识别有问题,样本容器上未贴标签,或标签与检验申请单不符。

2）样本外漏、容器破损或明显受到污染。

3）明确不合格标本类型,如凝血、溶血、抗凝剂使用不当的标本及冷冻后标本。

4）运送延迟,未按规定保存标本或容器不适当、标本量不足。

若标本对临床很重要或不可替代,仍要求实验室进行标本检测时,应在报告中说明情况,并在解释结果时给出风险提示。

（4）样本采集后标识及转运:实验室的样本接收人负责检查样本类型、样本完整性、样本数量是否符合检测要求,并核对寄送样本与检测申请单信息是否一致。若发现信息不完整,及时沟通并更新信息。样本接收人员需将样本以临床信息通过双人核查的形式录入系统存档。建议采用一对一生成检测实验室内部编号,以保证在检测过程中确保受检者的隐私。

样本在实验室内部的转运,需保证标签的一致性和可溯源性,采取可识别的标号,同时反映样本的不同状态,如原始采样、抽提DNA、DNA建库中间产物、建库终产物等。建议实验室制定各自对应的SOP,以确保样本转运的准确性和可靠性。同时应做好纸质或电子交接记录,以便有据可查。

检测余留样本需由实验室依据不同类型样本的保存条件及物流条件寄回医院长期保存(建议至少保存2年)。对于不需返还处理的样本,可根据送检知情同意书约定内容进行处置。

（三）样本预处理、核酸提取和测序前质控

1. 样本预处理:对于符合样本采集及接收标准的样本,根据不同样本类型(例如外周血/脐血,组织,产前羊水/绒毛样本等)建立标准的预处理操作流程,以便提取符合质量要求的核酸。

对于血液样本注意抗凝处理,加入细胞裂解液后需保证血液中细胞裂解充分,无明显片状沉淀存在。用传统氯仿抽提、离心柱法或磁珠法抽提符合标准的核酸。

对于羊水样本，由于胎儿羊水培养中存在胎儿羊水细胞贴壁生长，而母体细胞在培养过程不会贴壁生长的特性。故可利用此特性获得无母源污染的胎儿细胞。在进行羊水细胞培养过程中，可以使用羊水细胞转瓶培养法收集所需的胎儿羊水细胞并进行羊水中胎儿DNA的提取。

对于唾液及其他组织样本，同样需保证细胞充分裂解，沉淀去除杂质污染，再进行DNA的抽提。

2. 核酸提取：作为实验室二代测序流程的第一步，抽提得到的核酸质量将直接影响后续文库构建实验的成败和测序数据的质量。

目前提取DNA的方法繁多，物理方法（研磨法、玻璃珠法、超声波法），化学方法（碱裂解法、异硫氰酸胍法），生物方法（酶法），主要原理大致相同，先用蛋白酶和裂解液把DNA释放出来，用无水乙醇沉淀DNA，再用载体吸附DNA，经过纯化得到溶解的DNA。整个过程需注意防止样本污染，包括环境与样本之间，以及样本与样本之间的污染，确保检测结果的准确性。

3. 测序前DNA质控：对于二代测序检测流程，抽提核酸的质量控制是顺利完成检测的关键性步骤。这里需要从核酸的定量及定性两个层面考虑。定量分析包括浓度、体积和总量；定性分析包括DNA纯度和完整性的判断。DNA的A_{260}/A_{280}值应在$1.6\sim2.2$之间，琼脂糖凝胶电泳或全自动生物分析仪2100的结果DNA主带明显，无显著降解，无明显的蛋白质、多糖和RNA污染。

实验室应制定不同样本类型及其提取的基因组DNA的质量要求及接受和拒绝的标准，并对每个样本进行监测和记录。涉及样本的采集、接收和保存，基因组DNA的浓度、纯度和总量等，产前样本建议使用荧光定量PCR等技术进行短串联重复序列（STR）分析以排除母源DNA污染。

（四）高通量测序遗传病检测中质量控制

不同的遗传病由于遗传物质的缺陷不同，采用的检测技术可能不同，在实际使用过程中应充分考虑到各技术的优势和互补性，合理选择适宜的检测方法。遗传病检测中常用的技术方法有染色体核型分析、FISH、CMA、MLPA、Sanger测序、NGS。

NGS在遗传病检测领域的技术路线分为靶向测序和全基因组测序两种。靶向测序指对某一类疾病（或表型）已知的致病基因及相关联的基因进行NGS检测，主要包括基于多重PCR的扩增子捕获方法和基于探针杂交的捕获方法。WGS（全基因组测序）对受检者基因组中的全部DNA序列进行检测，不仅覆盖了几乎全部基因的外显子序列，也覆盖了内含子序列和基因间序列。

在实际使用过程中可依据患者具体情况选择合适的NGS检测策略，比如，当患者表型明确，临床诊断高度怀疑是某种或某些疾病时，常采用基于扩增子的靶向测序方法（Panel检测），当Panel检测阴性，或是临床表型复杂、诊断不明，或患者处于不明原因危急重症状态，诊断时间窗口较小时，可考虑进行较大范围的WES甚至WGS检测。

本部分内容分别针对上述两种不同的技术路线的三种方法在检测中的质控过程进行描述。

1. 基于扩增子的靶向测序

（1）扩增子方案基于扩增子的靶向文库构建方法，使用高度特异的寡核苷酸库将目标区域扩增放大并纯化后，连接接头构建形成文库，可使研究人员一次对 26～1 536 个靶点进行测序，此方法需要较少的核酸 input，当靶向基因数较少时，扩增子的文库具有较高的质量，因此该方法比较适用于小基因 panel 的检测，基于扩增子的测序文库构建流程一般包括如下几步（图 3-2-3）。

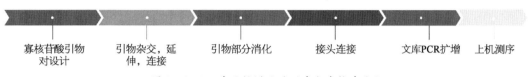

| 寡核苷酸引物对设计 | 引物杂交，延伸，连接 | 引物部分消化 | 接头连接 | 文库PCR扩增 | 上机测序 |

图 3-2-3　基于扩增子的测序文库构建流程

（2）目标区域的扩增和 Index 连接：扩增子的方法主要通过多重 PCR 进行目标区域的捕获。在进行 PCR 之前需对输入的核酸进行浓度和纯度的测定。浓度测定一般以荧光法为主，比如 Qubit。与传统的紫外分光光度计相比，荧光法可以实现高灵敏性、高特异性及高精确度测量的检测。核酸的纯度主要用 A260/A280。核酸的质控和输入量严格按照每个产品的说明书标准进行。

（3）文库的扩增和纯化：文库扩增时应严格按照产品说明书进行 PCR 循环数的设定，一般 PCR 循环数与 input 的核酸总量相关，过少的循环数可能会导致获得的文库浓度不足，而过高的循环数可能会引起更高的 Duplicate 率。

纯化过程中一般应将纯化磁珠提前放到室温，且推荐采用磁力较好的磁力架。在纯化或洗脱过程中应注意尽量不要吸取磁珠。

（4）文库质控：对构建好的文库进行质控时，需要根据不同项目的要求来监控文库的浓度和总量、产物片段长度及分布、阴阳性对照的文库质检情况比对，并制定接受或拒绝的标准，以判断建库的成功与否。文库质控的具体标准需根据不同检测流程制定特异性的参考标准。建议文库制备的实验中间产物 4℃ 保存不超过 1 个月。

对于构建好的文库需检测片段长度及分布，常用的检测方法包括：毛细管电泳、生物分析仪 2100 等，基于扩增子的靶向测序文库片段参考示例如图 3-2-4 所示，片段分布集中且无引物二聚体等杂峰污染，具体片段大小据设计 amplicon 的长度而异。文库浓度及总量的测定常采用 Qubit 等基于荧光定量的方法。

（5）上机测序及质控二代测序仪平台应首选国家药品监督管理局（NMPA）认可产品，目前市场上的测序仪主要包括 illumina、Thermo Fisher 及华大制造等厂商。根据不同的应用场景配置不同通量的测序平台，测序时应根据具体实验方案及样本所需数据量确定对应的解决方案，保证临床遗传病的测序数据量及质量满足检测需求。对实验室空间，环境（洁净度、温湿度、海拔、气压），电力，网络，配套设备与耗材等进行安装前准备，并

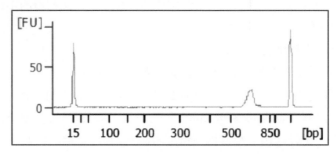

图 3 - 2 - 4　基于扩增子的靶向测序文库片段

由专业的工程师进行安装。

实验室应制定每批次检测和每样本检测的分析中质量控制参数及标准。每批次质控参数包括簇密度、碱基质量、总 reads 数和无法分配给任何样本的 reads 比例等。同时,实验室可考虑在每批次检测中通过增加外部质控品,如无模板的质控、阳性质控、阴性质控与临床样本同时检测,以监测实验室日常检测的重复性和检测的有效性。

每个样本的测序数据质控的参考标准可以基于单碱基质量评估指数(Q30),同时保证文库 reads 重复值百分比控制在一定范围,靶向扩增的目标区域的平均深度应根据检测策略对基因变异判定所需的数据深度需求而定。

2. 基于探针杂交捕获的靶向测序

(1) 捕获方案:基于杂交捕获的靶向文库策略比较适合于目标区域相对较大的应用,比如外显子组测序或者医学外显子组测序。

外显子组(人类基因组的蛋白编码区域)代表不到 2% 的人类基因组,却包含 85% 的已知致病变异,这使得全外显子组测序成为全基因组测序的经济替代。对于不明原因遗传病适合在更大范围内进行遗传变异的搜索,外显子组测序不失为一种高性价比的方法。它只对基因组的编码区域进行测序。

以 Illumina 公司的 WES(全外显子组测序)和 CinicalWES(医学外显子组测序)为例。这三种 panel 均基于 Nextera DNA flex for Enrichment 为文库构建方法为基础配合不同的探针而实现不同的靶区域捕获,WES 覆盖全部的外显子区域,Illumina 公司医学外显子组测序 panel 分为两种,Trusight One 或者 Trusight One Expanded,分别包含了 4 800 多个和 6 700 多个临床表型相关的基因。

杂交捕获的建库一般分为如下几大部分:DNA 片段化及 Index 连接、杂交前文库质控、杂交捕获、文库扩增与纯化、文库质控、上机测序。

(2) DNA 文库片段化和 Index 连接与扩增子方法不同的是以探针杂交为捕获方式的建库方法需要通过机械或者酶切的方式将 gDNA 片段化成所需的大小。核酸的纯度和质量同样会影响片段化的效果或者整个文库构建的效率,因此应按照说明书进行核酸的质控,比如 260/280 在 1.8~2.0,260/230 在 2.0~2.2(具体标准参见特定的产品说明书)。并确认使用的试剂是否在正确的储存条件下保存。

（3）杂交前文库的质控：此过程主要对文库的片段化过程进行质控，并同时为探针杂交做准备。同样包括文库的定量，定量方法首推基于荧光的方法，片段化分析并非每个产品都必须（可依照产品说明书）。

定量之后按照要求输入足够的文库进行杂交。输入量不足或者过高都有可能影响杂交效率。

（4）杂交捕获和文库的富集及纯化杂交捕获既可以以单个样本为一个捕获体系，也可以将多个样本进行混合后同时进行捕获，捕获时应按照产品要求加入适量的待捕获文库。

杂交温度、洗脱试剂的温度等对于捕获效率有较大影响，此时应严格按照说明书要求设定环境、试剂以及杂交温度。一般不同的产品会对应不同的杂交温度，不合适的温度会引起非特异性的结合。

杂交时间的控制，通常杂交时间会控制在 24 h 或者 16 h 之内，杂交过久同样会导致非特异性的结果，而杂交时间不足则会导致杂交效率较低，进而影响覆盖度等参数。

PCR 的设定，一般杂交时 PCR 的上盖需设置加热模式，否则会引起杂交体系的增发导致损失过多。

（5）文库质控对于捕获的靶向测序文库仍需监控文库的浓度和总量、产物片段长度及分布、阴阳性对照的文库质检情况比对，参考标准及检测方法类似基于扩增子的测序方法。而基于捕获的靶向测序文库片段参考示例如图 3-2-5 所示，片段分布成弥散状，主峰明显且无引物二聚体等小片段的噪声污染。

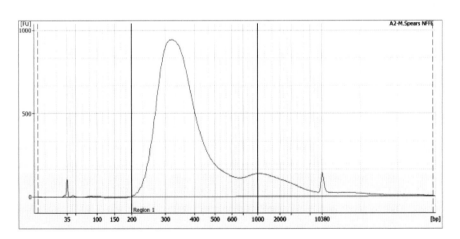

图 3-2-5　基于捕获的靶向测序文库片段

（6）上机测序：测序仪平台的选择及实验条件的配置参考基于扩增子的测序方案。而基于捕获的 cWES/WES 检测方案中，对于符合文库质控的文库按照对应测序平台稀释浓度上机测序，推荐测序数据量依照捕获方案的差异会有差别，通常在 3～10 Gb/sample 之间，具体参照各个厂商的产品说明。每批次质控参数包括簇密度、碱基质量、总 reads 数和无法分配给任何样本的 reads 比例等。同时考虑批间重复及对照的比对情况。此外,基于捕获的医学外显子测序还需要将平均测序深度 100 X、20 X、coverage＞95％作为数据质控合格指标。

3. 全基因组文库构建

(1)全基因组文库构建概述　WGS 对受检者基因组中的全部 DNA 序列进行检测,较 WES 所覆盖的区域更广,不仅覆盖了几乎全部基因的外显子序列,也覆盖了内含子序列和基因间序列。现在认为 WGS 可有效避免在对相关基因组区域进行靶向富集时产生的技术偏差,不仅可以检出单核苷酸变异(single nucleotide variations, SNV),还可以对 SV 进行分析,并常规性地对线粒体基因组(mitochondrial genome DNA, mtDNA)变异进行分析。文献表明,WGS 相对于常规遗传学检测技术,可以提升检测效能,加速诊断进程,全面覆盖基因组和多种变异,帮助缩短诊疗路径,减少其他不必要的反复遗传学检测,尤其在罕见未确诊遗传疾病患者的检测中,WGS 阳性率可达到 55％以上,适合推荐。

与靶向捕获的文库相比,全基因组文库构建更简单,尤其是基于 PCR Free 的方法,本过程以 Illumina 的 TruSeq DNA PCR‐Free 的文库构建方法为例,其过程主要分为 DNA 片段化、末端修复、片段筛选、3′A 和 Adapter 连接、文库质控、上机测序。

(2)DNA 文库片段化及末端修复:需按照试剂盒说明书进行核酸质控和打断仪器的打断参数设置。并通过片段分析仪确认片段化的 DNA 大小来确认打断是否充分或者过度。

(3)片段筛选及 Adapter 连接操作过程中应注意彻底混匀磁珠,并确保加入正确体积的磁珠,吸取上清液时尽量不要触碰到磁珠。使用磁珠时应在室温放置约 30 min,使其彻底恢复到室温。

(4)文库质控基于 PCR‐free 的 WGS 全基因组测序排除了 PCR 过程中可能引起的偏好性影响,可同时检测多种变异信息,对于复杂遗传疾病的检测具有较强的辅助作用。在此类方法构建的文库进行质控时仍需监控文库的浓度和总量、产物片段长度及分布、阴阳性对照的文库质检情况比对,参考标准及检测方法类似基于扩增子的测序方法。而基于 PCR‐free 的 WGS 全基因组测序文库片段检测参考示例如图 3‐2‐6 所示,片段成弥散状,主峰的片段长度大致在 500～600 bp 的范围。

(5)上机测序测序仪平台的选择及实验条件的配置参考基于扩增子测序方案。而基于 PCR‐free 的全基因组 WGS 检测方案中,对于符合文库质控的文库按照对应测序平台稀释浓度上机测序,推荐测序数据量通常＞40 X。每批次质控参数包括簇密度、碱基质量、总 reads 数和无法分配给任何样本的 reads 比例等。同时考虑批间重复及对照的比对情况。

(五)高通量测序遗传病检测后质量控制

生物信息学分析流程是整个遗传病 NGS 检测流程的重要组成部分,是指通过序列比对、变异识别和注释、结合临床表型和遗传模式等信息的变异筛选等步骤,将测序产生的

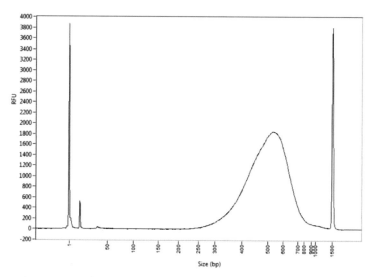

图 3 - 2 - 6 基于 PCR - free 的 WGS 全基因组测序文库片段检测

原始数据进行逐步处理,最终得到候选致病变异列表的分析过程。

1. 数据质控:下机的原始数据文件首先需要经过格式转化,生成 FASTQ 格式的原始数据,然后通过诸如 FastQC、MultiQC 等的质量控制软件对原始数据进行测序质量评估。得到初始评估后,再根据具体的项目要求,通过数据预处理软件,如 Trimmomatic、FASTX‑Toolkit、fastp 等,对原始 FASTQ 数据的进行质量控制相关的预处理。常见的 NGS 质量控制预处理可以包含下述步骤,所列具体过滤条件为供参考的常用过滤条件。

(1)滤除 reads 中 N 碱基占比达到 10% 及以上的 reads。

(2)滤除质量值(Q 值)低于 5 的碱基占比达到 50% 及以上的 reads。

(3)滤除整条序列碱基平均质量值低于 15 的 reads。

(4)数据质控后滤除长度小于 50 bp 的 reads。

通常情况下,在原始数据质控这个步骤需要考虑测序质量、平均测序深度等因素。一般要求测序下机数据达到 Q30 的碱基数占全部下机数据的 70% 及以上。平均测序深度则取决于具体文库类型,一般全基因组测序文库需要 30 X～40 X 的平均测序深度,而全外显子测序文库至少需要 120 X 的平均测序深度。随着文库范围的减小,探针覆盖的均一度往往受到影响,不同区域的捕获效率也可能存在一定程度的不同,因为捕获范围越是小的文库,一般需要更高的平均测序深度来达到期望的测序效果。对线粒体基因组上的变异研究则至少需要>20 000 X 的测序深度,才可以在实验错误率 1% 的情况下准确识别发生频率为 1.5% 的异质性突变(heteroplasmic variants)。在核心致病基因的初始研究中则应尽可能提高测序深度,直到无法通过提高测序深度进一步增加目标基因测序覆盖度,以达到预期研究效果。常用质控软件见表 3 - 2 - 6。

表 3-2-6　常用的质量控制软件

名　　称	网　站　链　接	功能分类
FastQC MultiQC	http://www. bioinformatics. babraham. ac. uk/projects/fastqc/ https://multiqc. info/	数据质控
Trimmomatic fastp FASTX-Toolkit	http://www. usadellab. org/cms/? page=trimmomatic https://github. com/OpenGene/fastp http://hannonlab. cshl. edu/fastx_toolkit/	预处理

2. 序列比对：数据质控后，将质控后的测序数据利用诸如 BWA 等的短序列比对软件和选定的参考基因组序列进行比对，也可以考虑使用基于 GPU 或者 FPGA 加速的软件流程对这一过程进行分析上的提速。常用参考基因组序列为 GRCh37/hg19 或者 GRCh38/hg38，前者的注释信息更为完备，而后者具有更丰富全面的序列信息，可以根据项目要求选择合适的参考基因组。序列比对结果文件的常见存储格式有 BAM、SAM、CRAM 等。BAM 是最为通用的序列比对结果文件格式，也是 SAM 文件的二进制压缩格式，而 CRAM 是在 BAM 的压缩基础上更进一步压缩的文件格式，相对 BAM 可以进一步节省约 50% 的存储空间，不过在通用性上仍然存在一定限制。初始序列比对完成以后，一般还需要进行去除 PCR 冗余以及短插入缺失位点附近的局部重比对分析。为了减少测序仪器测序过程中造成的系统性误差，也可以选择性增加碱基质量矫正分析，具体步骤可以参考 Broad 研究所发布的 GATK 流程中的 BQSR(base quality score recalibration)部分。序列比对部分的常用软件可以参考表 3-2-7。

表 3-2-7　常用的序列比对软件

名　　称	网　站　链　接	功能分类
BWA SAMtools Novoalign	http://bio-bwa. sourceforge. net http://samtools. sourceforge. net http://novocraft. com	序列比对
ABRA2 SRMA	https://github. com/mozack/abra2 https://doi. org/srma. sourceforge. net	局部重比对
Picard	http://broadinstitute. github. io/picard/	去冗余

序列比对部分需要关注的质控项目可以参考表 3-2-8，具体的筛选阈值则应该参考实际项目要求、行业共识等共同确定。

表 3-2-8　序列比对质控项目一览表

指　　标	质　控　要　求
原始数据量	因检测项目而异
测序碱基质量>20(%)	>90%
测序碱基质量>30(%)	>70%
质控后数据量	因检测项目而异
捕获效率(%)	因检测项目而异
比对率(%)	因检测项目而异

（续表）

指　标	质控要求
GC 含量(%)	全基因组测序<45%,其他因检测项目而异
插入片段大小	200～800 bp
测序深度	因检测项目而异
PCR 冗余率(%)	因检测项目而异
>1 X coverage 覆盖度(%)	>99%
>4 X coverage 覆盖度(%)	根据项目需求确定
>10 X coverage 覆盖度(%)	根据项目需求确定
>20 X coverage 覆盖度(%)	根据项目需求确定
>30 X coverage 覆盖度(%)	根据项目需求确定
>50 X coverage 覆盖度(%)	根据项目需求确定

3. 变异检测：变异检测过程可以根据变异的类型分为三个部分：单碱基变异(single nucleotide variant，SNV)和小片段的插入缺失(insertion and deletion，Indel)；拷贝数变异(copynumber variation，CNV)即较大片段(>1 kb)的缺失(loss/deletion)和扩增(gain/duplication)；染色体水平的结构变异(structure variant，SV)即除 CNV 以外的结构变异，比如序列倒位(translocations)、易位(inversions)等。鉴定后的变异位点都需要进行该位点区域的可视化查看和确认，可以利用诸如 IGV(The Integrative Genomics Viewer,http://software. broadinstitute. org/software/igv/)等软件完成结果查看。为提高变异位点检出的准确性，可以通过去掉比对质量(mapping quality，MAPQ) 较低的碱基序列。更具体的过滤条件还可以包括链偏好性评分 SB(strandbias)和基因型评分 GQ (genotype quality)等。变异检测部分的常用质控项目参见表 3 - 2 - 9,对于 CNV 和 SV 的质控要求，目前还缺乏统一的认证标准，一般需要考虑位点覆盖深度和检出变异的质量值等因素。

表 3 - 2 - 9　变异检出质控项目一览表

指　标	质控要求
Total variants 总变异数(SNPs+MNPs+indels)	因检测项目而异
Biallelic(单突变位点总数)	因检测项目而异
Multiallelic(多突变位点总数≥2)	因检测项目而异
SNP Transitions(转换)	因检测项目而异
SNP Transversions(颠换)	因检测项目而异
Heterozygous(杂合突变位点数目)	因检测项目而异
Homozygous(纯合突变位点数目)	因检测项目而异
Het/Hom ratio(杂合/纯合比)	因检测项目而异

常用的变异检出软件可以参考表 3 - 2 - 10。

表 3 - 2 - 10　常用的变异检出软件

名　　称	网　站　链　接	功 能 分 类
GATK	https://gatk. broadinstitute. org/hc/en-us	
Sentieon	https://www. sentieon. com	
DRAGEN	https://support. illumina. com/sequencing/sequencing_software/dragen-bio-it-platform. html	
Varscan2	http://dkoboldt. github. io/varscan/	
CNVkit	http://cnvkit. readthedocs. org	
ExomeDepth	https://cran. r-project. org/web/packages/ExomeDepth/	变异检测
CONTRA	http://contra-cnv. sourceforge. net	
BreakDancer	https://github. com/genome/breakdancer	
ONCOCNV	https://github. com/BoevaLab/ONCOCNV	
Pindel	http://gmt. genome. wustl. edu/packages/pindel/	
Hydra	https://code. google. com/p/hydra-sv/	
VariationHunter	http://variationhunter. sourceforge. net/Home	

4. 变异注释：变异注释是根据变异位点所在基因组坐标进行的一系列数据库关联分析。变异位点注释的结果一般需要包含染色体号、核苷酸坐标、核苷酸变异、氨基酸变异、外显子（或内含子）编号、该位点的基因型、基因、转录本及版本号等信息。此外变异注释的内容还应该包含变异在正常人群数据库中的频率，常用的人群频率数据库包括 1000G、ExAC、gnomAD 等。对于临床意义未明的位点（variants of uncertain significance，VUS）可以选择 SIFT、Polyphen2、CADD、FATHMM、MutationAssessor 等软件进行进一步功能分析。

基因变异位点的命名需遵循人类基因组变异协会（the Human Genome Variation Society，HGVS）最新规则。对拷贝数和结构变异命名需遵循国际人类细胞遗传学命名委员会（International System for Human Cytogenetic Nomenclature，ISCN）的规则。转录本应是最长的已知转录本或者是最具临床相关性的转录本，也可以是 LRG 数据库（http://www. lrg-sequence. org）、ClinVar（http://www. ncbi. nlm. nih. gov/clinvar）、APPRIS（http://appris. bioinfo. cnio. es/）或其他多个国际数据库公认的主要转录本。

对于 CNV 的变异注释可以选取 Database of Genomic Variants（DGV，http://dgv. tcag. ca/dgv/app/home）数据库，此外还可以参考采用目前应用较为广泛的打分方法，对 CNV 进行注释分类，例如 ClinGen 评分（http://cnvcalc. clinicalgenome. org/cnvcalc/）等。对于线粒体的变异检测，则需将变异检测位置与 NCBI 的变异体完整转录本序列 NC_012920 进行比对，随后可使用诸如 MitImpact 3D（http://mitimpact. cssmendel. it/）、BystroGenomics（https://bystro. io/）等软件对变异位点进行注释和过滤。

常用变异注释软件可以参考表 3 - 2 - 11。

常用变异注释数据库参见表 3 - 2 - 12。

表 3-2-11 常用的变异注释及功能预测软件

名　称	网　站　链　接	功能分类
ANNOVAR SnpEff VEP Nirvana	https://doc-openbio.readthedocs.io/projects/annovar/ http://snpeff.sourceforge.net https://uswest.ensembl.org/info/docs/tools/vep/index.html https://github.com/Illumina/Nirvana	注释软件
PolyPhen SIFT CADD MutationTaster dbNSFP	http://genetics.bwh.harvard.edu/pph2/ http://sift.jcvi.org/ http://cadd.gs.washington.edu/home http://www.mutationtaster.org/ https://sites.google.com/site/jpopgen/dbNSFP	预测工具

表 3-2-12 常用的生信息注释数据库

名　称	网　站　链　接	功能分类
1000 Genomes Project dbSNP Exome Variant Server gnomAD dbVar	http://browser.1000genomes.org http://www.ncbi.nlm.nih.gov/snp http://evs.gs.washington.edu/EVS https://gnomad.broadinstitute.org https://www.ncbi.nlm.nih.gov/dbvar	人群频率数据库
ClinVar OMIM Human Gene Mutation Database	http://www.ncbi.nlm.nih.gov/clinvar http://www.omim.org http://www.hgmd.org	疾病数据库
Database of Genomic Variants DECIPHER	http://dgv.tcag.ca/dgv/app/home http://decipher.sanger.ac.uk	其他数据库

5. 变异位点的过滤：通常情况下，人群频率>1%～5%的变异位点会被保留用于后续变异解读，此外某些特定类型的变异，比如无义突变、移码突变、经典剪接位点±1 或 2 点突变、起始密码子变异、单个或多个外显子缺失等也可考虑。而常见变异(common variants)、注释为常见良性的变异(common benign variants)和重复伪变异(recurrent artifact variant calls)的位点则可以考虑过滤。"核心家系"(Trio，即母亲、父亲、患病儿童)的关系数据也可以用于对候选变异位点进行进一步筛选，辅助筛查致病变异，鉴定新发变异(de novo variants)。

6. 性能评估：不同的生信数据分析流程，对最终变异检测结果的可靠性和准确性影响很大。因此需要对开源或自己开发的分析流程进行性能评估。建议选择已知检测结果阳性的样本或者是已知真值集的标准品进行验证，比如由 Genome in a Bottle(GIAB)提供真值 VCF 的 NA12878 标准品细胞系。此外，目前通过 NGS 检测 CNV 变异的准确性仍存在一些挑战，尤其是对于基因内外显子水平的缺失和重复。当使用 WES 或者 WGS 方法进行家系分析时，性能确认时必须包括已知表型、基因型和遗传模式的 trio 样本或其他亲属样本，样本中需包含不同遗传模式，例如：显性、隐性、X 连锁遗传等含有已知变异的样本进行验证。变异比对软件 Variant Calling Assessment Tool(VCAT)可对短变异结果(small variants，SNV 和 small indels)做分析 VCF 和真值 VCF 之间的对比，检出率(recall)和查准率(precision)可以作为评价指标。此外，对建立的生信数据分析流程需要建立监测、记录和更新分析流程的各个组成部分的版本改变的记录，例如软件升级、数据库更新、脚本更改等都应有迹可循，必要时在流程更新的同时可对意义未明的结果或原始测序数据进行重分析以获取最新最全的分析结果。

7. 数据安全及存储：美国医学遗传学与基因组学学会（The American College of Medical Genetics and Genomics，ACMG）建议保留原始 FASTQ 和序列比对结果 BAM 文件，按照 Clinical Laboratory Improvement Amendments（CLIA）要求至少保留 2 年以上，VCF 和最终的报告单则尽可能长期保存。存储的数据文件与患者信息必须唯一对应，在数据文件存储、转移传输及分析过程中需确保数据的完整性和安全性。保存的数据文件均属于受检者的隐私，未经受检者授权，不得公开。

8. 检测后报告、解读及遗传咨询：高通量测序得到的序列结果，通过数据分析比对得到大量的变异信息，需要数据解读人员结合临床表型，对得到的变异信息进行分析，将分析结果撰写成基因检测报告。检测后的报告应遵循相关标准和行业共识。临床医生将综合检测报告和临床指征，进一步对患者进行诊断或治疗。高通量测序临床基因检测报告应包含的内容有：

（1）检测机构的信息和联系方式：报告中要体现具体的法人单位与实验室名称，提供联系方式可方便送检医生或受检者对报告有疑问时能够与检测实验室取得联系。

（2）受检者信息：报告中应包含受检者姓名、性别、出生日期、唯一识别码（如住院号或就诊编号等）、家系编号、检测目的等信息。若一个家系中有多人参与检测，那么所有受检者的信息和彼此之间的关系应在报告中体现，且对家系中每个受检者发放单独的检测报告。

（3）送检医院、科室和医师的信息。

（4）检测样本的类型，如全血、口腔拭子、羊水等。

（5）采样日期、样本接收日期和检测报告发放日期。

（6）检测项目：报告中应体现患者检测的具体项目，最好体现出该项目的检测范围，检测覆盖哪些基因和位点，哪些变异类型，对应的疾病等，可以附表的形式提供。

（7）检测结果

1）变异的命名：根据检测目的的不同，变异可能是单个碱基突变（SNV），小片段插入或缺失（InDel），也有可能是拷贝数变异（CNV）。报告应包含变异的位置，如 SNV 和 InDel 所在基因，CNV 在染色体上的位置等。变异位点命名应遵循国际规则，基因名按照人类基因组织基因命名委员会（Human Gene Nomenclature Committee，HGNC）的命名规则；变异位点的记录参照人类基因组变异协会（Human Genome Variation Society，HGVS）的记录规则；拷贝数变异按照国际人类细胞遗传学命名委员会（International System for human Cytogenetic Nomenclature，ISCN）的命名规则。同时，应提供基因或转录本参考序列（NM -编号）和版本号，转录本建议采用基因组参考数据库。

2）变异信息的记录：除了正确的命名变异位点外，还需详细记录变异的具体信息，如核苷酸变异（如 C189T）还是氨基酸变异（如 R126F），变异的外显子/内含子序号，该位点的基因型，染色体编号和核苷酸坐标，如有亲本信息，还应标注变异的亲本来源。

3）变异位点致病性判断。依据美国遗传及基因组专家委员会（American College of Medical Genetics and Genomics，ACMG）和美国分子病理学会（Association for Molecular Pathology，AMP）2015 年发布的指南，对于序列变异和 CNVs 进行五级分类，即"致病性的

(pathogenic，P)""可能致病性的(likely pathogenic，LP)""意义不明确的(variant of uncertain significance，VUS)""可能良性的(likely benign，LB)"和"良性的(benign，B)"。

4）变异位点的分级报告：在高通量测序临床基因检测报告中，按照变异的致病性以及(和)临床的相关性，将可报告的变异位点分为五个类别：与临床表型相关的致病变异；与临床表型相关的疑似致病变异；与临床表型相关的意义未明变异；与部分临床表型相关的意义未明变异；与临床表型无关但受检者要求报出的意外发现。与临床表型相关的致病，可能致病或临床意义未明的变异，应在报告的正文或首页中体现；与部分临床表型相关的意义未明变异，经检测前遗传咨询和知情同意约定报告的意外发现等，作为次要发现在附录中列出，供临床医师参考。

5）次要发现的解读与报告：由于高通量测序可以覆盖更多的检测范围，如全外显子组测序和全基因组测序，检测结果中可能发现与临床主要指征不相关，但有重要临床功效的变异，主要指能较好预测未来发病可能并可进行预防性干预或治疗的变异，这些变异被称为次要发现或意外发现。依照 2016 年 ACMG 发布的"对于临床外显子和基因组测序中次要发现的报告推荐"与 2019 年发布的《全基因组测序在遗传病检测中的临床应用专家共识》，建议对患者或家属进行有关次要发现的介绍，在知情同意的情况下明确是否报告次要发现。ACMG 建议 59 个基因可作为分析和报告次要发现的主要对象，但可以根据实际情况决定增删病种。

6）检测结论：除了在报告中给出变异位点的信息外，数据分析人员还应将发现的变异位点结合临床表型给出检测结论。检测结论可分为四种类型：① 发现与临床表型相关的致病变异/疑似致病变异；② 发现与临床表型相关的意义未明变异；③ 没有检出与临床表型相关的变异；④ 其他。

（8）检测后遗传咨询：依据受检者的身份和检测目的，医学实验室决定报告发放和提供遗传咨询的对象。若受检者为有自主决策能力的成年人，则报告直接发放给受检者，由其决定是否分享给其伴侣或亲属，以及是否授权或与其亲属一起接受报告解读和遗传咨询。若受检者为未成年人或无自主决策能力的成年人(如智力障碍等)，检测结果需在严格遵循伦理原则的基础上告知其父母或法定监护人。报告发放后的遗传咨询工作，根据实际情况由送检医师或医师团队的遗传咨询师对受检者或其监护人进行；也可以在送检医师的指导下，由检验实验室团队的遗传咨询师向受检者或其监护人提供咨询。基于高通量测序检测报告的遗传咨询要点为：

1）对于阴性检测结果的遗传咨询，应告知其阴性结果不能完全排除遗传因素的可能，检测结果受检测项目和检测方法的限制，存在局限性，并提供可能的后续检测/验证方案。

2）对于意义未明的检测结果的遗传咨询。告知受检者当前不能明确该结果是否为临床表型的致病因素，并提供可能的后续检测/验证方案，如家系验证或功能验证等。

3）对于阳性检测结果的遗传咨询，应告知受检者阳性结果的判断标准及解释，结合受检者的病史、家族史、其他检测结果解释阳性结果的临床意义，进行再发风险评估，告知是否需要对家系其他成员进行检测。

（杜兆云　禹英芝　樊玉才）

三、高通量测序在产前诊断与筛查中的质量控制

开展孕妇外周血胎儿游离 DNA 产前筛查与诊断以及人类胚胎植入前遗传学诊断(pre-implantation genetic diagnosis，PGD)和植入前遗传学筛查(pre-implantation genetic screening，PGS)临床应用的医疗机构应在相应的技术规范或者实验室技术指南的指导原则下进行项目的具体实施。例如：开展孕妇外周血胎儿游离 DNA 实验室检测的医疗机构(以下简称检测机构)应当具备临床基因扩增检验实验室资质，严格遵守《医疗机构临床实验室管理办法》《医疗机构临床基因扩增检验实验室管理办法》等相关规定，相应检验项目应当接受相关机构组织的室间质量评价。其人员、设备、试剂、场所等均应符合上述技术规范或指南。

(一) 分析前质量控制

1. 检测前咨询

(1) 概述：无创产前 DNA 检测技术 NIPT(non invasive prenatal testing)，是指通过采取孕妇静脉血，利用 NGS 测序技术对母体外周血浆中纯化后的游离胎儿 DNA 片段(ccffDNA，circulating cell-free fetal DNA)进行测序，并将测序结果进行数据化处理、生物信息学分析，从中解读出胎儿的遗传信息的一种技术。常见的 NIPT 检测疾病范围主要包括胎儿 21 -三体综合征、18 -三体综合征和 13 -三体综合征。与常染色体非整倍体一样，一些染色体亚显微结构异常(微缺失/微重复)也会导致严重的身体和智力发育异常，占新生儿先天性异常的 1‰～2‰，给家庭和社会造成严重的经济和精神负担。随着技术的不断进步，未来有望扩展到全 23 对染色体的整倍型分析、染色体上大于一定长度范围的微缺失和微重复的鉴定，甚至是单基因异常的筛查等。目前也有相关研究将 NIPT 聚焦于因染色体非平衡片段重排引起的染色体微缺失/微重复综合征，设计并开发了一种称为 NIPT Plus 的流程，期望能够提高具有临床意义的胎儿染色体异常的检出率。据一项基于近 10 万人的随访调查，证实 NIPT Plus 在检测染色体微缺失和重复时表现出高灵敏度和特异性，同时对检测常见的非整倍体也有非常高的灵敏度和特异性。

(2) 适用范围：对于开展 NIPT 检测的人群应当在适宜的时间检测，并且需符合此技术适用的人群范围内，对于慎用人群和不适用人群检测准确性有一定程度的下降，检出效果尚不明确。适用人群要求如下：

适宜孕周：孕妇外周血胎儿游离 DNA 检测适宜孕周为 12＋0～22＋6 周。

适用人群：血清学筛查显示胎儿常见染色体非整倍体风险值介于高风险切割值与1/1 000 之间的孕妇。

有介入性产前诊断禁忌证者(如先兆流产、发热、出血倾向、慢性病原体感染活动期、孕妇 Rh 阴性血型等)。

孕 20＋6 周以上，错过血清学筛查最佳时间，但要求评估 21 -三体综合征、18 -三体综合征、13 -三体综合征风险者。

慎用人群：有下列情形的孕妇进行检测时，检测准确性有一定程度下降，检出效果尚不明确；或按有关规定应建议其进行产前诊断的情形。包括：早、中孕期产前筛查高风

险;预产期年龄≥35岁;重度肥胖(体重指数＞40);通过体外受精——胚胎移植方式受孕;有染色体异常胎儿分娩史,但除外夫妇染色体异常的情形;双胎及多胎妊娠;医师认为可能影响结果准确性的其他情形。

不适用人群:有下列情形的孕妇进行检测时,可能严重影响结果准确性。包括:孕周＜12＋0周;夫妇一方有明确染色体异常。1年内接受过异体输血、移植手术、异体细胞治疗等;胎儿超声检查提示有结构异常须进行产前诊断;有基因遗传病家族史或提示胎儿罹患基因病高风险;孕期合并恶性肿瘤;医师认为有明显影响结果准确性的其他情形。

2. PGS/PGD相关:植入前遗传学诊断/筛查(PGS/PGD)是在胚胎植入子宫前对胚胎进行遗传学检测,选择正常或者不致病胚胎移植。PGD主要针对经过规范的临床咨询,明确具有单基因遗传病风险的夫妇、夫妻双方或之一携带有明确严重疾病的遗传易感基因致病突变的夫妇,建议进行胚胎植入前遗传学诊断,即PGD(preimplantation genetic diagnosis)。主要包括单基因病(如地中海贫血、遗传性耳聋等)和染色体病(如罗氏易位、相互易位等),筛选不带有该已知遗传病基因的胚胎进行移植的检测方法。

而PGS主要针对高龄、反复助孕失败、反复自然流产等患者,进行植入前胚胎的染色体非整倍性检测,从而挑选正常的胚胎植入子宫,以期获得正常的妊娠。

应用高通量测序技术进行基因疾病PGD是确认诊断,而PGS是排除性诊断。医师应该事先告知患者及其家属PGD/PGS的性质、目的、意义和方法及其局限性,以及确认诊断和排除诊断的差异及其可能的风险。应告知患者及其家属现存可行的替代方法及各自的优势和局限。

患者夫妇在选择实施PGD/PGS前,需要接受至少一次的遗传咨询,使其充分了解自身的生育和遗传风险,知晓现阶段可能的医学干预措施及其利弊,自愿选择治疗方式,并保存相关咨询记录资料。

3. 知情同意

(1) NIPT检测:在检测前应当对符合适用人群情形并自愿进行检测的,或符合慎用人群情形但在充分告知并知情同意的前提下仍自愿要求进行检测的孕妇,医师应当对孕妇本人及其家属详细告知该检测的目标疾病、目的、意义、准确率、局限性、风险以及其他筛查与诊断方案,对未接受中孕期血清学筛查直接选择孕妇外周血胎儿游离DNA产前检测的孕妇,应当在中孕期进行胎儿神经管缺陷风险评估。

检测前应与孕妇本人或其家属签署知情同意书并填写申请单。

(2) PGS/PGD检测根据评估的生育风险告知可能的干预措施,如产前诊断、PGD/PGS、配子捐赠等,以及现阶段不同干预技术方案的优缺点,让夫妇自愿选择生育干预措施。夫妇在选择PGD/PGS周期治疗前,需充分知晓整个过程中的各类风险,涉及常规体外受精的治疗过程、PGD/PGS技术造成的胚胎活检、冷冻复苏损伤、个别胚胎可能诊断不明、检测后无可移植胚胎、染色体嵌合型胚胎发育潜能的不确定性、无法常规鉴别染色体结构异常的携带者、由于胚胎自身的生物学特性以及检测技术的局限性可能导致误诊的风险,以及若获得持续妊娠,需行产前诊断确诊等。签署知情同意书之前,医疗机构应该有专门负责的医师对患者进行遗传咨询并解释知情同意书的要点。

4. 检测信息采集：信息采集的主要目的是充分了解患者的信息，评估检测方法的有效性和安全性。

（1）NIPT：检测前医师应当仔细询问孕妇基本情况、孕产史、本次妊娠情况、既往史和家族史等，如实、准确、详细填写检测申请单。检测申请单第一联由产前诊断机构留存，第二联由检测机构留存。检测申请单的具体模板可参考国卫办妇幼发〔2016〕45 号—国家卫生计生委办公厅关于规范有序开展孕妇外周血胎儿游离 DNA 产前筛查与诊断工作的通知中附表 2，这里引用见图 3-2-7 和图 3-2-8。

孕妇外周血胎儿游离DNA产前检测申请单
（第一联参考模板）

标本采集时间：_____年____月___日___时___分　编号：_____

门诊号/住院号：_____

孕妇姓名：_____出生日期：____年____月___日

末次月经：____年___月___日　孕____次；产____次

孕周：_____周___天　　体重：_____公斤　身高：_____厘米

本次妊娠情况：自然受孕：是□否□　促排卵：是□否□　IUI：是□否□　IVF：是□否□

临床诊断：_____

既往史：异体输血：□无□有　移植手术：□无□有　异体细胞治疗：□无□有

　　　　干细胞治疗：□无□有

家族史：_____

不良孕产史：□无□有

　　若有，自然流产____次；死胎____次；新生儿死亡____次；畸形儿史____次

辅助检查：1.B 超：□单胎　□双胎　□多胎　□异常_____

　　　　2. 筛查模式：□未做　□NT筛查　□早孕期筛查　□中孕期筛查

　　□早中孕期联合筛查　　超声NT测定孕周：_____周___天　NT测定值___mm

　　母体血清筛查风险：□高风险□低风险　□临界风险

　　21三体综合征1/____　18三体综合征1/____

　　3. 夫妻双方染色体检查结果：

　　孕妇染色体核型：□未做□正常□异常_____

　　丈夫染色体核型：□未做□正常□异常_____

手机/电话：_____　**通讯地址：**_____　**电子邮箱：**_____

送检单位：_____　送检医师：_____　联系电话：_____

　　　　　　　申请日期：_____年___月___日

图 3-2-7　孕妇外周血胎儿游离 DNA 产前检测申请单（第一联参考模板）

孕妇外周血胎儿游离DNA产前检测申请单
（第二联参考模板）

标本采集时间：＿＿＿＿年＿＿月＿＿日＿＿时＿＿分　编号：＿＿＿＿＿＿＿＿

门诊号/住院号：＿＿＿＿＿＿＿＿

孕妇姓名：＿＿＿＿＿＿＿出生日期：＿＿＿年＿＿＿月＿＿日

末次月经：＿＿＿年＿＿＿月＿＿日　孕＿＿＿次；产＿＿＿次

孕周：＿＿＿＿周＿＿＿天　　体重：＿＿＿＿＿公斤　身高：＿＿＿＿＿厘米

本次妊娠情况：自然受孕：是□否□　促排卵：是□否□ IUI：是□否□ IVF：是□否□

临床诊断：＿＿＿＿＿＿＿＿＿＿＿＿＿＿＿＿＿＿＿＿＿＿＿＿＿＿＿＿＿＿＿＿

既往史：异体输血：□无□有　移植手术：□无□有 异体细胞治疗：□无□有

　　　　干细胞治疗：□无□有

家族史：＿＿＿＿＿＿＿＿＿＿＿＿＿＿＿＿＿＿＿＿＿＿＿＿＿＿＿＿＿＿＿＿

不良孕产史：□无□有

　　　若有，自然流产＿＿＿次；死胎＿＿＿次；新生儿死亡＿＿＿次；畸形儿史＿＿＿次

辅助检查：1.B超：□单胎　□双胎　□多胎　　□异常＿＿＿＿＿＿＿＿＿＿＿

　　　　　2.筛查模式：□未做 □NT筛查　□早孕期筛查 □中孕期筛查

　　　　□早中孕期联合筛查　超声NT测定孕周：＿＿＿＿周＿＿＿天　　NT测定值＿＿＿mm

　　　　母体血清筛查风险：□高风险□低风险 □临界风险

　　　　21三体综合征1/＿＿＿＿＿＿18三体综合征1/＿＿＿＿＿

　　　　3.夫妻双方染色体检查结果：

　　　　孕妇染色体核型：□未做□正常□异常＿＿＿＿＿＿＿＿＿＿＿＿＿＿＿

　　　　丈夫染色体核型：□未做□正常□异常＿＿＿＿＿＿＿＿＿＿＿＿＿＿＿

送检单位：＿＿＿＿＿＿＿＿＿　送检医师：＿＿＿＿＿＿＿＿＿联系电话：＿＿＿＿＿＿

申请日期：＿＿＿＿＿年＿＿月＿＿日

图 3-2-8　孕妇外周血胎儿游离 DNA 产前检测申请单（第二联参考模板）

（2）PGS/PGD：在信息采集时应当收集患者及相关家系成员的原始临床资料及遗传检测结果，绘制系谱图；询问夫妇双方的疾病史、生育史、专科检查及健康评估结果。对于HLA 配型者，需评估患儿目前的病情及诊治情况，判断其病情是否允许等待。并且需要结合家系调查和遗传检测结果，以及相关疾病的一般遗传发病规律，充分评估夫妇的再生育风险。申请单可参考高通量基因测序植入前胚胎遗传学诊断和筛查技术规范的附件4（图 3-2-9）。

附件4 高通量测序技术进行 PGD/PGS 检测申请书

患者姓名：_____ 男方姓名：_____
时　　间：_____ 周 期 数：_____
指　　征：_____ 医　　院：_____
活检方法：机械法/激光法 活检时间：_____
　　　　　　　　　　　　　 送检时间：_____

胚胎序号	胚胎编码	胚胎评分	活检细胞数(个)	测序结果	移植(是/否)
1					
2					
3					
4					
5					
6					
7					
8					
9					
10					

女方签名：_____ 男方签名：_____
医生签名：_____ 日　期：　　年　　月　　日

图 3-2-9 高通量基因测序进行 PGS/PGD 检测申请书

5. 样本采集及运转

（1）NIPT 实验室应优先选择国家食品药品监督管理局批准的 NIPT 检测试剂，对样本采集、运送、接收和保存应首先参照试剂盒说明书。即使是经过检测平台及使用国家食品药品监督管理局批准的 NIPT 检测试剂盒，也需要在实验室进行性能验证。性能验证包括但不限于精密度、准确性、分析敏感性、分析特异性和可报告范围等。性能验证方案、检测过程和结果应保存相应的记录。如果实验室改变试剂指定的预期用途、试剂组分、操作流程，则按照 LDTs 试剂要求进行管理。

1）样本的采集和处理：① 孕 12 周以上孕妇，要求受检孕妇先进行 B 超检测，确认胎儿为单胎；② 坐位取血，采血前患者需要有 10 min 时间稳定自己的体位；③ 用 EDTA 抗凝管采集 5 ml 孕妇外周血；④ 样本采集后轻微颠倒采血管 4 次并及时将采血管放入 2～8℃冰箱中暂存；⑤ 样本于 8 h 内在 2～8℃条件下 1 600 g 离心 10 min，在冰盒上将上清液分装到多个 2.0 ml 离心管中；⑥ 分离得到的上清液在 2～8℃条件下 16 000 g 再次离心 10 min，在冰盒上将所得上清液转入新的 2.0 ml 离心管中，每个离心管转入 600 μl 血浆，所得上清液即为血浆样。血浆分离过程中注意不要吸到中间层的白细胞。

2）一般原则：血浆是进行游离 DNA 检测最理想的样本，血浆样本反复冻融次数应不超过 2 次。临床上 NIPT 检测常用的采血管是 EDTA 抗凝管，禁止将普通 EDTA 抗凝管采集样本和血浆样本在室温状态下放置等。随着技术的进步，采血管的发展也日新月异，使用其他特殊的 NIPT 检测采血管例如 Streck 和 K 管时，应经过充分的验证，不仅仅是对采血管，而且应该包括适用的血浆分离时间，确保实验室在现有样本采集、运送和保存的标准操作程序下,可保证游离 DNA 的稳定性,并确认采血管中的稳定剂等成分不会对检测产生影响。

注意:如果实验室使用 EDTA 抗凝管,采集样本时应避免溶血。采血后,血浆和血细胞要尽快分离,因为母体的白细胞可能裂解释放出 DNA,从而造成胎儿游离 DNA 的相对降低。因此对样本采集后的运输和处理中的注意事项均是为了避免这种情况的影响。目前推荐的处理方法为在血液样本采集后 6 h 内完成血浆分离,且血浆分离的时间最长不能超过 24 h。分离方法为进行两次离心,第一次为 1 600 g 离心 10 min,第二次为 16 000 g 离心 10 min。在血浆分离前,血液样本保存在 4℃或室温条件均可,避免血液样本发生剧烈振荡。如果在 6 h 内无法分离血浆,可能影响结果。研究表明,在静脉采血 24 h 后分离血浆,胎儿游离 DNA 的绝对数量没有改变,但是由于母体白细胞中 DNA 的释放,胎儿游离 DNA 的百分比降低。通过对比 6 h 内和 24 h 分离血浆的检测结果,即使 24 h 分离血浆,21-三体仍然能够检出。这可能是由于在建库过程中,仅采用一定长度片段的 DNA,而母体白细胞中释放的 DNA 往往更长,而不参与建库,因此实际参与检测的胎儿游离 DNA 浓度没有明显降低。但是,其他染色体异常检出的 Z 值变异更大,可能是因为 DNA 质量下降。因此,建议血浆分离的时间最长不能超过 24 h。

3) 样本运送和接收:① 某试剂说明书使用干冰运输,运输时间不应超过 7 d。所有样本均视为有潜在的感染性,操作时按国家相关标准执行;② 一般原则采集样本后,于 4℃或室温运送至实验室,运输过程中需避免血液样本发生剧烈震荡,并应符合生物安全要求。实验室在接收样本时,可对提取的游离 DNA 进行片段分布的分析等(目前实验室较多采用 Agilent 2100 生物分析仪),监测是否存在大片段人基因组 DNA 污染,从而判断样本是否符合本实验室对样本的质量要求。

4) 样本保存:① 某试剂说明书血浆样本可在 -18～25℃保存 1 周,在 -70℃以下储存 2 年,反复冻融次数应不超过 2 次。冷冻样本检测前应将其置于室温下复融,充分混匀后使用;② 一般原则:血浆分离后,如果不能立即进行游离 DNA 提取,可放置在 -20℃或 -80℃条件下;如果可以提取,可暂时在 4℃保存 3 h,游离 DNA 浓度和片段化程度均没有明显变化;37℃和室温保存均会对游离 DNA 浓度和片段化产生不同程度的影响;应避免血浆样本反复冻融超过 2 次。提取的游离 DNA 可保存在 -20℃或 -80℃条件下,反复冻融不超过 3 次。长期保存应放置于 -20℃或 -80℃条件下,可保存 9 个月。

5) 样本质量管理实验室应明确能用于检测的各类样本的质量,对于不符合检测要求的样本,需要告知受检人员,对于存在检测风险的样本,应明确相对应的检测风险。

(2) PGS/PGD

1) 样本采集和处理:样本的采集和处理应经过验证;需说明对胚胎细胞获取和保存的要求,适用的样本和质量;要求应用符合规定的胚胎细胞采集仪器和耗材;注明样本的包装、保存和运输流程。

应按照国家 IVF 的有关胚胎取样标准(如临床技术操作规范——辅助生殖技术和精子库分册等)来操作;对具备适应证的患者,夫妻双方签署知情同意书;建立病例档案;按辅助生殖技术程序促排卵后阴道穿刺取卵；行胞质内单精子注射，胚胎培养；择时行胚胎活检，一般为培养的第 3 d 或第 5 d。

需指出胚胎细胞样本的采集方法、处理条件（如应规定多长时间内将细胞置于保存液中）；已置于保存液中的胚胎细胞样本的保存管、保存条件（体积、温度、时间）、运输条件、处理条件（如核酸提取前的预处理）；冷冻样本检测前是否需恢复至室温，冻融次数的要求；只可使用 PCR 管进行胚胎细胞样本保存（随着技术的进步，样本管的发展也日新月异，使用其他特殊的胚胎细胞保存管时，应经过充分的验证，不仅是对样本管，而且包括适用的保存液、放置时间、运输条件及处理方式等）。

样本应详细记录是否有检测局限性所规定的样本类型，如夫妻一方为平衡易位、胚胎嵌合、单亲二倍体等。

2）样本质量建立样本接收和拒收的关键标准，并记录是否以下情况：① 样本管出现冻融；② 样本标签不清晰；③ 样本信息与临床信息不符；④ 样本管出现裂管、开盖、泄漏或样品外溢等。保证在研究、检测过程中符合伦理和法律要求。

3）测序前 DNA 质控：应建立文库质量控制的标准。建立文库检测浓度及文库片段分布范围的指标并验证。如有必要，文库的量应根据所使用的测序平台和芯片设立参考值，规定装载测序芯片需要的测序文库使用量。DNA 文库和上机测序文库如有区别，应评价两者质量控制的相关性。如使用 barcode 对多个 pooling 文库进行区分，应评估并记录在 pooling 文库间 barcode 的串扰。

应建立文库质量控制的方法，如采用荧光定量、2100 分析或酶标仪定量等方法进行检测。根据不同测序平台之间的差异，应记录从 DNA 文库制备到加载芯片整个过程的处理。

（二）高通量测序检测中质量控制

1. NIPT 文库构建和测序中的质量控制：进行 NIPT 文库构建、文库质量评估和上机测序应当严格按照标准操作流程进行。实验操作应当符合《医疗机构临床基因扩增检验实验室管理办法》相关要求。文库检测浓度及文库片段分布范围应当符合试剂说明书的要求。

（1）DNA 文库片段化及末端修复需按照试剂盒说明书要求进行核酸质控和打断流程，如打断后产生黏性末端，需要对 DNA 片段进行末端修复，以便于下一步的接头连接。并通过片段分析仪确认片段化的 DNA 大小，来确认打断是否充分或者过度。

（2）文库扩增和质控：目前市场上的 NIPT 建库产品有基于 PCR 扩增的建库方法，也有 PCR-free 的建库方法。基于 PCR-free 的 NIPT 测序排除了 PCR 过程中可能引起的偏好性影响，但基于 PCR 的建库方法可以更好地保证文库产量。文库进行质控时需监控文库的浓度和总量、产物片段长度及分布、阴阳性对照的文库质检情况比对。文库产物浓度应在说明书规定的范围内，文库片段分析结果显示呈弥散状分布，主峰明显且无引物二聚体等小片段的噪声污染。

（3）接头连接及片段筛选：接头连接是后续进行测序的必要步骤，接头序列包含了样本独有的序列标签信息，是区分样本来源的重要信息，此外，一些平台上的接头还有连接待测序列和测序耗材的功能。应按照说明书要求操作。通过磁珠进行片段筛选，去除多余的接头和引物二聚体。磁珠使用前应在室温放置平衡 30 min 以上,使其彻底恢复到室温。操作过程中应注意彻底混匀磁珠,并确保加入正确体积的磁珠,吸取上清液时尽量不要触碰到磁珠。

(4) 上机测序:高通量测序仪需选择国家药品监督管理局(NMPA)批准上市的产品。使用高通量测序仪应按照高通量测序仪使用说明书和实验室 SOP 规范操作。上机过程中应关注测序质量变化,如数据产出、Q30 等。

2. PGS/PGD 文库构建和测序中的质量控制

(1) 全基因组扩增:需按照试剂盒说明书要求对细胞进行裂解,然后进行全基因组扩增。实验操作应在专门的样本制备间进行,操作过程注意避免样本受到人员和环境的污染。

(2) 文库制备和上机:文库扩增、质控、片段筛选、接头连接和上机测序参照 NIPT 文库构建和测序中质量控制。

(三) 高通量测序检测生物信息学分析流程

1. 数据质控:下机的原始数据文件首先需要经过格式转化生成 FASTQ 格式的原始数据,然后通过诸如 FastQC、MultiQC 等的质量控制软件对原始数据进行测序质量评估。得到初始评估后,再通过数据预处理软件,比如 Trimmomatic、FASTX-Toolkit、fastp 等对原始 FASTQ 数据的进行质量控制相关的预处理。常见的 NGS 质量控制预处理可以包含下述步骤,所列具体过滤条件为供参考的常用过滤条件。

(1) 滤除 reads 中 N 碱基占比达到 10% 及以上的 reads。

(2) 滤除质量值(Q 值)低于 5 的碱基占比达到 50% 及以上的 reads。

(3) 滤除整条序列碱基平均质量值低于 15 的 reads。

(4) 数据质控后滤除长度<35 bp 的 reads。

通常情况下,在原始数据质控这个步骤需要考虑测序质量、总数据量、平均测序深度等因素。典型的 NIPT 测序要求单个样本达到 Q30 的碱基数百分比不低于 75%。市场上常见的 NIPT 相关检测产品的原始数据量一般在 4 M～16 M reads 之间。对于 NIPT 应用而言,有研究表明,由于不同染色体 GC 百分比含量和序列复杂程度存在差异,鉴定 21-三体综合征所需的测序量相对大于鉴定 13 和 18-三体综合征所需的测序量。分别有两个独立研究标明当比对到 21 号染色体区域的序列数达到 2.3M reads 和 6.3M reads 时,可以准确地鉴定 21-三体综合征。

对于 NIPTplus 应用,则需要相应增加原始测序数据量。有研究表明,针对其余常染色体以及性染色体的整倍异常筛查一般需要 10 M reads。伴随原始数据量的增加,可以检测到的拷贝数变异的范围也会随之减小,常见的 NIPT plus 检测产品可以检出 7 Mb 以上的变异,而当需要筛查某些特定拷贝数变异,例如 22q11 deletion(DiGeorge)结构变异的时候,需要 20 M reads 的数据量才能准确检出。

2. 序列比对:数据质控后,将经过预处理的数据利用诸如 ELAND、BWA、Bowtie、TMAP(Ion Torrent 平台)等序列比对软件比对参考基因组序列 GRCh37/hg19。一般情况下产前诊断所需的测序读长较短,可以在序列比对过程中进行相应的参数设置,例如使用 BWA 做序列比对,建议将参数设置为:aln-o1-e63-i15-L-l31-k1-t6 以达到最优表现。序列比对过程中应去掉参考基因组中的重复序列区域以及伪染色体部分,即 chrX:(60001-2699520 与 154931044-155260560)、chrY:(10001-2649520 and 59034050-59363566)区域,可设置允许 0～2 碱基的错配并选取 BAM 格式作为比对结果输出格式。完成比对后,再借助 Sambamba(https://lomereiter.github.io/sambamba/)软件对 BAM 文件进行过滤处理,过滤可遵循如下原则:

(1) 去冗余。

(2) 选取比对到基因组唯一区域的 reads。

(3) 去掉比对质量平均值<(10～30)的 reads。

3. GC 含量矫正:先前研究表明,13 和 18 号染色体的 GC 含量低于 21 号染色体,因此测序完后对测序比对数据的 GC 含量矫正(GC-correction)非常必要。可以对每条染色体选取 50 kb 长度作为滑动窗口,将染色体划分成小的区间,然后统计每个小区间对应的 GC 含量并借助 BEDtools 软件中 CoverageBed 工具对区间内比对上参考基因组的 reads 数进行统计。然后利用 LOESS(locally weighted scatter plot smoothing)回归模型对每个区间对应的 reads 数和 GC 含量进行拟合。GC 含量矫正该步骤可以借助 R 软件来实现,常用的拟合参数设置为 span 0.75:degree=2。

4. Z 值(z-score)的计算:NIPT 对染色体倍型的判断一般通过计算 Z 值来实现。常用的计算公式为:

比对到染色体 N 的 reads 的百分比(%chrN)=唯一比对到染色体 N 的 reads 数(Unique count for ChrN)/该样本中唯一比对的总 reads 数(Total unique count)

染色体 N 的 Z 值(chrN z-score)=[%chrN-唯一比对到参考基因组的 reads 的百分比的均值(mean %chrNreference)]/唯一比对到参考基因组的 reads 的百分比的方差(S.D. %chrNreference)。

一般以｜Z-值｜>3 作为判断胎儿染色体非整倍体阳性的阈值。常用的以 BAM 文件作为输入评估染色体倍型异常的生信软件有 NIPTeR(https://github.com/molgenis/NIPTeR)、NIPTmer(http://bioinfo.ut.ee/NIPTMer/)、RAPIDR(https://cran.r-project.org/web/packages/RAPIDR/index.html)等。

5. 胎儿 DNA 含量评估:研究表明,孕妇外周血液游离 DNA 包含的胎儿部分可高达 10%～20%,但如果样本中比例低于 4%,在产前诊断中会造成假阳性结果。目前常用的胎儿 DNA 含量的百分比评估生信工具有 FetalQuant、FetalQuantSD 等。

6. NIPT 分析流程的性能验证:根据国家相关规定,上市的产前诊断产品中 21-三体综合征的检出率不得低于 95%,18-三体综合征的检出率不得低于 85%,13-三体综合征的检出率不得低于 70%。三种三体综合征的复合假阳性率不得高于 0.5%,复合阳性预测值不得低于 50%。由于凝血、溶血、DNA 质量控制不合格等样本原因造成的检测失败率不应超过 5%。

7. 植入前遗传学筛查 PGS 的生信流程及质控:植入前遗传学筛查 PGS(preimplantation

genetic screening)是指应用单细胞全基因组扩增 WGA(whole genome amplification)技术,结合 NGS 技术对 23 对染色体进行全面的染色体非整倍体型、微缺失及微重复异常的筛查,从而筛选出适合移植的优质胚胎,降低因胚胎染色体异常导致的流产风险,提高妊娠率。

一般要求 PGS 测序产出的数据中能够唯一比对上参考基因组序列条数>40 万条,平均测序深度约为 0.1 X。PGS 的生信分析流程包括获得原始数据、数据过滤、序列比对及生成比对结果,随后需要继续进行去除重复序列、有效 reads 数计算、GC 校正及拷贝数变异(copy number variation,CNV)分析在 0.1 X 的测序深度下,常用的 CNV 检测窗口长度为 1 M。当检测出的拷贝数变异在 Decipher、Clinvar 等数据库中可查时,最终报告中应涵盖长度>1 M 的拷贝数变异。如果该拷贝数变异在数据库中无记录,则只有当该片段长度>10 M 时才在最终报告中体现。CNV 检测的阈值可分别设置为:缺失 deletions/loss(<1.2～1.5)和扩增 duplications/gain(>2.5～2.8)。为进一步确定结构变异在染色体上的断点,可借助 Mate - Pair 大片段测序文库(长度 5 kb、2 kb、4 kb 等)进行重测序,大片段拷贝数变异检测常用的生信工具有 SVDetect、QDNAseq、Vivar 等。

8. 胚胎植入前遗传学诊断 PGD 的生信流程及质控:经过规范的临床咨询,明确具有单基因遗传病风险的夫妇、夫妻双方或之一携带有明确严重疾病的遗传易感基因致病突变的夫妇,建议进行胚胎植入前遗传学诊断,即 PGD(preimplantation genetic diagnosis)检测。PGD 结合高通量测序技术,对囊胚期滋养层细胞进行全基因组扩增,并对家系样本进行捕获测序和单核苷酸多态性 SNP(single nucleotide polymorphism)分析,以获得夫妇及先证者致病基因连锁单倍型信息,再根据胚胎样本的测序信息判断是否遗传了父母亲的致病单倍型。

基因型疾病的 PGD 测序平均深度至少需要达到 100 X,甚至超高深度可达 1 000 X。PGD 的数据分析包括去除重复序列、序列比对,变异位点检测及单倍型分析等。变异检测常用的生信工具有 GATK、SAMtools 等,而单倍型分析一般推荐采用基于隐马尔科夫模型 HMM(Hidden Markov Model)的 SNP 单倍型连锁分析。在 SNP 单倍型连锁分析中,建议在致病突变位点上、下游 1 Mb 的范围内分别选择至少 2 个可提供遗传信息的多态性位点进行相应连锁分析以降低误诊率,在位点的选择上应该避免选择同源性高、相邻序列中 GC 含量高或有多聚核苷酸序列的位点。

(四)检测后报告、解读及遗传咨询

1. NIPT 检测后的质量控制

(1)结果报告的质量控制:自采血至发放临床报告,总时间不应超过 15 个工作日,其中发出因检测失败须重新采血通知的时间不超过 10 个工作日。检测质量合格的样本应当严格按照产品说明书进行实验室结果判读;检测质量不合格的样本应当重新提取 DNA 再次检测,再次检测后仍不符合数据分析或结果判断质量要求的样本,检测机构应当与产前诊断机构充分沟通后确定后续处理。检测机构填写临床报告中检测结果部分,需要对目标疾病的高风险或低风险结果进行描述。

临床报告应当由副高以上职称并具备产前诊断资质的临床医师出具发放。报告应当

以开展相关技术的产前诊断机构名义出具,以书面报告形式告知受检者。临床报告应当包括以下信息:

1)送检单位和送检医师姓名。

2)孕妇基本信息,包括姓名、年龄、末次月经时间、孕周等。

3)样本信息,包括样本编号、样本状态、采血日期等。

4)检测项目和检测方法。

5)目标疾病检测值、参考范围、低风险或高风险结果。

6)结果描述与建议。

7)检测单位、检测时间、检测人员及审核人员签名。

8)临床报告审核发放时间、审核医师签名。

对检测失败的样本,检测机构应当发放检测失败报告并注明原因。

(2)检测后咨询的质量控制:对检测结果为低风险的孕妇,检测机构应当建议其定期进行常规产前检查;如果同时存在胎儿影像学检查异常,应当对其进行后续咨询及相应产前诊断。对检测结果为高风险的孕妇,检测机构应配合产前诊断机构,及时通知受检者进行后续咨询及相应产前诊断。

2. PGS/PGD 的检测后质量控制

(1)结果报告的质量控制:本项检测应在接收到待检物的 30 个工作日内完成并出具检测报告,其中发出因检测失败需再次采样的通知应不长于 15 个工作日;检测报告需由医疗机构具副高级及以上职称、熟悉并从事本项技术的医务人员审核后以书面形式发放至患者,医务人员应事先告知患者获取该报告的时间和地点。报告应包括以下信息:

1)患者的姓名、年龄、采用本项技术的适应证。

2)胚胎的编号、胚胎的状态、采样日期和报告日期。

3)检测的项目和检测方法以及测试的检测级别分类(A、B、C)。

4)检测报告应对每个被检胚胎的检测结果以标准的专业方式描述。常染色体隐性遗传性基因疾病的 PGD 应明确是正常、致病基因杂合子或纯合子,或致病基因复合杂合子(重型)胚胎;常染色体显性遗传性疾病的 PGD 应明确是正常或重型胚胎,染色体病的 PGD 以是否出现易位和非易位染色体数目和(或)结构的改变来表示,PGS 以是否出现染色体非整倍体的改变来表示。必要时根据检测结果辅以其他的描述或说明。

5)检测报告还应包括每个胚胎的测序深度,致病基因的直接测序结果及其上、下游可用于单体型分析的 SNP 位点数。

6)检测中发现的拷贝数变异,应根据目前的资料对其进行分类,包括致病性的(5类)、可能致病性的(4类),以及从临床意义不明到可能良性和良性的(1~3类)。

7)检测者、审核者。

8)其他相关提示。

(2)检测后咨询的质量控制:医疗机构应直接向患者夫妇解释各胚胎的检测结果,根据检测结果明确胚胎的处置方式,并根据具体情况为患者提供专业建议;对于结果为可移植的低风险胚胎,应提示不排除误诊的可能。

(刘文彬　罗昕　海洋　段晓燕)

四、高通量测序在病原微生物检测中的质量控制

病原微生物高通量检测临床目的包括不明原因感染的病原微生物鉴定,耐药基因检测和新类型病原体的鉴定三大目的。针对不明原因感染的微生物鉴定,其临床预期用途主要在于辅助临床快速明确致病性病原体,针对性且规范化的抗感染治疗,降低耐药发生的风险。耐药基因检测可辅助临床进行药物选择,提高治愈率,降低死亡率。新类型病原体鉴定可快速明确新类型的病原体,为新类型病原体的发现提供准确的方向指引,缩小未知病原微生物范围。以 2019-nCoV 为例,宏基因组检测在早期患者样品中成功鉴定出大量 β-冠状病毒同源序列,但由于参考数据库没有 2019-nCoV 的完整序列组信息,将其判读为类 SARS 病毒。通过对疑似新病原体分离纯化后进行全基因组测序,不到两周时间就获得了 2019-nCoV 完整核酸序列,并明确了它是与 SARS 和 MERS 完全不同的新冠状病毒,为后续疫情的控制争取了时间。

(一)病原微生物高通量测序检测基本概况

病原微生物高通量测序检测包括宏基因检测、宏转录组检测、靶向病原体检测三种检测方案。三种检测方案均无须培养,直接针对样本进行高通量测序检测。宏基因组测序针对临床样本(痰液、血液、肺泡灌洗液等)中的 DNA 进行高通量测序,通过生物信息学分析,与病原微生物开源或自建数据库中病原微生物标准序列进行比对分析,判断病原体种或亚种。宏转录组测序检测与宏基因组测序检测区别在于针对临床样本的 RNA 进行高通量测序,其检测目的在于针对 RNA 病毒或 RNA 类病原体进行检测。靶向病原体检测是通过探针杂交捕获法将临床样本中待检测病原体序列进行富集后进行高通量测序,其检测范围小于宏基因组及宏转录组测序。

常见的病原微生物包括细菌、真菌、病毒、朊病毒、衣原体、支原体、立克次体、寄生虫等,不同检测试剂提供方检测范围不同,根据所选用的试剂厂家提供的说明书进行详细描述。如某公司提供的检测范围如下:利用专有的和已注释的微生物参考 DNA 和 RNA 序列库,可以准确地检测 35 000＋种病毒、13 000＋种细菌、4 000＋种真菌和 150 多种寄生虫,并包括超过 3 000 种已知的常见及不常见病原体。

高通量测序检测存在一定的局限性,主要体现在:① 宏基因组检测针对 RNA 病毒或 RNA 病原微生物不能进行检测;② 靶向病原微生物仅能针对探针或引物覆盖的病原微生物进行检测;③ 背景菌:在阅读报告时,要结合采集样本类型、微生物背景、患者的临床特征、传统的病原体检测报告和辅助检查等判断是定植菌、背景菌还是致病菌。对于 mNGS 的检测报告,检测机构必须尽可能提供检测列表,而不是做出判断,由临床医生结合检测结果和临床病史做出判断;④ 耐药检测:目前使用 mNGS 进行药敏检测还存在一定的困难,一是目前报道的耐药基因型与耐药表型的关联程度还存在一些差距;二是现有检测方法因成本考虑导致耐药相关基因覆盖度较低,难以高灵敏度地检测出相关耐药基

因,随着技术进步,耐药基因高覆盖度的 mNGS 检测技术将会形成。阴性结果产生的可能原因:与样本的状态,病原体的丰度等因素有关;⑤ 假阳性结果可能原因:针对选择的病原微生物数据库不同,生信分析流程不同;⑥ 超过最低检出限(由试剂厂商提供或实验室自建方案性能验证时确定的最低检出限)范围外的病原微生物不能检出。

(二)分析前质量控制

分析前阶段是指从临床医师开具医嘱起,包括项目申请、知情同意书签署。根据 CAP,ISO 15189 规定,检测分析前质控文件还应该包括确认患者、患者的准备、样本收集、标记、保存、运送条件、检测前储存方案、样本接收标准。所有样本都登记在连续的登记册、日记本、工作单、计算机或其他类似的文件,记录样本类型,感染类型和(或)预期的微生物类型。分析前质量控制是决定检验结果正确、可靠的前提,是整体质量控制中一个不容忽视的重要环节。

基于高通量测序技术的病原微生物检测是直接针对临床样本中的核酸(DNA 或 RNA)进行高通量测序,通过与数据库进行比对分析,分析判断样本包含的病原微生物种类,能够快速、客观地检测临床样本中的较多病原微生物(包括病毒、细菌、真菌、寄生虫)。临床样本取材、核酸的浓度、稳定性及完整性对实验结果有着决定性的影响,需要对分析前质量控制的各项程序规范化操作。

本章节将针对病原微生物高通量测序检测分析前质控的基本原则和关注点进行介绍。主要包括病原微生物高通量测序检测项目申请,知情同意,临床分子诊断样本的采集、运输保存,临床分子诊断样本接收与处理。

1. 检测项目的申请:临床医师结合患者的临床症状,根据不同检测技术的优缺点合理选择适合患者的检测项目。临床医师需要规范填写检测申请单。

申请单:临床用于高通量测序检测的申请单通常有医疗文书的检验申请单和电子检验申请单,申请单均应包含足够的信息,且填写规范。

(1)患者基本信息包括患者的姓名、性别、年龄、民族、住院号、就诊科室、床号,有条件的医院尽量使用条码或其他唯一标识。

(2)患者临床信息:包括临床诊断结果或症状描述;治疗经过(抗感染用药史);与该疾病相关的其他实验检测结果,如血常规、CRP、PCT、病原体培养,其他分子检测结果(如 qPCR),辅助检查,如 Xray、CT 等。

(3)申请的检测项目:病原微生物高通量检测根据检测内容及检测范围不同分为病原微生物宏基因组检测(基于 DNA),病原微生物宏转录组检测(基于 RNA)和捕获靶向测序,后者根据检测范围不同可分为不同的子检测项目,如呼吸道常见 41 种病毒检测等。选择什么样的检测项目由临床医师申请检测的目的决定。

(4)样本的信息:包括样本编号、样本采集日期和时间、实验室接受样本的日期和时间;对于样本的类型,可以在申请单上提供常见样本类型的选择,病原微生物高通量测序检测项目涉及的样本类型包括痰液、肺泡灌洗液、脑脊液、关节腔积液、腹水、血液、脓液等,如为其他样本类型,应进行具体说明。

（5）申请信息：经授权有资格开具申请单的临床医师的签名、申请时间等，如为外送样本，还应当注明送检机构的基本信息，包括名称、联系人、联系方式等（表3-2-13）。

表3-2-13 病原微生物高通量测序检测申请单（样板）

标本采集时间： ___年___月___日___时___分　　　　样本编号：___
门诊号/住院号：_____　　　　住院科室：___　　床号：___
患者基本信息　姓名：___　　　性别：___　　　年龄：___　　联系方式：___
临床信息　　　临床诊断：___　　　　　　　　临床症状描述：___
　　　　　　　抗感染用药情况：___　　　　　免疫系统疾病史：___
临床检测结果　血常规：WBC ___　　中性粒细胞___　淋巴细胞___　CRP：___　PCT：___
镜检：___　　　病原体培养：___　　病原PCR检测：___　质谱检测：___　其他
申请检测项目　□病原微生物宏基因检测　　□病原微生物宏转录组检测
靶向病原微生物检测　□呼吸道41种病毒检测　　□N种病原体检测　□耐药基因检测
样本类型　□痰液　　□肺泡灌洗液　　□脑脊液　　□关节腔积液　□腹水　□血液　□脓液　其他：___
送检单位/科室：___　送检医师：___
　　　　　　　联系电话：___
　　申请日期：___年___月___日

2. 高通量测序检验项目申请：临床实验室在开展项目时应当充分与临床沟通其需求，包括两个方面：① 根据临床实际需要建立检测项目或检测项目组合；② 检验项目的信息与临床医师沟通，即将检测内容、临床应用价值、适用人群、检测范围、应用的局限性等预先告知临床医师。

（1）根据临床实际需要建立检测项目或检测项目组合：建立何种检测项目或检测项目的何种组合，是临床实验室面临的第一问题。高通量测序技术检测范围的广泛性，针对病原微生物检测可通过DNA进行宏基因组检测，或通过RNA进行宏转录组检测，基于高通量测序平台可以同时进行DNA和RNA的检测，针对特定病原体检测还可选择靶向测序进行检测。实验室项目的开展需要紧围临床疾病诊疗的特定需求进行。如《宏基因组分析和诊断技术在急危重症感染应用的专家共识》强调根据目前的临床经验、研究结果和宏基因组检测技术的优势，推荐宏基因组检测在急危重症感染患者中应用。主要适应证包括：① 病情危重需要尽快明确病原体；② 特殊患者如免疫抑制宿主、合并基础疾病、反复住院的重症感染患者需要尽快明确病原体；③ 传统微生物检测技术反复阴性且治疗效果不佳；④ 疑似新发病原体、临床上提示可能有一定的传染性；⑤ 疑似特殊病原体感染；⑥ 长期发热和（或）伴有其他临床症状、病因不明的感染。针对呼吸道感染患者，考虑存在呼吸道病毒感染患者，应和临床医生充分沟通宏基因组和宏转录组检测的目的和优缺点，最后决定是否选择宏基因组和宏转录组组合检测方案进行。

（2）检验项目的信息与临床医师沟通：有了检验项目后，让临床医师在正确的时间、为正确的目的、对正确的患者人群申请该检验项目，是临床实验室需要解决的第二个问题。因为是否申请该项目检测、在什么时间申请该项目检测，要由医生根据患者的情况做出决定，而如果医师不了解详情，就很可能做出错误的选择。

1）正确的时间针对危急重症且符合《宏基因组分析和诊断技术在急危重症感染应用的专家共识》中宏基因组检测适应证者，应尽快进行检测。

2）正确的目的：临床实验室应当将病原微生物高通量测序检测的不同方案或不同组合方案的检测目的、临床意义告知临床医师；实验室也应告知临床医师检测的内容和检测局限性，如采用宏基因组检测方案，应向临床医师说明可检测范围，涉及的病原体种类，致病病原体数目，最低检出限，以及不能针对 RNA 病毒类病原体进行检测等。

3）正确的人群：针对不同患者感染症状选择不同的检测方案。

3. 患者的正确识别：患者的正确识别是非常重要的，是获得正确的临床样本的前提。在收集样本的容器上需要注明患者的唯一信息，通常情况下仅有患者的姓名是不够的，仍需要填写患者的住院号。在对患者进行取血或采样前，样本采集人员需要首先确定患者的身份。在对患者进行确认时，应准确核实患者的姓名、性别、住院号等信息。对于不能说话或意识不清醒的患者，应由相关陪同人员、医师或护士加以确认。如果有腕带，患者的腕带上通常附有上述信息，采血或取其他临床样本时样本采集人员应先确认这些信息。

需要注意的是，在临床样本采集过程中，将患者样本弄混、弄错并不罕见，因此，临床实验室必须与样本采集人员共同商议建立严格的样本采集的 SOP，对样本采集人员进行必要的初次及持续培训，并密切关注样本的错误率。

4. 标本采集及转运规范

（1）标本采集前注意事项及准备工作

1）标本采集尽量在疾病初发或者使用抗菌药物治疗之前进行。

2）采集标本的收集器和盛放标本的容器必须经灭菌处理，如压力蒸汽法等物理灭菌法。

3）容器不可含有核酸酶，防止核酸降解，且容器内应预装具有防核酸降解的保存液，便于标本的保存和转运。

4）采集标本的医护人员应注意手部卫生，戴手套、口罩，做好必要的个人防护，防止采集过程中造成的感染。采集鼻咽吸取物和支气管吸取物标本时需要准备无菌吸痰管和中心负压或电动吸引装置。

（2）标本采集

1）不同感染类型及对应的推荐检测样本类型详见表 3-2-14：

表 3-2-14　不同感染类型及对应的推荐检测样本类型

感 染 类 型	感染部位/分类	推荐样本类型
上呼吸道感染	咽炎 喉炎 扁桃体炎 会厌炎 中耳炎 鼻窦炎	咽拭子 血液 中耳分泌物 鼻窦分泌物
下呼吸道感染	气管、支气管炎 肺炎 肺脓肿	常见送检：痰液、气管吸取物、支气管肺泡灌洗液 必要时：支气管刷检、肺脓肿穿刺或肺手术部位组织物 合并胸腔积液或血液感染时：胸腔积液、血标本

（续表）

感染类型	感染部位/分类	推荐样本类型
泌尿系统感染	单纯性尿路感 复杂性尿路感染 尿脓毒血症	尿液标本
神经系统感染	脑膜炎	脑脊液
骨关节感染	关节滑膜炎	关节液
胃肠道感染	细菌性痢疾、微生物引起的胃肠炎、细菌性食物中毒、肠道感染、消化性溃疡和抗生素相关性腹泻等	粪便
胃肠道感染	胃炎、消化性溃疡	胃镜活检组织
生殖系统感染	外阴部病变、尿道炎、阴道炎、阴道病、宫颈炎、子宫内膜炎和盆腔炎等	男性患者：先检查尿道是否有脓性分泌物，再依次是前列腺液、精液 女性患者：采集阴道后穹隆处或宫颈分泌物
皮肤及软组织感染	烧伤创面感染、手术后切口感染、急性蜂窝织炎、外伤感染、咬伤感染及褥疮等	烧伤创面感染标本等

2）针对不同样本类型的采集方式及收集器皿说明，详见表 3-2-15。

表 3-2-15　不同样本类型的采集方式及收集器皿

样本类型	采集方式	收集器皿及送检要求
咽拭子（包括鼻咽和口咽拭子）	鼻咽拭子：采集前清除鼻腔前端分泌物，将拭子由鼻腔插入，沿鼻腔壁深入鼻咽部直至感到一定阻力时，旋转拭子数次，保留 10～15 s 后取出拭子至收集器皿中 口咽拭子：采集前指导患者用生理盐水漱口，张口发"啊"音，暴露咽喉，用拭子擦拭两侧腭弓和咽、扁桃体上的分泌物后迅速退出，避免接触口腔其他部位	带保湿功能的运送培养基；如未采用运送培养基，应于半小时内送检。即使采用运送培养基，室温保存也不应超过 24 h
鼻咽吸取物	将无菌吸痰管与无菌收集器相连，再将吸痰管送入患儿鼻咽部至产生抵抗，稍回抽，利用负压吸取鼻咽部分泌物 1～2 ml 至无菌收集器中 部分患者可采集鼻咽洗液，利用连有注射器或真空管的导管，向鼻腔中注入无菌生理盐水灌洗，将灌洗液通过导管上的注射器或真空管转移至含有 VTM 或生理盐水的无菌收集器中，适合于病毒核酸检测	无菌收集器
痰液	指导患者清水漱口 2～3 次，咳前深吸气，用力咳出呼吸道深部痰液，尽量避免混入口腔、鼻咽分泌物，将痰液咳入无菌杯内（年幼儿由于经常不能获得合格痰液样本，常用鼻咽吸取物代替）	无菌杯（螺口、有盖、密封）；标本采集后需尽快送到实验室，不能超过 2 h；不能及时送达或待处理标本置于 4℃ 冰箱保存，以免杂菌生长，但不能超过 24 h
支气管肺泡灌洗液	患者静脉麻醉或局部麻醉后，导入支气管镜，常规检查气道形态后，在活检、刷检前进行支气管肺泡灌洗；病变局限者选择病变段灌洗，病变弥漫者选择右肺中叶或左肺上叶舌段灌洗；支气管镜顶端嵌顿在目标支气管段或亚段开口后，经操作孔道每次将 5～20 ml 37℃ 或室温的无菌生理盐水（1 ml/kg）快速注入相应肺段，并用吸引器以 100 mmHg（1 mmHg＝0.133 kPa）的负压将液体抽回，如此共灌洗 3～4 次，总回收率≥30% 为宜	无菌容器收集，密封后送检；不要冷藏标本

（续表）

样本类型	采集方式	收集器皿及送检要求
气管吸取物	有气管插管或气管切开等人工气道患者，无法自行咳痰，可通过吸痰管从气道吸取标本。通过气管内插管将一次性无菌吸痰管推进呼吸道直至遇到阻力后开始抽吸，留取标本在吸痰杯内	无菌收集容器，密封容器；标本采集后需尽快送到实验室，不能超过 2 h。不能及时送达或待处理标本置于 4℃ 冰箱保存；但不能超过 24 h
血液	采样时，去掉培养瓶外部的封条和盖帽，用预备的消毒酒精棉球擦拭橡胶塞待酒精晾干；触寻一条静脉确定穿刺点；用碘伏棉签由穿刺点中心向外擦拭消毒，再用蘸酒精的棉拭子用同样方式擦拭一遍，等 30～60 s 待皮肤上的酒精晾干；勿再次触摸擦拭部位，用注射器抽血	采血管：EDTA 和枸橼酸盐为首选抗凝剂，不使用肝素抗凝（核酸提取采用吸附法而不受肝素干扰时除外）
血清	尽可能采集急性期和至少间隔 2 周的恢复期血清，注意防止标本溶血	外周血离心分离
胸腔积液	由临床医生行胸腔穿刺术采集，或在胸腔闭式引流术中或术后采集	密闭无菌的抗凝试管并及时送检
尿液	采集清洁中段尿液；避免采集过程中周围皮肤黏膜及尿道定植菌的污染；特殊情况可选择用导尿管采集或通过耻骨上膀胱穿刺方式采集	采样杯；采集后应立即送检；如不能在采集 30 min 内进行培养，应放入 4℃ 冰箱保存，但也不能超过 24 h
脑脊液	由临床医师采集，严格执行无菌操作。消毒采集部位皮肤，通常在第 3、4 腰椎或第 4、5 腰椎间隙插入带有管芯针的空针，进针至蛛网膜间隙，拔去管芯针，收集脑脊液 5～10 ml，分别置于 3 支无菌试管中，第一管做化学或免疫学检查，第二管做细菌学检查，第三管做细胞学检查	标本采集后应立即送检，不超过 1 h；脑脊液标本不可冷藏
胸水	由临床医师经皮穿刺或外科方式获得；严格执行无菌操作。通过影像学或叩诊定位穿刺部位，消毒穿刺部位皮肤，麻醉穿刺部位，用中空孔针穿刺至胸膜腔内，抽取胸水标本于带螺旋帽内无菌管送检	标本采集后应立即送检，通常室温 15 min 内应送至实验室，若不能及时送检，不可冷藏。室温保存不得超过 24 h
腹水	由临床医师经皮穿刺或外科方式获得；严格执行无菌操作。可由超声定位。消毒采集部位皮肤，麻醉穿刺部位，用中空孔针穿刺，标本采集后可注入无菌瓶或无菌试管送检	
关节液	有经验的临床医师在严格的无菌操作下进行。严格的皮肤消毒，局部麻醉穿刺部位，中空针头穿刺入关节腔，尽可能多地抽取关节液标本。可直接注入无菌管内送检	
粪便	1. 自然排便：患者在干燥清洁便盆（避免使用坐式或蹲式马桶）内自然排便后，挑取有脓血、黏液部分的粪便 2～3 g（液体粪便则取絮状物 1～3 ml）放入无菌便盒内送检。若无黏液、脓血，则在粪便上多点采集送检。此为常规方法 2. 直肠拭子：用肥皂水将肛门周围洗净，将蘸有无菌生理盐水的棉拭子插入肛门 4～5 cm（儿童为 2～3 cm）。棉拭子与直肠黏膜表面接触，轻轻旋转拭子，可明显在拭子上见到粪便。将带有粪便标本的棉拭子插入运送培养基，立即送检。本方法仅适用于排便困难的患者或婴幼儿，不推荐使用拭子做常规标本	标本采集后尽快送检，室温下运送标本时间不超过 2 h。若不能及时送检，可加入 pH 7.0 磷酸盐甘油缓冲保存液或使用 Cary - Blair 运送培养基置于 4℃ 冰箱保存，保存时间不超过 24 h

（续表）

样 本 类 型	采 集 方 式	收集器皿及送检要求
胃活检组织标本	经胃镜用活检钳在胃窦小弯侧距幽门 5 cm（邻近胃角处）、胃窦大弯侧正对胃角处或病变邻近处采集 1~2 块样品。为了明确内镜所见病变的性质，可选择病变处局部黏膜进行活检 隆起性病灶在其顶部（充血、糜烂等）及其基底部（糜烂、凹凸不平、色泽改变等）活检，息肉的隆起性病灶也可完整切除后送检；平坦性病灶在病灶周边或中央、黏膜皱襞中断处活检；溃疡性病灶在溃疡边缘黏膜隆起的顶部或内侧黏膜多点活检；局部黏膜病灶也可根据染色、放大内镜观察的结果，针对最可疑或最典型的病变部位进行活检	
烧伤创面感染标本	标本采集应在停服铋剂或抗菌药物 7 d 后进行。首先应用无菌生理盐水或注射用水清洁创面。 1. 表面拭子：采用无菌棉拭子用力刮取创面，置无菌试管内，封闭管口 2. 组织细菌定量培养的标本采取：在无菌条件下，切取深度烧伤痂下组织，以 0.3~0.5 g 为宜	应尽快将标本送至实验室检测；如果 1 h 内无法将标本送达实验室，需冷藏保存。不要将用于培养的组织标本置于福尔马林中
脓肿标本	1. 开放性脓腔：需进行清创。用无菌生理盐水清洁创面，用拭子采集深部伤口或溃疡基底部的分泌物，至少采集两个拭子（分别用于涂片和培养）；或剪取深部病损边缘的组织 2. 封闭的脓肿：对病灶局部的皮肤或黏膜表面彻底消毒，用注射器抽取脓液，放入无菌容器内，同时送需氧及厌氧培养。或将脓肿切开引流后，取脓肿壁的一部分送检。 3. 瘘管或窦道脓液：最好在外科探查时采集最深处组织。	标本采集后应立即送检，通常室温不超过 1 h 送至实验室；若不能及时送检，需 4℃保存不超过 24 h，组织应保持湿润并在 30 min 内送至实验室，不可冷藏

（3）建立标本拒收标准

1）样本容器上未贴标签，或标签与检验申请单不符。

2）样本外漏、容器破损或明显受到污染。

3）标本量过少，或凝固。

4）送检延迟，未按规定保存。

（4）标本采集后的标识及转运

1）标本的标识：每个样本标签上需要提供的信息应至少包括：患者姓名或患者唯一性标识；标本采集日期和时间；检验项目；标本类型。

2）标本的转运和送检：① 呼吸道标本应在室温下 30 min 内送检；② 4℃下可在 2~4 h 内送检，来不及处理的标本 4℃保存不应超过 48 h；③ 对于可能延迟 24 h 才能送检的标本，应该在−70℃条件下保存，并避免反复冻融；④ 对于用于病毒分离的样本，不推荐低温冷冻（≤−70℃）；⑤ 采集的标本应置于防漏、有盖并标有患者基本信息及检测码的无菌容器内，特殊情况可用注射器运送，但严禁将针头暴露，应用无菌塞子堵住，放在密封、防漏的塑料袋中，装入运送箱中运送。

3）实验室间标本的运送：应按照国家有关生物安全标准标识、包装标本，运送过程需符合生物安全规范要求。对于高致病性病原微生物标本转运，应按照《可感染人类的高致病性病原微生物菌（毒）种或样本运输管理规定》中的相关要求进行。

(三) 样本预处理、核酸提取和测序质控

1. 样本预处理

(1) 由于采集到的样本本身大多含有致病性病原菌,在核酸提取前往往需要对样本进行灭活处理。

(2) 痰液样本在灭活后需要进行去黏度处理。

(3) 血液样本根据实际情况决定是否需要离心进行血浆、白细胞分离。

(4) 若分析的病原微生物为真菌,通常需要进行破壁处理。

(5) 若分析的病原微生物为病毒,可采用反复冻融破坏宿主细胞、滤膜过滤($0.45\ \mu m$ 或 $0.22\ \mu m$)、超速离心、核酸酶降解宿主细胞基因组等方式富集。

2. 提取核酸

(1) 核酸质量是 mNGS 检测成功的关键因素。提取后的核酸因保存环境及时间不同,可能存在一定程度的降解,因此各实验室应具有相应的方法检测核酸的完整性或降解程度,并设立明确的合格样本标准。

(2) 同时由于文库制备过程对于核酸初始投入量有一定的要求,应在每次提取完成后对核酸进行定量。

3. 文库制备及上机测序

(1) 文库构建前,根据样本宿主背景情况,选择相应去除宿主基因组核酸和核糖体核酸的方法。

(2) 高通量测序文库构建通常需要核酸投入量为 1 ng 至几微克,对于样本中遇到病原微生物低于 1 ng 的情况,需要先进行非特异性扩增以富集核酸,再用于建库测序。

(3) 文库制备过程包括 DNA 打断、接头连接、PCR 扩增等过程,在测序之前推荐使用 Agilent 2100 Bioanalyzer 或其他方法对文库进行质控,每个检测项目应设定其文库质量的要求,并设立明确的合格文库标准。

(4) 对合格文库进行上机测序,由于病原检测有较高的时效性,所以一定要选取合格的测序平台(比如 MiSeqDx,NextSeq550 Dx 等)。

4. 内参及对照品:每次实验都应包括内参、阴性和阳性对照。内参可以帮助识别分析失败或异常的样本,达到质控作用。实验室可以选择含有一种或多种病原微生物的模拟样本作为阳性对照。阴性对照对于识别样本间交叉污染以及试剂污染至关重要。需要注意的是,阴性对照需要模拟与患者样本相同的基质,通常具有低背景,且能最大化地检测到实验过程的污染物。

(四) mNGS 文库构建与上机测序

人体是由人的细胞和所有共生微生物构成的"超级生物体",寄生在人体体表和体腔内的微生物数量可达人体自身细胞数量的 10 倍以上,总重量超过 1 kg。宏基因组(Metagenome)是人体中全部微小生物遗传物质的总和,它包含了可培养的和未可培养的微生物的基因组。宏基因组测序是指对微生物群体进行高通量测序,通过测序数据分析人体中微生物群体基因组组成及其功能,宏基因组测序不但能够获得环境物种组成和丰

度信息,还可以对微生物群体基因组成及功能、特定环境相关的代谢通路等进行全面分析,从而深入挖掘和研究具有应用价值的功能基因。因此,在肠道微生物组学研究中,宏基因组测序可以用于新病原的发现、抗性基因的研究、疾病相关代谢研究等。

1. 文库构建

(1) 文库构建概述:NGS测序和传统的一代测序流程不同,首先是文库的构建,文库构建的目的主要是为待测DNA序列接上寡核苷酸接头(adapter),使之能够匹配与相应的测序平台。其中NGS文库构建的步骤包括DNA片段化、接头连接、富集、扩增、捕获。如果是对RNA的测序,需要将其反转录成cDNA。其中如果是全基因组文库,不需要富集过程,比如宏基因组建库。

(2) DNA文库的片段化和连接:在对样本进行DNA提取之后,需要对提取的DNA样本进行片段化以符合各出平台的读长。目前,DNA片段化主要通过物理方法(如超声打断、雾化等)及酶消化方法(即非特异性核酸内切酶消化法)。文库构建前,需要对gDNA采用A260/A280或荧光染料进行浓度或者纯度分析,并通过毛细管电泳分析判断降解程度,选择符合建库标准的文库进行文库的构建。在文库构建过程中,不同的建库方案对DNA投入量的差异较大,一般在纳克级别到微克级别。

(3) 富集、扩增、捕获面向微生物基因组的靶向测序需要做富集操作,只需要对临床相关的靶向区域通过探针捕获即可。本部分所介绍的mNGS的测序,因检测的是多种微生物的全基因组序列,不需要富集及捕获过程。

(4) 宏基因组测序:宏基因组测序需要直接从特定微生物样品中提取全部微生物的DNA,而不同微生物的核酸提取方法各有差异。Illumina Nextera XT DNA文库制备试剂盒进行mNGS文库构建。其建库起始量为1 ng,文库构建流程简单快速。主要过程为酶切、纯化、扩增等过程。该试剂盒使用转座子酶来实现一步法完成DNA片段化,通过有限循环的PCR连接接头和标签序列,从而可在Illumina测序平台上对混合文库进行双序列标签测序。在使用过程中可选择Nextera XT Library Preparation Kit(FC-131-1024-24人份/FC-131-1096-96人份),IDT® for Illumina Nextera DNA UD Indexes Set A(96 Indexes,96 Samples)(20027213)来进行文库构建。

(5) 质控在文库构建过程中,应采用片段分析仪或者浓度分析仪对建好的文库进行片段分析或者浓度分析,以确保文库能够上机使用。常用到的监测核酸质量的方法有:毛细管电泳,如安捷伦生物分析仪2100,可用来检测片段的大小;Qubit用来进行荧光定量,检测DNA的浓度,也可以在实验过程中实时监测核酸的浓度。实验室应在此过程中建立质量标准,确定文库上机浓度、片段大小,并形成SOP文件。

2. 上机测序:NGS测序平台应首选国家药品监督管理局(NMPA)认可产品,并根据选择的测序平台,对实验室空间,环境(洁净度、温湿度、海拔、气压),电力,网络,配套设备与耗材等进行安装前准备,并由专业的工程师进行安装。

在选择测序仪时,综合考虑测序通量、样品通量、测序读长、覆盖深度、测序成本、运行时间等。宏基因组用于临床病原体鉴定,通常推荐75 bp;如果用于病原微生物全基因组序列拼接,通常建议长一些的读长,比如 300 bp,甚至 600 bp。而在数据量上,推荐 10 M 以上 readss。可选 NextSeq 550 及以上平台,NextSeq550 高通量试剂盒可产出 400 M reads,中通量试剂盒可产出 130 M reads。基于此,可以选择测序芯片 NextSeq™ 500/550 High Output Kit v2.5(75 Cycles,400 M reads)(20024906)和 NextSeq 500/550 Mid Output Kit v2.5(150 Cycles,130M reads)(20024904)进行测序。

在上机测序过程中,需要建立质量标准,并且所有的性能指标均在相同的治疗标准下进行评价。比如:测序深度,覆盖均一性,碱基识别质量值,比对质量值,精密度,准确性等(表 3-2-16)。

表 3-2-16 上机测序质量标准

验 证 项 目	通 用 标 准
测序读长和测序有效通量	在规定的测序读长模式下,测序通量和测序有效通量应符合制造商规定的要求
碱基识别质量百分比	碱基识别质量百分比平均值应不低于制造商规定的要求
测序覆盖率和测序平均深度	按照制造商提供的测序样品制备流程和测序操作进行国家参考品或标准品处理、质控和测序 测序覆盖率:不低于98% 测序平均深度:不低于 30 X
测序准确率	检测细菌和病毒 DNA 参考品,与对应参考序列比对,测序一致序列准确率应不低于 99.0%
重复性	进行三次重复测序,三次结果应均满足要求
软件功能	a) 仪器运行控制软件应能引导完成仪器运行和控制,并符合制造商的要求 b) 信号实时采集软件应能完成测序信号提取和处理,并符合制造商的要求

(五) tNGS 文库构建与上机测序

在病原体检测应用中,新一代测序(NGS)提供了一种有效的新方法,在无任何病原体信息的情况下检测样本和发现病毒。其中靶向宏基因组测序(tNGS)是一种重测序方法,可通过与靶点特异性生物素化探针杂交来捕获目标基因组区域。通过杂交捕获方法进行靶向富集可实现高灵敏度的检测,而无须鸟枪法宏基因组测序(mNGS)所需的高 read 深度。液相杂交捕获技术利用生物素修饰的探针与靶标序列的互补结合实现靶标的富集,是一项非常成熟、应用极广的富集技术。相较于依赖 PCR 的富集技术,杂交捕获技术在富集能力与对靶标的容错性上具有更好的平衡,在病毒靶向测序上已经有了大量的应用。此外,靶向富集 NGS 工作流程能够获得近乎完整的目标序列数据,特别适于病毒基因组进化或变异监测等应用。与其他靶向重测序方法相比,比如扩增子测序,通过杂交捕获进行富集可实现更大的探针检测范围,能对目标区域进行更全面的分析。此外,即使在高度变异区域,杂交捕获方案使用的寡核苷酸探针仍然有效,能靶向快速进化的病毒,例如 RNA 病毒。

靶向富集检测的工作流程包含五个主要部分:核酸制备、cDNA 制备(对 RNA 病毒进行检测时)、文库制备和富集、测序以及数据分析。

靶向宏基因组测序检测方法通过采用不同的靶向捕获探针以及杂交捕获试剂盒,可以构建不同的检测流程,目前操作简便、捕获效率高的方法更适合于临床科研检测的使用。在整个建库和上机测序过程中涉及多个步骤的 QC,从而为高质量的检测结果提供有力保障。

1. 文库构建

(1) 探针设计:在 tNGS 探针设计时首先需要考虑以下因素:检验项目的目的、靶向检测的微生物种类、靶区域序列特点、采用的检测方法、临床意义等。

对于靶向微生物检测来讲,不同应用目的的产品有很多。以 Respiratory Virus Oligos Panel 为例,panel 约有 7 800 个探针,这些探针能检测呼吸道病毒、流感病毒株和 SARS‑CoV‑2,其中还包含作为阳性对照的人类探针。

对于靶向检测方法的选择,目前常用的靶向测序方法有扩增子法和杂交捕获两种方法。相对于扩增子方式进行靶向测序,杂交捕获方法有更多的优势:① 对病毒基因组的多态性宽容度更高;② 对病毒基因组的覆盖更完全;③ 可在一定范围内做到发现新病毒的同时,获得接近完整的基因组序列(Houldcroft,et al. 2017)。更适合于微生物靶向测序检测的应用。

对于探针质量评价:两个重要的指标是捕获效率和冗余度。捕获效率(capture rate):表示有效数据的比例,越高越好,捕获效率越高的话,意味着达到变异检测需要的 Raw Data 数据量越少。冗余度(duplication):同一条文库通过 PCR 复制产生的多个相同的分子,属于无效数据。该指标主要受实验的影响。

(2) 文库制备:概述一个完整的高通量测序文库包括两端的一组接头序列和中间的目的 DNA 片段两个主要部分。目前杂交捕获建库方法步骤都包含 DNA 破碎、末端修复、片段筛选、加 A 尾、链接接头、第一次杂交捕获、第二次杂交捕获、文库纯化、文库扩增这几个主要步骤。DNA 片段化和连接 DNA 打断方式有机械打断和酶切打断两种。机械打断一般使用超声破碎的方式,打断片段长度为 350~550 bp。酶切打断常用的有两种方法,一种是使用核酸内切酶进行,打断片段长度约 300 bp。另一种是使用固定在富集珠上的转座子酶进行酶切打断,此种方法的打断长度在约 350 bp。打断后直接进行连接接头的步骤完成文库构建。

无论采用哪种方法,都需要保证获得适当长度的片段化的 DNA,片段长度越小,导致扩增越容易,会加剧 PCR 扩增的偏好性,最后引起 PCR 产物复杂度降低,Duplication 升高。

在需要进行片段筛选的建库流程中,一般采用的是磁珠片段筛选,采用两步法将过长或者过短的片段去除。

(3) 探针杂交捕获:杂交捕获根据不同试剂盒。目前常用有两种方法,两步法杂交和一步法杂交。由于一步法杂交操作简便、快速,所以也更加适合临床的快速检测需求。在杂交捕获步骤中,以下几点需要注意。

1) 封闭试剂的影响:杂交过程中需要使用封闭试剂来封闭 Adaptor 序列和人类基因组上的重复序列,因为这些背景可能会和部分目标文库的序列碱基互补结合,捕获磁珠捕获探针结合的目标区域文库的同时,这部分文库也结合在目标文库上面,后续洗脱时也洗脱不掉,从而使得这种非目标文库结合过多,导致捕获效率降低。

2) 杂交温度的影响:杂交主要是探针和目标区域按照碱基互补配对原则结合的过程,一般杂交温度是 65℃,如果温度低于 65℃,非特异性结合会增加,这种非特异性结合在后边的洗脱纯化时不会被完全洗掉,会有一部分留在了最终的捕获文库里,使得捕获效率降低。也有试剂盒使用梯度降温进行杂交,经过体系优化,也可以得到很好的效果。

3) 洗脱操作的影响:探针杂交完成之后会进行洗脱,目的是去除非特异性文库,这一步中,含有目标区域序列的文库和探针已经结合,此时探针表面的生物素会和捕获磁珠表面的链霉亲和素结合,在洗脱时保持彼此的吸附,不会被洗脱掉。但是,不含有目标区域序列的文库因为不能和探针结合,游离于杂交体系里,洗脱时会被洗脱掉。如果洗脱不彻底,比如洗脱时振荡不充分、吹吸混匀不充分、Wash Buffer 2 的洗脱温度过低、洗脱Buffer 移除不干净等,都会使得最终的捕获文库里面非特异性文库残余较多,使得捕获效率降低。

4) 捕获磁珠的影响:带有链霉亲和素的捕获磁珠会和探针上的生物素进行结合,在洗脱时彼此吸附,从而将目标文库捕获出来,而不含有目标区域的文库因不能和探针结合,游离在杂交体系里,被洗脱掉。如果捕获磁珠使用错误,导致非目标文库结合过多,就会降低捕获效率。

5) Panel 大小捕获效率随 panel 变大而升高,因为 panel 较小的时候,文库两边非目标区域的拉取、非特异性结合都会显著增加非目标区域数据在总数据中的占比,也使得捕获效率降低。

(4) 文库扩增:文库扩增步骤中 PCR 循环数也是影响靶向捕获文库测序质量的重要影响因素。PCR 反应只是简单的复制,不能带来更多的遗传变异信息,在后续的数据分析时需要去除这种相同的分子,只留一条,所以循环数越高会导致 Duplication 变高,产生更多无用数据(这里需要注意的是,多重 PCR 技术中由于其引物结合位点固定,按照Duplication 的定义,扩增产物都是 Duplication,所以如果去 Duplication,所剩数据就会很少,所以多重 PCR 技术在数据分析时不去 Duplication)。

在实际实验中,临床样本可以得到的 DNA 起始投入量有时比较低,或者其实投入总量足够,但是因为样本降解以及扩增效率较低等因素,为了达到预期的文库产出,会增加PCR 循环数,也会使得 Duplication 增高。所以,如果在合适的 PCR 循环数下得不到需要的 DNA 量,建议向前追溯原因,而不是简单地增加 PCR 循环。

2. 上机测序:NGS 测序平台应首先选择国家药品监督管理局(NMPA)认可产品,并根据选择的测序平台,对实验室空间、环境(洁净度、温湿度、海拔、气压)、电力、网络、配套设备与耗材等进行安装前准备,并由专业的工程师进行安装。

对于靶向宏基因组测序(tNGS),可选择 75 bp 读长,基于临床需求,也可以选择150 bp 读长。如果需要得到全长序列,适合选择较长的读长,比如 2×100 或 2×150。而在数据量上,根据探针设计为标准。例如前面提到的 Respiratory Virus Oligos Panel 探针需要的测序数据量是 1 M reads。

在上机操作过程中,上机操作前需要对测序文库进行定量,并稀释至对应的上机浓度范围,保证测序时的"簇"(cluster)不会太密集或者太稀疏。一次上机可产生大量数据,因此需要对多个洗脱文库进行混合。由于每个文库在文库构建环节已经加入不同的标签,在数据分析过程中可以通过识别不同的标签将数据划分到不同的文库。

实验室可以根据自己的检测项目制定流程测序的质量标准,并且所有性能指标均在相同的测序质量标准下进行评价。下机数据出具质控指标需要包括:测序数据量、符合要求质量值的百分比(Q30 百分比)、整体错误率(mismatch)、GC 偏倚等。生信分析后还可以得到每个样本质量指标,主要包括:最低测序深度、平均测序深度、覆盖均一性、比对至靶区域的 read 百分比等。

(六) 检测后生信分析

生物信息分析软件大多是基于 Unix 或者 Linux 系统开源软件,如 MOTHUR、VIP、Kraken2、DRAGEN metagenomics/RNA 流程等,但也有基于图形用户界面 graphical user interface(GUI)的商业化软件,如 CLC Genomics Workbench、Geneious、Bionumerics、IDbyDNA 等,这些现有软件资源都为 NGS 测序在临床方面的应用提供了便利条件(表 3-2-17)。

表 3-2-17 NGS 测序数据质控分析软件

软 件 名 称	在 线 链 接
FastQC	https://www.bioinformatics.babraham.ac.uk/projects/fastqc/
Trimmomatic	http://www.usadellab.org/cms/?page=trimmomatic
Fastp	https://github.com/OpenGene/fastp
Cutadapt	https://cutadapt.readthedocs.io/en/stable/#
SolexaQA	http://solexaqa.sourceforge.net
FASTX-Toolkit	http://hannonlab.cshl.edu/fastx_toolkit/

1. 数据质控:测序过程中在得到碱基序列的同时也对每个碱基的测序质量(quality value,QV)给出了评估。QV 评估的是该位点碱基的测序错误率,例如 QV=20 反映的是 1% 的测序错误可能性。虽然不同的测序用途可能对原始序列质量的要求略有不同,但目前常见的 Whole Genome Sequencing(WGS)应用等均以 Q30 作为质量评分标准,理论上要求不少于 75% 的碱基质量评分达到 Q30 或以上水平。在测序数据下机后,首先要对测序所得序列片段 reads 进行质控(quality control,QC),去掉 reads 中的 adapter 序列、低质量 reads 以及低复杂度 reads。多数情况下对于微生物基因组测序建议原始碱基数量 300 M~600 M(或最小测序深度在 20 X~50 X),质控后的数据量不小于 150 M。在数据完成后需提供如下信息:数据质控后的总 reads 数、总 unique reads 数目、质控后 reads 长度范围、质控过程中使用的软件、版本及参数信息。

2. 短序列比对:临床实验过程中的样本数据往往需要去掉潜在的人源宿主污染,然后再通过短序列比对分析软件与选取的参考物种的基因组序列进行比对表 3-2-18。序列比对后建议提供以下信息：

（1）去除宿主污染后的总 reads 数。

（2）与参考物种基因组数据比对的总 read 数。

（3）针对靶向测序在物种鉴定的过程中其覆盖深度要求在 30 X～200 X。

（4）未比对上 reads 数目及所占比例。

（5）插入片段长度。

（6）比对过程中使用的软件、版本及参数信息。

表 3-2-18　NGS 数据比对及统计分析软件

软 件 名 称	在 线 链 接
Bowtie2	http://bowtie-bio. sourceforge. net/bowtie2/index. shtml
BWA	http://bio-bwa. sourceforge. net
SAMtools	http://samtools. Sourceforge. Net/
Picard	http://broadinstitute. github. io/picard

3. 测序数据组装：对测序数据进行序列拼接以期获得样本中病原微生物较为完整的基因组序列。这个过程中由于受测序深度、GC 含量以及重复序列等多种因素的影响，测序组装的结果往往无法覆盖所有区域，从而使这部分区域成为 Gap。为了提高临床应用的敏感性，可以借助 Sanger 一代测序或者三代测序技术进一步填补这些 Gap。在拼接后会获得一些不同长度的大序列片段，称为 Contig。将所有的 Contig 按照从长到短进行排序并将长度依次相加，当相加的长度达到所有 Contig 序列总长度的一半时，对应位置的 Contig 序列长度称为 ContigN50。ContigN50 是评价序列组装的重要指标，简而言之 ContigN50 越长，序列拼接的效果越好。拼接完成后，可以通过测序数据对 Contig 进行错误矫正以及插入片段长度的评估，相关软件例如：Pilon（https://github. com/broadinstitute/pilon）。比较理想的文库的插入片段长度范围应该在 200～500 bp 之间。如果存在使用 Mate Pair 方法建立的更大片段文库的测序数据，可以根据其 reads 的配对关系，进一步将 Contig 组装成 Scaffold，在 Scaffold 的基础上利用设计引物等技术填补空缺，可组装成完整或闭合的基因组序列（表 3-2-19）。因此在组装完成后需提供以下信息：

（1）基因组组装方法（Mapping-based assembly；De novo assembly）。

（2）Contig 数目。

（3）ContigN50 长度（Scaffold N50：可选）。

（4）最小 Contig 长度。

（5）插入片段大小、GC 含量。

（6）基因组 coverage 评估。

（7）预测基因 coverage 评估。

（8）组装软件名称、参数及软件版本信息。

表 3 - 2 - 19　二代测序数据组装软件列表

软 件 名 称	在 线 链 接
Velvet	http://www. ebi. ac. uk/~zerbino/velvet/
SPAdes	http://cab. spbu. ru/software/spades/
MRGAHIT	https://github. com/voutcn/megahit
SOAPdenovo2	https://sourceforge. net/projects/soapdenovo2/

4. 参考数据库选择：高质量的参考数据库可以提供更加精确的物种分类。RefSeq (https://www. ncbi. nlm. nih. gov/refseq/)数据库是经过手动整理的非冗余高质量参考数据库(表 3 - 2 - 20)，截至 2020 年 4 月涉及 99 942 个组织，其中包含病毒、真核生物、原核生物等。传染病相关的高质量数据库包含 FDA - ARGOS(http://www. ncbi. nlm. nih. gov/bioproject/231221)、RVDB(https://rvdb. dbi. udel. edu)。此外为了提高鉴定的准确性，目标序列与参考序列之间至少应有 300 bp 的有效比对，这也是对参考序列筛选的标准。最后的临床诊断报告中需包含参考序列的如下信息：

（1）参考数据 NCBI accession ID。

（2）预期的基因组大小及相关特征。

（3）Contig 的数目。

（4）开放阅读框 open reading frames(ORFs)的数目。

表 3 - 2 - 20　手动整理高质量参考数据库

数据库名称	在 线 链 接
SILVA	http://www. arb-silva. de/
German Collection of Microorganisms and Cell Cultures(DSMZ)	https://www. dsmz. de
the List of Prokaryotic Names with Standing in Nomenclature(LPSN)	https://www. bacterio. net
Virus Pathogen Database(ViPR)	https://www. viprbrc. org/brc/home. spg? decorator=vipr
ViralZone	https://viralzone. expasy. org

5. 宏基因组测序分析：微生物靶向测序(targeted enrichment sequencing)和宏基因组测序(metagenomics next-generation sequencing，mNGS)是对临床样本进行物种鉴定常用的两种方式，其中也不乏临床应用的成功案例。微生物靶向测序主要是针对样本微生物的部分区域进行测序，例如：细菌微生物 16s rRNA，真菌微生物 18s rRNA 和 ITS 区域等。但多数情况受限于分类精度只停留在属(genus)一级，故在临床应用方面十分有限。宏基因组测序则是从全基因组层面来分析样本的种群结构内容。常见的宏基因组测序往往需要较高通量的测序数据，在分析过程中的分类方式大多是采用直接将测序 reads 比对到参考数据库的方式，通过比对到参考物种的 reads 数量来进行物种鉴定。目前大多采用 lowest common ancestor algorithm 分类算法表 3 - 2 - 21。在数据分析过程中可遵循以下原则：

（1）只选择那些可以比对到种或者亚种的 reads 序列。

（2）基于以上条件,在病毒鉴定方面,至少存在 3 条以上非 overlap 的 reads 序列成功比对。

（3）在细菌、真菌和寄生生物鉴定方面,主要是通过样本的 RPMsample 每百万 reads 中所包含特定物种的 reads 数目(the number of organism reads per million sequence reads)值以及与空白对照样本(NTC,no-template control)的 RPMNTC 比对值来决定,理论上该数值要≥10 才可作为参考依据。

表 3-2-21 基于宏基因组测序分析软件列表

软 件 名 称	在 线 链 接
MetaPhlAn	http://huttenhower. sph. harvard. edu/metaphlan2
Kraken2	http://ccb. jhu. edu/software/kraken2/
DIAMOND	http://www. diamondsearch. org/
Krona	https://github. com/marbl/Krona

6. 毒力因子与抗性基因分析:利用本地比对工具或数据库,例如:BLAST,对拼接获得的基因组草图(draft genome)进行分析鉴定、耐药性分析及感染暴发的流行病学调查等更全面的分析。泛基因组(PanGenome)可以快读寻找和比较单个菌株或成簇菌株的基因信息表 3-2-22,例如:panX(http://pangenome. tuebingen. mpg. de)。

表 3-2-22 功能注释专有数据库

数据库名称	在 线 链 接	功能分类
VFDB	http://www. mgc. ac. cn/VFs/download. htm	毒力因子数据库
CARD ResFinder ARG-ANNOT	https://card. mcmaster. ca https://cge. cbs. dtu. dk/services/data. php http://backup. mediterranee-infection. com/index. php	抗性基因数据库

7. 变异检测与进化分析:变异检测的过程,首先是通过将测序 reads 与参考基因组序列做比对,输出比对结果,即 BAM 文件,又称二进制的 BinaySequence Alignment/Map (SAM)文件。随后,BAM 文件经过去冗余(duplicate read removal)、碱基质量再校准 (BQSR, Base Quality Score Recalibration)以及局部重比对(realignment around indels)等步骤减少后续变异检测中可能出现的错误。最后,使用例如 GATK 等软件进行变异检测。此外,也可以基于全基因组水平进行大片段序列比对,例如 MUMmer (http://mummer. sourceforge. net)是最为常用的全基因组水平的大片段序列比对分析软件(表 3-2-23)。

表 3-2-23 变异检测与进化分析软件列表

软 件 名 称	在 线 链 接	功能分类
PubMLST	https://pubmlst. org	MLST 分析
RAxML PhyML BEAST	https://cme. h-its. org/exelixis/web/software/raxml/index. html http://atgc. lirmm. fr/phyml/ https://beast. community	进化数构建

　　进化分析主要包括：基于管家基因（house-keeping genes）的核基因组多位点序列分析（core genome multi-locus sequencing type，cgMLST）、基于全基因组水平的多位点序列分析（whole genome multi-locus sequencing type，wgMLST）、基于 SNP 位点构建的进化分析等。基于 SNP 位点，使用最邻近算法（neighbour-joining）可以快速构建物种间进化树。更复杂的进化树也可以选取极大似然（maximum likelihood）以及贝叶斯算法（Bayesian）进行构建。在流行病学溯源中 wgMLST 往往具有更高的辨识度。此外，在线资源如：Nextstrain（https://nextstrain.org）也可以实时获取病原微生物进化信息。

　　8. 数据共享与存储：测序分析过程中会产生多种形式的数据。原始测序数据建议保留 FASTQ 格式的文件，而在序列组装以及功能注释过程中往往建议选取 FASTA 格式的数据，对于短序列比对数据建议保存 BAM 格式的文件。对于数据共享方面的建议：

　　（1）原始下机数据上传到 NCBI's Sequence Read Archive（SRA）。

　　（2）组装结果存储到 NCBI's Assembly division。

　　（3）对于注释数据要可存储在 NCBI's Annotation division。

　　（4）确保数据安全。

　　（5）如果存在新的分析方法测序数据需满足重新分析的需求。

（熊丽　郝瑞　李沛志）

参 考 文 献

［1］　Cheng D T，Prasad M，Chekaluk Y，et al. Comprehensive detection of germline variants by MSK-IMPACT，a clinical diagnostic platform for solid tumor molecular oncology and concurrent cancer predisposition testing［J］. BMC Medical Genomics，2017，10（1）：33.

［2］　MacConaill L E，Burns R T，Nag A，et al. Unique，dual-indexed sequencing adapters with UMIs effectively eliminate index cross-talk and significantly improve sensitivity of massively parallel sequencing［J］. BMC Genomics，2018，19（1）：30.

［3］　Huang C C，Du M，Wang L. Bioinformatics analysis for circulating cell-free DNA in cancer［J］. Cancers，2019，11（6）：805.

［4］　Locallo A，Prandi D，Fedrizzi T，et al. TPES：tumor purity estimation from SNVs［J］. Bioinformatics，2019，35（21）：4433 – 4435.

［5］　Kim M J，Kim S C，Kim Y J. A Universal Analysis Pipeline for Hybrid Capture-Based Targeted Sequencing Data with Unique Molecular Indexes［J］. Genomics & Informatics，2018，16（4）.

［6］　MacConaill L E，Burns R T，Nag A，et al. Unique，dual-indexed sequencing adapters with UMIs effectively eliminate index cross-talk and significantly improve sensitivity of massively parallel sequencing［J］. BMC genomics，2018，19（1）：30.

［7］　Strom S P. Current practices and guidelines for clinical next-generation sequencing oncology testing［J］. Cancer biology & medicine，2016，13（1）：3.

［8］ Sukhai M A，Misyura M，Thomas M，et al. Somatic tumor variant filtration strategies to optimize tumor-only molecular profiling using targeted next-generation sequencing panels［J］. The Journal of Molecular Diagnostics，2019，21(2)：261 – 273.

［9］ Xu C. A review of somatic single nucleotide variant calling algorithms for next-generation sequencing data［J］. Computational and Structural Biotechnology Journal，2018，16：15 – 24.

［10］ Mikhail F M，Biegel J A，Cooley L D，et al. Technical laboratory standards for interpretation and reporting of acquired copy-number abnormalities and copy-neutral loss of heterozygosity in neoplastic disorders：a joint consensus recommendation from the American College of Medical Genetics and Genomics（ACMG）and the Cancer Genomics Consortium（CGC）［J］. Genetics in Medicine，2019，21(9)：1903 – 1916.

［11］ Khotskaya Y B，Mills G B，Mills Shaw K R. Next-generation sequencing and result interpretation in clinical oncology：challenges of personalized cancer therapy［J］. Annual Review of Medicine，2017，68：113 – 125.

［12］ Sun J X，He Y，Sanford E，et al. A computational approach to distinguish somatic vs. germline origin of genomic alterations from deep sequencing of cancer specimens without a matched normal［J］. PLoS Computational Biology，2018，14(2)：e1005965.

［13］ Oh S，Geistlinger L，Ramos M，et al. Reliable Analysis of Clinical Tumor-Only Whole-Exome Sequencing Data［J］. JCO Clinical Cancer Informatics，2020，4：321 – 335.

［14］ Perera-Bel J，Hutter B，Heining C，et al. From somatic variants towards precision oncology：Evidence-driven reporting of treatment options in molecular tumor boards［J］. Genome Medicine，2018，10(1)：1 – 15.

［15］ Zehir A，Benayed R，Shah R H，et al. Mutational landscape of metastatic cancer revealed from prospective clinical sequencing of 10,000 patients［J］. Nature Medicine，2017，23(6)：703.

［16］ Li M M，Datto M，Duncavage E J，et al. Standards and guidelines for the interpretation and reporting of sequence variants in cancer：a joint consensus recommendation of the Association for Molecular Pathology，American Society of Clinical Oncology，and College of American Pathologists［J］. The Journal of Molecular Diagnostics，2017，19(1)：4 – 23.

［17］ Xu Z，Dai J，Wang D，et al. Assessment of tumor mutation burden calculation from gene panel sequencing data［J］. OncoTargets and Therapy，2019，12：3401.

［18］ Chalmers Z R，Connelly C F，Fabrizio D，et al. Analysis of 100,000 human cancer genomes reveals the landscape of tumor mutational burden［J］. Genome Medicine，2017，9(1)：34.

［19］ Peng R，Zhang R，Horan M P，et al. From Somatic Variants Toward Precision Oncology：An Investigation of Reporting Practice for Next-Generation Sequencing-Based Circulating Tumor DNA Analysis［J］. The Oncologist，2020，25(3)：218.

［20］ 吴一龙，张绪超，梁智勇，等. 二代测序技术在肿瘤精准医学诊断中的应用专家共识［J］. 中华医学杂志，2018.

［21］ Belkadi A，Bolze A，Itan Y，et al. Whole-genome sequencing is more powerful than whole-exome sequencing for detecting exome variants［J］. Proceedings of the National Academy of Sciences，2015，112(17)：5473 – 5478.

［22］ Kong S W, Lee I H, Liu X, et al. Measuring coverage and accuracy of whole-exome sequencing in clinical context[J]. Genetics in Medicine, 2018, 20(12): 1617 - 1626.

［23］ Griffin H R, Pyle A, Blakely E L, et al. Accurate mitochondrial DNA sequencing using off-target reads provides a single test to identify pathogenic point mutations[J]. Genetics in Medicine, 2014, 16(12): 962 - 971.

［24］ Calvo S E, Compton A G, Hershman S G, et al. Molecular diagnosis of infantile mitochondrial disease with targeted next-generation sequencing[J]. Science translational medicine, 2012, 4 (118): 118ra10 - 118ra10.

［25］ Xue Y, Ankala A, Wilcox W R, et al. Solving the molecular diagnostic testing conundrum for Mendelian disorders in the era of next-generation sequencing: single-gene, gene panel, or exome/ genome sequencing[J]. Genetics in Medicine, 2015, 17(6): 444 - 451.

［26］ Kong S W, Lee I H, Liu X, et al. Measuring coverage and accuracy of whole-exome sequencing in clinical context[J]. Genetics in Medicine, 2018, 20(12): 1617 - 1626.

［27］ Abel H J, Duncavage E J. Detection of structural DNA variation from next generation sequencing data: a review of informatic approaches[J]. Cancer genetics, 2013, 206(12): 432 - 440.

［28］ Riggs E R, Andersen E F, Cherry A M, et al. Technical standards for the interpretation and reporting of constitutional copy-number variants: a joint consensus recommendation of the American College of Medical Genetics and Genomics (ACMG) and the Clinical Genome Resource (ClinGen)[J]. Genetics in Medicine, 2020, 22(2): 245 - 257.

［29］ Richards S, Aziz N, Bale S, et al. Standards and guidelines for the interpretation of sequence variants: a joint consensus recommendation of the American College of Medical Genetics and Genomics and the Association for Molecular Pathology[J]. Genetics in medicine, 2015, 17(5): 405 - 423.

［30］ Ellard S, Baple E L, Owens M, et al. ACGS best practice guidelines for variant classification 2019[J]. Association for Clinical Genomic Science, 2019, ACGS-variant-classification-guidelines-2019. pdf (leedsth. nhs. uk).

［31］ Schoch K, Tan Q K G, Stong N, et al. Alternative transcripts in variant interpretation: the potential for missed diagnoses and misdiagnoses[J]. Genetics in Medicine, 2020: 1 - 7.

［32］ Machini K, Ceyhan-Birsoy O, Azzariti D R, et al. Analyzing and reanalyzing the genome: findings from the MedSeq Project[J]. The American Journal of Human Genetics, 2019, 105(1): 177 - 188.

［33］ Harrison S M, Biesecker L G, Rehm H L. Overview of Specifications to the ACMG/AMP Variant Interpretation Guidelines[J]. Current protocols in human genetics, 2019, 103(1): e93.

［34］ Kotlar A V, Trevino C E, Zwick M E, et al. Bystro: rapid online variant annotation and natural-language filtering at whole-genome scale[J]. Genome biology, 2018, 19(1): 14.

［35］ Bush L W, Beck A E, Biesecker L G, et al. Professional responsibilities regarding the provision, publication, and dissemination of patient phenotypes in the context of clinical genetic and genomic testing: points to consider — a statement of the American College of Medical Genetics and Genomics (ACMG)[J]. Genetics in Medicine, 2018, 20(2): 169 - 171.

[36] Liu Z, Zhu L, Roberts R, et al. Toward Clinical Implementation of Next-Generation Sequencing-Based Genetic Testing in Rare Diseases: Where Are We? [J]. Trends in Genetics, 2019, 35(11): 852 - 867.

[37] 黄辉,沈亦平,顾卫红,等. 遗传病二代测序临床检测全流程规范化共识探讨(4)——检测报告解读和遗传咨询[J]. 中华医学遗传学杂志,2020,37(3): 352 - 357.

[38] Kalia S, Adelman K, Bale S et al. Recommendations for reporting of secondary findings in clinical exome and genome sequencing, 2016 update (ACMG SF v2. 0): a policy statement of the American College of Medical Genetics and Genomics[J]. Genet Med, 2017,19, 249 - 255.

[39] 中国医师协会医学遗传医师分会,中华医学会儿科学分会内分泌遗传代谢学组,中国医师协会青春期医学专业委员会临床遗传学组,上海市医学会分子诊断专科分会,余永国,邬玲仟. 全基因组测序在遗传病检测中的临床应用专家共识[J]. 中华儿科杂志,2019,57(6): 419 - 423.

[40] 黄辉,沈亦平,黄尚志,等. 临床基因检测报告规范与基因检测行业共识探讨[J]. 中华医学遗传学杂志,2018,35(1): 1 - 8.

[41] Wapner R J, Martin C L, Levy B, et al. Chromosomal microarray versus karyotyping for prenatal diagnosis[J]. N Engl J Med, 2012, 367: 2175 - 2184.

[42] Liang D, Cram D S, Tan H, et al. Clinical utility of noninvasive prenatal screening for expanded chromosome disease syndromes[J]. Genet Med, 2019, 21, 1998 - 2006.

[43] Sante T, Vergult S, Volders P J, et al. ViVar: a comprehensive platform for the analysis and visualization of structural genomic variation[J]. PLoS One, 2014, 9(12): e113800.

[44] 北京市临床检验中心,北京医学会检验医学分会,首都医科大学临床检验诊断学系,等. 高通量测序技术临床检测规范化应用北京专家共识(第一版通用部分)[J]. 中华医学杂志,2019,99(43): 3393 - 3397.

[45] Ellison C K, Sun Y, Hogg G, et al. Using targeted sequencing of paralogous sequences for noninvasive detection of selected fetal aneuploidies [J]. Clinical chemistry, 2016, 62 (12): 1621 - 1629.

[46] Gregg A R, Van den Veyver I B, Gross S J, et al. Noninvasive prenatal screening by next-generation sequencing [J]. Annual Review of Genomics and Human Genetics, 2014, 15: 327 - 347.

[47] Gregg A R, Skotko B G, Benkendorf J L, et al. Noninvasive prenatal screening for fetal aneuploidy, 2016 update: a position statement of the American College of Medical Genetics and Genomics[J]. Genetics in medicine, 2016, 18(10): 1056 - 1065.

[48] Wang Y, Li S, Wang W, et al. Cell-free DNA screening for sex chromosome aneuploidies by non-invasive prenatal testing in maternal plasma[J]. Molecular Cytogenetics, 2020, 13(1): 1 - 8.

[49] Lau T K, Cheung S W, Lo P S S, et al. Non-invasive prenatal testing for fetal chromosomal abnormalities by low-coverage whole-genome sequencing of maternal plasma DNA: review of 1982 consecutive cases in a single center[J]. Ultrasound in Obstetrics & Gynecology, 2014, 43(3): 254 - 264.

[50] Yin X, Du Y, Zhang H, et al. Identification of a de novo fetal variant in osteogenesis imperfecta by targeted sequencing-based noninvasive prenatal testing[J]. Journal of human genetics, 2018,

63(11)：1129 - 1137.

[51] Xie X, Li F, Tan W, et al. The Effect of Freezing on Non-invasive Prenatal Testing[J]. Scientific Reports, 2019, 9(1)：1 - 6.

[52] Johansson L F, De Boer E N, De Weerd H A, et al. Novel algorithms for improved sensitivity in non-invasive prenatal testing[J]. Scientific Reports, 2017, 7(1)：1 - 11.

[53] Sauk M, Žilina O, Kurg A, et al. NIPTmer：rapid k-mer-based software package for detection of fetal aneuploidies[J]. Scientific Reports, 2018, 8(1)：1 - 9.

[54] Martin J, Yi Y, Alberola T, et al. Comprehensive carrier genetic test using next-generation deoxyribonucleic acid sequencing in infertile couples wishing to conceive through assisted reproductive technology[J]. Fertility and Sterility, 2015, 104(5)：1286 - 1293.

[55] Ou J, Yang C, Cui X, et al. Successful pregnancy after prenatal diagnosis by NGS for a carrier of complex chromosome rearrangements[J]. Reproductive Biology and Endocrinology, 2020, 18(1)：1 - 7.

[56] He W B, Tan Y Q, Hu X, et al. Expanded carrier screening and preimplantation genetic diagnosis in a couple who delivered a baby affected with congenital factor VII deficiency[J]. BMC Medical Genetics, 2018, 19(1)：15.

[57] Luo H, Chen C, Yang Y, et al. Preimplantation genetic testing for a family with usher syndrome through targeted sequencing and haplotype analysis [J]. BMC Medical Genomics, 2019, 12 (1)：157.

[58] Yan L, Huang L, Xu L, et al. Live births after simultaneous avoidance of monogenic diseases and chromosome abnormality by next-generation sequencing with linkage analyses[J]. Proceedings of the National Academy of Sciences, 2015, 112(52)：15964 - 15969.

[59] Armstrong G L, MacCannell D R, Taylor J, et al. Pathogen Genomics in Public Health[J]. New England Journal of Medicine, 2019, 381(26)：2569 - 2580.

[60] Gargis A S, Kalman L, Lubin I M. Assuring the quality of next-generation sequencing in clinical microbiology and public health laboratories[J]. Journal of Clinical Microbiology, 2016, 54(12)：2857 - 2865.

[61] Sichtig H, Minogue T, Yan Y, et al. FDA-ARGOS is a database with public quality-controlled reference genomes for diagnostic use and regulatory science[J]. Nature Communications, 2019, 10(1)：1 - 13.

[62] Miller S, Naccache S N, Samayoa E, et al. Laboratory validation of a clinical metagenomic sequencing assay for pathogen detection in cerebrospinal fluid[J]. Genome Research, 2019, 29 (5)：831 - 842.

[63] Schlaberg R, Chiu C Y, Miller S, et al. Validation of metagenomic next-generation sequencing tests for universal pathogen detection[J]. Archives of Pathology and Laboratory Medicine, 2017, 141(6)：776 - 786.

[64] Schlaberg R, Chiu C Y, Miller S, et al. Validation of metagenomic next-generation sequencing tests for universal pathogen detection[J]. Archives of Pathology and Laboratory Medicine, 2017, 141(6)：776 - 786.

［65］　Chiu C Y, Miller S A. Clinical metagenomics［J］. Nat Rev Genet，2019，20(6)：341－355.

［66］　Inouye M, Dashnow H, Raven L A, et al. SRST2：rapid genomic surveillance for public health and hospital microbiology labs［J］. Genome Medicine，2014，6(11)：90.

［67］　Ding W, Baumdicker F, Neher R A. panX：pan-genome analysis and exploration［J］. Nucleic Acids Research，2018，46(1)：e5.

［68］　Olson N D, Lund S P, Colman R E, et al. Best practices for evaluating single nucleotide variant calling methods for microbial genomics［J］. Frontiers in Genetics，2015，6：235.

第二节　数字 PCR 技术质量管理

　　数字 PCR(digital PCR，dPCR)技术是新兴的核酸定量检测技术,可不依赖外部参照和标准参考物质来实现对靶标核酸的绝对定量。相比 qPCR 技术,dPCR 具有抗干扰能力更强,受 PCR 扩增效率变化影响较小,更耐受 PCR 抑制物影响,数据精密度更高,重复性及再现性更好等多项优势,是一种颇具发展潜力的分子诊断技术。dPCR 采用与定量 PCR 相同的荧光化学原理,可通过 TaqMan 水解探针、分子信标、双杂交探针、蝎形探针等各种荧光探针技术以及核酸嵌入式荧光染料的方式产生荧光信号,因此理论上基于 qPCR 的检测方法都可以无缝转移至 dPCR 平台。然而 dPCR 的定量方式与 qPCR 有本质的不同,最大的差异在于 qPCR 是对模拟信号进行实时检测和处理,而 dPCR 借助了计算机"0"和"1"的概念,在反应终点读取数字信号,这代表了对荧光 PCR 信号处理的技术革命。

一、数字 PCR 技术的发展历程、基本原理和方法

　　数字 PCR 的原型即"有限稀释 PCR(limiting dilution PCR)",于 1992 年由 Moley 等提出并用于 IgH 基因重排的检测。简而言之,"有限稀释 PCR"就是将靶标 DNA 序列稀释至极低浓度后平均分装于多个 PCR 反应孔,使得每个反应孔含有单个拷贝的 DNA 分子或者不含 DNA 分子,并进行"单分子"的 PCR 扩增;随后对各反应孔的扩增信号进行检测和分析,从而以"分子计数"的方式获得靶标核酸的数量。1999 年,Kinzler 和 Vogelstein 第一次使用"数字 PCR"来命名基于"有限稀释 PCR"的核酸检测方法,并报道了使用该方法从复杂 DNA 样本中检出 KRAS 突变的能力。早期的数字 PCR 实验通常是在 96 或 384 孔 PCR 反应板上进行,反应孔数量小,且受当时技术条件的限制,操作繁琐、效率低下且检测成本非常高,因此其应用和推广远远落后于 qPCR 技术。

　　现代 dPCR 技术结合了统计学原理,跨过了有限稀释 PCR 的限制,提高了动态范围,其可行性和实用性获得实质性提升。当前,科学技术的发展和应用的需求催生了 dPCR 技术的多样性,但各种数字 PCR 平台具有共同的基本原理,即通过一定的技术手段,使含有靶标核酸分子的荧光 PCR 反应体系在若干独立且等体积的微 PCR 反应器(micro PCR reactor)中随机分配,这些微 PCR 反应器的容积通常是纳升级甚至更小,数量通常超过 10 000。所有的微反应呈现两种状态,即一部分微 PCR 反应器中不含靶标核酸分子,一部分微 PCR 反应器含有 1 个或多个拷贝的靶标核酸分子。经过 PCR 扩增,含有靶标核酸分子的微 PCR 反应器荧光信号增强,不含靶标核酸分子的微 PCR 反应器呈弱荧光状态,从而将各微 PCR 反应器定义为阴性或阳性。

阳性微 PCR 反应器以及阴性微 PCR 反应器的比例是符合泊松分布概率函数的。因此通过测得的阳性或阴性微 PCR 反应器在总微 PCR 反应器数中的比例再结合泊松分布函数,即可计算出靶标核酸分子的拷贝数浓度。计算过程如下:

$$C = \frac{-\ln\left(1 - \dfrac{n}{m}\right)}{V} \times \frac{A}{B} \qquad (3-2-1)$$

式中,C 为靶标分子的拷贝数浓度(拷贝/微升);n 为阳性 MPR 的数量,m 为总 MPR 个数;V 为微反应单元的容量(微升);A 为 dPCR 总反应体积(微升);B 为样本载入体积(微升)。

根据靶标核酸分子随机分装手段的不同以及微反应器实现方式的不同,数字 PCR 平台可分为芯片式数字 PCR(chip-based digital PCR,cdPCR)和微滴式数字 PCR(droplet digital PCR,ddPCR)两大类。前者是在单晶硅片或有机聚合物上制作出数万个彼此独立的微反应孔矩阵,在载入 dPCR 反应液后通过一定的方式实现微反应孔之间的分隔和封闭;后者是通过微流控芯片产生数万至千万个均匀的油包水(water in oil,W/O)微液滴,以油相包裹作为水相的 PCR 反应体系,形成封闭的微反应器。两种类型的数字 PCR 技术有各自的技术特点,不同的平台和型号在线性动态范围、检测灵敏度、自动化水平、检测通量、实验流程等方面也有所区别。

二、数字 PCR 在医学检验方面的应用

数字 PCR 作为 qPCR 的重要升级和新型分子检测技术,在医学检验领域已有初步的应用,涉及肿瘤诊疗、遗传病筛查、病原微生物检测等方面,并已经开始向临床转化。

肿瘤的精准医疗需要对肿瘤进行精准的分子分型以及遗传状态的实时监测。基于肿瘤组织和体液样本的检测分析,可为肿瘤的精准医疗提供支撑。尤其是采用非侵入方法获得的血液或其他体液样本的液体活检(liquidbiospy),不仅能克服肿瘤组织异质性问题,还解决了肿瘤组织样本无法获取或者无法重复获取与肿瘤遗传状态分析需要重复取样之间的矛盾,已然成为临床中精准医疗发展的必然选择,也是行业的一次重要技术和理念的升级。

目前的临床实践中,基于肿瘤患者血浆中正常游离 DNA(cell free DNA,cfDNA)背景中的循环肿瘤 DNA(circulating tumor DNA,ctDNA)进行与肿瘤相关的 CNV、SNV、Indel、融合以及甲基化标志物等的分析都可得到数字 PCR 技术的支持。数字 PCR 的技

术特点和优势,可以克服 ctDNA 高度随机片段化、较短的长度(<180 bp)、极低的丰度、高丰度野生型 DNA 背景的干扰以及 DNA 变异序列与野生型 DNA 序列差异微小等挑战。因此在液体活检领域,数字 PCR 更高的检测灵敏度有助于筛选出更多可能受益于靶向治疗的患者;另一方面,数字 PCR 对肿瘤标志物具有更高重复性和再现性的绝对定量,对于监测标志物的动态变化,为疗效的评估以及疾病进展的预测提供量化的数据意义重大。

数字 PCR 在以肿瘤液体活检为代表的医学检验中的应用已经基本完成了起步,但作为相对较为新颖的检测手段,数字 PCR 技术还在朝着大通量、自动化的方向不断完善和进化之中。当前的数字 PCR 平台呈现多个厂家,多种技术和方法并存的局面,不同数字PCR 平台有不同的工作流程和技术特点,在临床检测性能方面存在不同表现,因此需要具体而统一的指南和准则,用于不同数字 PCR 平台的性能确认和验证。此外,数字 PCR不同于定量 PCR 及其他检测平台,在与医学检验实践相整合的过程中,也应有与之相适应的质控标准和实施方法。因此,不仅要在科学严谨的临床研究和临床实验基础上,确认数字 PCR 为分子诊断技术的临床应用准入资格,确认基于数字 PCR 的检测方法在不同IVD 细分领域下的临床有效性、实用性,而且也需要对基于数字 PCR 的医学检验流程的统一化、规范化和标准化,包括与 ctDNA 检测相匹配的、规范的样本采集和处理规程。

三、基于数字 PCR 的医学检验规范流程和质量控制

数字 PCR 也是基于聚合酶链式反应的核酸扩增检测技术,数字 PCR 检验实验室的基本要求可参考《医疗机构临床基因扩增检验实验室工作导则》和其他适用的检验室相关规范和标准。

(一) 数字 PCR 规范检测流程和关键质控点

临床样本的取样、储运以及核酸的提取对于检测结果的可靠性来说是至关重要的,也是 dPCR 检验质控的起点。无论采用何种精密和准确的设备或方法,如果样本质量不合格是无法获得准确可靠的检验结果的。因此必须要有严格的程序并规范执行。

基于数字 PCR 的医学检验基本流程见图 3-2-10。

在检验工作中,质量控制必须贯穿检测前后以及检测过程中的各个阶段,涉及样品的采集、转运、提取和建档;正确配置检测体系,设置阴性阳性对照、开展室内质控和室间评比;规范出具检测报告并诠释检验结果。

1. 样本的采集、转运、提取和保存

(1) 血液样本:肿瘤患者体内 ctDNA 在 cfDNA 背景中的含量很低,大致是 5~10 ng/ml 血浆,且不同患者之间差异很大。因此用于液体活检的血样采集、保存和转运必须严格避免细胞裂解释放野生型基因组 DNA,从而稀释 cfDNA 的浓度,导致假阴性的结果。

1) 患者的选择:癌症分期越高,ctDNA 含量越高,因此建议选择晚期患者和影像学评估明确 PD 的患者。不建议选择手术后短期内的患者、用药(靶向/放化疗)干预疗程结

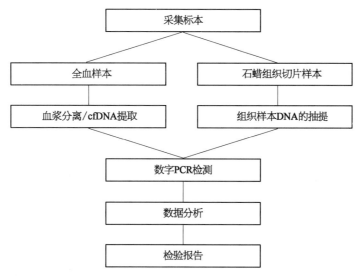

图 3-2-10　基于数字 PCR 的医学检验基本流程

束后 2 周内的患者、主要病灶在脑部的患者。

2）血样采集依据标准 SOP 或指南采集静脉血，采取 8～10 ml 静脉血，温和上下颠倒 8～10 次充分混匀，使抗凝剂或保护剂充分与血液接触。颠倒混匀不充分或不及时可能导致检测结果不佳，但切勿剧烈震荡血样。采血前应当检查采血管灭菌有效期，有无裂痕，胶塞有无松脱，以免影响采血管内负压，影响采血量。推荐使用专用的 cfDNA 采血管，无此条件也可使用 EDTA 真空采血管，禁用肝素抗凝采血管（肝素会降低 DNA 提取效率且难以去除，并会导致 PCR 效率低下）。

3）血样的质量评价：分离的血浆应不含细胞成分，严格避免样本溶血。发生溶血的样本不能用于后续 ctDNA 检测分析；血脂不应过高，避免对 PCR 荧光信号产生干扰。

4）血浆分离：这是影响后续分析非常关键的步骤。如果使用 EDTA 采血管，应在静脉采血结束后立即（2 h 内）对全血进行血浆分离，以减少因白细胞裂解所释放的基因组 DNA 对后续检测的影响。专用采血管可在室温下保存血样数天，但必须严格参照采血管制造商提供的说明执行，控制温度和保存时间在规定的范围内。

分离血浆时，在低温下 1 300～1 600 g 离心 10 min，取上层血浆（4～5 ml）转移至新离心管，注意不要触及淡黄色的含白细胞和血小板薄层。重复一次以充分收集血浆。再次离心所收集的血浆，以彻底去除残留的细胞。注意吸取血浆时，切勿取到底部残留物。

5）血液样本的转运

全血转运：如果采血地点无分离血浆的条件，建议使用专用采血管，采血后在室温条件下运送至检验室（检测平台所在处）。若使用的 EDTA 采血管，采血后应当立即低温（4℃，2 h 以内）保存运送至检验室。

血浆转运：分离的血浆如需转运，需在 4℃下 3 h 内运送至检验室。若不能立即提取 cfDNA，则需放置在 −80℃（至少 −20℃）冰箱暂存（分离后的血浆在 −20℃下可以保存

1周，－80℃下保存一年可损失 30％的 cfDNA 的产量）。必要时在冻存前进行分装，避免超过 3 次的反复冻融。

6）cfDNA 的提取：使用专用的（QIAamp 循环核酸提取试剂盒，Qiagen）或其他经过验证的兼容大体积血浆样本的 cfDNA 提取试剂盒（确保 cfDNA 的提取效率和数量），及时对分离的血浆进行 cfDNA 提取。提取血浆 1～4 ml（血浆的量将直接影响阳性检出率），40 μl 洗脱 2 次。详细方法参照试剂盒说明书。

抽提的 cfDNA 样本如不能立即检测，应于低温保存，必要时冻存前进行分装。－20℃下保存时间不超过 3 个月，建议在－80℃下冻存。冻存期间注意密封和标识的完整，严格避免超过 3 次的反复冻融。

7）cfDNA 的质量评价建议使用 Qubit® 对提取的 cfDNA 样本含量进行粗测。通常2～3 ml 血浆抽提的 cfDNA 其 Qubit 定量浓度为 0.5～1.5 ng/μl（70～200 拷贝/μl）。不建议使用 NanoDrop 微量分光光度计，以减少造成样本交叉污染的风险。

（2）组织样本：新鲜组织离体后，应在最短的时间内提取 DNA 或固定制作石蜡切片。

1）组织样本的病理评价：组织样本应先进行染色及病理质控，以判断肿瘤细胞比例及坏死率，并将判定结果记录在组织样本处理报告中。若病理质控合规，则需准备以下样本类型：

手术组织样本 1 片，切面面积≥0.5 cm²，厚度 5 μm 的肿瘤组织石蜡连续切片；或穿刺样本 3 片，厚度 5 μm，切面面积≥5 mm²（如切面面积＜5 mm²，切片片数需相应增加至5 片）。

2）组织样本的转运和保存：将组织样本转运至检测平台所在实验室时，应该将同一患者的切片放在一个切片盒内，在盒盖和载玻片之间铺上纸巾，再盖上盒盖，用橡皮筋固定，以防在运输过程中，载玻片上下颠簸破碎。未染色的石蜡切片应在 15～30℃下保存，建议保存时间不超过 60 d。

3）组织样本：DNA 的提取使用专用的 FFPE 样本 DNA 提取试剂盒（如 QIAamp Circulating Nucleic Acid Kit）或其他经过验证的组织 DNA 提取试剂盒。详细方法参照试剂盒说明书。

4）组织 DNA 的质量评价：建议使用 Qubit® 对提取的 cfDNA 样本含量进行粗测。不建议使用 NanoDrop 微量分光光度计，以减少造成样本交叉污染的风险。

2. 样本的数字 PCR 检测

（1）dPCR 检测方法：使用经过方法学确认和性能验证的数字 PCR 平台和检测试剂盒。严格按照试剂盒或自建方法的说明书配置检测体系。

（2）dPCR 检测的质控：dPCR 检测实验中涉及多种样本类型，在检测过程中严格执行室内质控规范。每批次样本的检测中，必须针对各靶标同时设置平行无模板对照（NTC）、阴性对照（纯野生型模板，NC）和阳性对照（纯变异型模板，PC）；如果未知样本间的总 DNA 量差异大，建议设置多个不同 DNA 浓度的阴性对照，以评价不同背景干扰下的假阳性率水平。

1）评价数据质量：dPCR 实验结束后，在分析前系统评价数据质量有助于提高检验结果可靠性。确保样本产生的合格微反应单元数不少于理论值的 50%。对于合格微反应单元数偏少的样本应仔细进一步评估其数据质量。在二维坐标图中，如果微反应单元散点呈 45°线性分布且数量较多，则数据质量不合格，需重新测试该样本。

2）在二维坐标图中查看阳性对照的微反应单元散点分布。阳性对照的浓度应适中，可清楚地显示本 dPCR 检测反应在正常情况下可能出现的微反应单元点簇的边界。阈值线的位置应能准确清楚地区分各点簇（阴性、2 种单阳性、双阳性）。必要时手动调整阈值位置以获得最佳区分。

3）检查 NTC 对照、阴性对照：NTC 对照应无任何荧光下的阳性微单元。如果 NTC 对照出现 5 个以上阳性微单元，则该次 dPCR 试验存在严重的污染。建议执行对实验室的去污染处理，更换新的试剂和耗材重新进行检测。阴性对照应仅有标记野生型荧光的阳性微单元而无靶标序列标记荧光下的阳性微反应单元。如果阴性对照出现靶标序列荧光下的阳性微滴，可根据阴性对照计算本次试验的假阳性率，用于后续样本检测结果的判定。

3. 数字 PCR 检测结果的质控和分析：准确判读阳性样本严格按照 dPCR 试剂盒或自建检测体系的说明书规定的有效性判断标准、样本结果判断标准对结果进行判读和解释。在确保试剂盒有效性的情况下也可参照以下方法进行判读。

（1）快速判读：在判读样本阴阳性时参考阴性对照的测试结果。数字 PCR 系统软件应给出靶标序列的拷贝数浓度（拷贝/微升）结果的 95% 置信区间（CI）。比较阴性对照（纯合野生型模板）和未知样本定量结果的 95%CI 误差线有无重叠。若无重叠，则未知样本的定量结果与阴性对照差异显著，该未知样本判读为阳性；如果有重叠的样本，则需重新分析。

（2）极限值判读：如果未知样本上样量低（<20 ng/dPCR 反应），可先将未知样本和阴性对照中可能存在的双阳性微反应单元定义为野生型单阳性（因为在样本浓度极低的情况下，双阳性微反应单元更可能是假阳性），再检查阴性对照定量结果和未知样本定量结果 95% CI 的重叠情况。无重叠，未知样品为阳性；有重叠，则未知样本为阴性。若阴性对照无微反应单元呈靶标单阳性，而未知样本中靶标单阳性微反应单元的数量或者靶标核酸拷贝数浓度大于等于试剂盒声明的检测下限，则判读为阳性。

4. 常见的问题和处置

（1）污染的来源和防控：dPCR 检测含量极低的靶标核酸分子，因此防止扩增模板和扩增产物的污染同时设置平行的 NTC 对照是非常重要的。NTC 对照出现阳性微滴且数量与样本反应孔的阳性微滴数相当，即为典型的反应体系中存在模板或 PCR 产物的污染，需要从多个方面分析原因并采取相应的措施。主要的污染源包括既往检测活动中产生的 PCR 扩增产物泄漏或处置不当形成的气溶胶；检验操作中废弃的加过样的微量移液器吸头上残留的模板形成的气溶胶；使用 5%～10% 漂白粉溶液擦拭移液器、吸头盒、离心管架子、工作台面。若出现污染,推荐的处置方法包括:① 检验室的布局和分区严格按照相关标准执行,严格遵守检验室工作制度和程序;② 切勿重复使用 dPCR 芯片或微流控卡及其他一次性消耗品;③ 使用 5%～10%次氯酸钠溶液擦拭工作台面及台面上的移液器、枪头盒、离心管架、废弃物收集盒等器具,必要时可对工作台空间喷雾;④ 可使用含有 dUTP 的 dPCR 反应液与可灭活的尿嘧啶 N-糖基化酶(UNG)或尿嘧啶 DNA 糖基化酶(UDG)联用,在标准的 dPCR 程序前添加一个 37℃ 30 min 的孵育步骤。UNG 或 UDG 可消化前序使用含 dUPT 的 dPCR 反应液扩增产生的含尿嘧啶产物,以消除潜在污染源。UNG 或 UDG 可在 dPCR 程序的热启动步骤中灭活,因此不会对后续实验产生影响。此外,可周期性重复测试 NTC 对照以监测实验室的污染水平,发现问题及时处置。

(2) 阴性微反应单元荧光强度偏高:如果出现阴性微反应单元荧光强度偏高,且被定义成阳性微反应单元,可能无法准确定量,甚至检测失败。可通过平行设置 NTC 对照寻找原因。如果 NTC 中的阴性微反应单元荧光信号并无偏高,那么原因为靶标序列浓度过高,需要对样本进行稀释;如果 NTC 对照中的阴性微反应单元荧光信号也偏高,那么可能是 dPCR 检测试剂盒储运不良,探针已经发生水解,需要更换试剂盒,或联系试剂盒制造商处理。

(3) 技术重复定量结果不一致:相同样本的技术重复测定结果应该在泊松误差 95% 置信度以内。如果技术重复之间的浓度测定结果不接近,常见的结果包括:

混合不均匀:将移液器的量程调节至反应体积的 90%,抽吸吹打 10 次以彻底混匀反应液;或者通过涡旋震荡 15 s,然后瞬时离心。

热循环仪均一性不佳:如果确定反应液混合彻底,则需要考虑 dPCR 热循环仪的温控均一性。可联系厂家使用专业的设备对热循环仪热稳定性进行测试,合格后方能使用。

(肖艳群　王雪亮)

参 考 文 献

[1]　Sykes P J, Neoh S H, Brisco M J, et al. Quantitation of targets for PCR by use of limiting dilution[J]. Biotechniques, 1992, 13(3): 444-449.

[2]　B. Vogelstein, K. W. Kinzler. Digital PCR. Proc[J]. Natl. Acad. Sci. USA, 1999, 96(16): 9236-9241.

第三节　分子诊断 POCT 技术质量管理

POCT 是指在采样现场进行的、利用便携式分析仪器及配套试剂快速得到检测结果的一种检测方式。POCT 含义可从两方面进行理解:空间上,在患者身边进行的检验,即"床旁检验";时间上,可进行"即时检验"。

分子诊断 POCT 检测的特点是设计巧妙,核酸的提取和扩增检测高度集成、自动化和微型化;有的因为方法学对核酸纯度要求不高(例如某些等温扩增技术)而简化核酸提取步骤,因此人工操作步骤较少,主要集中在样本前处理环节;仪器和试剂的操作比较简单,对于操作人员技术背景、实验室环境和条件要求不高。

正是因为分子诊断 POCT 的这些特点,严格的质量控制是保证检测结果稳定和可靠的重要基础。因此制定一个严谨而又可执行的标准操作流程(SOP)非常重要。应根据检测的特点、仪器和试剂的说明书、人员培训要求、样本采集和保存、样本前处理和废弃物处理等规范,制定出一个适合本实验室的可执行的 SOP。

根据检验的流程,主要可以分为检验前质量控制、检验中质量控制和检验后质量控制。整个流程往往涉及人员、实验室环境、仪器和试剂、标本采集和保存、废弃物处理等多个环节。

一、分子诊断 POCT 质量控制

(一)检验前质量控制

检验前质量控制主要涉及三大方面:人员、仪器试剂盒和样本。

操作人员虽然不需要很强的分子实验操作背景,但是必要的生物样本前处理培训、生物安全和分子扩增防污染培训、仪器和试剂盒操作培训等还是必须掌握且考试合格才能上岗操作。

正式开展分子诊断 POCT 检测之前,仪器和试剂盒的性能必须得到适当的性能验证或者性能确认或者性能比对,达到实验室要求后才能正式使用。

检测样本的采集和前处理是检验前最重要的一个环节。不同的样本采样方法和标准都不一样,为了检测结果的准确可靠,一定要严格按照 SOP 进行,并且及时做好相关记录。这个环节要重点关注样本不合格的各种因素:采血管的正常使用(如:已知肝素是很强的 PCR 抑制剂)、凝块、脂血、溶血、标本量不够、容器破损、样本或试剂盒超出规定时间等。这些因素很容易因为人员更替或者科室繁忙而忽略出错。应定期进行标本差错分析和统计,加强交流和培训。

(二)检验中质量控制

检验中质量控制主要是仪器试剂盒自带的质控体系、实验室内部质控和外部室间质评、仪器日常维护校准等。

检测法软件对每种扩增的待测物采用专有的关联算法。这其中可以包括最小和最大的 PCR 周期截止值、基线校正以及额外的过程,以减少多目标检测法中的异常曲线或目标关系的影响。如果这些算法的条件不满足,则报告错误或无效结果。

检测仪器和试剂盒自带的质控体系是重要的一环,它是保证检测性能的基础。目前在美国,内建质控的快速分子检测适用的相关法规为"个性化质量控制计划"(IQCP)。其是针对 42CFR493.1250 允许的替代质量控制选项的临床实验室改进修正案(CLIA)质量控制(QC)程序。IQCP 的指导和概念是许多方法的正式代表和汇编。IQCP 允许实验室根据测试方法和用途、环境和人员能力来定制其质量控制计划,同时提供等效的质量测试。

由于不同厂家的产品设计理念不同,其内建质控体系亦各有特色,下面以 Cepheid 公司的 GeneXpert 和 BioMerieux 公司的 FilmArray 为例进行介绍。

1. GeneXpert 质量控制:Cepheid GeneXpert System 是一个封闭的平台,采用一次性、自容式 Xpert 检测盒。每个 Xpert 检测盒包含利用聚合酶链式反应(PCR)检测目标核酸的所有必需试剂。在进行每个测试时,会评估仪器状态、样品处理、PCR 试剂完整性和 PCR 效率。对于测试的每一个样品,这些内部质量控制功能都会验证检测法执行的多个环节(表 3-2-24)。

表 3-2-24　赛沛 Xpert 检测试剂盒的内部质控特性

检测步骤	验证方面	检查状态	探针检查	SPC	SAC	检测结果(如果质控失败)
仪器检查状态	光学、机械、湿度、检测盒完整性	√				错误
	声波降解控制*	√				错误
样本处理与 PCR 反应混合物的制备	样本中有足量的人类细胞*				√	无效**
	核酸提取			√	√	无效**
	适当数量的试剂微珠		√			错误
	探针完整性		√			错误
	PCR 反应管完全填充		√			错误
	PCR 反应的适宜反应条件	√		√	√	错误
	无过量 PCR 抑制剂			√	√	无效**

＊仅适用于特定检测。有关特定检测的详情,请参见包装说明书。
＊＊仅适用于分析物阴性结果。分析物阳性结果中,SPC 和 SAC 可以呈阳性或阴性。

(1) 仪器系统质控(检查状态):将 Xpert 检测盒加载到 GeneXpert 模块内之后,在样品处理步骤开始之前,软件会检查光学组件、模块的机械组件的就绪情况,确保 PCR 正确进行的模块环境温度以及检测盒的物理完整性。如果由于某种原因检查状态不通过,则检测法终止,并报告错误。

(2) 试剂质控(探针检查):在样品制备、试剂混合、探针完整性和反应管填充之后,PCR 开始之前,对每个检测盒进行探针检查。在探针检查期间,测量每个探针的反应管中的荧光读数,并与 Cepheid 既定的默认设置进行比较。如果读数与默认设置匹配,则探针检查质控通过;如果读数与默认设置不匹配,则检测法终止,并报告错误。

(3) 样品处理质控(SPC)/Cepheid 内控(CIC):SPC 和 CIC 是预先加载在检测盒中的外源(非样品、非分析物)核酸,它们与样品核酸共提取,共扩增。SPC 和(或)CIC 验证:仪器上样品处理的有效性;提取的核酸的完整性;有利的 PCR 反应条件;不存在多余的 PCR 抑制剂。如果 SPC 或 CIC Ct 值不在有效范围之内,且终点低于分析物-阴性测试中的最低设置,则报告无效结果。

(4) 内部定量标准高值和低值(IQS-H 和 IQS-L):IQS-H 和 IQS-L 是贯穿整个检测过程两个 Armored RNA 构建体。它们用于利用特定批次的参数进行定量,来计算样品中特定检测法的 RNA 浓度。此外,IQS‐H 和 IQS‐L 还检测样本相关的 RT‐PCR 反应抑制。

(5) 样品容积充足性(SVA):确保样品已正确添加到检测盒。SVA 验证已经在样品室中添加正确的样品容积。SVA 验证样品添加,如果没有样品或添加的样品不足,将显示一个错误。

(6) 样品充足性质控(SAC):用于需要样品含有足够的患者细胞才能实现检测法可靠执行的检测法。SAC 试剂扩增并检测患者样品中的内源单拷贝人基因。SAC 与样品中的其他核酸共提取、共扩增。如果 SAC 不在有效范围之内,且终点低于分析物‐阴性测试中的设置,则报告无效结果。

2. FilmArray 质量控制:FilmArray 系统是基于多重巢式 PCR 技术的快速病原体分子诊断产品,可以在 1 h 内完成超过 20 种病原体的快速检测。整个 FilmArray 测试,共包含了如下几个部分的质量控制。

(1) 分析前样本制备过程中:通过打开测试试条包装,听到相应的声音,以及从测试条缓冲液端口加入溶解缓冲液时,检查右边 9 个孔中是否每孔均充满液体,来确认测试条真空状态保持完好。

(2) 分析中内部质量控制:来源于裂殖酵母的 RNA 处理对照,作为全程内参从第一步开始,与样本一同进行实验,以验证全部实验是可靠的;阵列内带有已知的 DNA 模板序列作为扩增内参,以验证第二阶段 PCR 实验的可靠性。

(3) 分析后结果判读:在两个内部质控均通过的前提下,对阵列中每个靶标重复 3 次的结果进行判读。熔解曲线峰值必须处于正确温度区间,重复测试的熔解曲线峰值必须高度一致并且三次测试中,2 个以上阳性才会判读为阳性。

(4) 外部质量控制:根据当地医疗监管机构的不同要求,可以选择外部质控品验证仪器性能。阴性对照:使用空白测试条测试可以检测潜在污染。阳性对照:采购商品化质控品验证 FilmArray 系统性能(FilmArray 不同类型的测试条均有对应的商品化质控品,具体信息可参照产品说明)。

由上述示例可见,不同厂家的设计理念差别很大,如何进行统一和归一化比较? 设计和执行合理的实验室室内质控(例如设计 3LOD 浓度的阳性样本)和定期参加外部的室间质评就显得尤为重要。根据室内质控的变化和趋势,可以很好地分析和预防可能发生的检测失败和降低试剂浪费。通过外部室间质评,可以很好地和别的做得好的实验室进行比较,查找不足,持续改进。

仪器的维护和定期校准也是重要的一环,应根据仪器的特点和厂家要求以及检测量、检测频率等实验室自身情况,制定一个合理的日常维护和定期校准的 SOP,并严格执行。

(三) 检验后质量控制

检验后环节主要是检验结果和报告的解读以及临床意义,异常结果、不一致结果和检测失败的原因分析和改进措施,报告及时率、差错率的回顾与分析等。

以结核分枝杆菌耐药菌检测为例,传统的耐药检测金标准是培养来做表型药敏检测,但是往往要 6～8 周才能出结果,时间太长。随着分子诊断检测的引入,尤其是 POCT 产品的开发,GeneXpert 只要 2 h 就可以得到利福平是否耐药的结果。但是当样本中的细菌含量很低的时候,或者混合型感染、异质性等问题存在的时候,复测时耐药结果前后不一致时有发生,此时对结果的判读和分析就非常重要,需要结合患者临床表现、流行病学资料,分析取样因素、样本类型和样本前处理步骤等细节,根据耐药结合专家共识或者耐药结合诊疗指南等规范,来合理解读结果,辅助临床诊断。必要时要对系统检测能力进行确认,排除仪器维护不当和操作不当带来的假阴性或假阳性问题。

通过检验结果的回顾性分析,可以发现长时间检测不出阳性结果,或者阳性率长时间居高不下,故障频发、故障重复和反复结果无效等问题,对于及时查找原因,针对性改进和解决问题非常重要,也是保证分子诊断 POCT 检测稳定可靠的重要手段。

二、分子诊断 POCT 应用展望

处于成长期的分子诊断已成为体外诊断行业的主要增长动力,成为 IVD 行业增长最快的细分子行业,年增长率高达约 30%。即时检验(POCT)因其方便、快捷、经济等优点,本就在体外诊断行业占有重要的地位。分子诊断下细分的 POCT 检测,更是综合了分子诊断的高灵敏度、高特异性、样本多元化及 POCT 检测即时、方便、快捷等优势,成为当下分子诊断领域中成长迅速,临床应用面广的一个发展方向(表 3 - 2 - 25)。

表 3 - 2 - 25　对 POCT 方法的评估- WHO ASSURED criteria

特　　　性	目　标　参　数
Affordable	仪器价格低于 \$500,试剂价格低于 \$10
Sensitive and specific	例：LoD：500 HIV RNA copies/ml, 350 CD4+ T-cells/μl
User-friendly	很少的步骤,只需最少的培训,易于使用,易于执行
Rapid and robust	<30 min 的诊断时间,<1.5 h 的 HIV 载量监测,最少的耗材使用(例如移液器),在室温下保质期> 1 年,高通量
Equipment-free	紧凑,电池供电,现场数据分析,易于处置,易于样品处理,无冷链
Deliverable	便携式,手持

根据分子诊断技术的成熟度和市场接受度,分子诊断技术主要应用于临床领域的四个方面：感染性疾病、遗传病、肿瘤和药物基因组学检测。而 POCT 检测的特点为：① 通常在患者护理(床旁)的场景进行测试;② 通常无须专业的基础设施和人员来执行;③ 被设计为易于使用和解读结果;④ 通常能够快速得到检测结果(如 1 h 内)。综合了分子诊断及 POCT 共同特点的检测平台,潜在的临床应用非常丰富,因为这样的技术可以不受场地的限制,甚至不用必须在 PCR 实验室;对于操作人员的专业背景要求不高,因为只需要对样本进行简单的处理就可以上机,也在样本前处理步骤最大程度上避免了过多的操作带来的交叉污染的可能性;同时可以快速报告结果,能够满足传染病防控的急迫需求,以及帮助临床迅速决策。

分子诊断 POCT 目前最重要的应用方向是在感染性疾病领域,其中一个发展方向为针对单项或少数病原体的快速检测。以 Cepheid 公司的 GeneXpert 平台为例,该平台上的 Xpert MTB/RIF 检测项目自 2010 年起即得到了世界卫生组织推荐,可以在 110 min 内同时报告结核分枝杆菌复合群及利福平耐药结果,手工操作步骤仅需 1 min,其在各级医疗单位及疾控系统的应用在快速及充分发现结核患者、诊断结核患者和耐药结核患者等领域发挥了重要作用。Xpert Xpress Flu/RSV 项目可在 30 min 内同时报告甲型、乙型流感及呼吸道合胞病毒,可最短时间内对疑似流感的患者进行快速诊断及分流。Xpert Xpress SARS-CoV-2 检测项目可从鼻咽拭子样本全自动完成核酸提取、PCR 反应体系配置、实时荧光定量 PCR 反应等全过程,45 min 内报告新型冠状病毒结果,其在疫情防控、临床诊断、患者管理等方面均具有广泛的应用前景。院内感染控制方面,该平台上的检测项目可以实现对住院患者的耐药菌的主动监测与筛查,例如耐甲氧西林的金黄色葡萄球菌的 1 h 快速检测;碳青霉烯耐药基因 KPC、VIM、NDM、IMP-1、OXA-48 的快速检测和分型;产毒艰难梭菌毒素基因的快速检测等。分子 POCT 可以在最短时间内获得病原学检测结果,从而在患者入住病房前就进行有效隔离或用药,很好地避免了院内交叉感染的可能,也对于住院患者的费用及预后起到帮助。

分子诊断 POCT 临床应用的另外一个发展方向是针对多种病原体的症候群处置概念,这种诊断方式从患者的症状出发,设计病原体检测的组合,一个样本、一次检测采用多重 PCR 就能针对某种感染症状/症候群做出基本的诊断。该种应用方向的代表为 BioMerieux 公司的 FilmArray 系统、GenMark 公司的 ePlex 系统及 QIAGEN 公司的 QIAstat-Dx 系统等。以 FilmArray 系统为例,其配套的 RespiratoryPanel 可以在 1 h 内给出 20 种呼吸道感染常见病毒及细菌靶标的检测结果,迅速帮助临床医生判断致病病原体,并据此对症给出治疗方案。该类型检测平台的安装通常不受场地的严格限制,操作简便,样本预处理过程简单,体现了分子诊断 POCT 项目的优势,但价格往往较为昂贵。

分子诊断 POCT 在肿瘤和遗传学方面亦有应用。以 Biocartis 公司的 Idylla 平台为例,其可以在 150 min 内从 1 片 FFPE 组织切片全自动获得多达 51 个突变位点的 EGFR 检测结果,而在传统分子病理实验室中该流程通常需要多达 1 d 的时间及非常繁琐的人工操作。

综上所述,POCT 分子诊断的技术和相关质控体系与传统基因扩增有所区别。同时,其有着更广阔的应用场景,且可帮助医院节约其他领域的支出(药物、缩短住院时间、减少其他检测需求),因而可带来非常明显的卫生经济效益。最后,只有和临床医生及其他医疗机构及时沟通,快速的检测结果才能带来切实的效益。

(赖超华 张正阳 马玲 汤一苇)

参 考 文 献

[1] 汤一苇.微生物分子诊断学[M].北京:科学出版社,2013:6-9.

［2］ 唐时幸,李文美.核酸检测 POCT 应用的现状与发展[J].中华检验医学杂志,2014,37(11)：824-827.

［3］ 华文浩,盛琳君,王清涛.感染性疾病诊断中 POCT 应用的进展[J].中华检验医学杂志,2019,42(5)：333-337.

［4］ 李艳,李金明.个体化医疗中的临床分子诊断[M].北京：人民卫生出版社,2013：24-26.

［5］ https://www. cms. gov/regulations-and-guidance/legislation/CLIA/Individualized _ Quality _ Control_Plan_IQCP. html.

［6］ 唐神结,高文.临床结核病学[M].北京：人民卫生出版社,2019：53-54.

［7］ 中华医学会结核病学分会临床检验专业委员会.结核病病原学分子诊断专家共识[J].中华结核和呼吸杂志,2018,041(009)：688-695.

［8］ 府伟灵,罗阳.分子诊断在医院感染中的应用[J].中华医院感染学杂志,2009,19(14)：1771-1775.

第三章

质谱技术质量管理与应用实例

一、质量管理

基于 LC - MS/MS 的定量分析需要额外的 QA 和 QC 监控,确保色谱条件和质谱条件处于最佳分析状态。

(一)系统适用性评价

系统适用性评价的目的是在检测前评估 LC - MS/MS 系统的性能。非萃取样本(如纯溶剂中的分析物或内标)被用于确认基本仪器性能参数,这些样本提供了与提取无关的系统性能信息。当仪器达到平衡时,系统适用性样本(SSS)被注射几次进行分析。SSS 应该至少检测 3 次,弃用第一次注入的结果。可接受标准应包括在方法验证中建立的基本色谱参数,如正确峰、背景和分析物信号的强度、峰的分辨率、保留时间和峰的对称性。系统适用性测试失败可能表明检测系统性能存在问题,应该进行核查。建议在每次检测前、真空度丢失或者检测系统平衡被破坏之后,至少要对 SSS 进行分析。

(二)双空白样本和空白样本

双空白样本是指提取的样本中不含分析物或 IS。双空白样本的目的是监测 LC 系统和 MS 中的背景信号,以及评估前期检测或高浓度样本检测后的携带污染情况。建议在检测前和结束时,以及在浓度校准品或质控品之后,做双空白样本检测。确认检测系统没有背景噪声或携带污染的标准是无分析物特异的跃迁峰,或空白样本的信号小于分析物的 LLMI 的 20%。IS 的峰面积应≤5%含 IS 的样本峰面积。

空白样本是指提取的样本含 IS 中但不含分析物,检测空白样本目的是确定 IS 降解对分析物峰面积的贡献(如 IS 氘分子的水解)空白样本的分析物跃迁峰面积应≤20%分析物 LLMI。在每个批的开始和结束时至少应对空白样本进行检测。

(三)多组分或多组合检测的质量管理

LC - MS/MS 的优点是能够一针进样检测多个分析物(如激素、药物组分),用于这种多组分方法的质控品应包括每个分析物的适当浓度,对于检测中包含的每个分析物,应建立质控可接受标准,如果分析物不直接相关,这一个分析物的质控失控时通常不需要排斥其他分析物,但是,如果检测中除了代谢物外还包括其母体成分,此时,质控失控,则所有结果都应被拒绝。

在多个组合检测系统中,使用2个或多个LC柱来增加LC-MS/MS样本的通量,如果系统包括2个独立的样本递送模块(如2个注射器、2个独立的HPLC系统),则每个递送模块应被视为一个独立的系统进行控制。因此,对每个递送系统和柱都应包括校准品和质控品。有些系统配置为样本共享1个公共的注射器和传递系统,但是,样本传递流是在柱和柱前之间进行切换,通常的做法是在每根柱上分析一部分校准品,这样,完整的校准曲线来自2根柱结果的组合。这种情况下,应该规定运行的顺序,以便于对每根柱上的每个质控品浓度结果进行分析。对检测单根柱问题时,最好使用经相同提取步骤或质控品的最终制备物来评估一致性。应使用Levey-Jennings或其他质控方法来评估柱随时间推移的可比性。更新校准品、质控品和试剂的批号的验证应包括每根柱在内。

(四)定期质量管理程序

1. 质谱仪质量校准/调谐:质谱仪的质量校准和调谐通常是同时进行的。质量校准是指将正确的质量分配到特定的离子峰,并通过注入质量校准标准溶液来完成的过程。调谐是指调整仪器参数,如电压和气体流量,来优化峰值强度的过程。如果质谱仪没有被正确的校准或调谐,可能会发生分析灵敏度和(或)特异性显著下降。质量校准/调谐,或校准验证/调谐应该每6个月或根据制造商的建议执行1次。如果质量校准不稳定,则频率应该增加。实验室必须建立质量校准/调谐的最低频率和允许总离子数、离子强度、峰值分辨率和质量波动的可接受标准。质量校准/调谐应在主要维护、环境变化、仪器故障或仪器真空损坏后执行或验证。

2. 多台仪器的相关性:在多个LC-MS/MS系统上进行相同的检测,每个LC-MS/MS系统都应该被认为是唯一的,即使仪器来自同一制造商,同一型号的。在另一个LC-MS/MS系统上运行已经建立和验证的方法,应包括所有方法验证程序。但是,根据相关指南,对分析的更有限的验证可能是可以接受的。有限的或"部分的"验证必须是"适合目的"。并且只有在方法性能显著差异的可能性较低的情况下才被证明是合理的。有限的验证范围从定量检测下限(LLMI)、正确度、精密度和分析测量区间评估到完整的性能验证,具体由实验室主任决定。仪器间的相关性应至少每6个月进行1次,可接受标准应基于方法性能标准和结果的临床应用。

3. 新色谱柱的验证:在初始的方法验证期间,从同一制造商处购买的同一固定相的色谱柱,色谱柱可能或不是同一新批号。使用不同的固定相,或来自不同制造商的色谱柱,需要一个新方法验证。

新色谱柱的使用,无论来自同一或不同厂家的批号,都应视为试剂批号的改变。验证新色谱柱性能的过程证明新色谱柱是否能产生与前一色谱柱相似的结果(在允许的变化范围内)。验证可以通过分析至少5个先前检测过的基质合适的患者样本,不需要改变HPLC或MS条件,只是用新色谱柱替换旧色谱柱。用于验证新色谱柱的患者样本的浓度应覆盖分析测量范围。如果无法获得患者样本,应进行独立的线性评价。新柱的结果应与旧柱进行比较,可接受标准应基于预先制定的色谱可接受标准(如保留时间、背景信号、峰面积/高度、分辨率和无错误峰)和方法性能要求。

（五）新批号质控品、校准品和试剂的验证

新批号质控品、校准品和试剂必须经过临床验证。通常难以确定什么是构成 LC‐MS/MS 检测的"新批号试剂"，例如：如果准备流动相的新批号甲酸或甲酸铵的所有其他成分保持不变，是否构成"新批号试剂"？如果严格按照程序配置流动相，且化学试剂成分批号不变，那每个新配置的流动相应该被视为一个新批号吗？可以说，实验室需要考虑人工、费用和其他实际影响，最佳的方法是实验室根据改变试剂成分对方法性能的预期结果来定义"新批号试剂"。如一种用来配置提取试剂的新批号粉末，可能存在显著影响方法性能的可能。因此，实验室可能会将此定义为试剂批号的改变。实验室应对用于建立方法的所有试剂成分和色谱柱的分析证书(COA)进行维护，并且记录所有新批号试剂成分的初始使用日期。

（六）定期的正确性监测

强烈建议对 LC‐MS/MS 方法进行定期的正确性监测。正确性监测可以每半年进行1 次，或在实施新批号校准品时进行。如果可行，建议使用可溯源至 NIST 标准物质或 JCTLM 列出的参考方法赋值的校准品，如果有认证的、具互换性的参考物质，实验室应验证自己制备的校准品（每批）或制造商校准品的校准值的溯源性，因为这些校准品不能溯源至 NIST 或 JCTLM 列出的参考测量程序的。当可行时，可以参加标准化计划或基于正确度的能力验证计划来确认方法的正确性。

（七）其他质量管理措施

样本分装、自动取样瓶和运行顺序的跟踪，LC‐MS/MS 方法通常需要多个步骤，这些步骤需要在分析前移动样本，如衍生化、提取、离心和将样本添加到自动取样瓶中。整个过程必须保持样本标识的完整性，以确保结果适用于患者医疗的正确记录。一些实验室已经实现了具有样本识别和跟踪的自动化样本制备，然而，对大多数实验室来说，这一过程主要还是手工操作。因此，实验室必须制定一套记录的要求，以识别或可靠地跟踪所有分装样本和自动取样瓶。此外，样本识别应与运行顺序相联系，以便实验室能跟踪特定患者样本、校准品或质控品的原始数据。

（居漪）

二、儿茶酚胺及其代谢物的临床质谱检测

（一）疾病介绍

嗜铬细胞瘤和副神经节瘤(pheochromocytoma and paraganglioma，PPGL)是分别起源于肾上腺髓质或外交感神经链的肿瘤，主要合成和分泌儿茶酚胺(CA)，如去甲肾上腺素(NE)、肾上腺素(E)及多巴胺(DA)，引起患者血压升高等一系列临床症候群，并造成心、脑、肾等严重并发症。肿瘤位于肾上腺称为 PCC，位于肾上腺外则称为 PGL，二者合称为 PPGL。PPGL 是一种少见的内分泌疾病，国内尚缺乏 PPGL 发病率或患病率的数据。

（二）临床表现

主要是 CA 分泌增高所导致的高血压及其并发症，由于肿瘤持续性或阵发性分泌释放不同比例的 E 和 NE，故患者的临床表现不同。可在持续性高血压的基础上表现为阵

发性加重；另有少数患者血压正常。由于肾上腺素能受体广泛分布于全身多种组织和细胞，故患者除高血压外，还有其他的特征性临床表现，如头痛、心悸、多汗是 PPGL 高血压发作时最常见的三联征，对诊断具有重要意义。

（三）检测指标

激素及代谢产物的测定是 PPGL 定性诊断的主要方法，包括测定血和尿 NE、E、DA 及其中间代谢产物变肾上腺素（MN）、去甲变肾上腺素（NMN）和终末代谢产物香草扁桃酸（VMA）浓度。MN 及 NMN（合称 MNs）是 E 和 NE 的中间代谢产物（图 3-3-1），它们仅在肾上腺髓质和 PPGL 瘤体内代谢生成并且以高浓度水平持续存在，故是 PPGL 的特异性标记物。因肿瘤分泌释放 NE 和 E 可为阵发性并且可被多种酶水解为其代谢产物，故当 NE 和 E 的测定水平为正常时，而其 MNs 水平可升高，故检测 MNs 能明显提高 PPGL 的诊断敏感性及降低假阴性率。推荐诊断 PPGL 的首选为测定血游离 MNs 或尿 MNs 浓度，其次可检测血或尿 NE、E、DA 浓度以辅助诊断。

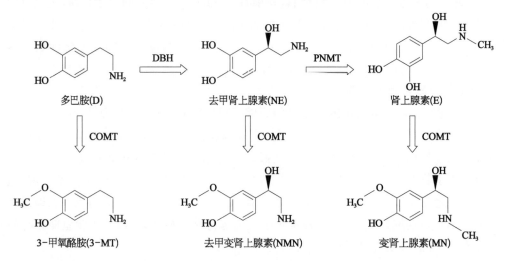

图 3-3-1　儿茶酚胺及其代谢产物。COMT：儿茶酚胺氧甲基转移酶；DBH：多巴胺羟化酶；PNMT：苯乙醇胺甲基转移酶

（四）检测方法

建议使用 LC-MS/MS 测定 MNs。在分析方法中，LC-MS/MS 有许多优点，如 LC-MS/MS 比免疫分析法具有更高的准确性和精密度。LC-MS/MS 法受干扰少，样本制备（在一些涉及自动纯化的方法中）更简单、分析速度更快、通量更高。高通量对于有大批量检测需求的独立实验室尤其重要。然而对于小型实验室，昂贵的仪器成本等因素可能更有利于开展免疫法检测。

正如美国内分泌学会关于 PPGLs 的指南所述，免疫分析不推荐作为测量血浆游离肾上腺素的首选方法。因为免疫分析不仅比 LC-MS/MS 方法具有更高的不精密度，而且低估了血浆中的 MN 和 NMN 含量。如 Peaston 等人在早期研究中所报告的，免疫分析的负偏倚会导致假阴性结果。

之前测定尿液 MNs 时,需要酸化消解,将高浓度的硫酸盐结合的代谢物转化为游离形式。此时,测定的其实是总的 MNs。问题是,酸解效率与 pH、温度和孵育时间等均有关系,为样本前处理增加了更多影响因素。此外,市售质控品为 MNs 的游离形式,与临床样本不一致,无法有效监测酸解效率,即使酸解不彻底,质控也在控,导致尿样本中 MNs 含量的检测结果比实际的要低。随着 LC-MS/MS 仪器分析灵敏度的提高,测量尿游离 MNs 成为可能,避免了酸解过程中的潜在质量问题。

儿茶酚胺类物质和 MNs 由于它们的高极性特点,在传统的反相 C18 色谱柱上保留较差。因此,其他固定相如亲水作用色谱(HILIC)、五氟苯基丙基(PFP)、极性的 C18 和多孔石墨碳开始更多地应用于肾上腺素类物质的色谱保留和分离。除了色谱保留的问题,基质效应也极大地影响着检测方法的回收效率和定量分析纯度。固相萃取样本制备技术的使用可以有效降低基质效应,如今还出现了高通量的在线固相萃取 LC-MS/MS 技术测定血浆游离甲氧基肾上腺素的方法。LC-MS/MS 技术的应用还实现了在同一个方法中同时测定儿茶酚胺类和甲氧基肾上腺素类物质。在检测实例中,介绍一种离线 SPE LC-MS/MS 检测血浆中儿茶酚胺类物质和甲氧基肾上腺素类物质的方法。

(五)检测实例

1. 被测量:血浆儿茶酚胺类物质和 MNs。

2. 方法:固相萃取,同位素稀释 LC-MS/MS。

3. 设备:高效液相色谱仪,三重四极杆质谱仪,HILIC 色谱柱,固相萃取板,96 孔样本收集板。

4. 试剂标准品:MN 盐酸盐,NMN 盐酸盐,E,NE,DA 盐酸盐,3-MT 盐酸盐;内标品:MN-d3、NMN-d3、DA-d4、E-d6、NE-d6、3-MT-d4;其他试剂(均为色谱级):甲酸铵、乙酸铵、甲醇、乙腈、异丙醇、甲酸和 PBS 缓冲液。

5. 样本前处理:取血浆样本 250 μl,分别加入 50 μl 内标和 250 μl 50 mmol/L 乙酸铵溶液,混匀,接着使用 96 孔固相抽提板(SPE)进行抽提和萃取。每孔预先使用甲醇和水各 200 μl 进行润洗,将混合有内标的血浆样本上样,分别使用 200 μl 20 mmol/L 的乙酸铵溶液和 200 μl 50∶50 乙腈∶异丙醇溶液进行杂质淋洗,并将 96 孔板真空氮吹干,将溶剂尽可能去除掉,最后采用 25 μl 含 2% 的甲酸/乙腈∶水(85∶15)洗脱目标化合物 2 次至 96 孔样本收集板中,取 15 μl 进 LC-MS/MS 检测。

6. 色谱分析条件:流动相配制和洗脱梯度如表 3-3-1 所示,注意,流动相配制及洗脱方案与色谱柱类型有关,此表基于 HILIC 色谱柱。

表 3-3-1 流动相配制和洗脱梯度

时间(min)	流速(ml/min)	流动相 A(%):5%乙腈水溶液含30 mmol/L 甲酸铵	流动相 B(%):85%乙腈水溶液含30 mmol/L 甲酸铵
0	0.6	0.0	100.0
1.0	0.6	0.0	100.0

（续表）

时间(min)	流速(ml/min)	流动相 A(%)： 5%乙腈水溶液含 30 mmol/L 甲酸铵	流动相 B(%)： 85%乙腈水溶液含 30 mmol/L 甲酸铵
2.0	0.6	10.0	90.0
2.1	1.0	10.0	90.0
2.5	1.0	30.0	70.0
2.6	1.0	0.0	100.0
3.9	1.0	0.0	100.0
4.0	0.6	0.0	100.0

7. 质谱分析条件：采用正离子模式，部分参数如表 3-3-2 所示。

表 3-3-2　儿茶酚胺类分析物的保留时间、离子对和碰撞电压

分析物	保留时间(min)	MRM 离子对(m/z)	碰撞电压(eV)
DA	1.25	137.1/91.1 154.1/137.2	18 10
E	1.4	184.1/166.1 166.1/107.0	8 18
NE	1.98	152/135.2 152/79.2	14 20
MN	0.91	180.0/165.1 180.0/148.1	16 20
NMN	1.17	166.1/134.1 166.1/149.1	16 10

（李卿）

参 考 文 献

［1］ The Clinical and Laboratory Standards Institute, CLSI. Liquid Chromatography-Mass Spectrometry Methods［S］. C62-A. 2014.

［2］ 中华医学会检验医学分会,卫生计生委临床检验中心. 液相色谱-质谱临床应用建议［J］. 中华检验医学杂志,2017,40(10)：770-779.

［3］ The European Federation of Clinical Chemistry and Laboratory Medicine（EFLM）Biological Variation Database［EB/OL］. https：//biologicalvariation. eu/meta_calculations. EFLM,2020.

［4］ 中华医学会内分泌学分会肾上腺学组. 嗜铬细胞瘤和副神经节瘤诊断治疗的专家共识［J］. 中华内分泌代谢杂志,2016,32(3)：181-187.

［5］ Lenders J W M, Duh Q Y, Eisenhofer G, et al. Pheochromocytoma and paraganglioma：an endocrine society clinical practice guideline. J Clin Endocrinol Metab, 2014, 99：1915-1942.

［6］ 李水军,Sihe Wang. 液相色谱-质谱联用技术临床应用［M］.上海：上海科学技术出版社,2014.

第四篇
常用医学统计学方法

第一章

统计学中的若干概念

一、同质与变异

同质(homogeneity)指观察单位或研究个体间具有相同或相近的性质,通常要求主要研究指标的影响因素相同或基本相同。例如,研究一种药物治疗高血压的效果,如果这种药物主要针对原发性高血压的患者,则满足这一条件的患者即为同质观察单位,对于其他如肾病引起的高血压患者则不属于"同质"。同理,如果治疗高血压的效果受病情的影响,则只能把病情相同的患者视为同质观察单位。观察单位是研究对象的基本单元,既可以是一个患者,也可以是一只动物、一份生物样品等。

变异(variation)是指同一种测量在总体中不同观察单位或个体之间的差别。医学研究的对象是有机的生命体,其功能十分复杂,不同个体在相同的条件下,对外界环境因素可以产生不同的反应。例如,同种族、同年龄、同性别的健康人,在相同的条件下测其脉搏、呼吸、体温等生理指标均可能存在较大的差异。又例如使用相同的药物治疗病情相同的高血压患者,疗效也不尽相同。变异是生物个性的反映,其来源于一些未加控制或无法控制、甚至不明原因所致的随机波动。正是因为有"变异",才需要运用统计学方法对数据进行分析。例如,实际中不能因为使用一种药物治疗 1~2 例冠心病患者有效,就断定这种药物治疗冠心病有效,而是要从表现为偶然性的大量数据中,分析出其中必然性的规律,而统计学就是解决这一问题的有效工具。

二、变量与数据类型

变量(variable)是随机变量的简称,可用于表示观察对象在性质、数量和程度等方面的特征,不同变量可以取不同的数值,变量的观测值称为数据(data)。例如,体温是一个变量,它随着时间的变化而变化,也会因个体的差异而不同;身高、体重、性别、年龄、血型、疗效等都是变量,它们的观测结果为数据。变量有数值型变量、定性变量和有序变量,其对应的概念则为定量数据、定性数据和有序数据三种数据类型。

(一)定量数据

定量数据(quantitative data)也称计量资料。变量的观测结果是数值型的,用来说明研究对象的数量特征,其特点是能够用数值大小衡量观察单位不同特征水平的高低,一般有计量单位。根据变量取值域可分为连续型定量数据和离散型定量数据。前者具有无限可能的值,例如身高、体重、血压、温度等;后者通常只能取正整数,例如家庭成员数、脉搏、白细胞计数等。在医学领域通常对这两种数据类型不做特别区分,而统称为定量数据。

(二) 定性数据

定性数据(qualitative data)也称计数资料。变量的观测值是定性的,说明的是研究对象的品质特征,表现为互不相容的类别或属性。例如,性别分为男和女,血型分为 A、B、O、AB 等。定性数据可以用文字表示不同的类别,也可以使用数字编码,但不具有量的特征。

(三) 有序数据

有序数据(ordinal data)也称半定量数据或等级资料。变量的观测结果是定性的,但各类别(属性)之间有程度或顺序上的差别,如尿糖的实验室检查结果为"一,+,++,+++",药物的治疗效果按照"显效,有效,好转,无效"进行分类等,对此可以使用编码"1,2,3,…,k"。有序数据之间虽然可以比较大小,但不表示数量上的具体差异。

统计分析方法的选用与数据类型有密切的关系。根据分析的需要,不同类型的变量或数据之间可以进行转换。例如,原始检测的血红蛋白含量为定量数据,如果将血红蛋白分为正常和异常两个类别,则可以根据需要按照二分类定性数据进行分析;如果将其分为正常、轻度贫血、中度贫血、重度贫血四个等级时,则可以根据需要按照有序数据进行编码和分析。

三、总体和样本

总体(population)指研究对象的全体,它通常由所有的同质观察单位或个体组成。在研究总体时,关心的往往是总体中的一个或者多个特征,如果把这些特征用变量表示,则总体可以是一维变量、也可以是多维变量在定义范围内所有可能的取值。样本(sample)是指从总体中选取的有代表性的一部分观察单位或个体,通常使用随机选取方法得到。例如,在特定社区中随机选取 200 名成年男子进行体检,测量其基本的生命体征,则这 200 名成年男子的 5 个变量测量结果构成了样本。

需要注意的是,在医学研究中总体分为有限总体和无限总体,其类型随研究的问题而定。例如,要比较两个社区冠心病的发病情况,其总体就是有限的;但如果我们要研究尿激酶原治疗心肌梗死的疗效时,总体同质的基础是有心肌梗死的患者和接受尿激酶原治疗的患者,没有时间和空间的限制,则总体是无限的。无论有限总体还是无限总体,我们把描述总体特征的统计学指标称为参数(parameter),由样本计算出的特征指标称为统计量(statistic)。为了保证总体的同质性和样本的可靠性与代表性,应当严格确定总体范围,用随机化的方法选择有代表性的样本,进行正确而有效的研究设计。

四、误差

误差(error)是指观测值与真实值、样本统计量与总体参数之间的差别。根据误差的性质和来源,主要可以分为系统误差、随机测量误差和抽样误差几种类型。

(一) 系统误差

系统误差(systematic error)由一些固定因素产生,如仪器未进行归零校正、标准试剂校准不好、测量者读取测量值有固定方向的偏差等;另外在临床试验或观察研究中研究对象选择不合适、医生对疗效标准掌握不准等也属于系统误差。系统误差的大小通常恒定或按照一定规律变化,具有明确的方向性。这类误差可以通过周密的研究设计和测量过程标准化等措施加以消除或控制。

(二) 随机测量误差

在测量过程中,即使仪器初始状态及标准试剂已经校正,但由于各种偶然因素的影响,也会造成同一测量对象多次测定的结果不完全相同,这种随机产生的误差称为随机测量误差(random measurement error)。实际中,产生随机测量误差的主要原因是生物体的自然变异和各种不可预知因素,这种误差往往没有固定的大小和方向,但具有一定的统计规律(如服从正态分布)。随机测量误差不可避免,但可以通过多次测量对真实值进行比较准确的估计。

(三) 抽样误差

抽样误差(sampling error)是随机误差中最重要的一种误差。由于生物的个体变异,从总体中随机抽取一个样本进行研究,所得样本统计量与相应的总体参数往往不相同,这种由于抽样而引起的样本统计量与总体参数间的差异,在统计学上称为抽样误差。抽样误差来源于个体的变异,如果没有个体变异,就不存在抽样误差。抽样误差可以用统计方法进行分析,一般来说,从同一个总体进行抽样,样本含量越大,则抽样误差越小,样本统计量与总体参数越接近。

五、概率与概率分布

概率(probability)是描述随机事件出现可能性大小的定量度量。如果把研究中可能出现的某一结果记为事件 A,其发生的概率记为 $P(A)$,则其取值范围为 $0 \leqslant P(A) \leqslant 1$。$P(A)$ 的值越接近 1 表示事件 A 出现的可能性越大,$P(A)=0$ 表示该事件不可能发生,$P(A)=1$ 表示该事件必然发生。概率可以使用两种方式进行定义,即古典概率和统计概率。古典概率定义为 $P(A)=m/n$,其中 n 表示可能出现基本结果的总数目,m 表示事件 A 包含的基本结果数,条件是每个基本结果出现的可能性相同。统计概率定义为 $P(A)=\lim\limits_{n \to \infty}(n_A/n)$,其中 n 为样本例数,n_A 为发生事件 A 的例数,极限符号 $\lim\limits_{n \to \infty}$ 表示 n 很大。如某地区调查了 20 000 名成年人患有高血压病的情况,结果有 4 000 人患病,估计该地区的人群患病率为 20%;若从该地区随机抽取一名成年人,则估计该对象患有高血压病的概率为 20%。医学研究的一个重要特征是结果的不确定性,对此可以使用概率表达。需要注意:实际中对从数据中算出的样本统计量同样可以用概率进行度量,它是统计推断的基础。

概率分布(probability distribution)表示随机变量所有可能的取值与各取值下所发生

概率之间的对应关系,用以全面地表述随机变量取值的概率。例如,对于定量数据,成年男子红细胞数在不同取值范围内的概率分布;对于定性数据,主要四种不同血型的概率分布等。在统计学上,统计推断的结论都是基于一定概率得出的,概率 P 值的计算则可以依据样本统计量的概率分布得到。习惯上将 $P \leqslant 0.05$ 的事件称为小概率事件,表示在一次随机抽样中发生的可能性很小。如果出现了小概率事件,就要追究其原因。例如,对两种药物降压效果的差别进行假设检验,由于抽样误差的存在,即使在两总体参数相等的前提下,两组样本均数之间也会存在一定的差异,如果 $P \leqslant 0.05$,则说明当前实验结果显示的差异由抽样误差所致的可能性不足 5%,因此可以做出两种药物疗效有差别的结论。

(娄娇 宋颖)

第二章

统 计 描 述

一、定量数据的统计描述

定量数据的统计描述主要包括频数表、直方图和统计指标。利用频数表和直方图可以清楚地揭示数据的分布类型和特征，统计指标则可以概括性地描述一组数据的集中趋势或变异程度。

（一）频数分布

通过实验或观察等各种方式得到的原始数据，如果是定量数据并且观察的例数较多，可以对数据进行分组，然后制作频数表或绘制直方图，用以显示数据的分布规律。

1. 频数表：频数表（frequency table）是统计表的一种，它同时列出观察指标的可能取值区间及其在各区间内出现的频数。具体做法：先根据观察个体的数值大小进行分组，然后计算每组中观察值出现的次数。由于这种数据表达方式较完整地体现了观察值的分布规律，所以也称作频数分布表。

在编制频数表时，通常先将选定的组列出，每一组段的起点称下限，终点称上限（上限一般不列出），然后将原始数据归到不同的组段中，最后计算不同组段中数据的个数，即可得到各组的频数。

现结合实例说明频数表的编制方法和应注意的问题。

例1：某地用随机抽样方法检查了140名正常成年男子的红细胞计数，检测结果如表4-2-1所示。

表 4-2-1 某地 140 名成年男性红细胞数（$\times 10^{12}/L$）

4.76	5.26	5.61	5.95	4.46	4.57	4.31	5.18	4.92	4.27	4.77	4.88
5.00	4.73	4.47	5.34	4.70	4.81	4.93	5.04	4.40	5.27	4.63	5.50
5.24	4.97	4.71	4.44	4.94	5.05	4.78	4.52	4.63	5.51	5.24	4.98
4.33	4.83	4.56	5.44	4.79	4.91	4.26	4.38	4.87	4.99	5.60	4.46
4.95	5.07	4.80	5.30	4.65	4.77	4.50	5.37	5.49	5.22	4.58	5.07
4.81	4.54	3.82	4.01	4.89	4.62	5.12	4.85	4.59	5.08	4.82	4.93
5.05	4.40	4.14	5.01	4.37	5.24	4.60	4.71	4.82	4.94	5.05	4.79
4.52	4.64	4.37	4.87	4.60	4.72	4.83	5.33	4.68	4.80	4.15	4.65

（续表）

4.76	4.88	4.61	3.97	4.08	4.58	4.31	4.05	4.16	5.04	5.15	4.50
4.62	4.73	4.47	4.58	4.70	4.81	4.55	4.28	4.78	4.51	4.63	4.36
4.48	4.59	5.09	5.20	5.32	5.05	4.41	4.52	4.64	4.75	4.49	4.22
4.71	5.21	4.94	4.68	5.17	4.91	5.02	4.76				

（1）确定组数：进行数据分组时首先应考虑组数，分组过少会导致信息损失较大；分组过多则可能使数据分布的规律性不能明显地表示出来。通常情况下组数选择在 8～15 之间，以能显示数据的分布规律为宜。

（2）确定组距：分组时必须事先规定组距，组距的宽度按相邻两组的下限之差计算，一般应取相同的组距。将全距除以组数可以得到组距的近似值。全距即数据中最大值与最小值之差，如果用 R 表示全距，k 表示组数，则参考组距为 R/k。组距的选择应符合专业习惯，得到参考组距后再结合实际情况作适当调整。如表 4-2-1 数据中的最大值为 5.95，最小值为 3.82，全距为 2.13，现拟分 10 个组，参考组距为：

$$i = \frac{R}{k} = \frac{2.13}{10} \approx 0.21$$

因为通常比较习惯含有 0.20 或 0.25 个单位倍数的区间宽度，因此可以在 0.20 和 0.25 两种组距中选择。若用 0.20 作为组距，则总共有 11 个区间；若用 0.25 作为组距，则有 9 个区间。权衡后选择组距为 0.20 比较合适。

有些资料因为数据中有特大或特小的数值，也可以采用不等组距，如某些食物中毒的潜伏期，大部分患者在短时间内出现症状，只有极少部分人经过较长的时间后才有反应，这种情况可以将后面的一些组段作适当的合并，并可以将最后一个组段以"大于……"表示，以避免出现一些组段频数为零的情况。

（3）确定组限：频数表必须包括整个资料范围的全部数据，即一个数据必须能够归属于某一组，同时只能归属于一个组，不能兼属。为此，实际组限在每组中只包含下限而不包含上限，如第一组为"3.80～"、第二组为"4.00～"，凡小于 4.00 者均应分入第一组，≥4.00，<4.20 者则在第二组。

（4）确定频数：由例 12-1 原始数据可得频数表，如表 4-2-2 所示。

表 4-2-2　某地 140 名正常男子红细胞计数的频数表

红细胞数（$\times 10^{12}$/L） (1)	组中值 (2)	频数 (3)	累积频数 (4)	频率（%） (5)	累积频率（%） (6)
3.80～	3.9	2	2	1.43	1.43
4.00～	4.1	6	8	4.29	5.71
4.20～	4.3	11	19	7.86	13.57
4.40～	4.5	25	44	17.86	31.43
4.60～	4.7	32	76	22.86	54.29
4.80～	4.9	27	103	19.29	73.57
5.00～	5.1	17	120	12.14	85.71

（续表）

红细胞数(×10¹²/L) (1)	组中值 (2)	频数 (3)	累积频数 (4)	频率(%) (5)	累积频率(%) (6)
5.20～	5.3	13	133	9.29	95.00
5.40～	5.5	4	137	2.86	97.86
5.60～	5.7	2	139	1.43	99.29
5.80～6.00	5.9	1	140	0.71	100.00

2. 直方图：将表4-2-1的资料编成频数表后，可以看出数据的分布情况，若绘成直方图(histogram)则更直观。直方图是以垂直条段代表频数分布的一种图形，条段的高度代表各组的频数，由纵轴标度；各组的组限由横轴标度，条段的宽度表示组距。如将表4-2-2资料绘制直方图，如图4-2-1所示。从图中明显看出该地区正常成年男性红细胞数的分布特点，即数据多集中在 $4.80×10^{12}$/L 附近，两侧对称下降，最小值不低于 $3.80×10^{12}$/L，最大值不超过 $6.00×10^{12}$/L。需要注意：绘制直方图的频数表资料一般为等距分组，对于不等距资料应先将不等距的各组频数折算为等距频数，如纵轴的数值用频数除以组距，然后再绘制图。

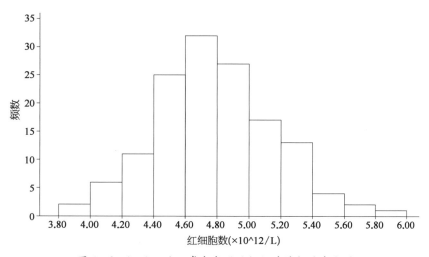

图4-2-1 140名正常成年男子红细胞计数的直方图

直方图的主要作用是描述数据的分布形态和特征。医学研究中常见的资料分布类型可分为对称分布和偏态分布两大类。在对称分布资料中，正态分布(normal distribution)是一种非常重要的分布类型，其特征是中间组段的频数最多，两侧的频数分布对称，并按一定的规律下降，表4-2-2的频数分布即近似呈正态分布(图4-2-1)。如果频数分布的高峰向左偏移，长尾向右延伸称为正偏态分布，相反则称为负偏态分布。

3. 频数分布表和直方图的用途

(1) 作为陈述资料的形式，可以代替原始资料，便于进一步分析。

(2) 便于观察数据的分布类型。在统计分析时常需要根据资料的分布形式选择相应的统计分析方法，因此对数据分布形式的判定非常重要。

（3）便于发现资料中某些远离群体的特大或特小值。如在频数表中连续出现 0 的频数后，又出现了一些频数就值得怀疑，应进行检查和核对，必要时可通过统计检验决定取舍。

（4）当样本量比较大时，可用各组段的频率作为概率的估计值。如表 4-2-2 第（3）栏的频数除以总例数即为第（5）栏的频率，由此可推测成年男子的红细胞计数值出现在各组段的概率分别为 0.014,0.043,0.079,…,0.007。

总之，通过频数分布表和直方图，可以大致看出观察值的形态和特征。如果需要进一步用数字概括、明确地描述频数分布的特征，则应使用统计指标描述的方法。

（二）描述集中趋势的统计学指标

平均数（average）是描述一组观察值集中趋势或平均水平的统计指标，它常作为一组数据的代表值用于分析和进行组间的比较。平均数有多种，常用的有算术均数、几何均数和中位数等。

1. 算术均数：算术均数（arithmetic mean）简称为均数，用于说明一组观察值的平均水平或集中趋势，是描述定量数据的一种最常用的方法。均数计算有直接法和加权法。

（1）直接法：将所有的观测值 X_1，X_2，…，X_n 直接相加再除以观察例数，写成公式为：

$$\bar{X} = \frac{X_1 + X_2 + \cdots + X_n}{n} = \frac{\sum X}{n} \qquad (4-2-1)$$

式中，$\bar{X}$ 表示样本均数；Σ 是希腊字母（读作 sigma），表示求和的符号；n 为样本观察例数。如对例 1 的数据用上面公式计算，可算得 140 名正常成年男子红细胞数的均值为：

$$\bar{X} = \frac{4.76 + 5.26 + 5.61 + \cdots + 5.02 + 4.76}{140} = 4.78(\times 10^{12}/L)$$

（2）加权法：加权法是根据频数表资料计算均数的一种方法。如果实际中没有原始的观测值数据，而只有频数表资料则不能再用式（4-2-1）计算均数。这种情况下，可以把各组的组中值视为各组观察值的代表值，分别乘以各组的频数得到各组观察值之和，然后将它们相加得到观察值的总和，最后除以总例数计算出均值。用公式表示为：

$$\bar{X} = \frac{f_1 x_1 + f_2 x_2 + \cdots + f_k x_k}{n} = \frac{\sum fx}{n} \qquad (4-2-2)$$

式中，k 表示频数表的组段数，n 为样本例数；f_1，f_2，…，f_k 及 x_1，x_2，…，x_k 分别表示 $1 \sim k$ 组的组中值及相应的频数，见表 4-2-2 第（2）栏和第（3）栏；组中值＝（本组段下限＋本组段上限）/2，如"4.00～"组段的组中值为（4.00＋4.20）/2＝4.10，其余可以类推。

将表 4-2-2 的数据代入式（4-2-2），有：

$$\bar{X} = \frac{2 \times 3.90 + 6 \times 4.10 + 11 \times 4.30 + \cdots + 2 \times 5.70 + 1 \times 5.90}{140} = 4.78(\times 10^{12}/L)$$

由此可见，在样本例数较多的情况下，加权法与直接法算得的结果很相近。

（3）均数的应用：均数的意义容易理解，而且结果也比较稳定，因而应用极为广泛。但是它主要适用于对称分布或偏度不大的资料，尤其适合正态分布资料。由于在计算均数时用到了每一个观察值，在偏态较大的情况下，算出的均值容易受到频数分布两端极大值或极小值的影响，不能真正地反映分布的集中趋势，这时应考虑改用其他指标。

2. 几何均数：医学研究中有一类比较特殊的资料，如抗体滴度、细菌计数、血清凝集效价、某些物质浓度等，其数据特点是观察值间按倍数关系变化，对此可以计算几何均数（geometric mean）以描述其平均水平。几何均数用 G 表示，计算公式为：

$$G = \sqrt[n]{X_1 X_2 \cdots X_n} \tag{4-2-3}$$

即将 n 个观察值连乘后开 n 次方。为了计算方便，常改用对数的形式计算，即：

$$G = \lg^{-1}\left(\frac{\lg X_1 + \lg X_2 + \cdots + \lg X_n}{n}\right) = \lg^{-1}\left(\frac{\sum \lg X}{n}\right) \tag{4-2-4}$$

可以看出，几何均数相当于各观察值对数的均值再取反对数。对于频数表资料，若用 x_1，x_2，$\cdots$，x_k 和 f_1，f_2，$\cdots$，f_k 分别表示 $1 \sim k$ 各组的中位数及相应的频数，则几何均数为：

$$G = \lg^{-1}\left(\frac{f_1 \lg x_1 + f_2 \lg x_2 + \cdots + f_k \lg x_k}{n}\right) = \lg^{-1}\left(\frac{\sum f \lg X}{n}\right) \tag{4-2-5}$$

例 2：测得 10 个人的血清滴度的倒数分别为 2,2,4,4,8,8,8,8,32,32，求平均滴度。如果计算均数，其值为 $\bar{X} = 10.8$。现计算几何均数：

$$G = \lg^{-1}\left(\frac{\lg 2 + \lg 2 + \lg 4 + \lg 4 + \lg 8 + \lg 8 + \lg 8 + \lg 8 + \lg 32 + \lg 32}{10}\right) \approx 7$$

显然在这里均数不能代表其平均水平，选择几何均数则比较合适。故 10 份血清滴度的平均水平为 1：7。

例 3：使用胎盘浸出液钩端螺旋体菌苗对 326 名农民进行接种，2 个月后测得血清 IgG 抗体滴度如表 4-2-3，试计算平均抗体滴度。

表 4-2-3　胎盘浸出液钩端螺旋体菌苗接种 2 个月后血清 IgG 抗体滴度

IgG 滴度倒数	例　数	IgG 滴度倒数	例　数
20	16	320	54
40	57	640	25
80	76	1 280	23
160	75		

$$G = \lg^{-1}\left(\frac{16\lg 20 + 57\lg 40 + 76\lg 80 + 75\lg 160 + 54\lg 320 + 25\lg 640 + 23\lg 1\,280}{326}\right)$$
$$\approx 139$$

即胎盘浸出液钩端螺旋体菌苗接种 2 个月后血清 IgG 抗体的平均滴度为 1∶139。

几何均数在医学研究领域多用于血清学和微生物学中。有些明显呈偏态分布的资料经过对数变换后呈对称分布,也可以采用几何均数描述其平均水平,但要注意观察值中不能有 0 或负数,否则在作对数变换之前需要加一个常数。一般情况下,同一组观察值的几何均数总是小于它的算术均数。

3. 中位数和百分位数

(1)中位数:将一组观察值从小到大按顺序排列 $X_1 \leqslant X_2 \leqslant \cdots \leqslant X_n$,居中心位置的数值即为中位数(median),记为 M。当观察例数 n 为奇数时,中位数是按顺序排列在第 $(n+1)/2$ 项的观察值;当观察例数为偶数时,则中位数是按顺序排列在第 $n/2$ 项和第 $(n/2)+1$ 项两个观察值的平均值。另外也可以根据频数表资料计算中位数:

$$M = L + \frac{i_M}{f_M}(n \times 50\% - f_L) \qquad (4-2-6)$$

式中,L 为 M 所在组段的下限,i_M 为组距,f_M 为频数,f_L 为之前各组段的累积频数。

(2)百分位数:中位数可以用来描述一组观察值的中心位置。但有时我们还需要了解数据分布的其他位置,如资料分布的左侧累积频率为 25% 的位置,这时可以通过计算百分位数(percentile)确定。百分位数用符号 P_x 表示,x 表示特定的百分位,百分位数 P_x 指在一组数据中找到这样一个值,它使得 $x\%$ 的数据项小于或等于这个值,其余 $(100-x)\%$ 的数据项大于或等于这个值。如 P_{25} 表示资料在 P_{25} 位置左侧的累积频数占总数的 25%,右侧占 75%;P_{50} 实际就是中位数 M。百分位数的计算原理与中位数完全相同,只需将式(4-2-6)的中位数换成任意百分位数,即:

$$P_x = L + \frac{i_x}{f_x}(nx\% - f_L) \qquad (4-2-7)$$

式中,L 为 P_x 所在组段的下限,i_x 为组距,f_x 为频数,f_L 为 P_x 所在组段之前各组段的累积频数。

需要注意:根据频数表数据计算出的百分位数 P_x 是近似值,通常情况下,由计算软件直接根据原始数据给出其准确值。

(3)中位数和百分位数的应用

1)中位数与均数、几何均数的作用相同,都能用来反映一组数据的集中趋势或平均水平。由于中位数的确定仅取决于它在数据序列中的位置,而不是由全部观察值计算得出,因此不受少数特别大或特别小的极端值的影响,在这一点上它优于均数。一般来说,在频数分布呈明显偏态或频数分布的两端无确定数值时,使用中位数描述集中趋势或平均水平较为合理。当变量呈对称分布时,理论上中位数和均数相同。但对于样本资料,由于计算均数时利用了所有的观察值,所以较中位数更稳定。另外,中位数还有一个很大的缺点,即不便于统计运算,如根据两组资料的不同中位数无法算出合并的中位数。因此在统计分析中,中位数不如均数应用广泛。

2) 百分位数可以用来描述资料的观察值序列在某百分位置的水平,中位数是其中的一个特例。多个百分位数结合使用常可以用来说明某一特定的问题,如用 $P_{75}-P_{25}$ 描述资料的分散程度,用 $P_{2.5}$ 和 $P_{97.5}$ 规定医学 95% 的参考值范围;在研究青少年生长发育时用百分位数划分等级等。百分位数可用于任何频数分布的资料,尤其是明显呈偏态分布的资料,但靠近两端的百分位数仅在样本例数较大时才比较稳定(如 $n>100$)。

(三) 描述变异程度的统计学指标

例 4:对甲乙两名高血压患者连续观察 5 d,测得的收缩压分别如下:

患者甲(mmHg)　162　145　178　142　186　($\bar{X}_{甲}=162.6$)

患者乙(mmHg)　164　160　163　159　166　($\bar{X}_{Z}=162.4$)

从列出的数据可以看出,两人收缩压的均数几乎没有什么差别,但患者甲的血压波动比较大,而患者乙相对比较稳定。因此,描述一组观察值的特征,除需要表示其平均水平外,还要说明它的变异情况。

衡量变异程度大小的指标有多种,但大体可以分为两类:一类是按间距计算,有极差和四分位数间距;另一类则按平均差距计算,有方差、标准差和变异系数等。

1. 极差:极差(range)也称作全距,即观测值中最大值 X_{max} 和最小值 X_{min} 之差,用符号 R 表示,即:

$$R =X_{max}-X_{min} \tag{4-2-8}$$

极差是变异指标中最简单的一种,极差大说明变异程度大,反之说明变异程度小,如例12-4 中甲乙两患者收缩压的极差分别为:

$$R_{甲}=186-142=44(mmHg)$$

$$R_{Z}=166-159=7(mmHg)$$

可见患者甲收缩压的波动大,患者乙波动小。

极差主要关注的是一组数据的整个变化范围,方法虽然简单,但在某些场合很有实用价值,如用于说明传染病、食物中毒等的最短、最长潜伏期等。用极差说明数据分布的离散程度,简单明了、实用,但由于计算时仅用到了最大值和最小值,而没有利用全部的观察值,随着观察例数的增多,出现较大或较小数值的可能性越来越大,极差也会随之而变大,尤其当资料呈明显偏态分布时会显得更加不稳定,所以极差只是简略地说明一组数据的波动范围。

2. 四分位数间距:极差不稳定主要受分布在数据两侧的极端值影响,如果将两端的数据去掉一定的比例,所得到的结果就会比较稳定。为此可以把所有的观测值排序后,分成四个数目相等的段落,每个段落的观测值数目各占总例数的 25%,去掉两端的 25%,取中间 50% 观测值的数据范围即为四分位数间距(quartile range)。四分位数间距用符号 Q

表示，它可以通过计算百分位数 P_{75} 和 P_{25} 之差得到，即：

$$Q = P_{75} - P_{25} \tag{4-2-9}$$

四分位数间距越大，说明数据的变异越大；反之，四分位数间距越小，说明数据的变异越小。四分位数间距的特点是它不像极差容易受到极端值的影响，但仍未用到每一个具体的观测值，其主要用于描述明显偏态分布资料的变异特征，并常常结合统计图应用。

3. 方差：为了利用每一个观测值的信息，可以计算各观测值偏离平均数的平均差距。为避免正负抵消，可以将每个观测值与均数之差的绝对值相加，然后取平均，即计算 $\sum |X - \bar{X}| / n$，这是一个很直观的变异指标，但由于用了绝对值，在数学上不便于处理。为此，可以通过取平方来避免正负抵消，即使用方差(variance)衡量数据的变异程度，其计算公式为：

$$S^2 = \frac{\sum (X - \bar{X})^2}{n-1} \tag{4-2-10}$$

式中，$\sum (X - \bar{X})^2$ 称为离均差平方和(sum of square)，它描述了每个观测值相对于平均水平 $\bar{X}$ 的离散程度。通过推导可化为下式：

$$\sum (X - \bar{X})^2 = \sum X^2 - \frac{\left(\sum X\right)^2}{n} \tag{4-2-11}$$

式(4-2-19)的分母 $n-1$ 称为自由度(degree of freedom)，它表示在所有的 n 个离均差平方项中，由于样本均数 $\bar{X}$ 的限制，只有 $n-1$ 个离均差平方和是独立的。S^2 为样本方差（总体方差用 σ^2 表示），相当于对离均差平方和取平均值，其值越大说明数据的变异越大。

4. 标准差：在统计分析中为了方便，通常将方差取算数平方根，还原成与原始观察值单位相同的变异量度，其计算公式为：

$$S = \sqrt{\frac{\sum (X - \bar{X})^2}{n-1}} \tag{4-2-12}$$

S 称为标准差(standard deviation)。显然，一组观测值的标准差越大说明其变异程度越大。将式中的离均差平方和展开，标准差的计算公式也可以写为：

$$S = \sqrt{\frac{\sum X^2 - \left(\sum X\right)^2 / n}{n-1}} \tag{4-2-13}$$

例如对于例 4 有：

患者甲： $\sum X = 162 + 145 + 178 + 142 + 186 = 813$

$$\sum X^2 = 162^2 + 145^2 + 178^2 + 142^2 + 186^2 = 133\,713$$

$$S = \sqrt{\frac{133\,713 - 813^2/5}{5-1}} = 19.49(\text{mmHg})$$

患者乙：

$$\sum X = 164 + 160 + 163 + 159 + 166 = 812$$

$$\sum X^2 = 164^2 + 160^2 + 163^2 + 159^2 + 166^2 = 131\,902$$

$$S = \sqrt{\frac{131\,902 - 812^2/5}{5-1}} = 2.88(\text{mmHg})$$

说明患者甲血压波动比患者乙血压波动大。

如果是频数表资料，可用如下公式计算：

$$S = \sqrt{\frac{\sum fx^2 - \left(\sum fx\right)^2/n}{n-1}} \tag{4-2-14}$$

式中，x 和 f 分别为各组段的组中值及相应的频数。在大样本情况下，由频数表资料计算得到的结果与原始数据得到的结果相近。

在实际中，标准差或方差是使用最多的变异指标。方差有一个好的性质，即根据来自同一总体的几个样本方差，可以直接求得合并样本的方差，而不必合并样本重新计算。更为重要的是，方差与正态分布的形状有明确的关系，它与均数结合能够完整地概括一个正态分布。

5. 变异系数：标准差与原始数据的量纲相同，在两组数据的均数相差不大、度量单位相同时，从标准差的大小就可以直接比较两个样本的变异程度。然而，有时我们需要对均数相差较大或单位不同的几组观察值的变异程度进行比较，这时直接使用标准差就不再适宜。在这种情况下可以使用变异系数（coefficient of variation），简记为 CV，其计算公式为：

$$CV = \frac{S}{\overline{X}} \times 100\% \tag{4-2-15}$$

例5：测得某地成年人舒张压的均数为 77.5 mmHg，标准差为 10.7 mmHg；收缩压的均数为 122.9 mmHg，标准差为 17.1 mmHg。试比较舒张压和收缩压的变异程度。

舒张压和收缩压是两个不同的指标，如直接比较两个标准差，会得出收缩压变异较大的结论。现计算两者的变异系数：

舒张压：
$$CV = \frac{10.7}{77.5} \times 100\% = 13.81\%$$

收缩压：
$$CV = \frac{17.1}{122.9} \times 100\% = 13.91\%$$

可见两种指标的变异度几乎没有什么差别。

需要注意：实际运用中在进行数据统计分析时，如果变异系数比较大时（如 $CV \geqslant 0.20$），则要查找引起变异的原因。变异系数的缺点是当平均值接近于 0 的时候，微小的变化可能对变异系数产生较大的影响。

二、定性数据的统计描述

在医学研究中，除了前述的定量数据，还有如阴性和阳性、有效和无效、治愈和未治愈、生存和死亡以及各种疾病分类等类型的定性数据。对这些数据的整理往往是先将研究对象按其性质或特征分类，再分别计数每一类的例数。描述定性数据的数据特征，通常需要计算相对数。根据不同的研究目的，常用率、构成比、相对比等指标来进行统计描述。

（一）常用相对数

相对数（relative number）是两个有关联的绝对数之比，也可以是两个有关联的统计指标之比。相对数的性质取决于其分子和分母的意义，不同类型的相对数具有不同的性质。计算相对数的意义主要是把基数化作相等，便于相互比较。常用的相对数指标有率、构成比和相对比。

1. 率：率（rate）表示在一定空间或时间范围内某现象的发生数与可能发生的总数之比，说明某现象出现的强度或频率，通常以百分率（%）、千分率（‰）、万分率（1/万）或十万分率（1/10 万）等表示。计算公式为：

$$率 = \frac{某事物或现象发生的实际数}{可能发生该事物或现象的总例数} \times 比例基数 \qquad (4-2-16)$$

式中的"比例基数"通常依据习惯而定，通常使算得的率小数点前面保留 1～2 位整数，以便阅读，如治愈率、感染率用百分率，出生率、死亡率用千分率，某些疾病的死亡率用十万分率。总体率用 π 表示，样本率用 p 表示。需要注意的是，率在更多情况下是一个具有时间概念的指标，即用于说明某一段时间内某现象发生的强度或频率，如出生率、死亡率、发病率等，这些指标通常是指在 1 年时间内发生的频率。

2. 构成比：构成比（proportion）表示某事物内部各组成部分在整体中所占的比重，常以百分数表示，计算公式为：

$$构成比 = \frac{该事物内部某一组成部分的观察单位数（例数）}{某事物内部的所有观察单位之和（例数之和）} \times 100\% \quad (4-2-17)$$

例6：某医院某月住院患者数及死亡人数如表4-2-4所示，其中第(4)栏为构成比，是由第(3)栏数据计算而得。第(5)栏为率，是由第(2)与第(3)栏数据计算而得。

表4-2-4　某医疗机构某月住院患者数及死亡人数统计

疾病类型 (1)	患者数 (2)	病死人数 (3)	死亡构成比(%) (4)	病死率(‰) (5)
呼吸系统疾病	620	25	23.81	40.32
循环系统疾病	1 030	35	33.33	33.98
消化系统疾病	540	20	19.05	37.04
恶性肿瘤	300	25	23.81	83.33
合计	2 490	105	100.00	42.17

由表4-2-4中的第(4)与第(5)栏可看出，构成比和率虽然同是相对数，但却是两种不同的概念，应用的目的、意义不同，应特别注意。构成比之和应为100%，某一构成部分的增减会影响其他构成部分相应的减少或增加；而某一部分率的变化并不影响其他部分率的变化，且其平均率不能简单地将各率相加后平均求得。这里需要注意的是，死因构成比只能说明某疾病死亡人数在总死亡人数中所占比重，如果需要描述其致死的严重程度，则要计算病死率。

3. 相对比：相对比(relative ratio)是A和B两个有关联指标值之比，用以描述两者的对比水平，说明A是B的若干倍，通常用倍数表示。这两个指标可以性质相同，如不同时期的患病人数之比，也可以性质不同，如体重与身高的平方之比(体重指数，BMI)。其计算公式为：

$$相对比 = \frac{A}{B} \qquad (4-2-18)$$

(1) 两类别例数之比：如我国2010年人口普查结果显示，男性人口数为686 852 572人，女性人口数为652 872 280人，则：

$$男女性别比 = \frac{686\ 852\ 572}{652\ 872\ 280} = 1.052$$

即男性人口数是女性人口数的1.052倍。

(2) 相对危险度：相对危险度(relative risk，RR)是流行病学前瞻性研究中常用的指标，表示在两种不同条件下某疾病发生的概率之比，反映暴露组发病或死亡的危险是非暴露组的多少倍，说明疾病与暴露之间的关联强度。其计算公式为：

$$RR = \frac{P_1}{P_0} \qquad (4-2-19)$$

式中，P_1为暴露组的发病率或患病率，P_0为非暴露组的发病率或患病率。

例7：某地区在非吸烟的女性中，饮酒者和不饮酒者的肺癌发病资料如表4-2-5所示，试计算其相对危险度。

表 4 - 2 - 5 某地区非吸烟女性饮酒者和不饮酒者的肺癌发病资料

饮 酒 与 否	发 病 数	观察人年数	发病率(1/10 万人年)
是	6	12 965.2	46.3
否	265	660 291.4	40.1

相对危险度为：

$$RR = \frac{46.3}{40.1} = 1.15$$

说明该地区非吸烟女性中,饮酒者的肺癌发病率是不饮酒者的 1.15 倍。

(3) 比数比:比数比(odds ratio, OR)又称优势比,常用于分析流行病学中的病例-对照研究资料,表示病例组和对照组中的暴露比例与非暴露比例的比值之比,是反映疾病与暴露因素之间关联强度的指标。OR 值的计算公式为:

$$OR = \frac{P_1/(1-P_1)}{P_0/(1-P_0)} \qquad (4-2-20)$$

式中,P_1 为病例组的暴露比例,P_0 为对照组的暴露比例。

例 8:母亲孕期是否有发热或感冒病史与婴儿神经血管畸形关系的病例对照研究的资料如表 4 - 2 - 6 所示,试计算母亲孕期是否有发热或感冒病史引起婴儿神经血管畸形的比数比。

表 4 - 2 - 6 母亲孕期是否有发热或感冒病史与婴儿神经血管畸形的关系

发热或感冒病史	神经血管畸形组	对照组	合 计
有	40(a)	20(b)	60
无	112(c)	203(d)	315
合计	152(a+c)	223(b+d)	375

病例组中的暴露比例与非暴露比例分别为:

$$P_1 = \frac{a}{a+c}, \ 1-P_1 = \frac{c}{a+c}$$

对照组的暴露比例与非暴露比例分别为:

$$P_0 = \frac{b}{b+d}, \ 1-P_0 = \frac{d}{b+d}$$

由式(4 - 2 - 20)可以得出:

$$OR = \frac{P_1/(1-P_1)}{P_0/(1-P_0)} = \frac{[a/(a+c)]/[c/(a+c)]}{[b/(b+d)]/[d/(b+d)]} = \frac{ad}{bc} \qquad (4-2-21)$$

本例:

$$OR = \frac{40 \times 203}{20 \times 112} = 3.63$$

即母亲孕期是否有发热或感冒病史引起婴儿神经血管畸形的优势比为 3.63。

（娄娇　宋颖）

第三章

正 态 分 布

正态分布(normal distribution)又称高斯分布(Gaussian distribution),是自然界中最常见、最重要的一种连续型分布。在医学领域,有很多生理、生化等指标服从或近似服从正态分布,如同性别、健康成年人的身高、体重、红细胞计数和血红蛋白含量等。在变量服从正态分布情况下,可以很容易地确定其数值出现在任意指定范围内的概率,特别是可以应用于医学参考值范围的估计。

一、正态曲线

以横轴表示测量指标 X,纵轴表示概率密度函数(probability density function) $f(X)$, $f(X)=(f_i/n)/\Delta X_i$, f_i 和 ΔX_i 分别表示第 i 组的频数和组距, n 表示总例数。在例数较大的情况下频率可近似地看作概率,曲线下概率的总和等于1。若概率密度曲线表现为中间高,两边低,左右对称,略呈钟形,则近似于数学上的正态曲线(normal curve)。在处理资料时,可把它看作是正态分布。

二、正态分布的特征

如果随机变量 X 的分布服从概率密度函数:

$$f(X)=\frac{1}{\sigma\sqrt{2\pi}}e^{-\frac{1}{2}\left(\frac{x-\mu}{\sigma}\right)^2} \quad (-\infty < X < +\infty) \qquad (4-3-1)$$

和概率分布函数:

$$F(X)=\frac{1}{\sigma\sqrt{2\pi}}\int_{-\infty}^{X}e^{-\frac{1}{2}\left(\frac{x-\mu}{\sigma}\right)^2}dx \quad (-\infty < X < +\infty) \qquad (4-3-2)$$

则称连续型随机变量 X 服从正态分布,记为 $X \sim N(\mu,\sigma^2)$,式中 π 和 e 是两个常数,分别为圆周率($\pi=3.141592\cdots$)和自然对数的底值(e 近似等于 2.71828), μ 和 σ 为正态分布的两个参数,其中 μ 为 X 的总体均数, σ^2 为 X 的总体方差, X 的取值范围理论上没有边界($-\infty < X < +\infty$), X 离 μ 越远,函数 $f(X)$ 值越接近于 0,但不会等于 0。

正态分布具有如下几个主要特征：

1. 正态分布是单峰分布，以 $X = \mu$ 为中心，左右完全对称，正态曲线以 X 轴为渐近线，两端与 X 轴不相交。

2. 正态曲线在 $X = \mu$ 处有最大值，其值为 $f(\mu) = 1/(\sigma\sqrt{2\pi})$；$X$ 越远离 μ，$f(X)$ 值越小，在 $X = \mu \pm \sigma$ 处有拐点，呈现为钟形。

3. 正态分布完全由两个参数 μ 和 σ 决定，μ 是位置参数，描述正态分布的平均水平，决定着正态曲线在 X 轴上的位置；σ 是形状参数，描述正态分布的变异程度，决定着正态曲线的分布形状。若 σ 固定而改变 μ，曲线沿着 X 轴平行移动，其形状不变，改变的只是位置（图 4-3-1）；若 μ 固定而改变 σ，σ 越大曲线越"矮胖"，表示数据越分散即变异越大，σ 越小曲线越"瘦高"，表示数据越集中即变异越小（图 4-3-2）。因此，不同的 μ 与不同的 σ 对应不同的正态分布。

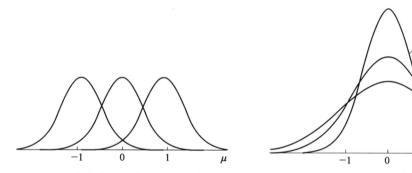

图 4-3-1　正态分布位置参数变化示意图($\sigma=1$)　图 4-3-2　正态分布形状参数变化示意图($\mu=0$)

4. 正态曲线下的面积分布有一定的规律。① 曲线下的面积即为概率，可通过式（4-3-2）求得，服从正态分布的随机变量在某一区间上的曲线下面积与该随机变量在同一区间上的概率相等（图 4-3-3）；② 曲线下的总面积为 1 或 100%，以 μ 为中心左右两侧面积各占 50%，越靠近 μ 处曲线下面积越大，两边逐渐减少；③ 所有正态曲线，在 μ 左右的任意相同标准差倍数的范围内面积相同，例如区间 $\mu \pm \sigma$ 范围内的面积约为 68.27%，区间 $\mu \pm 1.96\sigma$ 范围内的面积约为 95.00%，区间 $\mu \pm 2.58\sigma$ 范围内的面积约为 99.00%（图 4-3-4）。

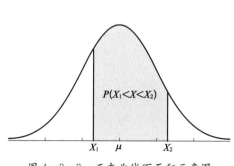

图 4-3-3　正态曲线下面积示意图

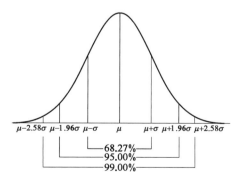

图 4-3-4　正态曲线下面积分布规律示意图

三、标准正态分布

正态分布由两个参数 μ 和 σ 确定,对任意一个服从 $N(\mu,\sigma^2)$ 分布的随机变量 X,经式(4-3-3)变换都可转换为 $\mu=0$ 和 $\sigma=1$ 的标准正态分布(standard normal distribution),即:

$$z=\frac{X-\mu}{\sigma} \qquad (4-3-3)$$

式(4-3-3)变换,也称随机变量的标准化变换(standard transformation)。z 的概率密度函数为:

$$\varphi(z)=\frac{1}{\sqrt{2\pi}}e^{-\frac{z^2}{2}} \quad (-\infty<z<+\infty) \qquad (4-3-4)$$

分布函数为:

$$\Phi(z)=\frac{1}{\sqrt{2\pi}}\int_{-\infty}^{z}e^{-\frac{z^2}{2}}dz \quad (-\infty<z<+\infty) \qquad (4-3-5)$$

实际应用中,经 z 变换可把求解任意一个正态分布曲线下面积的问题,转化成标准正态分布曲线下相应的面积问题(标准正态分布曲线下面积关系如图4-3-5所示)。z 值的正负变换公式为:

$$\Phi(z)=1-\Phi(-z) \qquad (4-3-6)$$

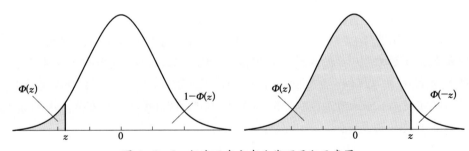

图4-3-5　标准正态分布曲线下面积示意图

z 在区间 (z_1,z_2) 的概率计算公式为:

$$P(z_1<z<z_2)=\Phi(z_2)-\Phi(z_1) \qquad (4-3-7)$$

当 μ 和 σ 未知时,可以利用样本均数 $\bar{X}$ 和标准差 S 对数据进行标准化,即:

$$z=\frac{X-\bar{X}}{S} \qquad (4-3-8)$$

例9:已知某地140名正常成年男子红细胞计数近似服从正态分布,$\bar{X}=4.78\times$

$10^{12}/L$, $S=0.38\times10^{12}/L$，试估计：① 该地正常成年男子红细胞计数在 $4.0\times10^{12}/L$ 以下者占该地正常成年男子总数的百分比；② 红细胞计数在 $4.0\times10^{12}/L\sim5.5\times10^{12}/L$ 者占该地正常成年男子总数的百分比。

估计红细胞计数在某个范围内的人数占总人数的比例，可以转化为求此区间内正态曲线下面积问题。

（1）将 $X=4.0$ 代入式（4-3-8）得：

$$z=\frac{X-\bar{X}}{S}=\frac{4.0-4.78}{0.38}=-2.05$$

于是问题转化成了求标准正态分布 z 值小于 -2.05 的概率，查表得 $\varPhi(-2.05)=0.020\,2$，表明该地成年男子红细胞计数低于 $4.0\times10^{12}/L$ 者约占该地正常成年男子总数的 2.02%。

（2）分别计算 $X_1=4.0$ 和 $X_2=5.5$ 所对应的 z 值：

$$P(4.00<X<5.50)=P\left(\frac{4.00-4.78}{0.38}<z<\frac{5.50-4.78}{0.38}\right)=P(-2.05<z<1.89)$$
$$=[1-\varPhi(-1.89)]-\varPhi(-2.05)=(1-0.029\,4)-0.020\,2$$
$$=0.950\,4$$

表明红细胞计数在 $4.0\times10^{12}/L-\sim5.5\times10^{12}/L$ 者约占该地正常成年男子总数的 95.04%。

四、正态分布的应用

（一）统计学方法的理论基础

正态分布是许多统计学方法的基础，如 t 检验、方差分析、相关回归分析等多种统计学方法都是在正态分布的基础上推导出来的，在应用上述统计学方法进行分析时，要求所分析的指标服从正态分布。有些统计学方法，如秩和检验，虽不要求资料服从正态分布，但这些方法中的有关统计量，当样本相当大时，也近似正态分布，从而大样本时这种非正态分布资料的统计推断方法也是以正态分布为基础的。

（二）制定医学参考值范围

医学参考值范围（medical reference range）的确切含义是，从选择的参照总体中获得的所有个体观察值，用统计学方法建立百分位数界限，由此得到个体观察值的波动区间。通常情况，使用的是 95% 参考值范围。计算参考值范围的方法有多种，其中最基本的有正态分布法和百分位数法。表 4-3-1 给出了两种方法在三种不同百分数范围的计算方式。相对而言，百分位数法适合于任何分布类型的资料，故在实际中最为常用；但由于参考值范围所涉及的常常是波动较大的两端数据，因此使用百分位数法必须要有较大的样本量，否则结果不稳定。正态分布法要求资料必须服从或近似服从正态分布，优点是结果较稳定，在样本量不是很大的情况下仍然能够准确地估计；缺点是适用范围较窄，不适合偏态分布的资料。如果偏态分布资料经变量变换(如取对数)能够转换为正态分布或近似正态分布,依然可以使用正态分布法计算参考值范围。

表 4-3-1 医学参考值范围的正态分布法和百分位数法计算公式

概率(%)	正态分布法			百分位数法		
	双 侧	单 侧		双 侧	单 侧	
		下 限	上 限		下 限	上 限
90	$\bar{X} \pm 1.64S$	$\bar{X} - 1.28S$	$\bar{X} + 1.28S$	$P_5 \sim P_{95}$	P_{10}	P_{90}
95	$\bar{X} \pm 1.96S$	$\bar{X} - 1.64S$	$\bar{X} + 1.64S$	$P_{2.5} \sim P_{97.5}$	P_5	P_{95}
99	$\bar{X} \pm 2.58S$	$\bar{X} - 2.33S$	$\bar{X} + 2.33S$	$P_{0.5} \sim P_{99.5}$	P_1	P_{99}

(三) 质量控制

临床实验室统计过程控制主要工具是质量控制图,简称质控图(quality control),是针对检验过程质量加以设计、记录,进而评估检验过程是否处于控制状态的统计图。临床实验室最常用的质控图是 Levey-Jennings 质控图(Levey-Jennings quality control chart, L-J 质控图),其前提条件是质控结果呈正态分布统计特性。在服从正态分布情况下,约 95.5% 的数据落在 $\bar{X} \pm 2S$ 内,约 99.7% 的数据落在 $\bar{X} \pm 3S$ 内。从统计学来看,在 1 000 次测量中只有 3 次测量结果会落在 $\bar{X} \pm 3S$ 外。因此,如质控结果落在 $\bar{X} \pm 3S$ 外,检验结果存在误差的可能性很大。

(娄娇 宋颖)

第四章
定量资料常用的统计学方法

一、t 检验

(一)单样本 t 检验

单样本 t 检验(one sample t - test)又称单样本均数 t 检验,适用于来自正态分布的某个样本均数 $\bar{X}$ 与已知总体均数 μ_0 的比较,其比较目的是检验样本均数 $\bar{X}$ 所代表的总体均数 μ 是否与已知总体均数 μ_0 有差别。已知总体均数 μ_0,一般为标准值、理论值或经大量观察得到的较稳定的参数。

单样本 t 检验用于总体标准差 σ 未知的资料,其统计量 t 值按式(4 - 4 - 1)计算:

$$t = \frac{\bar{X} - \mu_0}{S_{\bar{X}}} = \frac{\bar{X} - \mu_0}{S / \sqrt{n}}, \nu = n - 1 \qquad (4 - 4 - 1)$$

式中,S 为样本标准差,n 为样本含量。

例10:以往通过大规模调查已知某地新生儿平均出生体重为 3.30 kg。从该地难产儿中随机抽取 35 名新生儿作为研究样本,平均出生体重为 3.42 kg,标准差为 0.40 kg,问该地难产儿出生体重与一般新生儿体重有无差异?

本例已知总体均数 $\mu_0 = 3.30$ kg,但总体标准差 σ 未知,$n = 35$,为小样本,$\bar{X} = 3.42$ kg,$S = 0.40$ kg,体重一般可假设服从正态分布,故选用单样本 t 检验。

1. 建立假设检验,确定检验水准。

$H_0: \mu = \mu_0$,该地难产儿与一般新生儿平均出生体重相同

$H_1: \mu \neq \mu_0$,该地难产儿与一般新生儿平均出生体重不同

$\alpha = 0.05$

2. 计算检验统计量。

在 $\mu = \mu_0$ 成立的前提条件下,计算统计量为:

$$t = \frac{\bar{X} - \mu_0}{S_{\bar{X}}} = \frac{\bar{X} - \mu_0}{S / \sqrt{n}} = \frac{3.42 - 3.30}{0.40 / \sqrt{35}} = 1.77$$

3. 根据 P 值,作出推断结论。

本例自由度 $\nu = n-1 = 35-1 = 34$,查表得,$t_{0.05/2,34} = 2.032$。因为 $t < t_{0.05/2,34}$,故 $P > 0.05$,表明差异无统计学意义,按 $\alpha = 0.05$ 水准不拒绝 H_0,即根据现有样本信息,尚不能认为该地难产儿与一般新生儿平均出生体重存在差异。

(二)配对样本均数 t 检验

配对样本均数 t 检验,简称配对 t 检验(paired t-test),又称非独立两样本均数 t 检验,适用于配对设计计量资料均数的比较,理论上假设配对差值服从正态分布,其比较目的是检验两相关样本均数所代表的未知总体均数是否有差别。进行配对 t 检验时,首先应计算各对数据间的差值 d,将 d 作为变量计算均数。配对样本 t 检验的基本原理是假设两种处理的效应相同,理论上服从正态分布的差值 d 的总体均数 μ_d 为 0,现有样本差值均数不等于 0 的 $\bar{d}$ 可能来自 $\mu_d = 0$ 的总体,也可能来自 $\mu_d \neq 0$ 的总体。因此可将该检验理解为差值样本均数 $\bar{d}$ 与已知总体均数 $\mu_d = 0$ 比较的单样本 t 检验,其检验统计量为:

$$t = \frac{\bar{d} - \mu_d}{S_{\bar{d}}} = \frac{\bar{d} - 0}{S_{\bar{d}}} = \frac{\bar{d}}{S_d / \sqrt{n}} \qquad (4-4-2)$$

式中,d 为每对数据的差值,$\bar{d}$ 为差值的样本均数,S_d 为差值的样本标准差,$S_{\bar{d}}$ 为差值样本均数的标准差,即差值的标准误,n 为配对样本的对子数。

例 11:某医院用中药治疗 7 例再生障碍性贫血患者,先后测定了 7 例患者中药治疗前后的血红蛋白含量,数据如表 4-4-1 所示,问中药治疗前后患者的血红蛋白含量有无差异。

表 4-4-1　7 例再生障碍性贫血患者中药治疗前后的血红蛋白含量(g/L)

患者编号	1	2	3	4	5	6	7
治疗前	65	75	50	76	65	72	68
治疗后	82	112	125	85	80	105	128

1. 建立检验假设,确定检验水准。

H_0:$\mu_d = 0$,中药治疗前后患者的血红蛋白含量差值为零

H_1:$\mu_d \neq 0$,中药治疗前后患者的血红蛋白含量差值不为零

$\alpha = 0.05$

2. 计算检验统计量。

$$\sum d = 246, \quad \sum d^2 = 12\,278, \quad \bar{d} = 35.142\,86$$

$$S_d = \sqrt{(12\,278 - 246^2/7)/6} = 24.606\,426$$

$$t = \frac{\bar{d}}{S_d / \sqrt{n}} = \frac{35.142\,86}{24.606\,426/\sqrt{7}} = 3.779$$

3. 根据 P 值作出推断结论。

自由度 $\nu=7-1=6$，查 t 界值表得，$t_{0.05/2,6}=2.447$，本例 $t=3.779>2.447$，$P<0.05$，差别有统计学意义，拒绝 H_0，接受 H_1，可以认为中药治疗前后再生障碍性贫血患者血红蛋白含量存在差异。

（三）两独立样本均数比较的 t 检验

两独立样本 t 检验（two independent sample t-test），又称成组 t 检验，适用于完全随机设计下两样本均数的比较，其目的是检验两样本所来自总体的均数是否相等。完全随机设计是将受试对象随机分配到两组中，每组对象分别接受不同的处理，分析比较两组的处理效应。

两独立样本 t 检验要求两样本所在的总体服从正态分布 $N(\mu_1, \sigma_1^2)$ 和 $N(\mu_2, \sigma_2^2)$，且两总体方差 $\sigma_1^2=\sigma_2^2$，即方差齐性（homogeneity of variance）。若两者总体方差不齐，可采用 t' 检验或者使用变量变换的方法进行分析。

两独立样本 t 检验的检验假设是两总体均数相等，即 $H_0：\mu_1=\mu_2$，也可以表述为 $\mu_1-\mu_2=0$，这里可将两样本均数的差值 $\bar{X}_1-\bar{X}_2$ 看成一个统计量，$S_{\bar{X}_1-\bar{X}_2}$ 就是差值的标准误，则在 H_0 成立条件下两独立样本 t 检验可视为样本 $\bar{X}_1-\bar{X}_2$ 与已知总体均数 $\mu_1-\mu_2=0$ 比较的单样本 t 检验，统计量计算公式为：

$$t=\frac{(\bar{X}_1-\bar{X}_2)-0}{S_{\bar{X}_1-\bar{X}_2}}=\frac{\bar{X}_1-\bar{X}_2}{S_{\bar{X}_1-\bar{X}_2}}, \quad \nu=n_1+n_2-2 \qquad (4-4-3)$$

其中：

$$S_{\bar{X}_1-\bar{X}_2}=\sqrt{S_C^2\left(\frac{1}{n_1}+\frac{1}{n_2}\right)} \qquad (4-4-4)$$

$$S_C^2=\frac{\sum X_1^2-\dfrac{\left(\sum X_1\right)^2}{n_1}+\sum X_2^2-\dfrac{\left(\sum X_2\right)^2}{n_2}}{n_1+n_2-2} \qquad (4-4-5)$$

S_C^2 称为合并方差（pooled variance），式（4-4-5）可用于已知两样本观察值原始资料时计算，当两样本标准差 S_1 和 S_2 已知时，合并方差 S_C^2 为：

$$S_C^2=\frac{(n_1-1)S_1^2+(n_2-1)S_2^2}{n_1+n_2-2} \qquad (4-4-6)$$

例12：测得10名正常人和10例病毒性肝炎患者血清转铁蛋白（g/L）的含量，结果如下，问患者和正常人的转铁蛋白之间的差异是否有统计学意义？

正常人（X_1）   2.65 2.72 2.85 2.91 2.55 2.76 2.82 2.69 2.64 2.73

病毒性肝炎患者（X_2） 2.36 2.15 2.52 2.25 2.28 2.31 2.53 2.19 2.34 2.31

1. 建立检验假设,确定检验水准。

H_0:$\mu_1 = \mu_2$,患者和正常人的转铁蛋白之间的差异无统计学意义

H_1:$\mu_1 \neq \mu_2$,患者和正常人的转铁蛋白之间的差异有统计学意义

$\alpha = 0.05$

2. 计算检验统计量。

$$\sum X_1 = 27.32、\sum X_1^2 = 74.7426、\bar{X}_1 = 2.732$$

$$\sum X_2 = 23.24、\sum X_2^2 = 54.1482、\bar{X}_2 = 2.324$$

$$n_1 = n_2 = 10、\upsilon = n_1 + n_2 - 2 = 18$$

$$t = \frac{\bar{X}_1 - \bar{X}_2}{S_{\bar{X}_1 - \bar{X}_2}} = \frac{\bar{X}_1 - \bar{X}_2}{\sqrt{\frac{\sum X_1^2 - (\sum X_1)^2/n_1 + \sum X_2^2 - (\sum X_2)^2/n_2}{n_1 + n_2 - 2}\left(\frac{1}{n_2} + \frac{1}{n_2}\right)}}$$

$$= \frac{2.732 - 2.324}{\sqrt{\frac{74.7426 - (27.32)^2/10 + 54.1482 - (23.24)^2/10}{10 + 10 - 2}\left(\frac{1}{10} + \frac{1}{10}\right)}} = 7.855$$

3. 根据 P 值作出推断结论。

查 t 界值表,$t_{0.05/2,18} = 2.101$,本例 $t = 7.855 > 2.101$,$P < 0.05$,按 $\alpha = 0.05$ 水准双侧检验拒绝 H_0,接受 H_1,可以认为患者和正常人血清转铁蛋白含量间的差异具有统计学意义。有些如抗体滴度的资料,宜用几何均数表示其平均水平。由于这些资料不服从正态分布(常服从对数正态分布),两样本的总体方差也可能不等,当对几何均数进行假设检验时,应先进行变量的对数变换,即将这些观察值 X 用 $\lg X$ 来代替,$\lg X$ 往往近似服从正态分布,相应的两总体方差也可能近似相等,故可用前述的 t 检验对 $\lg X$ 进行分析。

(四) z 检验

根据中心极限定理,在大样本情况下(如 n_1,$n_2 > 50$),也可以使用 z 统计量进行检验,即:

$$z = \frac{\bar{X}_1 - \bar{X}_2}{\sqrt{\frac{S_1^2}{n_1} + \frac{S_2^2}{n_2}}} \tag{4-4-7}$$

检验统计量 z 渐近服从标准正态分布。如对于双侧检验,如果 $z > z_{a/2}$ 则 $P < \alpha$,拒绝 H_0。

例 13:研究一种新的试验药物与对照药物对治疗高脂血症的疗效进行比较,分别对 106 例和 102 例患者经过 6 周的治疗后测量三酰甘油,与治疗前相比,试验组降低三酰甘

油的均数和标准差为(2.37 ± 0.78)mmol/L,对照组降低三酰甘油的均数和标准差为(1.53 ± 0.45)mmol/L,问试验组药物是否优于对照组?

H_0: $\mu_1=\mu_2$,即两种药物降酯效果相同

H_1: $\mu_1\neq\mu_2$,即两种药物降酯效果不同

$\alpha=0.05$

$$z=\frac{\bar{X}_1-\bar{X}_2}{\sqrt{\dfrac{S_1^2}{n_1}+\dfrac{S_2^2}{n_2}}}=\frac{2.37-1.53}{\sqrt{\dfrac{0.78^2}{106}+\dfrac{0.45^2}{102}}}=9.557$$

$z_{0.05/2}=1.96$, $z>1.96$, $P<0.05$,故拒绝无效假设 H_0,即试验组较对照组有更好的降低三酰甘油的效果。

(五) t 检验中的注意事项

1. 假设检验结论正确的前提:假设检验所使用的样本资料,必须能代表相应的总体,同时各对比组应具有良好的组间均衡性,才能得出有意义的统计结论和有价值的专业结论。为此,要求有严谨的研究设计,如样本是从同质总体中抽取的一个随机样本、实验单位在干预前随机化分组等。

2. 检验方法的选用及其适用条件:应根据分析目的、研究设计、资料类型、样本量大小等选用适当的检验方法。t 检验以正态分布和方差齐性为基础(注意:配对 t 检验不需要两组方差齐性的假定),资料是否满足条件可用正态性检验和方差齐性检验的方法,或直观地通过数据分布进行判断。若资料不符合方差齐性的条件,可以使用 t' 检验。如果数据不满足 t 检验上述两个条件,可尝试通过数据变换使之近似满足检验条件。在大样本情况下,无论数据是否符合正态分布和方差齐性,都可以使用 z 检验方法。

3. 双侧检验与单侧检验的选择:需根据研究目的和专业知识予以选择。通常情况下,因为无法事先从专业上判断是否一定有 $\mu_1\geq\mu_2$(或 $\mu_1\leq\mu_2$),因此更多采用双侧检验。单侧检验通常根据研究目的决定,如果在决策时只与检验的一侧结果有关(如非劣效性研究),则可以采用单侧检验。单侧检验和双侧检验中的 t 值计算过程相同,只是 t 界值不同,在相同检验水准下(如 $\alpha=0.05$),对同一资料作单侧检验更容易获得有统计学意义的结果。单双侧检验的选择,应在统计分析工作开始之前根据专业知识决定,若缺乏这方面的依据,一般应选用双侧检验。

4. 假设检验的结论不能绝对化:假设检验统计结论的正确性是以概率作保证的,作统计结论时不能绝对化。在报告结论时,最好列出概率 P 的确切数值,当 P 很小时,可以用 $P<0.0001$ 表示;同时应注明采用的是单侧检验还是双侧检验,以便读者与同类研究进行比较。

5. 正确理解 P 值的统计意义:P 值的含义是指在无效假设成立的条件下,观察到的试验差别,以及更极端的差别是由于机遇所致的概率。因此,P 值越小越有理由拒绝检

验假设,认为不同组之间有差别的统计学证据越充分。因此,$P < \alpha$ 只能说明差异具有统计学意义,并不代表实际差异的大小。从本章 t 检验的计算公式可以看出,假设检验的结论与样本大小有关,当样本量足够大时,标准误趋于零,只要两样本均数不相等,都能得到拒绝 H_0 的 t 值和 P 值。

二、方差分析

上一部分介绍了两个样本均数比较的 t 检验,而对于多于两组($k > 2$)样本均数的比较,t 检验不再适用,方差分析(analysis of variance,ANOVA)则是解决上述问题的重要分析方法。方差分析由 R. A. Fisher(1923)首先提出,故又称为 F 检验,其基本思想是将全部观测值的总变异按影响因素分解为相应的若干部分变异,在此基础上,计算假设检验的统计量 F 值,实现对总体均数是否有差别的统计推断。

(一) 完全随机设计的方差分析

完全随机设计(completely random design)是一种将实验对象随机分配到不同处理组的单因素设计方法。该设计只考察一个处理因素,通过对该因素不同水平组间均值的比较,推断该处理因素不同水平之间的差异是否具有统计学意义。完全随机设计的数据结构一般形式如表 4-4-2 所示,其中 k 为处理因素的水平数,X_{ij} 为处理因素第 i 水平的第 j 个观测值,$n_i (i = 1, 2, \cdots, k)$ 为处理因素第 i 水平组的观测例数,n 为总例数,$\bar{X}_i$ 为处理因素第 i 水平组的均数,$\bar{X}$ 为全部观测值的均数,S_i^2 为处理因素第 i 水平组的方差,S^2 为全部观测值的方差。

表 4-4-2 完全随机设计方差分析的数据结构

项 目	处 理 因 素						合 计
	水平 1	水平 2	⋯	水平 i	⋯	水平 k	
	X_{11}	X_{21}	⋯	X_{i1}	⋯	X_{k1}	
	X_{12}	X_{22}	⋯	X_{i2}	⋯	X_{k2}	
	⋯	⋯	⋯	⋯		⋯	
	X_{1j}	X_{2j}	⋯	X_{ij}	⋯	X_{kj}	
	⋯	⋯	⋯	⋯		⋯	
	X_{1n}	X_{2n}	⋯	X_{in}	⋯	X_{kn}	
n_i	n_1	n_2	⋯	n_i	⋯	n_k	n
$\bar{X}_i$	$\bar{X}_1$	$\bar{X}_2$	⋯	$\bar{X}_i$	⋯	$\bar{X}_k$	$\bar{X}$
S_i^2	S_1^2	S_2^2	⋯	S_i^2	⋯	S_k^2	S^2

表 4-4-2 中,n 个观测值彼此不同,可以用方差来反映其变异程度。方差的分子部分为 n 个观测值的离均差平方和,称为总变异(记为 $SS_\text{总}$),对此可以作如下分解:

$$SS_\text{总} = \sum_{i=1}^{k} \sum_{j=1}^{n_i} (X_{ij} - \bar{X})^2 = \sum_{i=1}^{k} \sum_{j=1}^{n_i} \left[(X_{ij} - \bar{X}_i) + (\bar{X}_i - \bar{X}) \right]^2$$

$$= \sum_{i=1}^{k} n_i (\bar{X}_i - \bar{X})^2 + \sum_{i=1}^{k} \sum_{j=1}^{n_i} (X_{ij} - \bar{X}_i)^2 + 2 \sum_{i=1}^{k} \sum_{j=1}^{n_i} (X_{ij} - \bar{X}_i)(\bar{X}_i - \bar{X})$$

其中：

$$2\sum_{i=1}^{k}\sum_{j=1}^{n_i}(X_{ij}-\bar{X}_i)(\bar{X}_i-\bar{X})=0$$

故：

$$SS_{总}=\sum_{i=1}^{k}n_i(\bar{X}_i-\bar{X})^2+\sum_{i=1}^{k}\sum_{j=1}^{n_i}(X_{ij}-\bar{X}_i)^2$$

式中，$\sum_{i=1}^{k}n_i(\bar{X}_i-\bar{X})^2$ 称为组间变异，记为 $SS_{组间}$，反映了处理因素各个水平组间的差异，同时也包含了随机误差；$\sum_{i=1}^{k}\sum_{j=1}^{n_i}(X_{ij}-\bar{X}_i)^2$ 称为组内变异，记为 $SS_{组内}$，反映了各组内样本的随机波动。由此可见，总变异 $SS_{总}$ 可以分解为组间变异 $SS_{组间}$ 和组内变异 $SS_{组内}$，即：

$$SS_{总}=SS_{组间}+SS_{组内} \qquad (4-4-8)$$

其中，总变异自由度 $\nu_{总}=n-1$，组间变异自由度 $\nu_{组间}=k-1$，组内变异自由度 $\nu_{组内}=n-k$。对于自由度，同样有：

$$\nu_{总}=\nu_{组间}+\nu_{组内} \qquad (4-4-9)$$

上述各部分变异除以相应自由度得到相应平均变异，即方差（通常称为均方）。组间均方为：

$$MS_{组间}=\frac{SS_{组间}}{\nu_{组间}}=\frac{SS_{组间}}{k-1} \qquad (4-4-10)$$

组内（误差）均方为：

$$MS_{组内}=\frac{SS_{组内}}{\nu_{组内}}=\frac{SS_{组内}}{n-k} \qquad (4-4-11)$$

检验各处理组均值之间有无差异可以通过比较 $MS_{组间}$ 和 $MS_{组内}$ 来实现。$MS_{组间}$ 与 $MS_{组内}$ 之比即构成了方差分析的统计量，即：

$$F=\frac{MS_{组间}}{MS_{组内}} \qquad (4-4-12)$$

以上计算过程可用完全随机设计方差分析表（表 4-4-3）进行概括。

表 4-4-3　完全随机设计的方差分析表

变异来源	平方和(SS)	自由度(ν)	均方(MS)	F 值
总变异	$SS_\text{总} = \sum\limits_{i=1}^{k}\sum\limits_{j=1}^{n_i}(X_{ij}-\bar{X})^2 = (n-1)S^2$	$\nu_\text{总} = n-1$		
处理组间	$SS_\text{组间} = \sum\limits_{i=1}^{k} n_i(\bar{X}_i - \bar{X})^2$	$\nu_\text{组间} = k-1$	$MS_\text{组间} = \dfrac{SS_\text{组间}}{\nu_\text{组间}}$	$F = \dfrac{MS_\text{组间}}{MS_\text{组内}}$
组内(误差)	$SS_\text{组内} = SS_\text{总} - SS_\text{组间}$	$\nu_\text{组内} = \nu_\text{总} - \nu_\text{组间}$	$MS_\text{组内} = \dfrac{SS_\text{组内}}{\nu_\text{组内}}$	

注：方差分析表中自由度 ν 常以 DF 表示。

例 14：在评价某药物耐受性及安全性的 I 期临床试验中，将符合纳入标准的 30 名健康志愿者随机分为 3 组，每组 10 名，各组注射剂量分别为 0.5 U、1 U 和 2 U，观察 48 h 部分凝血活酶时间(s)，结果见表 4-4-4。试问不同剂量组的部分凝血活酶时间有无不同？

表 4-4-4　三种不同剂量组 48 h 部分凝血活酶时间(s)

项　目	0.5 U	1 U	2 U	合　计
	36.8	40.0	32.9	
	34.4	35.5	37.9	
	34.3	36.7	30.5	
	35.7	39.3	31.1	
	33.2	40.1	34.7	
	31.1	36.8	37.6	
	34.3	33.4	40.2	
	29.8	38.3	38.1	
	35.4	38.4	32.4	
	31.2	39.8	35.6	
n_i	10	10	10	30 (n)
$\bar{X}_i$	33.62	37.83	35.1	35.516 7 $(\bar{X})$
S_i	2.263 6	2.207 1	3.313 3	3.107 2 (S)

方差分析具体步骤如下。

1. 提出检验假设，确定检验水准。

H_0：$\mu_1 = \mu_2 = \mu_3$，即三个组部分凝血活酶时间的总体均数相同

H_1：μ_1，μ_2，μ_3 不全相同，即三个组部分凝血活酶时间的总体均数不全相同

$\alpha = 0.05$

2. 计算检验统计量 F 值。

$$SS_\text{总} = (n-1)S^2 = (30-1)\times 3.107\ 2^2 = 279.986\ 1$$

$$\nu_\text{总} = 30-1 = 29$$

$$SS_\text{组间} = \sum_{i=1}^{k} n_i(\bar{X}_i - \bar{X})^2$$

$$= 10 \times (33.62 - 35.516\ 7)^2 + 10 \times (37.83 - 35.516\ 7)^2 + 10$$
$$\times (35.10 - 35.516\ 7)^2 = 91.224\ 7$$

$$\nu_{组间} = 3 - 1 = 2$$

$$MS_{组间} = \frac{SS_{组间}}{\nu_{组间}} = \frac{91.224\ 7}{2} = 45.612\ 4$$

$$SS_{组内} = SS_{总} - SS_{组间} = 279.986\ 1 - 91.224\ 7 = 188.761\ 4$$

$$\nu_{组内} = \nu_{总} - \nu_{组间} = 29 - 2 = 27$$

$$MS_{组内} = \frac{SS_{组内}}{\nu_{组内}} = \frac{188.761\ 4}{27} = 6.991\ 2$$

$$F = \frac{MS_{组间}}{MS_{组内}} = \frac{45.612\ 4}{6.991\ 2} = 6.52$$

将上述计算结果列于表 4-4-5 的方差分析表中。

表 4-4-5　完全随机设计的方差分析表

变 异 来 源	SS	DF	MS	F	P
总变异	279.986 1	29			
处理组间	91.224 7	2	45.612 4	6.52	<0.05
组内(误差)	188.761 4	27	6.991 2		

3. 确定 P 值,做出推断结论。

分子自由度 $\nu_{组间} = 2$,分母自由度 $\nu_{组内} = 27$,查 F 界值表(方差分析用),因 F 界值表中无 $\nu_{组内} = 27$,取 $\nu_{组内} = 26$,$F_{0.05(2,26)} = 2.52$。由于 $F > F_{0.05(2,26)}$,从而 $P < 0.05$,按照 $\alpha = 0.05$ 的检验水准拒绝 H_0,可以认为三种不同剂量 48 h 部分凝血活酶时间不全相同。

(二) 随机区组设计的方差分析

随机区组设计(randomized block design)又称为配伍组设计,其做法是先将受试对象按条件相同或相近组成 m 个区组(或称配伍组),每个区组中有 k 个受试对象,再将其随机地分到 k 个处理组中。随机区组设计在 m 个区组和 k 个处理水平组构成 mk 个格子,每个格子仅一个数据 $X_{ij}(i = 1, 2, 3, \cdots, k; j = 1, 2, 3, \cdots, m)$,其方差分析属无重复数据的两因素方差分析(two-way ANOVA),数据结构如表 4-4-6 所示。

与完全随机设计方差分析方法类似,其计算公式归纳在方差分析表中(表 4-4-7),其中,$\bar{X}_j$ 为各区组的均数,m 和 k 分别为区组和处理的水平数。上述实际应用中最好采用统计软件计算。

表 4 - 4 - 6　随机区组设计方差分析的数据结构

区组(B)	处理因素(A)			
	水平 1	水平 2	…	水平 k
区组 1	X_{11}	X_{21}	…	X_{k1}
区组 2	X_{12}	X_{22}	…	X_{k2}
…	…	…	…	…
区组 m	X_{1m}	X_{2m}	…	X_{km}

表 4 - 4 - 7　随机区组设计的方差分析表

变异来源	平方和(SS)	自由度(ν)	均方(MS)	F 值
总变异	$SS_{总} = \sum_{i=1}^{k} \sum_{j=1}^{n_i} (X_{ij} - \bar{X})^2 = (n-1)S^2$	$\nu_{总} = n - 1$		
处理间	$SS_{处理} = \sum_{i=1}^{k} m(\bar{X}_i - \bar{X})^2$	$\nu_{处理} = k - 1$	$MS_{处理} = \dfrac{SS_{处理}}{\nu_{处理}}$	$F_{处理} = \dfrac{MS_{处理}}{MS_{误差}}$
区组间	$SS_{区组} = \sum_{j=1}^{m} k(\bar{X}_j - \bar{X})^2$	$\nu_{区组} = m - 1$	$MS_{区组} = \dfrac{SS_{区组}}{\nu_{区组}}$	$F_{区组} = \dfrac{MS_{区组}}{MS_{误差}}$
误差	$SS_{误差} = SS_{总} - SS_{处理} - SS_{区组}$	$\nu_{区组} = \nu_{总} - \nu_{处理} - \nu_{区组}$	$MS_{误差} = \dfrac{SS_{误差}}{\nu_{误差}}$	

例 15：为探讨 Rgl 对镉诱导大鼠睾丸损伤的保护作用，研究者按照窝别把大鼠分成 10 个区组，然后将同一区组内的 3 只大鼠随机地分配到三个实验组，分别给予不同处理，一定时间后测量大鼠的睾丸 MT 含量(μg/g)，数据如表 4 - 4 - 8 所示。试比较三种不同处理的大鼠 MT 含量有无差别？

表 4 - 4 - 8　三组大鼠 MT 含量值(μg/g)

窝　　别	对 照 组	氯化镉组	Rgl＋氯化镉组	$\bar{X}_j$
1	40. 6	78. 3	116. 3	78. 400 0
2	44. 8	86. 0	124. 6	85. 133 3
3	36. 7	72. 1	149. 0	85. 933 3
4	49. 9	95. 4	128. 8	91. 366 7
5	59. 8	99. 2	134. 1	97. 700 0
6	54. 5	95. 9	133. 0	94. 466 7
7	38. 4	76. 4	115. 6	76. 800 0
8	41. 6	79. 9	117. 0	79. 500 0
9	46. 8	86. 5	128. 4	87. 233 3
10	44. 7	85. 3	124. 3	84. 766 7
$\bar{X}_i$	45. 78	85. 50	127. 11	86. 13 ($\bar{X}$)

方差分析步骤如下。

1. 建立检验假设，确定检验水准。

H_0：$\mu_1 = \mu_2 = \mu_3$，即三组大鼠 MT 含量的总体均值相同

H_1：μ_1，μ_2，μ_3 不全相同，即三组大鼠 MT 含量的总体均值不全相同

$\alpha = 0.05$

2. 计算检验统计量 F 值。

$S^2 = 1\,214.705\,62$

$SS_{总} = S^2(n-1) = 1\,214.705\,62 \times (30-1) = 35\,226.463\,0$

$$SS_{处理} = \sum_{i=1}^{k} m(\bar{X}_i - \bar{X})^2$$
$$= 10 \times (45.78 - 86.13)^2 + 10 \times (85.50 - 86.13)^2 + 10$$
$$\times (127.11 - 86.13)^2 = 33\,078.798\,0$$

$$SS_{区组} = \sum_{j=1}^{m} k(\bar{X}_j - \bar{X})^2$$
$$= 3 \times (78.400\,0 - 86.130\,0)^2 + 3 \times (85.133\,3 - 86.130\,0)^2 + \cdots + 3$$
$$\times (84.766\,7 - 86.130\,0)^2 = 1\,276.963\,0$$

$$SS_{误差} = SS_{总} - SS_{处理} - SS_{区组} = 35\,226.463\,0 - 33\,078.798\,0 - 1\,276.963\,0$$
$$= 870.702\,0$$

将上述计算结果列于表 4-4-9 的方差分析表中。

表 4-4-9 随机区组设计的方差分析表

变 异 来 源	SS	v	MS	F 值
总变异	35 226.463 0	29		
处理间	33 078.798 0	2	16 539.399 0	
区组间	1 276.963 0	9	141.884 8	341.92
误差	870.702 0	18	48.372 3	2.93

3. 确定 P 值,做出推断结论: 对于处理因素,根据分子和分母的自由度,按照 $\alpha = 0.05$ 的检验水准,查 F 界值表(方差分析用),$F_{0.05(2,18)} = 3.55$,由于 $F = 341.92$,$F > F_{0.05(2,18)}$,故 $P < 0.05$,差别具有统计学意义(拒绝 H_0)。结论:可认为三组大鼠 MT 含量的总体均数不同,即不同处理对大鼠 MT 含量有影响。同理,可以看出不同窝别大鼠的 MT 含量不同($P < 0.05$)。

(三)多个样本均数的两两比较

根据方差分析的结果,若拒绝 H_0,接受 H_1,则可以推断 k 组均数不全相同,但究竟哪些组不同,需要进一步对多个样本均数进行两两比较或称多重比较(multiple comparison)。如果需要进行 m 次独立的比较,则整个研究的检验水准变为 $\alpha' = 1 - (1-\alpha)^m$。例如,$k = 5$,需要进行 10 次比较,若规定检验水准 $\alpha = 0.05$,则在检验假设 H_0 成立的条件下,按照概率乘法原则 10 次检验均不犯 I 类错误的概率为 $(1-0.05)^{10} = 0.598\,7$,累积犯 I 类错误的概率为 $1 - 0.598\,7 = 0.401\,3$,明显大于 0.05。因此,均数间的多重比较不能直接使用两均数比较的 t 检验。

多重比较的方法有多种，如 Dunnett-t 检验、LSD-t 检验、SNK-q 法等，下面以比较常用的 SNK 法为例，说明两两比较方法的具体应用。

SNK 法是一种逐步检验方法，检验统计量为 q，故又称为 q 检验。其计算公式为：

$$q = \frac{\bar{X}_A - \bar{X}_B}{\sqrt{\dfrac{MS_{误差}}{2}\left(\dfrac{1}{n_A} + \dfrac{1}{n_B}\right)}} \tag{4-4-13}$$

式中，$\bar{X}_A$ 和 $\bar{X}_B$ 分别为任意两个对比组的样本均数，分母为两组均数之差的标准误，n_A 和 n_B 为相应的两个对比组的样本例数，$MS_{误差}$ 为方差分析中的误差均方。具体检验方法通过下面的实例进行说明。

例 16：对例 14 中不同注射剂量组受试者部分凝血活酶时间的均数作两两比较。

1. 提出检验假设，确定检验水准。

H_0：$\mu_A = \mu_B$，即任意两组的部分凝血活酶时间的总体均数相等

H_1：$\mu_A \neq \mu_B$，即任意两组的部分凝血活酶时间的总体均数不等

$\alpha = 0.05$

2. 计算检验统计量 q 值。

首先将三个样本均数由大到小排序，并编组。

原组别	1 U	2 U	0.5 U
均数	37.83	35.1	33.62
组次	1	2	3

三组均数共需做 $\dbinom{2}{3} = \dfrac{3!}{2!\ (3-2)!} = 3$ 次两两比较。

组次 1 与组次 3 比较：

$MS_{误差} = 6.9912$，$\bar{X}_1 = 37.83$，$\bar{X}_3 = 33.62$，$n_1 = 10$，$n_3 = 10$

$$q_{1,3} = \frac{\bar{X}_1 - \bar{X}_3}{\sqrt{\dfrac{MS_{误差}}{2}\left(\dfrac{1}{n_1} + \dfrac{1}{n_3}\right)}} = \frac{37.8300 - 33.6200}{\sqrt{\dfrac{6.9912}{2}\left(\dfrac{1}{10} + \dfrac{1}{10}\right)}} = 5.04$$

其余类推，可以得到组次 1 与组次 2、组次 2 与组次 3 比较的 q 值，检验的 P 值可以通过查表得到，将所有计算结果与 $q_{0.05(a,\,27)}$ 界值列于表 4-4-10，其中参数 a 为两对比组包含的组数。需要注意：如果组次 1 与组次 3 比较结果 $P > \alpha$，后面就不需要进行检验，直接判定为 $P > \alpha$。

3. 确定 P 值，做出推断结论。

以误差（组内）自由度和对比组包含的组数 a 查 q 界值表，查表若 q 值大于或等于 q 界值，则可以推断比较的两组间差别具有统计学意义，否则差别无统计学意义。由表 4-4-10 可知，1 U 与 2 U 组、1 U 与 0.5 U 组比较时，$P < 0.05$，拒绝 H_0，差别有统

表 4‑4‑10　例 12—14 的 SNK 法两两比较计算表

对比组 A 与 B	$\bar{X}_A - \bar{X}_B$	q 值	组数 a	$q_{0.05(a, 27)}$ 界值	P 值
组次 1 与 3	4.210 0	5.04	3	3.52	<0.05
组次 1 与 2	2.730 0	3.27	2	2.91	<0.05
组次 2 与 3	1.480 0	1.77	2	2.91	>0.05

注：本例 $\nu_{误差} = 27$，q 界值表中无此自由度下临界值，故采用内插值法计算相应的 q 界值。

计学意义，而 2 U 组与 0.5 U 组之间的差别无统计学意义。

（娄娇　金中淦）

第五章
定性资料常用的统计学方法

一、χ^2 检验

χ^2 检验(chi-square test)是一种主要用于分析分类变量数据的假设检验方法,该方法主要目的是推断两个或多个总体率或构成比之间有无差别。

(一) 四格表资料的 χ^2 检验

例 17:为了解吲达帕胺片治疗原发性高血压的疗效,将 70 名高血压患者随机分为两组,试验组用吲达帕胺片加辅助治疗,对照组用安慰剂加辅助治疗,观察结果见表 4-5-1,试分析吲达帕胺片治疗原发性高血压的有效性。

表 4-5-1 两种疗法治疗原发性高血压的疗效

组 别	有 效	无 效	合 计	有效率(%)
对照组	20(a)	24(b)	44(a+b)	45.45
试验组	21(c)	5(d)	26(c+d)	80.77
合计	41(a+c)	29(b+d)	70(n)	58.57

1. 四格表 χ^2 检验的原理:对于四格表资料,χ^2 检验的基本公式为:

$$\chi^2 = \sum \frac{(A-T)^2}{T}, \ \nu = 1 \qquad (4-5-1)$$

式中,A 为实际频数(actual frequency),T 为理论频数(theoretical frequency)。理论频数 T 根据检验假设 H_0:$\pi_1 = \pi_2$ 确定,其中 π_1 和 π_2 分别为两组的总体率。计算理论频数 T 的公式为:

$$T_{ij} = \frac{n_{i+}n_{+j}}{n} \qquad (4-5-2)$$

式中 T_{ij} 为第 i 行第 j 列的理论频数,n_{i+} 和 n_{+j} 分别为相应行与列的周边合计数,n 为总例数。

现以例 17 为例说明 χ^2 检验的步骤:

(1)建立检验假设并确定检验水准。

H_0：$\pi_1 = \pi_2$，即试验组与对照组的总体有效率相等

H_1：$\pi_1 \neq \pi_2$，即试验组与对照组的总体有效率不等

$\alpha = 0.05$

（2）计算检验统计量。

按式（4-5-2）计算 T_{11}，然后利用四格表的各行列的合计数计算 T_{12}、T_{21} 和 T_{22}，即

$$T_{11} = (44 \times 41)/70 = 25.77, \quad T_{12} = 44 - 25.77 = 18.23$$

$$T_{21} = 41 - 25.77 = 15.23, \quad T_{22} = 26 - 15.23 = 10.77$$

按式（4-5-3）计算 χ^2 值

$$\chi^2 = \frac{(20-25.77)^2}{25.77} + \frac{(24-18.23)^2}{18.23} + \frac{(21-15.23)^2}{15.23} + \frac{(5-10.77)^2}{10.77} = 8.40$$

（3）确定 P 值，作出推断结论。

以 $\nu = 1$ 查 χ^2 分布界值表，得 $P < 0.005$。按 $\alpha = 0.05$ 水准，拒绝 H_0，接受 H_1，可以认为两组治疗原发性高血压的总体有效率不等，即可以认为吲达帕胺片治疗原发性高血压优于对照组。

2. 四格表资料 χ^2 检验的专用公式：在对两样本率比较时，当总例数 $n \geq 40$ 且所有格子的 $T \geq 5$ 时，可用 χ^2 检验的通用公式（4-5-1）。实际应用时，常用四格表资料 χ^2 检验的专用公式（4-5-3）计算检验统计量 χ^2 值，即：

$$\chi^2 = \frac{(ad-bc)^2 n}{(a+b)(c+d)(a+c)(b+d)} \tag{4-5-3}$$

3. 四格表资料 χ^2 检验的校正公式：

$$\chi_c^2 = \sum \frac{(|A-T|-0.5)^2}{T} \tag{4-5-4}$$

$$\chi_c^2 = \frac{(|ad-bc|-n/2)^2 n}{(a+b)(c+d)(a+c)(b+d)} \tag{4-5-5}$$

上述公式分别是对通用公式（4-5-1）和专用公式（4-5-3）的校正。对于四格表资料，通常规定如下：

（1）当 $n \geq 40$ 且所有的 $T \geq 5$ 时，用 χ^2 检验的基本公式（4-5-1）或四格表资料 χ^2 检验的专用公式（4-5-3）。

（2）当 $n \geq 40$ 且 $1 \leq T < 5$ 时，用四格表资料 χ^2 检验的校正公式。

（3）当 $n < 40$ 或 $T < 1$ 时，用四格表资料的 Fisher 确切概率法（Fisher's exact test）。

例18：某医师欲比较胞磷胆碱与神经节苷脂治疗脑血管疾病的疗效，将58例脑血管疾病患者随机分为两组，结果见表4-5-2。问两种药物治疗脑血管疾病的有效率是否不同？

表 4-5-2 两种药物治疗脑血管疾病有效率的比较

药 物 分 组	有 效	无 效	合 计	有效率(%)
胞磷胆碱组	25(23.7)	3(4.3)	28	89.29
神经节苷脂组	24(25.3)	6(4.7)	30	80.00
合计	49	9	58	84.48

注：括号内数字为理论频数。

1）建立检验假设并确定检验水准。

H_0：$\pi_1 = \pi_2$，即两种药物治疗脑血管疾病的总体有效率相等

H_1：$\pi_1 \neq \pi_2$，即两种药物治疗脑血管疾病的总体有效率不等

$\alpha = 0.05$

2）计算检验统计量。

按式（4-5-2）计算各观察值的理论频数，记于表 4-5-2 的括号中。本例 $n=58$，但有 2 个格子的理论频数分别为 4.3 和 4.7，均为 $1 \leqslant T < 5$，需用四格表资料 χ^2 检验的校正公式（4-5-4）或（4-5-5）。本例用式（4-5-5）计算校正 χ^2 值。

$$\chi_c^2 = \frac{(\mid 25 \times 6 - 3 \times 24 \mid - 58/2)^2 \times 58}{28 \times 30 \times 49 \times 9} = 0.376$$

3）确定 P 值，作出推断结论。

以 $\nu = 1$ 查 χ^2 分布界值表，得 $P > 0.05$。按 $\alpha = 0.05$ 水准，不拒绝 H_0，尚不能认为两种药物治疗脑血管疾病的有效率不等。

4. 四格表资料的 Fisher 确切概率法：当四格表资料中出现 $n < 40$ 或 $T < 1$ 时，需改用四格表资料的 Fisher 确切概率法。该法不属于 χ^2 检验的范畴，但常作为四格表资料假设检验的补充。

确切概率计算法的基本思想是：在四格表周边合计数固定不变的条件下，利用式（4-5-6）直接计算表内四个格子数据的各种组合的概率 P_i，然后计算单侧或双侧累计概率 P，并与检验水准 α 比较，得出是否拒绝 H_0 的结论。

$$P_i = \frac{(a+b)! \ (c+d)! \ (a+c)! \ (b+d)!}{a! \ b! \ c! \ d! \ n!} \tag{4-5-6}$$

确切概率法手工计算比较复杂，通常借助统计软件进行计算。

（二）配对四格表资料的 χ^2 检验

例 19：现有 198 份痰标本，每份标本分别用 A 和 B 两种培养基培养结核菌，结果见表 4-5-3。问 A 和 B 两种培养基的阳性培养率是否不等？

本例为配对设计的计数资料。配对设计常用于两种检测方法、两种诊断方法或两种细菌培养方法的比较，其特点是对样本中各观察单位分别用两种方法检测或处理，然后按两分类变量计数结果。观察结果有四种情况，可整理成表 4-5-3 的形式。其中，a 和 d 为两法观察结果一致的两种情况，b 和 c 为两法观察结果不一致的两种情况。当两种处理

方法无差别时,对总体有 B=C,即两总体率相等 $\pi_1 = \pi_2$。由于是样本数据,抽样误差不可避免,样本中的 b 和 c 往往不等($b \neq c$,等价于两样本率不等)。为此,可以使用 McNemar 假设检验方法,其检验统计量:

表 4‐5‐3　两种培养基培养结核菌结果

A 培养基	B 培养基		合　计
	+	−	
+	48(a)	24(b)	72
−	20(c)	106(d)	126
合计	68	130	198

$$\chi^2 = \frac{(b-c)^2}{b+c}, \ \nu = 1 \qquad (4-5-7)$$

$$\chi_c^2 = \frac{(\mid b-c \mid -1)^2}{b+c}, \ \nu = 1 \qquad (4-5-8)$$

式(4‐5‐7)用于 $(b+c) \geqslant 40$,式(4‐5‐8)用于 $(b+c) < 40$ 的情况。值得注意的是,该法一般用于样本含量不是很大的资料。因本法仅考虑两法结果不一致的情况(b,c),而未考虑样本含量 n 和两法结果一致的两种情况(a,d),当 n 很大且 a 与 d 的数值很大时(即两法的一致率较高),即使检验结果有统计学意义,其实际意义也可能并不大。

本例的检验步骤如下:

1. 建立检验假设并确定检验水准。

$H_0：B = C$,即两种培养基的总体阳性培养率相等

$H_1：B \neq C$,即两种培养基的总体阳性培养率不相等

$\alpha = 0.05$

2. 计算检验统计量。

本例 $(b+c) > 40$,用式(4‐5‐7)计算得:

$$\chi^2 = \frac{(24-20)^2}{24+20} = 0.36, \ \nu = 1$$

3. 确定 P 值,作出推断结论。

查 χ^2 界值表得 $P > 0.05$,按 $\alpha = 0.05$ 水准,不拒绝 H_0,尚不能认为两种培养基的阳性培养率不同。

需要注意:配对设计的四格表资料只能用配对 χ^2 检验,而不能随意转化为两组独立样本的 χ^2 检验。

(三) $R \times C$ 列联表资料的 χ^2 检验

本节介绍具有 R 行和 C 列的 $R \times C$ 列联表(contingency table)资料的 χ^2 检验,用于多个样本率或多个构成比的比较。

1. $R \times C$ 列联表资料的 χ^2 检验公式：

$$\chi^2 = n \left(\sum \frac{A_{ij}^2}{n_{i+} n_{+j}} - 1 \right), \quad \nu = (R-1)(C-1) \qquad (4-5-9)$$

式中，n 为总例数，A_{ij} 为列联表中第 i 行和第 j 列格子中的实际频数，n_{i+} 和 n_{+j} 分别为相应行和列的周边合计数。

例 20：某研究人员收集了亚洲、欧洲和北美洲人的 A、B、AB、O 血型资料，结果见表 4-5-4，问不同地区人群的血型分布（构成比）是否不同？

表 4-5-4 世界三个不同地区血型样本的频数分布

地 区	例 数	A	B	AB	O
亚洲	1 080	321	369	95	295
欧洲	517	258	43	22	194
北美洲	995	408	106	37	444
合计	2 592	987	518	154	933

本例为三个样本构成比的比较，是 3×4 列联表资料。检验过程如下：

（1）建立检验假设并确定检验水准。

H_0：不同地区人群血型分布总体构成比相同

H_1：不同地区人群血型分布总体构成比不全相同

$\alpha = 0.05$

（2）计算检验统计量。

按式（4-5-9）计算 χ^2 值为：

$$\chi^2 = 2\,592 \times \left(\frac{321^2}{1\,080 \times 987} + \frac{369^2}{1\,080 \times 518} + \cdots + \frac{444^2}{995 \times 933} - 1 \right) = 297.38$$

$$\nu = (3-1) \times (4-1) = 6$$

（3）确定 P 值，作出推断结论。

查 χ^2 界值表得 $\chi^2_{0.05,6} = 12.59$，$\chi^2 > 12.59$，$P < 0.05$，在 $\alpha = 0.05$ 检验水准下，拒绝 H_0，可以认为三个不同地区的人群血型分布不同。

2. 多个样本率间多重比较：当多个样本率比较的推断结论拒绝 H_0，接受 H_1 时，只说明各总体率之间有差别，但不能说明任两个总体率之间有差别。多个样本率间的两两比较若直接用四格表资料的 χ^2 检验进行多重比较，将会增加犯 I 类错误的概率。为此，需要采用多个样本率的多重比较方法。

多个样本率间的多重比较有 χ^2 分割法、Scheffé 可信区间法和 Bonferroni 方法等，应用这些方法能够保证假设检验中 I 类错误的概率 α 不变。这里仅介绍最简单的 Bonferroni 方法，其基本思想是根据重复检验的次数重新规定检验水准 α'。这是一种比较保守的方法，比较的组数不宜过多，实际应用中通常有两种情况。

（1）多个实验组间的两两比较分析目的为 k 个实验组间，任意两个率间均进行比较，

检验水准 α' 可用下式估计：

$$\alpha' = \frac{\alpha}{\binom{k}{2}} \qquad\qquad (4-5-10)$$

式中 $\binom{k}{2} = \frac{k(k-1)}{2}$，$k$ 为需要比较样本率的组数。

（2）实验组与同一个对照组比较分析目的为各实验组与同一个对照组比较，而各实验组间不需要比较。检验水准 α' 可用下式估计：

$$\alpha' = \frac{\alpha}{k-1} \qquad\qquad (4-5-11)$$

式中 k 为样本率的个数，即需要比较样本率的组数。

3. $R \times C$ 表 χ^2 检验的注意事项

（1）一般认为，$R \times C$ 表中各格子的理论频数不应 <1，并且 $1 \leqslant T < 5$ 的格子数不宜超过格子总数的 $1/5$。若出现这种情况，可通过以下方法解决：① 增加样本含量，使理论频数增大；② 根据专业知识，考虑删去或合并理论频数太小的行或列；③ 改用 $R \times C$ 表的 Fisher 确切概率法。

（2）多个样本率比较：当统计推断结果拒绝 H_0，接收 H_1 时，只说明各样本率之间总的来说有差别，但并不能说明任意两个总体率之间均有差别。要进一步推断，需做多个样本率的多重比较。

（3）$R \times C$ 表的 χ^2 检验与分类结果的排序无关。对于有序 $R \times C$ 表，如果分析的目的不是对构成比进行比较，例如比较两组的疗效，试验结果为"痊愈，显效，有效，无效"，则不宜使用 χ^2 检验，对此可以选用非参数秩和检验方法。

（4）对于按照两种标志（变量）交叉分组的数据，如同时观察是否吸烟和饮酒的四格表，或者是配对四格表，同样可以使用 χ^2 检验方法检验两者是否存在一定的关联。虽然其原理是依据独立条件下概率的乘法原则计算，但最后得到的检验公式与多样本率检验的专用公式完全相同，即对于 $R \times C$ 交叉列联表同样可以使用本节给出的公式进行关联性检验。

（娄娇　金中淦）

第六章
回 归 与 相 关

一、线性相关

（一）用途

相关分析是用相关系数（r）来表示 2 个变量间相互的直线关系，并判断其密切程度的统计方法。r 没有单位。在 $-1 \sim +1$ 范围内变动，其绝对值愈接近 1，2 个变量间的直线相关愈密切，愈接近 0，相关愈不密切。相关系数若为正，说明一变量随另一变量增减而增减，方向相同；若为负，表示一变量增加、另一变量减少，即方向相反，但它不能表达直线以外（如各种曲线）的关系。

（二）计算方法

$$r = \frac{\sum (X - \bar{X})(Y - \bar{Y})}{\sqrt{\sum (X - \bar{X})^2 \sum (Y - \bar{Y})^2}} \qquad (4-6-1)$$

例 21：测定 15 名健康成人血液的一般凝血酶浓度及血液的凝固时间，测定结果记录如下，问血凝时间与凝血酶浓度间有无相关？

凝血酶浓度（U/ml）：X 1.1 1.2 1.0 0.9 1.2 1.1 0.9 0.9 1.0 0.9
                      1.1 0.9 1.1 1.0 0.8

凝血时间（s）：   Y 14 13 15 15 13 14 16 15 14 16
                    15 16 14 15 17

$$r = \frac{\sum (X - \bar{X})(Y - \bar{Y})}{\sqrt{\sum (X - \bar{X})^2 \sum (Y - \bar{Y})^2}} = \frac{-1.7800}{\sqrt{0.2093 \times 18.4000}} = -0.9070$$

本例的相关系数 $r = -0.9070$，负值表示血凝时间随凝血酶浓度的增高而缩短；绝对值 $|-0.9070|$ 表示这一关系的密切程度。至于此相关系数是否显著，则要经过下面的假设检验。

（三）相关系数的假设检验

虽然样本相关系数 r 可作为总体相关系数 ρ 的估计值，但从相关系数 $\rho = 0$ 的总体中抽出的样本,计算其相关系数 r,因为有抽样误差,故不一定是 0,要判断不等于 0 的 r 值是来自 $\rho=0$ 的总体还是来自 $\rho \neq 0$ 的总体,必须进行显著性检验。由于来自 $\rho=0$ 的总体的所有样本相关系数呈对称分布,故 r 的显著性可用 t 检验来进行。计算公式为:

$$t = \frac{r-0}{S_r} = \frac{r}{\sqrt{\dfrac{1-r^2}{n-2}}}, \quad \nu = n-2 \qquad (4-6-2)$$

对上例中血凝时间与凝血酶浓度间的相关系数 r 进行假设检验:

$H_0: \rho=0$,两变量间无直线相关关系

$H_1: \rho \neq 0$,两变量间有直线相关关系

$\alpha=0.05$

本例 $n=15$, $r=-0.9070$,

$$t = \frac{r-0}{S_r} = \frac{r}{\sqrt{\dfrac{1-r^2}{n-2}}} = \frac{-0.9070}{\sqrt{\dfrac{1-(-0.9070)^2}{15-2}}} = -7.765$$

根据专业知识知道,凝血酶浓度与凝血时间之间不会呈正相关,故宜用单侧界限,$\nu=n-2=15-2=13$,查 t 值表得 $t_{0.05,13}=1.771$,本例 $|t|>t_{0.05,13}$,$P<0.05$,在 $\alpha=0.05$ 水准上拒绝 H_0,接受 H_1,故可认为凝血时间的长短与血液中酶浓度有负相关。

(四) 相关分析应用的注意事项

1. 资料分布的要求:要求 X、Y 双变量正态分布。

2. 正确解释:相关不一定表示一个变量的改变是引起另一个变量变化的原因,因此相关关系不一定是因果关系。

二、线性回归

线性回归的统计推断问题基于 F 分布,故需满足以下条件:① 反应变量与解释变量之间呈直线关系;② 各观测值相互独立;③ 解释变量固定时所对应反应变量服从条件正态分布;④ 不同解释变量取值下反应变量的条件方差相等,即方差齐。这些条件可通过原始数据散点图或残差分析作出直观判断。

(一) 用途

计算出相关系数后,如果 r 显著,且又需要进一步了解两变量中一个变量依另一个变量而变动的规律时,则可进行回归分析。

(二) 计算方法

建立一个描述应变量(Y)依自变量(X)而变化的直线方程,并要求各点与该直线纵向距离的平方和为最小。按这个要求计算回归方程的方法称为最小平方法或最小二乘法。所建立的方程是一个二元一次方程式:$\hat{Y}=a+bX$。

$\hat{Y}$ 为给定 X 时 Y 的估计值；a 称为截距；b 称为回归系数，它是回归直线的斜率，其含意是当 X 每增加一个单位时，Y 相应增（或减）b 个单位。当 a 与 b 求得后，直线回归方程就确定了。

$$b = \frac{\sum (X - \bar{X})(Y - \bar{Y})}{\sum (X - \bar{X})^2}, a = \bar{Y} - b\bar{X} \qquad (4 - 6 - 3)$$

以例 21 为例，求凝血酶浓度（X）推算凝血时间（Y）的回归方程。

$$b = \frac{\sum (X - \bar{X})(Y - \bar{Y})}{\sum (X - \bar{X})^2} = \frac{-1.780\,0}{0.209\,3} = -8.504\,5$$

$$\bar{X} = \frac{\sum X}{n} = \frac{15.1}{15} = 1.01, \bar{Y} = \frac{\sum Y}{n} = \frac{222}{15} = 14.80$$

$$a = \bar{Y} - b\bar{X} = 14.8 - (-8.504\,5)(1.01) = 23.389\,5$$

回归方程为：$\hat{Y} = 23.389\,5 - 8.504\,5X$

（三）回归系数的假设检验

由于抽样误差，样本回归系数 b 往往不会恰好等于总体回归系数，即使 $\beta = 0$，b 也不一定为 0，所以需要对样本回归系数 b 进行检验，可用 t 检验。计算公式为：

$$t = \frac{b - 0}{S_b}, \nu = n - 2 \qquad (4 - 6 - 4)$$

$$S_b = \frac{\sqrt{\dfrac{\sum (Y - \hat{Y})^2}{n - 2}}}{\sqrt{\sum (X - \bar{X})^2}} \qquad (4 - 6 - 5)$$

对上例中血凝时间与凝血酶浓度间的回归系数 b 进行假设检验：

$H_0 : \beta = 0$，两变量间无直线关系

$H_1 : \beta \neq 0$，两变量间有直线关系

$\alpha = 0.05$

$$t_b = \frac{b - 0}{S_b} = \frac{-8.504\,5}{1.095\,2} = -7.765$$

根据数理统计的理论，同一批资料计算所得 t_r 与 t_b 是相同的，即 $t_r = t_b$。r 在 $\alpha = 0.05$ 水准上显著，故可判断样本回归系数 $-8.504\,5$ 与 0 的相差有显著性，说明存在凝血时间随凝血酶浓度变化而变化的回归关系。

（四）应用回归方程应注意的问题

1. 资料分布的要求：要求 Y 服从正态分布，X 是可以精确测量和严格控制的变量。

2. 实际意义：作回归分析要有实际意义,必须对两种现象间的内在联系有所认识,不能将毫无联系的两种现象作回归分析。

（娄娇　金中淦）

第七章

秩 和 检 验

前面介绍的检验方法,如样本均数比较的 t 检验、方差分析等,都是在总体分布已知的前提下对参数进行的假设检验,即参数检验(parametric test)方法。然而,在实际应用中有些资料总体分布类型未知,或者不符合参数检验的适用条件,这时可以考虑使用非参数检验方法(nonparametric test)。非参数检验是一种不依赖总体分布类型,也不涉及总体参数,而是对总体分布的位置进行假设检验的方法。

非参数检验的方法很多,本节仅介绍通过样本数据排序编秩后,基于秩次比较的非参数检验。这种方法通常适用于:① 总体分布类型未知或非正态分布数据;② 有序或半定量资料;③ 数据两端无确定的数值。非参数检验方法的优点是适用范围广,但由于这种方法只是利用了数据的秩次信息,因此当数据满足参数检验的条件时,应首选参数检验,否则可能导致检验效能降低;当数据不满足参数检验的条件时,才应选择非参数检验方法。

一、配对设计资料的符号秩和检验

Wilcoxon 符号秩和检验(Wilcoxon signed rank test)属于配对设计的非参数检验,用于推断配对资料的差值是否来自中位数为零的总体。其基本思想:假定两种处理效应相同,则差值的总体分布对称,总体中位数为 0,也就是说样本的正负秩和绝对值应相近;反之,若两种处理效应不同,则差值总体中位数不为 0,中位数偏离 0 越明显,样本的正负秩和绝对值就会相差越大,原假设 H_0 成立的可能性越小。下面结合实例说明其检验方法。

例 22:临床研究白癜风患者的 IL-6 指标在白斑部位与正常部位有无差异,检测结果如表 4-7-1 所示。

表 4-7-1 白癜风患者的不同部位白介素指标(pg/ml)

患者号 (1)	白斑部位 (2)	正常部位 (3)	d=(3)-(2) (4)	秩 次 (5)
1	40.03	88.57	48.54	6
2	97.13	88.00	-9.13	-2
3	80.32	123.72	43.40	4

（续表）

患者号 (1)	白斑部位 (2)	正常部位 (3)	d=(3)－(2) (4)	秩 次 (5)
4	25.32	39.03	13.71	3
5	19.61	24.37	4.76	1
6	14.50	192.75	178.25	8
7	49.63	121.57	71.94	7
8	44.56	89.76	45.20	5
合计			$T_+ = 34, T_- = 2$	

1. 建立检验假设,确定检验水准。

H_0：$M_d = 0$，即两个不同部位 IL-6 水平差值的总体中位数为零

H_1：$M_d \neq 0$，即两个不同部位 IL-6 水平差值的总体中位数不为零

$\alpha = 0.05$

2. 编秩次并求秩和统计量。

首先求出各对数据的差值,见表 4-7-1 中的第(4)栏;然后编秩次,按照差值绝对值由小到大编秩,并按差值的正负给秩次加上正负号;若差值为"0",舍去不计,总的对子数也要减去此对子数(记为 n);若差值的绝对值相等,取其平均秩次。最后,分别求正负秩次秩和 T_+ 与 T_-（表 4-7-1),任取 T_+ 或 T_- 为检验统计量 T,本例选取 $T = T_- = 2$。

3. 确定 P 值,作出推断。

当 $n \leqslant 50$ 时,根据 n 和 T 可查配对设计用的 T 界值表,若检验统计量 T 值在上下界值范围内,则 P 值大于表上方对应的概率值;若 T 值在上下界值外,则 P 值小于表上方对应的概率值。本例 $n = 8$,查 T 界值表 $T_{0.05(8)} = 3 \sim 33$,$T = 2$ 不在 $3 \sim 33$ 范围内,$P < 0.05$,按 $\alpha = 0.05$ 水准,拒绝 H_0,即白斑部位与正常部位的白介素水平差异有统计学意义。

需要注意：当 $n > 50$ 时,无法查表,可利用秩和分布的近似正态法进行检验。已知在原假设 H_0 成立时,近似有：

$$z = \frac{\mid T - n(n+1)/4 \mid - 0.5}{\sqrt{n(n+1)(2n+1)/24}} \tag{4-7-1}$$

式中,0.5 为连续性校正数,z 近似服从标准正态分布。

当相同秩次较多时,z 值偏小,应采用校正公式,即：

$$z_c = \frac{\mid T - n(n+1)/4 \mid - 0.5}{\sqrt{\dfrac{n(n+1)(2n+1)}{24} - \dfrac{\sum(t_j^3 - t_j)}{48}}} \tag{4-7-2}$$

式中,t_j 为第 j 个相同秩次(即平均秩次)的个数,假定有 2 个秩次为 2.5,4 个秩次为 8.5,则 $t_1 = 2$,$t_2 = 4$,故有：

$$\sum(t_j^3 - t_j) = (t_1^3 - t_1) + (t_2^3 - t_2) = (2^3 - 2) + (4^3 - 4) = 66$$

例23：指导28名有轻度牙周疾病的成年人进行良好的口腔卫生保健，6个月后，按照牙周情况好转高低程度分别给予+3，+2，+1；牙周情况变差程度依次给予分数-1，-2，-3；没有变化给予0分。数据如表4-7-2所示，试对此项干预的结果进行评价。

表4-7-2 实行良好口腔卫生习惯6个月后牙周情况的变化程度

变化分数	人 数	变化分数	人 数
+3	4	-1	4
+2	5	-2	2
+1	6	-3	2
0	5		

（1）建立检验假设，确定检验水准。

H_0：$M_d = 0$，即前后变化分数的总体中位数为零

H_1：$M_d \neq 0$，即前后变化分数的总体中位数不为零

$\alpha = 0.05$

（2）计算 T 统计量。

记变化分数的绝对值为 d，编秩及计算正负秩和结果如表4-7-3所示。

表4-7-3 实行良好口腔卫生习惯6个月后牙周情况的变化程度

d	频 数			秩次范围	平均秩次	负秩和	正秩和
	-	+	总和				
(1)	(2)	(3)	(4)	(5)	(6)	(7)=(2)×(6)	(8)=(3)×(6)
1	4	6	10	1～10	5.5	22	33
2	2	5	7	11～17	14	28	70
3	2	4	6	18～23	20.5	41	82
合计	8	15	23	—	—	$T_- = 91$	$T_+ = 185$

（3）确定 P 值，作出推断。

查 T 界值表，$T_{0.05(23)} = 73 \sim 203$，$T = T_- = 91 > 73$，$T$ 统计量值落在上下界值之间，$P > 0.05$，按 $\alpha = 0.05$ 水准，不拒绝 H_0，即对有轻度牙周疾病的成年人，实行良好的口腔卫生6个月后，尚不能说明此项干预对牙周改善有效果。

本例若用近似正态法计算，由于上述资料相同秩次较多，用校正公式（4-7-2）得出：

$$z_c = \frac{|T - n(n+1)/4| - 0.5}{\sqrt{\dfrac{n(n+1)(2n+1)}{24} - \dfrac{\sum(t_j^3 - t_j)}{48}}}$$

$$= \frac{|91 - 23 \times (23+1)/4| - 0.5}{\sqrt{\dfrac{23 \times (23+1) \times (2 \times 23+1)}{24} - \dfrac{(10^3 - 10) + (7^3 - 7) + (6^3 - 6)}{48}}}$$

$=1.44$

查 z 界值表 $z_{0.05/2}=1.96$，本例中 $z_c < 1.96$，$P > 0.05$，按 $\alpha=0.05$ 的检验水准，不拒绝 H_0，结论同前。

二、两独立样本比较的秩和检验

对于两独立样本比较的计量资料，如果两个样本分别来自方差相等的正态分布总体的假设成立，则可以使用 t 检验比较两样本均数的差别是否具有统计学意义；否则采用非参数秩和检验更为合适。本部分介绍 Wilcoxon 秩和检验（Wilcoxon rank sum test），其目的是比较两独立样本分别代表的总体分布位置有无差异。

（一）查表法

例 24：观察有无淋巴细胞转移的胃癌患者的生存时间（表 4-7-4），问两组患者的生存时间是否不同？

表 4-7-4　两组胃癌患者的生存时间（月）

无淋巴细胞转移		有淋巴细胞转移	
时　间	秩　次	时　间	秩　次
12	4.5	5	1
25	10	8	2
27	11	12	4.5
29	12.5	12	4.5
38	17	12	4.5
42	19	17	7
46	20	21	8
46	21	24	9
87	23	29	12.5
96	24	30	14
		34	15
		36	16
		40	18
		48	22
$n_1=10$	$T_1=162$	$n_2=14$	$T_2=138$

1. 建立检验假设，确定检验水准。

H_0：有或无淋巴细胞转移患者生存时间的总体分布相同

H_1：有或无淋巴细胞转移患者的生存时间不同

$\alpha=0.05$

2. 确定秩和检验统计量 T。

首先编秩号，即将两样本 24 个数据由小到大统一编秩，结果见表 4-7-4。排序时若有相同数据，取平均秩次。将两组数据的秩次分别求和，若两组例数相同，则任取一组的秩和作为统计量；若两组例数不同，则以例数较小者对应的秩和作为统计量。本例中两组例数分别为 10 和 14，取较小者为 $n_1=10$，$T=T_1=162$。

3. 确定 P 值,作出推断结论。

当 $n_1 \leqslant 10$, $n_2 - n_1 \leqslant 10$ 时,查两样本比较的 T 界值表,先从表的左侧查 n_1(两样本量较小者),本例为10;再从表上方找到两样本量的差 $(n_2 - n_1)$,本例 $n_2 - n_1 = 4$,两者交叉处即为 T 的临界值。将检验统计量 T 值与 T 的临界值作比较,如果 T 在界值范围内,则 P 值大于表上方的概率值;若 T 等于界值或在界值范围外,则 P 值等于或小于表上方的概率值。本例 T 的双侧临界值范围为 $91 \sim 159$,检验统计量 T 值为162,超出范围,$P < 0.05$,按照 $\alpha = 0.05$ 检验水准,拒绝 H_0,两组的秩和差别有统计学意义,说明有或无淋巴细胞转移的胃癌患者总体平均生存时间不同,无转移组的生存时间相对较长。

(二) 正态近似法

假定 $n_1 \leqslant n_2$,如果 n_1 和 $n_2 - n_1$ 超出 T 界值表的范围,可按正态近似检验,检验公式为:

$$z = \frac{|T - n_1(N+1)/2| - 0.5}{\sqrt{n_1 n_2 (N+1)/12}} \qquad (4-7-3)$$

其中 $N = n_1 + n_2$,统计量 z 近似服从标准正态分布。

当相同秩次较多时(尤其等级资料),采用下面的校正公式:

$$z_c = \frac{|T - n_1(N+1)/2| - 0.5}{\sqrt{\dfrac{n_1 n_2}{12N(N-1)}(N^3 - N - \sum(t_j^3 - t_j))}} \qquad (4-7-4)$$

其中 t_j 为相同秩次的个数,计算方法如前。

例25:44名健康人与24名慢性气管炎患者痰液嗜酸性粒细胞数的测量结果如表 $4-7-5$,问健康人与慢性气管炎患者痰液嗜酸性粒细胞数有无差别?

表 4 - 7 - 5　两组人痰液嗜酸性粒细胞的秩和计算

嗜酸性粒细胞数	例　数		统　一　编　秩		例数较小组的秩和
	健康人	患　者	秩次范围	平均秩次	
(1)	(2)	(3)	(4)	(5)	(6)=(3)×(5)
－	5	11	1～16	8.5	93.5
＋	18	10	17～44	30.5	305.0
＋＋	16	3	45～63	54	162.0
＋＋＋	5	0	64～68	66	0.0
合计	44	24	－	－	$T_1 = 560.5$

1. 建立检验假设,确定检验水准。

H_0:健康人与慢性气管炎患者痰液嗜酸性粒细胞数的总体分布相同

H_1:健康人与慢性气管炎患者痰液嗜酸性粒细胞数不同

$\alpha = 0.05$

2. 计算检验统计量。

表 4-7-5 中第(4)栏按第(2)与(3)栏数据统一编秩号,第(5)栏为各等级的平均秩次,第(6)栏则是较小样本的秩和,本例中 $T = T_1 = 560.5$,将其带入式(4-7-4)得出:

$$z_c = \frac{|T - n_1(N+1)/2| - 0.5}{\sqrt{\dfrac{n_1 n_2}{12N(N-1)}(N^3 - N - \sum(t_j^3 - t_j))}}$$

$$= \frac{|560.5 - 24 \times (68+1)/2| - 0.5}{\sqrt{\dfrac{24 \times 44}{12 \times 68 \times (68-1)} \times [68^3 - 68 - (16^3 - 16 + 28^3 - 28 + 19^3 - 19 + 5^3 - 5)]}}$$

$$= 3.62$$

3. 确定 P 值,做出推断结论。

由于 $z_c = 3.62 > z_{0.05/2} = 1.96$,$P < 0.05$,则按照 $\alpha = 0.05$ 的检验水准,拒绝 H_0,两组的差别有统计学意义,认为健康人与慢性气管炎患者痰液嗜酸性粒细胞数不同。

三、多个独立样本比较的秩和检验

多组独立样本计量资料比较时,若数据不满足方差分析的条件时,可以使用本部分介绍的 Kruskal-Wallis 秩和检验(Kruskal-Wallis test),又称为 K-W 检验或 H 检验,这种方法主要用于推断多个独立样本计量资料或多组有序资料的总体分布位置有无差别。

例 26:为研究霍乱菌苗不同途径的免疫效果,对不同途径免疫 21 d 后血清抗体滴度水平进行了测定,检测结果见表 4-7-6 中(1)～(3)栏,问各组间的血清抗体滴度水平之间是否存在差异?

表 4-7-6　不同途径免疫 21 d 后血清抗体滴度的分布与秩和计算

抗体滴度 (1)	气雾组(亿/ml)		皮下注射组 (4)	合计 (5)	平均秩次 (6)	秩　和		
	80 (2)	100 (3)				80 (7)	100 (8)	皮下 (9)
1∶10	2	4	2	8	4.5	9	18	9
1∶20	15	7	1	31	20	300	140	20
1∶40	10	12	13	66	49	490	588	637
1∶80	5	7	9	87	77	385	539	693
1∶160	1	2	5	95	91.5	91.5	183	457.5
1∶320	—	—	1	96	96	—	—	96
合计	33	32	31			1 275.5	1 468	1 912.5

1. 建立检验假设,确定检验水准。

H_0:三组血清抗体滴度水平的总体分布相同

H_1:三组血清抗体滴度水平的总体分布位置不全不同

$\alpha = 0.05$

2. 计算检验统计量 H。

首先将各组数据统一按从小到大顺序编秩,如有相等数值则取平均秩次;然后分别计算各组的秩和 T_i;最后计算检验统计量 H,即:

$$H = \frac{12}{N(N+1)} \sum \frac{R_i^2}{n_i} - 3(N+1) \qquad (4-7-5)$$

其中 $N = n_1 + n_2 + \cdots + n_g$ 为各组例数之和。本例 $N = 96$,$R_1 = 1\,275.5$,$R_2 = 1\,468$,$R_3 = 1\,912.5$,由此得到:

$$\begin{aligned}
H &= \frac{12}{N(N+1)} \sum \frac{R_i^2}{n_i} - 3(N+1) \\
&= \frac{12}{96 \times (96+1)} \left(\frac{1\,275.5^2}{33} + \frac{1\,468^2}{32} + \frac{1\,912.5^2}{31} \right) - 3 \times (96+1) = 11.36
\end{aligned}$$

本例相同秩次较多,使用校正公式更加准确,即:

$$H_c = \frac{H}{1 - \dfrac{\sum (t_j^3 - t_j)}{N^3 - N}} \qquad (4-7-6)$$

其中 t_j 为第 j 个相同秩次(即平均秩次)的个数。本例有:

$$H_c = \frac{11.36}{1 - \dfrac{8^3 - 8 + 23^3 - 23 + 35^3 - 35 + 21^3 - 21 + 8^3 - 8}{96^3 - 96}} = 12.27$$

3. 确定 P 值,作出推断结论。

当组数 $k = 3$ 且每组例数 $n_i \leqslant 5$ 时,可查 H 界值表得到 P 值;当 $k > 3$ 或 $k = 3$ 且最小样本例数 $n_i > 5$ 时,H 近似地服从自由度为 $\nu = k - 1$ 的 χ^2 分布,可查 χ^2 界值表得到 P 值。

本例 $k = 3$ 且最小样本例数 $n_i > 5$,查 χ^2 界值表,$\nu = k - 1 = 3 - 1 = 2$,$\chi^2_{0.05,2} = 5.99$,$H_c = 12.27 > \chi^2_{0.05,2}$,$P < 0.05$,按照 $\alpha = 0.05$ 的检验水准,拒绝 H_0,三组血清抗体滴度水平的差别具有统计学意义。

用 Kruskal-Wallis 秩和检验当推断拒绝 H_0,接受 H_1 时,只能得出各总体分布不全相同的结论,但不能说明任意两个总体分布不同。若要对每两个总体分布做出有无不同的推断,需要作组间的多重比较。

需要注意:非参数检验方法的主要优点是放宽了 t 检验和方差分析的正态分布条件,如果满足参数检验的条件却使用非参数方法会降低检验效能。另外,由于两样本的秩和检验对总体分布的形状差别不敏感,如对总体均数相同、方差不等的正态分布,不能对其分布的形状进行推断,故备择假设 H_1 不能为总体分布不同,而只能写为总体分布的位置不同,其含义是两组数据的大小不同。实际上,在两总体方差不相等时,检验已经不能按照设定的检验水准 α 进行正确的检验,因此对于两组或多组独立样本,如果各组总体方差不同,同样不适合做非参数检验。

（娄娇　金中淦）

第八章

一 致 性 检 验

在检验医学研究工作中,常遇到评估两种检测方法或两名检验人员的检测结果是否一致以及用同一种方法进行多次测定的结果能否重现的问题,之前介绍的统计学方法如 χ^2 检验、t 检验、秩相关系数和回归系数等方法可间接反映两种结果的一致性,但这些统计方法都存在局限性和不足。现介绍一种用于分析定性资料一致性的检验方法——Kappa 检验。

一、用途

评估同一检测人员对同一对象进行 2 次以上检测结果是否一致;2 名或多名检验人员对同一对象的检测结果是否一致;用同一种方法进行多次测定的结果能否重现;两种检测方法检测同一对象的检测结果是否一致;信度评价。

二、计算方法

Kappa 值和标准误的计算及假设检验都需利用计算表,见表 4-8-1。

表 4-8-1 Kappa 值计算表

| 方法1 | 方 法 2 | | | | | | 合 计 |
	1	2	3	…	j	n	
1	r_{11}	r_{12}	r_{13}	…	…	r_{n1}	R_1
2	r_{21}	r_{22}	r_{23}	…	…	r_{n2}	R_2
3	r_{31}	r_{32}	r_{33}	…	…	r_{n3}	R_3
…	…	…	…	…	…	…	…
i	r_{i1}	r_{i2}	r_{i3}	…	r_{ij}	r_{ni}	R_i
n	r_{n1}	r_{n2}	r_{n3}	…	…	r_{nn}	R_n
合计	C_1	C_2	C_3	…	C_j	C_n	N

Kappa 统计量的计算公式为:

$$Kappa = \frac{P_o - P_e}{1 - P_e} \tag{4-8-1}$$

式中，P_o 为观测一致率，$P_o = \dfrac{实际观察的一致数}{总检查数} = \sum P_{ii} = \dfrac{\sum r_{ii}}{N}$，$\sum r_{ii}$ 为观察结果一致的观察数之和；$P_e = \sum P_{i.} P_{.i}$，称为期望一致率，即两次检验结果由于偶然机会所造成的一致率，其中，$P_{i.} = \dfrac{R_i}{N}$，$P_{.i} = \dfrac{C_i}{N}$，R_i、C_i 分别为第 i 行、第 i 列的合计数，N 为总例数。当两个诊断完全一致时，$P_o = 1$，此时 Kappa 值为 1。当观测一致率大于期望一致率时，Kappa 值为正数，且 Kappa 值越大，说明一致性越好。当观测一致率小于期望一致率时，Kappa 值为负数，这种情况一般来说比较少见。根据边缘概率的计算，Kappa 值的范围值应在 $-1 \sim 1$ 之间。一般认为 Kappa 值 $\geqslant 0.75$ 为一致性极好；在 $0.4 \sim 0.75$ 为中、高度一致，Kappa 值 $\leqslant 0.40$ 时为一致性差。

三、Kappa 值的假设检验

根据实际资料计算的 Kappa 值只是一个样本的统计量，存在抽样误差，因而，所计算的 Kappa 值是否来自 Kappa 值为"0"的总体（即两者之间的一致程度是由于机遇造成的），应当经过假设检验（u 检验），检验公式为：

$$u = \frac{Kappa}{Se(K)}，\quad Se(K) = \frac{\sqrt{P_e + P_e^2 - \sum P_{i.} P_{.i}(P_{i.} + P_{.i})}}{(1 - P_e)\sqrt{N}} \tag{4-8-2}$$

式中，u 为标准正态分位数，$Se(K)$ 为 Kappa 值的标准误。

例 27：为评价时间分辨荧光免疫分析（TRFIA）在检测乙型肝炎病毒（HBV）血清标志物中的临床应用，采用与国际上认可的微粒子酶免分析法（MEIA）对比的方法，对 86 例 HBV 感染者和 50 名正常人血清进行了抗-HBc 检测，结果见表 4-8-2，试问两种方法检测结果一致性如何？

表 4-8-2 TRFIA 法和 MEIA 法检测 136 例血清抗-HBc 结果

TRFIA	MEIA		合 计	率
	+	−		
+	92	3	95	0.699
−	4	37	41	0.301
合计	96	40	136	
率	0.706	0.294		

H_0：两种方法检测结果不存在一致性

H_1：两种方法检测结果存在一致性

$\alpha = 0.05$

$$P_o = \frac{\sum r_{ii}}{N} = \frac{92 + 37}{136} = 0.949$$

$$P_e = \sum P_{i.} P_{.i} = 0.699 \times 0.706 + 0.301 \times 0.294 = 0.582$$

$$Kappa = \frac{P_o - P_e}{1 - P_e} = \frac{0.949 - 0.582}{1 - 0.582} = 0.878$$

$$Se(K) = \frac{\sqrt{P_e + P_e^2 - \sum P_{i.} P_{.i}(P_{i.} + P_{.i})}}{(1 - P_e)\sqrt{N}}$$

$$= \frac{\sqrt{0.582 + 0.582^2 - \dfrac{95 \times 96 \times (95 + 96) + 41 \times 40 \times (41 + 40)}{136^3}}}{(1 - 0.582)\sqrt{136}}$$

$$= 0.0859$$

$$u = \frac{Kappa}{Se(K)} = \frac{0.878}{0.0859} = 10.221$$

查 t 界值表（$\nu = \infty$ 时），u 大于 95% 标准正态分位数 1.96，故 $P < 0.05$，拒绝 H_0，接受 H_1，可认为两种测定方法结果具有一致性，且根据参考判断指标，其一致性强度为极强。

（娄娇 金中淦）

参 考 文 献

［1］ 李康,贺佳. 医学统计学［M］.7 版. 北京：人民卫生出版社,2018.

［2］ 王华梁,吕元,钟建明. 检验医学实验室质量管理指南［M］.上海：上海科学技术文献出版社,
2014：53-55.

第五篇
医学实验室相关法律、法规、标准

第一章

临床检验相关法律法规目录

一、法律法规

1.《中华人民共和国生物安全法》(主席令 第五十六号)

2.《病原微生物实验室生物安全管理条例》(国务院令 第 424 号)

3.《艾滋病防治条例》(国务院令 第 457 号)

4.《可感染人类的高致病性病原微生物菌(毒)种或样本运输管理规定》(卫生部令第 45 号)

5.《医院感染管理办法》(卫生部令 第 48 号)

6.《人间传染的高致病性病原微生物实验室和实验活动生物安全审批管理办法》(卫生部令 第 50 号)

7.《人间传染的病原微生物菌(毒)种保藏机构管理办法》(卫生部令 第 68 号)

8.《抗菌药物临床应用管理办法》(卫生部令 第 84 号)

9.《医疗质量管理办法》(卫生部令 第 10 号)

二、规范性文件

1. 卫生部关于印发《血站实验室质量管理规范》的通知(卫医发〔2006〕183 号)

2. 卫生部关于印发《血铅临床检验技术规范》的通知(卫医发〔2006〕10 号)

3. 卫生部关于印发《医疗机构临床实验室管理办法》的通知(卫医发〔2006〕73 号)

4. 国家卫生健康委办公厅关于修订医疗机构临床实验室管理办法有关内容的通知(国卫办医函〔2020〕560 号)

5. 卫生部关于印发《人间传染的病原微生物名录》的通知(卫科教发〔2006〕15 号)

6. 关于印发国家卫生健康委员会重点实验室管理办法和评估规则的通知(国卫科教发〔2018〕32 号)

7.《医疗技术临床应用管理办法》(中华人民共和国国家卫生健康委员会令 第 1 号)

8. 卫生部办公厅关于印发《实验室生物安全管理基因芯片诊断技术管理规范(试行)》的通知(卫办医政发〔2009〕195 号)

9. 卫生部关于印发《医学检验所基本标准(试行)》的通知(卫医政发〔2009〕119 号)

10. 卫生部办公厅关于印发《医疗机构临床基因扩增管理办法》的通知（卫办医政发〔2010〕194号）

11. 卫生部关于印发《人间传染的病原微生物菌（毒）种保藏机构指定工作细则》的通知（卫科教发〔2011〕43号）

12. 关于印发《医院人感染H7N9禽流感病毒核酸检测标准操作程序》等技术规范的通知（卫办医政函〔2013〕402号）

13. 国家卫生计生委关于印发医疗机构临床检验项目目录（2013年版）的通知（国卫医发〔2013〕9号）

14. 国家卫生计生委办公厅关于规范儿童微量元素临床检测的通知（国卫办医发〔2013〕29号）

15. 国家卫生计生委医政医管局关于印发《药物代谢酶和药物作用靶点基因检测技术指南（试行）》和《肿瘤个体化治疗检测技术指南（试行）》的通知（国卫医医护便函〔2015〕240号）

16. 国家卫生计生委关于印发医学检验实验室基本标准和管理规范（试行）的通知（国卫医发〔2016〕37号）

17. 国家卫生计生委办公厅关于临床检验项目管理有关问题的通知（国卫办医函〔2016〕167号）

18. 关于印发医疗卫生机构检验实验室建筑技术导则（试行）的通知（国卫办规划函〔2020〕751号）

19. 国家卫生计生委关于印发医学实验室基本标准和管理规范（试行）的通知（国卫医发〔2016〕37号）

20. 关于印发医学检验实验室管理暂行办法的通知（联防联控机制医疗发〔2020〕279号）

21. 国家卫生健康委关于印发三级医院评审标准（2020年版）的通知（国卫医发〔2020〕26号）

22. 国务院办公厅关于加强三级公立医院绩效考核工作的意见（国办发〔2019〕4号）

23. 关于印发医疗质量安全核心制度要点的通知（国卫医发〔2018〕8号）

三、其他文件

1. 卫生部关于印发《高致病性病原微生物实验室资格审批工作程序》的通知（卫科教发〔2007〕162号）

2. 卫生部办公厅关于加强乙肝项目检测管理工作的通知（卫办医政发〔2010〕38号）

3. 国家卫生和计划生育委员会关于印发全面推进血站核酸检测工作实施方案（2013—2015年）的通知（卫计生发〔2013〕22号）

4. 食品药品监管总局办公厅　国家卫生计生委办公厅关于加强临床使用基因测序相关产品和技术管理的通知（食药监办械管〔2014〕25号）

5. 国家卫生计生委关于取消第三类医疗技术临床应用准入审批有关工作的通知(国卫医发〔2015〕71号)

6. 关于做好血站核酸检测工作的通知(国卫办医发〔2015〕11号)

7. 国家卫生计生委办公厅关于提高二级以上综合医院细菌真菌感染诊疗能力的通知(国卫办医函〔2016〕1281号)

8. 关于印发遏制细菌耐药国家行动计划(2016—2020年)的通知(国卫医发〔2016〕43号)

(王寅　侯建娜)

第二章

临床检验相关标准目录

一、国家强制执行标准

1. GB 4793.4 - 2019　测量、控制和实验室用电气设备的安全要求　第4部分：用于处理医用材料的灭菌器和清洗消毒器的特殊要求

2. GB 15810 - 2019　一次性使用无菌注射器

3. GB 15982 - 2012　医院消毒卫生标准

4. GB 18469 - 2012　全血及成分血质量要求

5. GB 27955 - 2011　过氧化氢气体等离子体低温灭菌装置的通用要求

6. GB 19083 - 2010　医用防护口罩技术要求

7. GB 19082 - 2009　医用一次性防护服技术要求

8. GB 9706.15 - 2008　医用电气设备　第1-1部分：通用安全要求　并列标准：医用电气系统安全要求

9. GB 9706.1 - 2007　医用电气设备　第1部分：安全通用要求

10. GB 19781 - 2005　医学实验室-安全要求

11. GB 15979 - 2002　一次性使用卫生用品卫生标准

二、国家推荐执行标准

1. GB/T 22576.1 - 2018　医学实验室　质量和能力的要求　第1部分：通用要求

2. GB/T 29791.1 - 2013　体外诊断医疗器械　制造商提供的信息（标示）　第1部分：术语、定义和通用要求

3. GB/T 29791.2 - 2013　体外诊断医疗器械　制造商提供的信息（标示）　第2部分：专业用体外诊断试剂

4. GB/T 29791.3 - 2013　体外诊断医疗器械　制造商提供的信息（标示）　第3部分：专业用体外诊断仪器

5. GB/T 29791.4 - 2013　体外诊断医疗器械　制造商提供的信息（标示）　第4部分：自测用体外诊断试剂

6. GB/T 29791.5 - 2013　体外诊断医疗器械　制造商提供的信息（标示）　第5部

分：自测用体外诊断仪器

7. GB/T 29790-2013　即时检测　质量和能力的要求

8. GB/T 21919-2008　检验医学　参考测量实验室的要求

9. GB/T 20469-2006　临床实验室设计总则

10. GB/T 20470-2006　临床实验室室间质量评价要求

11. GB/T 20468-2006　临床实验室定量测定室内质量控制指南

12. GB/T 19702-2005　体外诊断医疗器械　生物源性样品中量的测量　参考测量程序的说明

13. GB/T 19703-2005　体外诊断医疗器械　生物源性样品中量的测量　参考物质的说明

14. GB/T 19634-2005　体外诊断检验系统　自测用血糖监测系统通用技术条件

三、行业标准

WS/T 220-2021　凝血因子活性测定技术标准

WS/T 785-2021　人类白细胞抗原基因分型检测体系技术标准

WS/T 662-2020　临床体液检验技术要求

WS/T 654.1-2018　临床常用免疫学检验项目参考区间　第1部分：血清免疫球蛋白G、免疫球蛋白A、免疫球蛋白M、补体3、补体4

WS/T 654-2019　医疗器械安全管理

WS/T 645.2-2018　临床常用免疫学检验项目参考区间　第2部分：血清甲胎蛋白、癌胚抗原、糖链抗原19-9、糖链抗原15-3、糖链抗原125

WS/T 645.1-2018　临床常用免疫学检验项目参考区间　第1部分：血清免疫球蛋白G、免疫球蛋白A、免疫球蛋白M、补体3、补体4

WS/T 644-2018　临床检验室间质量评价

WS/T 404.9-2018　临床常用生化检验项目参考区间　第9部分：血清C-反应蛋白、前白蛋白、转铁蛋白、β2-微球蛋白

WS/T 641-2018　临床检验定量测定室内质量控制

WS/T 640-2018　临床微生物学检验标本的采集和转运

WS/T 639-2018　抗菌药物敏感性试验的技术要求

WS/T 459-2018　常用血清肿瘤标志物检测的临床应用和质量管理

WS/T 574-2018　临床实验室试剂用纯化水

WS/T 573-2018　感染性疾病免疫测定程序及结果报告

WS/T 404.4-2018　临床常用生化检验项目参考区间　第4部分：血清总胆红素、直接胆红素

WS/T 224-2018　真空采血管的性能验证

WS/T 503-2017　临床微生物实验室血培养操作规范

WS/T 493 - 2017　酶学参考实验室参考方法测定不确定度评定指南

WS/T 494 - 2017　临床定性免疫检验重要常规项目分析质量要求

WS/T 514 - 2017　临床检验方法检出能力的确立和验证

WS/T 496 - 2017　临床实验室质量指标

WS/T 478 - 2015　血清 25 -羟基维生素 D3 检测操作指南 同位素稀释液相色谱串联质谱法

WS/T 477 - 2015　D -二聚体定量检测

WS/T 491 - 2016　梅毒非特异性抗体检测操作指南

WS/T 490 - 2016　临床化学测量系统校准指南

WS/T 489 - 2016　尿路感染临床微生物实验室诊断

WS/T 492 - 2016　临床检验定量测定项目精密度与正确度性能验证

WS/T 250 - 2005　临床实验室质量保证的要求

WS/T 246 - 2005　白细胞分类计数参考方法

WS/T 245 - 2005　红细胞和白细胞计数参考方法

WS/T 244 - 2005　血小板计数参考方法

WS/T 59 - 1996　尿中 4 -氨基- 2,6 -二硝基甲苯的气相色谱测定方法

WS 322.1 - 2010　胎儿常见染色体异常与开放性神经管缺陷的产前筛查与诊断技术标准　第 1 部分：中孕期母血血清学产前筛查

WS/T 230 - 2002　临床诊断中聚合酶链反应(PCR)技术的应用

WS/T 229 - 2002　尿液物理学、化学及沉渣分析

WS/T 228 - 2002　定量临床检验方法的初步评价

WS/T 227 - 2002　临床检验操作规程编写要求

WS/T 226 - 2002　便携式血糖仪血液葡萄糖测定指南

WS/T 225 - 2002　临床化学检验血液标本的收集与处理

WS/T 224 - 2002　真空采血管及其添加剂

WS/T 223 - 2002　乙型肝炎表面抗原酶免疫检验方法

WS/T 125 - 1999　纸片法抗菌药物敏感试验标准

WS/T 124 - 1999　临床化学体外诊断试剂盒质量检测总则

WS/T 123 - 1999　红细胞比积的测定

WS/T 122 - 1999　全血中血红蛋白的测定

WS/T 121 - 1999　血清脂蛋白 A1 及载脂蛋白 B 免疫透射比浊测定法

WS/T 68 - 1996　研制生物样品监测检验方法指南

WS/T 67 - 1996　全血胆碱酯酶活性的分光光度测定方法　硫代乙酰胆碱-联硫代双硝基苯甲酸法

WS/T 66 - 1996　全血胆碱酯酶活性的分光光度测定方法　羟胺三氯化铁法

WS/T 65 - 1996　尿中杀虫脒及对氯邻甲胺的分光光度测定方法

WS/T 64－1996　　尿中三氯乙酸的分光光度测定方法

WS/T 63－1996　　尿中亚硫基二乙酸的气相色谱测定方法

WS/T 62－1996　　尿中甲醇的顶空气相色谱测定方法

WS/T 61－1996　　尿中五氯酚的高效液相色谱测定方法

WS/T 60－1996　　尿中五氯酚的分光光度测定方法

WS/T 58－1996　　尿中对硝基酚的高效液相色谱测定方法

WS/T 57－1996　　尿中对硝基酚的分光光度测定方法

WS/T 56－1996　　尿中对氨基酚的高效液相色谱测定方法

WS/T 55－1996　　尿中对氨基酚的分光光度测定方法

WS/T 54－1996　　尿中苯乙醛酸和苯乙醇酸的高效液相色谱测定方法

WS/T 53－1996　　尿中马尿酸、甲基马尿酸的高效液相色谱测定方法

WS/T 52－1996　　尿中马尿酸的分光光度测定方法

WS/T 51－1996　　呼出气中苯的气相色谱测定方法

WS/T 50－1996　　尿中苯酚的气相色谱测定方法（二）FFAP 柱法

WS/T 49－1996　　尿中苯酚的气相色谱测定方法（一）液晶柱法

WS/T 48－1996　　尿中酚的分光光度测定方法

WS/T 404.5－2015　　临床常用生化检验项目参考区间　第 5 部分：血清尿素、肌酐

WS/T 404.6－2015　　临床常用生化检验项目参考区间　第 6 部分：血清总钙、无机磷、镁、铁

WS/T 404.7－2015　　临床常用生化检验项目参考区间　第 7 部分：血清乳酸脱氢酶、肌酸激酶

WS/T 404.8－2015　　临床常用生化检验项目参考区间　第 8 部分：血清淀粉酶

WS/T 455－2014　　卫生检测与评价名词术语

WS/T 442－2014　　临床实验室生物安全指南

WS/T 417－2013　　γ-谷氨酰基转移酶催化活性浓度测定参考方法

WS/T 416－2013　　干扰实验指南

WS/T 415－2013　　无室间质量评价时实验室检测评估方法

WS/T 414－2013　　室间质量评价结果应用指南

WS/T 413－2013　　血清肌酐测定参考方法

WS/T 412－2013　　血清甘油三酯测定参考方法

WS/T 410－2013　　血清高密度脂蛋白胆固醇测定

WS/T 409－2013　　临床检验方法总分析误差的确定

WS/T 407－2012　　医疗机构内定量检验结果的可比性验证指南

WS/T 406－2012　　临床血液学检验常规项目分析质量要求

WS/T 405－2012　　血细胞分析参考区间

WS/T 403－2012　　临床生物化学检验常规项目分析质量指标

WS/T 402 - 2012　临床实验室检验项目参考区间的制定

WS/T 347 - 2011　血细胞分析的校准指南

WS/T 346 - 2011　网织红细胞计数的参考方法

WS/T 345 - 2011　血清尿素测定参考方法

WS/T 344 - 2011　出血时间测定要求

WS/T 343 - 2011　红细胞沉降率测定参考方法

WS/T 342 - 2011　红细胞比容测定参考方法

WS/T 341 - 2011　血红蛋白测定参考方法

WS/T 498 - 2017　细菌性腹泻临床实验室诊断操作指南

WS 233 - 2017　病原微生物实验室生物安全通用准则

WS/T 453 - 2014　丙型病毒性肝炎筛查及管理

WS/T 505 - 2017　定性测定性能评价指南

WS 308 - 2019　医疗机构消防安全管理

四、实验室认可准则

类　　别		文 件 编 号	文 件 名 称	发布日期	实施日期
1. 认可规则	通用认可规则	CNAS - R01：2018	《认可标识使用和认可状态声明规则》	2018/3/30	2018/3/30
		CNAS - R02：2018	《公正性和保密规则》	2018/3/1	2018/3/1
		CNAS - R03：2018	《申诉、投诉和争议处理规则》	2018/3/1	2018/3/1
		CNAS - RL01：2018	《实验室认可规则》	2018/3/1	2018/3/1
		CNAS - RL02：2018	《能力验证规则》	2018/3/1	2018/3/1
	实验室专用认可规则	CNAS - RL03：2017	《实验室和检验机构认可收费管理规则》	2017/1/1	2017/1/1
		CNAS - RL04：2009	《境外实验室和检验机构受理规则》(2015 年第一次修订)	2009/3/1	2015/6/1
		CNAS - RL05：2016	《实验室生物安全认可规则》	2016/2/1	2016/5/1
		CNAS - RL06：2018	《能力验证提供者认可规则》	2018/3/1	2018/3/1
		CNAS - RL07：2018	《标准物质/标准样品生产者认可规则》	2018/3/1	2018/3/1
		CNAS - RL08：2017	《实验动物饲养和使用机构认可规则》	2017/6/1	2017/6/1
2. 实验室基本认可准则		CNAS - CL01：2018	《检测和校准实验室能力认可准则》(ISO/IEC17025：2017)	2018/3/1	2018/9/1
		CNAS - CL02：2012	《医学实验室质量和能力认可准则》(ISO 15189：2012)(2015 年第一次修订)	2013/11/22	2015/6/1
		CNAS - CL03：2010	《能力验证提供者认可准则》(ISO/IEC 17043：2010)(2015 年第一次修订)	2010/12/31	2015/6/1
		CNAS - CL04：2017	《标准物质/标准样品生产者能力认可准则》(ISO 17034：2016)	2017/5/1	2017/7/1
		CNAS - CL05：2009	《实验室生物安全认可准则》(GB19489 - 2008)(2015 年第一次修订)	2009/6/30	2015/6/1

类　　别	文 件 编 号	文 件 名 称	发布日期	实施日期
2. 实验室基本认可准则	CNAS－CL06：2018	《实验动物饲养和使用机构质量和能力认可准则》（GB/T 27416－2014）	2018/3/1	2018/3/1
	CNAS－CL07：2018	《医学参考测量实验室认可准则》	2018/3/1	2018/3/1
	CNAS－CL08：2018	《司法鉴定/法庭科学机构能力认可准则》	2018/3/1	2018/9/1
3. 实验室认可应用准则	CNAS－CL01－G001：2018	《CNAS－CL01〈检测和校准实验室能力认可准则〉应用要求》	2018/3/1	2018/9/1
	CNAS－CL01－G002：2018	《测量结果的计量溯源性要求》	2018/3/1	2018/9/1
	CNAS－CL01－G003：2018	《测量不确定度的要求》	2018/3/1	2018/9/1
	CNAS－CL01－G004：2018	《内部校准要求》	2018/3/1	2018/9/1
	CNAS－CL01－G005：2018	《检测和校准实验室能力认可准则在非固定场所外检测活动中的应用说明》	0:00:00	2018/9/1
	CNAS－CL01－A001：2018	《检测和校准实验室能力认可准则在微生物检测领域的应用说明》	2018/3/1	2018/9/1
	CNAS－CL01－A002：2018	《检测和校准实验室能力认可准则在化学检测领域的应用说明》	2018/3/1	2018/9/1
	CNAS－CL01－A003：2018	《检测和校准实验室能力认可准则在电气检测领域的应用说明》	2018/3/1	2018/9/1
	CNAS－CL01－A004：2018	《实验室能力认可准则在医疗器械检测领域的应用说明》	2018/3/1	2018/9/1
	CNAS－CL01－A005：2018	《检测和校准实验室能力认可准则在汽车和摩托车检测领域的应用说明》	2018/3/1	2018/9/1
	CNAS－CL01－A006：2018	《检测和校准实验室能力准则在无损检测领域的应用说明》	2018/3/1	2018/9/1
	CNAS－CL01－A008：2018	《检测和校准实验室能力认可准则在电磁兼容检测领域的应用说明》	2018/3/1	2018/9/1
	CNAS－CL01－A009：2018	《检测和校准实验室能力认可准则在玩具检测领域的应用说明》	2018/3/1	2018/9/1
	CNAS－CL01－A010：2018	《检测和校准实验室能力认可准则在纺织检测领域的应用说明》	2018/3/1	2018/9/1
	CNAS－CL01－A011：2018	《检测和校准实验室能力认可准则在金属材料检测领域的应用说明》	2018/3/1	2018/9/1
	CNAS－CL01－A012：2018	《检测和校准实验室能力认可准则在卫生检疫领域的应用说明》	2018/3/1	2018/9/1

类　别	文件编号	文件名称	发布日期	实施日期
	CNAS-CL01-A013：2018	《检测和校准实验室能力认可准则在动物检疫领域的应用说明》	2018/3/1	2018/9/1
	CNAS-CL01-A014：2018	《检测和校准实验室能力认可准则在植物检疫领域的应用说明》	2018/3/1	2018/9/1
	CNAS-CL01-A015：2018	《检测和校准实验室能力认可准则在珠宝玉石、贵金属检测领域的应用说明》	2018/3/1	2018/9/1
	CNAS-CL01-A016：2018	《检测和校准实验室能力认可准则在感官检验领域的应用说明》	2018/3/1	2018/9/1
	CNAS-CL01-A018：2018	《检测和校准实验室能力认可准则在建设工程检测领域的应用说明》	2018/3/1	2018/9/1
	CNAS-CL01-A019：2018	《检测和校准实验室能力认可准则在软件检测领域的应用说明》	2018/3/1	2018/9/1
	CNAS-CL01-A020：2018	《检测和校准实验室能力认可准则在信息安全检测领域的应用说明》	2018/3/1	2018/9/1
	CNAS-CL01-A021：2018	《检测和校准实验室能力认可准则在光伏产品检测领域的应用说明》	2018/3/1	2018/9/1
3. 实验室认可应用准则	CNAS-CL01-A022：2018	《检测和校准实验室能力认可准则在建材检测领域的应用说明》	2018/3/1	2018/9/1
	CNAS-CL01-A023：2018	《检测和校准实验室能力认可准则在实验动物检测领域的应用说明》	2018/3/1	2018/9/1
	CNAS-CL01-A024：2018	《检测和校准实验室能力认可准则在基因扩增检测领域的应用说明》	2018/3/1	2018/9/1
	CNAS-CL01-A025：2018	《检测和校准实验室能力认可准则在校准领域的应用说明》	2018/3/1	2018/9/1
	CNAS-CL02-A001：2018	《医学实验室质量和能力认可准则在临床血液学检验领域的应用说明》	2018/3/1	2018/3/1
	CNAS-CL02-A002：2018	《医学实验室质量和能力认可准则在体液学检验领域的应用说明》	2018/3/1	2018/3/1
	CNAS-CL02-A003：2018	《医学实验室质量和能力认可准则在临床化学检验领域的应用说明》	2018/3/1	2018/3/1
	CNAS-CL02-A004：2018	《医学实验室质量和能力认可准则在临床免疫学定性检验领域的应用说明》	2018/3/1	2018/3/1

（续表）

类 别	文件编号	文 件 名 称	发布日期	实施日期
	CNAS-CL02-A005：2018	《医学实验室质量和能力认可准则在临床微生物学检验领域的应用说明》	2018/3/1	2018/3/1
	CNAS-CL02-A006：2018	《医学实验室质量和能力认可准则在输血医学领域的应用说明》	2018/3/1	2018/3/1
	CNAS-CL02-A007：2018	《医学实验室质量和能力认可准则在组织病理学检查领域的应用说明》	2018/3/1	2018/3/1
	CNAS-CL02-A008：2018	《医学实验室质量和能力认可准则在细胞病理学检查领域的应用说明》	2018/3/1	2018/3/1
	CNAS-CL02-A009：2018	《医学实验室质量和能力认可准则在分子诊断领域的应用说明》	2018/3/1	2018/3/1
	CNAS-CL02-A010：2018	《医学实验室质量和能力认可准则在实验室信息系统的应用说明》	2018/3/1	2018/3/1
	CNAS-CL02-A011：2018	《医学实验室质量和能力认可准则在CT检查领域的应用说明》	2018/4/1	2018/9/1
	CNAS-CL03-A001：2018	《能力验证提供者认可准则在微生物领域的应用说明》	2018/3/1	2018/3/1
3. 实验室认可应用准则	CNAS-CL05-A001：2018	《实验室生物安全认可准则对移动式实验室评价的应用说明》	2018/3/1	2018/3/1
	CNAS-CL05-A002：2018	《实验室生物安全认可准则对关键防护设备评价的应用说明》	2018/3/1	2018/3/1
	CNAS-CL07-A001：2018	《医学参考测量实验室认可准则在临床酶学参考测量领域的应用说明》	2018/3/1	2018/3/1
	CNAS-CL07-A002：2018	《医学参考测量实验室认可准则在血细胞分析参考测量领域的应用说明》	2018/3/1	2018/3/1
	CNAS-CL07-A003：2018	《医学参考测量实验室认可准则在代谢物和非肽激素参考测量领域的应用说明》	2018/3/1	2018/3/1
	CNAS-CL08-A001：2018	《司法鉴定/法庭科学机构能力认可准则在电子数据鉴定领域的应用说明》	2018/4/18	2018/9/1
	CNAS-CL08-A002：2018	《司法鉴定/法庭科学机构能力认可准则在法医物证DNA鉴定领域的应用说明》	2018/4/18	2018/9/1
	CNAS-CL08-A003：2018	《司法鉴定/法庭科学机构能力认可准则在微量物证鉴定领域的应用说明》	2018/4/18	2018/9/1
	CNAS-CL08-A004：2018	《司法鉴定/法庭科学机构能力认可准则在法医学鉴定领域的应用说明》	2018/4/18	2018/9/1

457

（续表）

类　　别	文件编号	文件名称	发布日期	实施日期
3. 实验室认可应用准则	CNAS-CL08-A005：2018	《司法鉴定/法庭科学机构能力认可准则在文书鉴定领域的应用说明》	2018/4/18	2018/9/1
	CNAS-CL08-A006：2018	《司法鉴定/法庭科学机构能力认可准则在痕迹鉴定领域的应用说明》	2018/4/18	2018/9/1
	CNAS-CL08-A007：2018	《司法鉴定/法庭科学机构能力认可准则在法医毒物分析和毒品鉴定领域的应用说明》	2018/4/18	2018/9/1
	CNAS-CL08-A008：2018	《司法鉴定/法庭科学机构能力认可准则在声像资料鉴定领域的应用说明》	2018/4/18	2018/9/1
4. 实验室认可指南	CNAS-GL001：2018	《实验室认可指南》	2018/3/1	2018/3/1
	CNAS-GL002：2018	《能力验证结果的统计处理和能力评价指南》	2018/3/1	2018/3/1
	CNAS-GL003：2018	《能力验证样品均匀性和稳定性评价指南》	2018/3/1	2018/3/1
	CNAS-GL004：2018	《标准物质/标准样品的使用指南》(ISO Guide 33：2015)	2018/3/1	2018/3/1
	CNAS-GL005：2018	《实验室内部研制质量控制样品的指南》(ISO Guide 80：2014)	2018/3/1	2018/3/1
	CNAS-GL006：2018	《化学分析中不确定度的评估指南》	2018/3/1	2018/3/1
	CNAS-GL007：2018	《电器领域不确定度的评估指南》	2018/3/1	2018/9/1
	CNAS-GL008：2018	《实验室认可评审不符合项分级指南》	2018/3/1	2018/9/1
	CNAS-GL009：2018	《材料理化检验测量不确定度评估指南及实例》	2018/3/1	2018/3/1
	CNAS-GL010：2018	《标准物质标准样品证书和标签的内容》	2018/3/1	2018/3/1
	CNAS-GL011：2018	《实验室和检验机构内部审核指南》	2018/3/1	2018/9/1
	CNAS-GL012：2018	《实验室和检验机构管理评审指南》	2018/3/1	2018/9/1
	CNAS-GL013：2018	《量值溯源要求在医学测量领域的实施指南》	2018/3/1	2018/3/1
	CNAS-GL014：2018	《感官检验领域实验室认可技术指南》	2018/3/1	2018/9/1
	CNAS-GL015：2018	《声明检测或校准结果及与规范符合性的指南》	2018/3/1	2018/9/1
	CNAS-GL016：2018	《石油石化领域理化检测测量不确定度评估指南及实例》	2018/3/1	2018/3/1
	CNAS-GL017：2018	《标准物质/标准样品定值的一般原则和统计方法》(ISO Guide35：2006)	2018/3/1	2018/3/1
	CNAS-GL018：2018	《标准物质/标准样品生产者能力认可指南》	2018/3/1	2018/3/1

（续表）

类　别	文件编号	文件名称	发布日期	实施日期
	CNAS-GL019：2018	《能力验证提供者认可指南》	2018/3/1	2018/3/1
	CNAS-GL020：2018	《司法鉴定法庭科学领域定性检验鉴定能力验证实施指南》	2018/3/1	2018/3/1
	CNAS-GL021：2018	《医学领域定性检测能力验证实施指南》	2018/3/1	2018/3/1
	CNAS-GL022：2018	《基于质控数据环境检测测量不确定度评定指南》	2018/3/1	2018/3/1
	CNAS-GL023：2018	《汽车和摩托车检测领域典型参数的测量不确定度评估指南》	2018/3/1	2018/9/1
	CNAS-GL024：2018	《司法鉴定/法庭科学鉴定过程的质量控制指南》	2018/4/18	2018/5/1
	CNAS-GL025：2018	《校准和测量能力（CMC）表示指南》	2018/3/1	2018/9/1
	CNAS-GL026：2018	《无线电领域测量不确定度评估指南及实例》	2018/3/1	2018/9/1
	CNAS-GL027：2018	《化学分析实验室内部质量控制指南——控制图的应用》	2018/3/1	2018/3/1
4. 实验室认可指南	CNAS-GL028：2018	《临床微生物检验程序验证指南》	2018/3/1	2018/3/1
	CNAS-GL029：2018	《基因扩增领域检测实验室认可指南》	2018/3/1	2018/9/1
	CNAS-GL030：2018	《企业内部检测实验室认可指南》	2018/3/1	2018/3/1
	CNAS-GL031：2018	《动物检疫二级生物安全实验室认可指南》	2018/3/1	2018/3/1
	CNAS-GL032：2018	《能力验证的选择核查与利用指南》	2018/3/1	2018/3/1
	CNAS-GL033：2018	《建设领域典型检验检测设备计量溯源指南》	2018/9/15	2019/1/1
	CNAS-GL034：2018	《石油石化检测领域实验室认可技术指南》	2018/11/20	2018/11/20
	CNAS-GL037：2019	《临床化学定量检验程序性能验证指南》	2019/2/15	2019/2/15
	CNAS-GL038：2019	《免疫定性检验程序性能验证指南》	2019/2/15	2019/2/15
	CNAS-GL039：2019	《分子诊断检验程序性能验证指南》	2019/2/15	2019/2/15
5. 实验室认可方案	CNAS-CL01-S01：2018	《中国计量科学研究院认可方案》	2018/3/1	2018/9/1
	CNAS-CL01-S02：2018	《"能源之星"实验室认可方案》	2018/3/1	2018/9/1
	CNAS-CL01-S03：2018	《反兴奋剂实验室认可方案》	2018/3/1	2018/9/1
	CNAS-CL01-S04：2018	《EPA 复合木制品检测实验室认可方案》（2018 年第一次修订）	2018/8/14	2018/9/1
6. 实验室技术报告	CNAS-TRL-001	医学实验室——测量不确定度的评定与表达	2012/11/8	修订：2015/6/1

（续表）

类　别	文件编号	文　件　名　称	发布日期	实施日期
6. 实验室技术报告	CNAS-TRL-002	纺织品检测测量不确定度的评估及实例	2015/1/26	修订：2015/6/1
	CNAS-TRL-003	校准和测量能力（CMC）的评定与实例	2015/9/1	
	CNAS-TRL-004	测量设备校准周期的确定和调整方法指南	2017/12/29	
	CNAS-TRL-005	轻纺检测领域质量控制方法	2018/1/1	
	CNAS-TRL-006	轻纺实验室测量设备的计量溯源或核查工作指南	2018/1/1	
	CNAS-TRL-007	建设领域典型检验检测设备计量溯源在检测结果不确定度评定中的应用	2018/9/15	
7. 实验室认可说明	CNAS-EL-01：2018	《司法鉴定法庭科学机构认可受理要求的说明》	2018/4/18	2018/5/1
	CNAS-EL-03：2016	《检测和校准实验室认可能力范围表述说明》	2016/7/6	2016/8/6
	CNAS-EL-04：2013	《对大型综合实验室的认可评审管理说明》	2013/10/21	2015/6/1
	CNAS-EL-05：2013	《基因扩增认可能力范围表述说明》	2013/12/25	2015/6/1
	CNAS-EL-06：2013	《食品检测领域认可能力范围表述说明》	2013/12/23	2015/6/1
	CNAS-EL-07：2014	《纺织检测领域认可能力范围表述说明》	2014/11/25	2015/6/1
	CNAS-EL-08：2018	《电煤检测领域认可能力范围表述说明》	2018/3/31	2018/6/1
	CNAS-EL-09：2014	《建材领域实验室认可能力范围表述说明》	2014/11/1	2015/6/1
	CNAS-EL-10：2015	《机动车检测领域认可能力范围表述说明》	2014/11/2	2015/6/1
	CNAS-EL-11：2016	《校准方法的认可管理说明》	2016/7/6	2016/8/6
	CNAS-EL-12：2018	《石油石化检测领域实验室认可能力范围表述说明》	2018/2/1	2018/3/1

五、CLSI 文件

CLSI C34 ED4：2019 — Sweat Testing：Specimen Collection and Quantitative Chloride Analysis，4th Edition

Abstract：This guideline describes methods for all aspects of sweat testing，including collection and analysis，results evaluation and reporting，and quality control.

CLSI C49 ED2：2018 — Analysis of Body Fluids in Clinical Chemistry，2nd Edition

Abstract：This guideline provides information for the medical laboratory for evaluating measurement procedures，as well as a strategy to characterize assay performance，when applied to body fluid matrixes.

CLSI C63 ED1：2018 — Laboratory Support for Pain Management Programs，1st Edition

Abstract： This guideline provides recommendations for medical laboratories and clinical practices that provide services for pain management.

CLSI C52 ED3：2017 — Toxicology and Drug Testing in the Medical Laboratory, 3rd Edition

Abstract： This guideline provides an overview of drug testing by medical laboratories, including testing for drugs of abuse. It discussed the preexamination, examination, and postexamination considerations for specimen collection, methods of analysis, and the reporting and interpretation of results.

CLSI C24 ED4：2016 — Statistical Quality Control for Quantitative Measurement Procedures：Principles and Definitions, 4th Edition

Abstract： This guideline provides definitions, principles, and approaches to laboratory quality control design, implementation, and assessment.

CLSI EP19 ED2：2015 — A Framework for Using CLSI Documents to Evaluate Clinical Laboratory Measurement Procedures, 2nd Edition

Abstract： This report uses the "measurement procedure lifecycle" framework to aid users of CLSI evaluation protocols documents during establishment and implementation of measurement procedures developed by both commercial manufacturers and clinical laboratories, ie, for laboratory-developed tests.

CLSI C57 ED1：2015 — Mass Spectrometry for Androgen and Estrogen Measurements in Serum, 1st Edition

Abstract： This guideline is intended to aid the laboratorian in developing appropriate procedures for the use of mass spectrometry in the measurement of androgens and estrogens.

CLSI C62 A：2014 — Liquid Chromatography-Mass Spectrometry Methods, 1st Edition

Abstract： This document provides guidance to the clinical laboratorian for the reduction of interlaboratory variance and the evaluation of interferences, assay performance, and other pertinent characteristics of clinical assays. This guideline emphasizes particular areas related to assay development and presents a standardized approach for method verification that is specific to mass spectrometry technology.

CLSI EP15 A3：2014 — User Verification of Precision and Estimation of Bias, 3rd Edition

Abstract： This document describes the estimation of imprecision and of bias for clinical laboratory quantitative measurement procedures using a protocol that can be completed within as few as five days.

CLSI C40 A2：2013 — Measurement Procedures for the Determination of Lead Concentrations in Blood and Urine, 2nd Edition

Abstract： This document provides guidance for the measurement of lead concentrations in blood and urine, including specimen collection, measurement by graphite furnace atomic absorption spectrometry, anodic stripping voltammetry, and inductively coupled plasma mass spectrometry. It also includes guidelines for quality assurance and quality control, and information on proficiency testing programs and laboratory certification.

CLSI POCT12 A3：2013 — Point-of-Care Blood Glucose Testing in Acute and Chronic Care Facilities, 3rd Edition

Abstract：This document contains guidelines for performance of point-of-care blood glucose meter systems that stress quality control, training, and administrative responsibility.

CLSI C56 A：2012 — Hemolysis, Icterus, and Lipemia/Turbidity Indices as Indicators of Interference in Clinical Laboratory Analysis，1st Edition

Abstract：This document provides background information on mechanisms of hemolysis, icterus, lipemia/turbidity（HIL）interference; intended usefulness of HIL indices; establishment of HIL alert indices; availability of automated HIL detection systems; and interpretation, strengths, limitations, and verification of HIL indices in the clinical laboratory.

CLSI C58 A：2011 — Assessment of Fetal Lung Maturity by the Lamellar Body Count，1st Edition

Abstract：This document provides guidelines for the use of automated cell counting to enumerate lamellar bodies in amniotic fluid. It describes the different counting technologies used in automated cell counters as well as methods laboratorians can use to verify/validate the lamellar body count test.

CLSI C43 A2：2010 — Gas Chromatography/Mass Spectrometry Confirmation of Drugs，2nd Edition

Abstract：This document provides guidance on establishing uniform practices necessary to produce quality data for quantitation and identification of a drug or drug metabolite using the gas chromatography/ mass spectrometry method. Specific quality assurance criteria for maintaining and documenting optimal instrument performance are also presented.

CLSI C46 A2：2009 — Blood Gas and pH Analysis and Related Measurements，2nd Edition

Abstract：This document provides clear definitions of the quantities in current use, and provides a single source of information on appropriate specimen collection, preanalytical variables, calibration, and quality control for blood pH and gas analysis and related measurements.

CLSI C50 A：2007 — Mass Spectrometry in the Clinical Laboratory：General Principles and Guidance，1st Edition

Abstract：This guideline provides a general understanding of mass spectrometry and the principles that dictate its application in the clinical laboratory. It includes guidance, references, and quality assurance markers that will assist with the implementation and correct operation of a mass spectrometry （MS）system for its many applications. Information on maintaining optimum performance, approaches to ensuring accurate and precise mass measurement, verification of methods, quality control of assays within and between instruments, instrument troubleshooting, sample preparation, interpretation of results, and limitations of the technology is included.

CLSI C45 A：2004 — Measurement of Free Thyroid Hormones，1st Edition

Abstract：This document addresses analytical and clinical validation of free（nonprotein-bound）thyroid hormone（FTH）measurement procedures.

CLSI C48 A：2004 — Application of Biochemical Markers of Bone Turnover in the Assessment and Monitoring of Bone Diseases，1st Edition

Abstract：This guideline provides information on how biochemical markers of bone turnover can be applied to facilitate and harmonize data interpretation and to help answer clinical questions in the area of bone diseases.

CLSI C31 A2: 2001 — Ionized Calcium Determinations: Precollection Variables, Specimen Choice, Collection, and Handling, 2nd Edition

Abstract: This document addresses preanalytical considerations, such as patient condition, specimen choice, collection, and handling— that can influence the accuracy and clinical utility of ionized calcium measurements.

CLSI C29 A2: 2000 — Standardization of Sodium and Potassium Ion-Selective Electrode Systems to the Flame Photometric Reference Method, 2nd Edition

Abstract: This document contains recommendations on the expression of the results of ion-selective electrode measurement of sodium and potassium ion activities in undiluted serum, plasma, or whole blood in clinical practice.

CLSI C39 A: 2000 — A Designated Comparison Method for the Measurement of Ionized Calcium in Serum, 1st Edition

Abstract: This document provides a designated comparison method to standardize the measurement of ionized calcium made by ion-selective electrode (ISE) potentiometry. This system can be used to assign ionized calcium concentrations to a commercially available, serum-based material to improve the traceability and transferability of results for the measurement of ionized calcium in the clinical laboratory.

CLSI C37 A: 1999 — Preparation and Validation of Commutable Frozen Human Serum Pools as Secondary Reference Materials for Cholesterol Measurement Procedures, 1st Edition

Abstract: This guideline details procedures for the manufacture and evaluation of human serum pools for cholesterol measurement.

CLSI C61 A: 1998 — Determination of Serum Iron, Total Iron-Binding Capacity and Percent Transferrin Saturation, 1st Edition

Abstract: This document provides methods for determining serum iron and total iron-binding capacity; and describes the measurement of serum iron concentration as well as the determination of the percent saturation of transferrin with iron.

CLSI C38 A: 1997 — Control of Preanalytical Variation in Trace Element Determinations, 1st Edition

Abstract: This document provides guidelines for patient preparation, specimen collection, transport, and processing for the measurement of trace elements in a variety of biological matrices.

CLSI C42 A: 1996 — Erythrocyte Protoporphyrin Testing, 1st Edition

Abstract: This document contains recommendations for the measurement, reporting, and interpretation of erythrocyte protoporphyrin using hematofluorometric and extraction measurement methods.

CLSI GP33 ED2: 2019 — Accuracy in Patient and Specimen Identification

Abstract: This standard specifies the processes required to ensure accurate patient and specimen identification in manual and electronic systems across the health care organization. Processes include system design considerations, differences in requirements for patients with or without identification bands, and provisions for patients with communication barriers.

CLSI GP49 ED1: 2017 — Developing and Managing a Medical Laboratory（Test）Utilization Management Program，1st Edition

Abstract: This report provides guidance for initiating, developing, and maintaining an effective test utilization program.

Status: Active Document

CLSI GP48 ED1: 2017 — Essential Elements of a Phlebotomy Training Program，1st Edition

Abstract: This guideline is a resource for health care professionals and educators for development and implementation of curricula for phlebotomy training programs and courses.

CLSI GP41 ED7: 2017 — Collection of Diagnostic Venous Blood Specimens，7th Edition

Abstract: This standard provides procedures for the collection of diagnostic venous blood specimens, including line draws, blood culture collection, and venipuncture in children.

CLSI GP47 ES-ED1: 2015 — Executive Summary: Management of Critical- and Significant-Risk Results，1st Edition

Abstract: This is an executive summary of GP47—Management of Critical and Significant-Risk Results. It provides a compilation of all key recommendations from GP47 for policies and processes as well as risk management principles and information technology for the management of laboratory results that indicate critical or significant risk to patients. An executive summary for use with CLSI document GP47, 1st ed.

CLSI GP36 A: 2014 — Planning for Laboratory Operations During a Disaster，1st Edition

Abstract: This document provides guidance for laboratory and health care leadership for development, implementation, and sustainment of effective emergency preparedness plans（all hazards）supporting nonanalytical components of clinical and public health laboratory services that may pertain to various natural and manmade disasters.

Status: Active Document

CLSI GP23 A2: 2014 — Nongynecological Cytology Specimens: Preexamination, Examination, and Postexamination Processes，2nd Edition

Abstract: This document provides recommendations for cytology laboratories to use in developing preexamination, examination, and postexamination processes and procedures for nongynecological cytology specimen management.

Status: Inactive Document

CLSI EP26 A: 2013 — User Evaluation of Between-Reagent Lot Variation，1st Edition

Abstract: This document provides guidance for laboratories on the evaluation of a new reagent lot, including a protocol using patient samples to detect significant changes from the current lot.

CLSI QMS02 A6: 2013 — Quality Management System: Development and Management of Laboratory Documents，6th Edition

Abstract: This document provides guidance on the processes needed for document management, including creating, controlling, changing, and retiring a laboratory's policy, process, procedure, and form documents in both paper and electronic environments.

CLSI GP40 A4 - AMD: 2012 — Preparation and Testing of Reagent Water in the Clinical

Laboratory，4th Edition

Abstract：This document provides guidelines on water purified for clinical laboratory use; methods for monitoring water quality and testing for specific contaminants; and water system design considerations.

Status：Active Document

CLSI GP17 A3：2012 — Clinical Laboratory Safety，3rd Edition

Abstract：This document contains general recommendations for implementing a high-quality laboratory safety program，which are provided in a framework that is adaptable within any laboratory.

CLSI GP05 A3：2011 — Clinical Laboratory Waste Management，3rd Edition

Abstract：Based on US regulations，this document provides guidance on the safe handling and disposal of chemical，infectious，radioactive，and multihazardous wastes generated in the clinical laboratory. Although this document is a valuable resource for a wider audience，it is intended for use primarily in the United States.

CLSI GP39 A6：2010 — Tubes and Additives for Venous and Capillary Blood Specimen Collection，6th Edition

Abstract：This standard contains requirements for the materials，manufacturing，and labeling of venous and capillary blood collection devices.

CLSI GP34 A：2010 — Validation and Verification of Tubes for Venous and Capillary Blood Specimen Collection，1st Edition

Abstract：This document provides guidance for conducting validation and verification testing for venous and capillary blood collection tubes.

Status：Active Document

CLSI GP44 A4：2010 — Procedures for the Handling and Processing of Blood Specimens for Common Laboratory Tests，4th Edition

Abstract：This document includes criteria for preparing an optimal serum or plasma sample and for the devices used to process blood specimens.

CLSI GP31 A：2009 — Laboratory Instrument Implementation，Verification，and Maintenance，1st Edition

Abstract：This guideline provides information about assessing instrument performance and function from the time of instrument purchase to the routine performance of clinical testing.

CLSI GP16 A3：2009 — Urinalysis，3rd Edition

Abstract：This document addresses procedures for testing urine，including materials and equipment；macroscopic/physical evaluation；chemical analysis；and microscopic analysis.

CLSI GP15 A3：2008 — Cervicovaginal Cytology Based on the Papanicolaou Technique，3rd Edition

Abstract：This document discusses procedures for cervicovaginal specimen collection，as well as the preparation，fixation，staining，and storage of Papanicolaou-stained cervicovaginal cytology slides.

CLSI GP42 A6：2008 — Procedures and Devices for the Collection of Diagnostic Capillary Blood Specimens，6th Edition

Abstract：This document provides a technique for the collection of diagnostic capillary blood specimens, including recommendations for collection sites and specimen handling and identification. Specifications for disposable devices used to collect, process, and transfer diagnostic capillary blood specimens are also included.

CLSI GP45 A: 2004 — Studies to Evaluate Patient Outcomes, 1st Edition

Abstract: This guideline describes the essential issues in planning outcomes research, including resources needed, formulating a research question, validity and sources of error, feasibility, and ethical issues; addresses the design and implementation of a patient outcomes research plan, including study design, study subjects, measurements, interventions, and analysis; summarizes recommendations for reporting patient outcomes research; and includes definitions, references, and resources for those interested in planning, conducting, and using patient outcomes research.

CLSI GP20 A2: 2003 — Fine Needle Aspiration Biopsy (FNAB) Techniques, 2nd Edition

Abstract: This document contains recommended procedures for performing fine needle aspiration biopsies of superficial (palpable) and deep-seated (nonpalpable) lesions/masses, from patient preparation through staining the smear.

CLSI I/LA20 ED3: 2016 — Analytical Performance Characteristics, Quality Assurance, and Clinical Utility of Immunological Assays for Human Immunoglobulin E Antibodies of Defined Allergen Specificities, 3rd Edition

Abstract: This report provides guidance for the design, analytical performance, standardization, quality assurance, and clinical application of laboratory assays used in the measurement of human immunoglobulin E antibodies of defined allergen specificity.

CLSI I/LA26 A2: 2013 — Performance of Single Cell Immune Response Assays, 2nd Edition

Abstract: This document contains methods of intracellular cytokine evaluation, major histocompatibility complex multimer quantitation, enzyme-linked immunospot technology, and carboxyfluorescein succinimidyl ester tracking dye staining for the assessment of cellular proliferation. It also provides basic aspects of specimen collection, transport, and preparation; results interpretation; and quality assurance and test validation approaches.

CLSI ILA34 A: 2011 — Design and Validation of Immunoassays for Assessment of Human Allergenicity of New Biotherapeutic Drugs, 1st Edition

Abstract: This document provides guidance for the design, validation, analytical performance, and quality assurance of laboratory assays used in the measurement of human immunoglobulin E antibodies specific for new biotherapeutic drugs.

CLSI I/LA25 A2: 2011 — Maternal Serum Screening, 2nd Edition

Abstract: This document addresses the steps required to provide reliable screening and reporting using examples of serum markers currently in common use (AFP, hCG, uE3, inhibin A, PAPP-A). Emphasized is first-trimester screening, in which serum markers used are PAPP-A and hCG?, and the main ultrasound marker is nuchal translucency. Outcome evaluation, information management, and calculation of risk are also emphasized.

CLSI I/LA28 A2: 2011 — Quality Assurance for Design Control and Implementation of Immunohistochemistry Assays, 2nd Edition

Abstract: This document provides guidelines for the development of validated diagnostic, prognostic, and predictive immunohistochemical assays.

CLSI ILA33 A: 2009 — Validation of Automated Systems for Immunohematological Testing Before Implementation, 1st Edition

Abstract: This document provides guidance to the end user and laboratory for validation of automated systems used in immunohematological testing before implementation.

CLSI I/LA21 A2: 2008 — Clinical Evaluation of Immunoassays, 2nd Edition

Abstract: This document addresses the need for clinical evaluation of new immunoassays and new applications of existing assays, as well as multiple assay formats and their uses. As a guide to designing and executing a clinical evaluation, this document will aid developers of "in-house" assays for institutional use, developers of assays used for monitoring pharmacologic effects of new drugs or biologics, and clinical and regulatory personnel responsible for commercializing products.

CLSI ILA30 A: 2008 — Immunoassay Interference by Endogenous Antibodies, 1st Edition

Abstract: This guideline discusses the nature and causes of interfering antibodies, as well as their effects on immunoassays and mechanisms by which interference occurs. Methods to identify and characterize the interferences are addressed along with assessment of methods used to eliminate interference.

CLSI ILA02 A2: 2006 — Quality Assurance of Laboratory Tests for Autoantibodies to Nuclear Antigens: (1) Indirect Fluorescence Assay for Microscopy and (2) Microtiter Enzyme Immunoassay Methods, 2nd Edition

Abstract: This document addresses the criteria for ANA testing by immunofluorescence and by enzyme immunoassay, including test components, quantification of results, and classification criteria.

CLSI ILA23 A: 2004 — Assessing the Quality of Immunoassay Systems: Radioimmunoassays and Enzyme, Fluorescence, and Luminescence Immunoassays, 1st Edition

Abstract: This guideline addresses components for harmonizing and assessing the quality of immunoassay systems for several commonly used dose-response indicator categories, e. g., radioisotopes, enzymes, fluorescence, luminescence, reagents, and experimental components criteria essential to characterizing an immunoassay.

CLSI H48 ED2: 2016 — Determination of Coagulation Factor Activities Using the One-Stage Clotting Assay, 2nd Edition

Abstract: This guideline provides recommendations regarding the proper collection and handling of specimens, reagents, controls, calibrators, and materials needed to optimize factor assay testing.

It includes recommendations for good laboratory practices related to analyzer and reagent performance, reference intervals, lot-to-lot validation, and quality control. Assay limitations and sources of errors and variability are also included.

CLSI H60 A: 2014 — Laboratory Testing for the Lupus Anticoagulant, 1st Edition

Abstract: This document provides guidance and recommendations regarding the proper collection and handling of the specimen; descriptions and limitations of screening and confirmatory assays, and mixing tests used to identify lupus anticoagulant (LA); determination of cutoff values and calculations associated with the various assays; and interpretation of test results in an LA panel.

CLSI H52 A2: 2014 — Red Blood Cell Diagnostic Testing Using Flow Cytometry, 2nd Edition

Abstract: This guideline addresses the diagnostic red blood cell (RBC) assays performed as fluorescence-based assays on a flow cytometry platform; including testing procedures for fetomaternal hemorrhage detection, paroxysmal nocturnal hematuria screening, membrane defect anemia testing for hereditary spherocytosis, and nucleated RBC counting. Points of validation and quality control, and caveats of interpretation are also discussed.

CLSI H02 A5: 2011 — Procedures for the Erythrocyte Sedimentation Rate Test, 5th Edition

Abstract: This document provides a description of the principle, materials, and procedure for a standardized erythrocyte sedimentation rate (ESR) method; a selected routine method, as well as a procedure to evaluate routine methods; and an outline of quality control programs for the ESR test.

CLSI H59 A: 2011 — Quantitative D-dimer for the Exclusion of Venous Thromboembolic Disease, 1st Edition

Abstract: This document provides guidelines regarding the use of D-dimer in exclusion of venous thromboembolism (VTE) including a description of the value of clinical determination of the pretest probability of VTE; the proper collection and handling of the specimen; assays used for D-dimer analysis; determination of the threshold for exclusion of VTE; interpretation of test results; and aspects of regulatory and accreditation requirements.

CLSI H26 A2: 2010 — Validation, Verification, and Quality Assurance of Automated Hematology Analyzers, 2nd Edition

Abstract: This document provides guidance for the validation, verification, calibration, quality assurance (QA), and quality control (QC) of automated multichannel hematology analyzers for manufacturers, end-user clinical laboratories, accrediting organizations, and regulatory bodies. In addition, end-user clinical laboratories will find guidance for establishment of clinically reportable intervals and for QA for preexamination and examination aspects of their systems.

CLSI H58 A: 2008 — Platelet Function Testing by Aggregometry, 1st Edition

Abstract: This document provides concrete, standard procedures for using aggregometry to assess platelet function in patient specimens with the intent to achieve greater uniformity of results.

CLSI H47 A2: 2008 — One-Stage Prothrombin Time (PT) Test and Activated Partial Thromboplastin Time (APTT) Test, 2nd Edition

Abstract: This document provides guidelines for performing the PT and APTT tests in the clinical laboratory, for reporting results, and for identifying sources of error.

CLSI H57 A: 2008 — Protocol for the Evaluation, Validation, and Implementation of Coagulometers, 1st Edition

Abstract: This document provides guidance and procedures to the end user and manufacturer for the selection, evaluation, validation, and implementation of a laboratory coagulometer.

CLSI H21 A5: 2008 — Collection, Transport, and Processing of Blood Specimens for Testing Plasma-Based Coagulation Assays and Molecular Hemostasis Assays, 5th Edition

Abstract: This document provides procedures for collecting, transporting, and storing blood;

processing blood specimens; storing plasma for coagulation testing; and general recommendations for performing the tests.

CLSI H42 A2：2007 — Enumeration of Immunologically Defined Cell Populations by Flow Cytometry, 2nd Edition

Abstract： This document provides guidance for the immunophenotypic analysis of non-neoplastic lymphocytes by immunofluorescence-based flow cytometry; sample and instrument quality control; and precautions for acquisition of data from lymphocytes.

CLSI H43 A2：2007 — Clinical Flow Cytometric Analysis of Neoplastic Hematolymphoid Cells, 2nd Edition

Abstract： This document provides performance guidelines for the immunophenotypic analysis of neoplastic hematolymphoid cells using immunofluorescence-based flow cytometry; for sample and instrument quality control; and precautions for acquisition of data from neoplastic hematolymphoid cells.

CLSI H20 A2：2007 — Reference Leukocyte (WBC) Differential Count (Proportional) and Evaluation of Instrumental Methods, 2nd Edition

Abstract： This document is a reference method for the evaluation of automated differential counters, based on the visual differential count.

CLSI H56 A：2006 — Body Fluid Analysis for Cellular Composition, 1st Edition

Abstract： This guideline provides users with recommendations for collection and transport of body fluids, numeration and identification of cellular components, and guidance for qualitative and quantitative assessment of body fluid.

CLSI H54 A：2005 — Procedures for Validation of INR and Local Calibration of PT/INR Systems, 1st Edition

Abstract： This document describes the use of certified plasmas to enhance performance of the prothrombin time (PT)/International Normalized Ratio (INR) system test; reviews limitations of the INR system that may occur when a manufacturer-determined ISI is used without local verification or calibration; and provides a rationale for performing local ISI verification with recommendations as to when PT calibration may be indicated. Part I is a detailed, expanded account for manufacturers and Part II is an abbreviated version useful for the clinical laboratory.

CLSI H44 A2：2004 — Methods for Reticulocyte Counting (Automated Blood Cell Counters, Flow Cytometry, and Supravital Dyes); Approved Guideline, Second Edition

Abstract： This document provides guidance for the performance of reticulocyte counting by flow cytometry. It includes methods for determining the trueness and precision of the reticulocyte flow cytometry instrument and a recommended reference procedure.

CLSI H30 A2：2001 — Procedure for the Determination of Fibrinogen in Plasma, 2nd Edition

Abstract： This document provides guidance on performing the fibrinogen assay in the clinical laboratory. Topics addressed include reporting of results and in vivo and in vitro conditions that may alter results.

CLSI H15 A3：2000 — Reference and Selected Procedures for the Quantitative Determination of

Hemoglobin in Blood，3rd Edition

Abstract：This document describes the principle, materials, and procedure for reference and standardized hemoglobin determinations. It includes specifications for secondary hemiglobincyanide（HiCN）standards.

CLSI H07 A3：2000 — Procedure for Determining Packed Cell Volume by the Microhematocrit Method，3rd Edition

Abstract：This document describes a standard microhematocrit method for determining packed cell volume；specifications for recommended materials and information on potential sources of error are also included.

CLSI EP35 ED1：2019 — Assessment of Equivalence or Suitability of Specimen Types for Medical Laboratory Measurement Procedures，1st Edition

Abstract：This guideline provides recommendations for assessing clinically equivalent performance for additional similar-matrix specimen types and suitable performance for dissimilar-matrix specimen types，such that the laboratory does not necessarily need to repeat the full measurement procedure validation for each specimen type. The recommendations in this guideline apply to both quantitative measurement procedures and qualitative examinations.

CLSI EP34 ED1：2018 — Establishing and Verifying an Extended Measuring Interval Through Specimen Dilution and Spiking，1st Edition

Abstract：It is often medically necessary to provide results for specimens with concentrations above the analytical measuring interval of an in vitro diagnostic measurement procedure. This guideline helps manufacturers and laboratory scientists with establishing，validating，or verifying a dilution scheme that will provide an extended measuring interval for such specimens.

CLSI EP09C ED3：2018 — Measurement Procedure Comparison and Bias Estimation Using Patient Samples

Abstract：This guideline covers the design of measurement procedure comparison experiments using patient samples and subsequent data analysis techniques used to determine the bias between two in vitro diagnostic measurement procedures.

CLSI EP37 ED1：2018 — Supplemental Tables for Interference Testing in Clinical Chemistry，1st Edition

Abstract：This document includes recommended testing concentrations for analytes and endogenous substances that may interfere in clinical chemistry measurement procedures and is intended for use with the evaluation procedures in the Clinical and Laboratory Standards Institute guideline EP07.

CLSI EP07 ED3：2018 — Interference Testing in Clinical Chemistry，3rd Edition

Abstract：This guideline provides background information，guidance，and experimental procedures for investigating，identifying，and characterizing the effects of interferents on clinical chemistry test results.

CLSI EP21 ED2：2016 — Evaluation of Total Analytical Error for Quantitative Medical Laboratory Measurement Procedures，2nd Edition

Abstract：This guideline provides manufacturers and end users with an understanding of concepts related to total analytical error（TAE）for quantitative measurement procedures. An experimental protocol and data analysis method are provided to estimate TAE based upon a comparison of methods experiment with patient specimens，and to assess it relative to a pre-established goal for clinical acceptability.

CLSI EP33 ED1：2016 — Use of Delta Checks in the Medical Laboratory，1st Edition

Abstract： This guideline provides approaches for selecting measurands for which delta checks are useful，establishing delta check limits and rules for comparing them to previous results，establishing delta check alerts in the laboratory information system，investigating specimens with delta check alerts，and evaluating the effectiveness of the laboratory's delta check systems.

CLSI M52 ED1：2015 — Verification of Commercial Microbial Identification and Antimicrobial Susceptibility Testing Systems，1st Edition

Abstract： This guideline includes recommendations for verification of commercial US Food and Drug Administration-cleared microbial identification and antimicrobial susceptibility testing systems by clinical laboratory professionals to fulfill regulatory or quality assurance requirements for the use of these systems for diagnostic testing.

CLSI EP36 ED1：2015 — Harmonization of Symbology and Equations，1st Edition

Abstract： This report provides a standardized symbology for use throughout CLSI documents. Use of these standardized symbols is expected to be of great benefit to the CLSI readership，volunteers participating in CLSI committees，and the scientific community in general.

CLSI EP19 ED2：2015 — A Framework for Using CLSI Documents to Evaluate Clinical Laboratory Measurement Procedures，2nd Edition

Abstract： This report uses the "measurement procedure lifecycle" framework to aid users of CLSI evaluation protocols documents during establishment and implementation of measurement procedures developed by both commercial manufacturers and clinical laboratories，ie，for laboratory-developed tests.

CLSI EP05 A3：2014 — Evaluation of Precision of Quantitative Measurement Procedures，3rd Edition

Abstract： This document provides guidance for evaluating the precision performance of quantitative measurement procedures. It is intended for manufacturers of quantitative measurement procedures and for laboratories that develop or modify such procedures.

CLSI EP15 A3：2014 — User Verification of Precision and Estimation of Bias，3rd Edition

Abstract： This document describes the estimation of imprecision and of bias for clinical laboratory quantitative measurement procedures using a protocol that can be completed within as few as five days.

CLSI EP14 A3：2014 — Evaluation of Commutability of Processed Samples，3rd Edition

Abstract： This document provides guidance for evaluating the commutability of processed samples by determining if they behave differently than unprocessed patient samples when two quantitative measurement procedures are compared.

CLSI EP10 A3 - AMD：2014 — Preliminary Evaluation of Quantitative Clinical Laboratory Measurement Procedures，3rd Edition

Abstract：This guideline provides experimental design and data analysis for preliminary evaluation of the performance of a measurement procedure or device.

CLSI EP26 A：2013 — User Evaluation of Between-Reagent Lot Variation, 1st Edition

Abstract：This document provides guidance for laboratories on the evaluation of a new reagent lot, including a protocol using patient samples to detect significant changes from the current lot.

CLSI EP27 A：2012 — How to Construct and Interpret an Error Grid for Quantitative Diagnostic Assays, 1st Edition

Abstract：This guideline describes what an error grid is, why it is useful, and how to construct one and interpret the information. Guidance is provided for manufacturers and for the clinical laboratory.

CLSI EP31 A-IR：2012 — Verification of Comparability of Patient Results Within One Health Care System, 1st Edition (Interim Revision)

Abstract：This document provides guidance on how to verify comparability of quantitative laboratory results for individual patients within a health care system.

CLSI EP17 A2：2012 — Evaluation of Detection Capability for Clinical Laboratory Measurement Procedures, 2nd Edition

Abstract：This document provides guidance for evaluation and documentation of the detection capability of clinical laboratory measurement procedures (ie, limits of blank, detection, and quantitation), for verification of manufacturers' detection capability claims, and for the proper use and interpretation of different detection capability estimates.

Status：Active Document

CLSI EP29 A：2012 — Expression of Measurement Uncertainty in Laboratory Medicine, 1st Edition

Abstract：This guideline describes a practical approach to assist clinical laboratories in developing and calculating useful estimates of measurement uncertainty, and illustrates their application in maintaining and improving the quality of measured values used in patient care.

CLSI EP24 A2：2011 — Assessment of the Diagnostic Accuracy of Laboratory Tests Using Receiver Operating Characteristic Curves, 2nd Edition

Abstract：This document provides a protocol for evaluating the accuracy of a test to discriminate between two subclasses of subjects when there is some clinically relevant reason to separate them. In addition to the use of receiver operating characteristic curves and the comparison of two curves, the document emphasizes the importance of defining the question, selecting the sample group, and determining the "true" clinical state.

Status：Active Document

CLSI EP23 A：2011 — Laboratory Quality Control Based on Risk Management, 1st Edition

Abstract：This document provides guidance based on risk management for laboratories to develop quality control plans tailored to the particular combination of measuring system, laboratory setting, and clinical application of the test.

CLSI EP28 A3C：2010 — Defining, Establishing, and Verifying Reference Intervals in the Clinical Laboratory, 3rd Edition

Abstract：This document contains guidelines for determining reference values and reference intervals for quantitative clinical laboratory tests.

CLSI EP30 A: 2010 — Characterization and Qualification of Commutable Reference Materials for Laboratory Medicine, 1st Edition

Abstract: This document provides information to help material manufacturers in the production and characterization of commutable reference materials, as well as to assist assay manufacturers and laboratorians in the appropriate use of these materials for calibration and trueness assessment of *in vitro* diagnostic medical devices.

CLSI EP18 A2: 2009 — Risk Management Techniques to Identify and Control Laboratory Error Sources, 2nd Edition

Abstract: This guideline describes risk management techniques that will aid in identifying, understanding, and managing sources of failure (potential failure modes) and help to ensure correct results. Although intended primarily for in vitro diagnostics, this document will also serve as a reference for clinical laboratory managers and supervisors who wish to learn about risk management techniques and processes.

CLSI EP25 A: 2009 — Evaluation of Stability of In Vitro Diagnostic Reagents, 1st Edition

Abstract: This document provides guidance for establishing shelf-life and in-use stability claims for in vitro diagnostic reagents such as reagent kits, calibrators, and control products.

CLSI EP12 A2: 2008 — User Protocol for Evaluation of Qualitative Test Performance, 2nd Edition

Abstract: This document provides a consistent approach for protocol design and data analysis when evaluating qualitative diagnostic tests. Guidance is provided for both precision and method-comparison studies.

CLSI EP32 R: 2006 — Metrological Traceability and Its Implementation, 1st Edition

Abstract: This document provides guidance to manufacturers for establishing and reporting metrological traceability.

CLSI EP06 A: 2003 — Evaluation of the Linearity of Quantitative Measurement Procedures: A Statistical Approach, 1st Edition

Abstract: This document provides guidance for characterizing the linearity of a method during a method evaluation; for checking linearity as part of routine quality assurance; and for determining and stating a manufacturer's claim for linear range.

CLSI M23S ED1: 2020 — Procedure for Optimizing Disk Contents (Potencies) for Disk Diffusion Testing of Antimicrobial Agents Using Harmonized CLSI and EUCAST Criteria, 1st Edition

Abstract: This document describes the necessary technical steps for establishing the optimal disk content (potency) for single antimicrobial agents without the addition of enhancing or inhibiting substances.

CLSI M100 ED30: 2020 — Performance Standards for Antimicrobial Susceptibility Testing, 30th Edition

Abstract: This document includes updated tables for the Clinical and Laboratory Standards Institute antimicrobial susceptibility testing standards M02, M07, and M11.

CLSI M44 ED3: 2018 — Method for Antifungal Disk Diffusion Susceptibility Testing of Yeasts, 3rd

Edition

Abstract: This guideline provides an established methodology for disk diffusion testing of Candida spp. , along with recommendations for results interpretation and quality control testing.

CLSI M62 ED1: 2018 — Performance Standards for Susceptibility Testing of Mycobacteria, Nocardia spp. and Other Aerobic Actinomycetes, 1st Edition

Abstract: This document includes updated breakpoint and quality control tables for the Clinical and Laboratory Standards Institute susceptibility testing standard M24.

CLSI M24 ED3: 2018 — Susceptibility Testing of Mycobacteria, Nocardia spp. and Other Aerobic Actinomycetes, 3rd Edition

Abstract: This standard provides protocols and related quality control parameters for antimicrobial susceptibility testing of mycobacteria, Nocardia spp. and other aerobic actinomycetes.

CLSI M11 ED9: 2018 — Methods for Antimicrobial Susceptibility Testing of Anaerobic Bacteria, 9th Edition

Abstract: This standard provides reference methods for determining minimal inhibitory concentrations of anaerobic bacteria by agar dilution and broth microdilution.

CLSI M48 ED2: 2018 — Laboratory Detection and Identification of Mycobacteria, 2nd Edition

Abstract: This guideline provides recommendations for medical mycobacteriology laboratories on the optimal approach for diagnosis of mycobacterial infections.

CLSI M59 ED2: 2018 — Epidemiological Cutoff Values for Antifungal Susceptibility Testing, 2nd Edition

Abstract: This document includes epidemiological cutoff values and quality control tables developed according to criteria provided in the Clinical and Laboratory Standards Institute guideline M57.

CLSI M23 ED5: 2018 — Development of In Vitro Susceptibility Testing Criteria and Quality Control Parameters, 5th Edition

Abstract: This guideline discusses the necessary and recommended data for selecting appropriate breakpoints and quality control ranges for antimicrobial agents.

CLSI M07 ED11: 2018 — Methods for Dilution Antimicrobial Susceptibility Tests for Bacteria That Grow Aerobically, 11th Edition

Abstract: This standard covers reference methods for determining minimal inhibitory concentrations of aerobic bacteria by broth macrodilution, broth microdilution, and agar dilution.

CLSI M02 ED13: 2018 — Performance Standards for Antimicrobial Disk Susceptibility Tests, 13th Edition

Abstract: This standard covers the current recommended methods for disk susceptibility testing and criteria for quality control testing.

CLSI M02QG‑2018 — Disk Diffusion Reading Guide, 1st Edition

Abstract: Source Document: Performance Standards for Antimicrobial Disk Susceptibility Tests, 13th Edition

CLSI M61 ED1: 2017 — Performance Standards for Antifungal Susceptibility Testing of Filamentous Fungi, 1st Edition

Abstract：This document provides updated quality control tables for the Clinical and Laboratory Standards Institute antifungal susceptibility testing documents M38 and M51.

CLSI M60 ED1：2017 — Performance Standards for Antifungal Susceptibility Testing of Yeasts，1st Edition

Abstract：This document includes updated minimal inhibitory concentration，zone diameter，and quality control tables for the Clinical and Laboratory Standards Institute antifungal susceptibility testing documents M27 and M44.

CLSI M38 ED3：2017 — Reference Method for Broth Dilution Antifungal Susceptibility Testing of Filamentous Fungi，3rd Edition

Abstract：This standard includes antifungal agent selection，preparation of antifungal stock solutions and dilutions for testing，test procedure implementation and interpretation，and quality control requirements for susceptibility testing of filamentous fungi（moulds）that cause invasive and cutaneous fungal infections.

CLSI M27 ED4：2017 — Reference Method for Broth Dilution Antifungal Susceptibility Testing of Yeasts，4th Edition

Abstract：This standard covers antifungal agent selection and preparation，test procedure implementation and interpretation，and quality control requirements for susceptibility testing of yeasts that cause invasive fungal infections.

CLSI M58 ED1：2017 — Methods for the Identification of Cultured Microorganisms Using Matrix-Assisted Laser Desorption/Ionization Time-of-Flight Mass Spectrometry，1st Edition

Abstract：This guideline includes performance，reporting，and quality assurance recommendations for the identification of cultured microorganisms by medical laboratory professionals using matrix-assisted laser desorption/ionization time-of-flight mass spectrometry. Recommendations for end-user verification and workflow integration are also included.

CLSI M45 ED3：2016 — Methods for Antimicrobial Dilution and Disk Susceptibility Testing of Infrequently Isolated or Fastidious Bacteria，3rd Edition

Abstract：This guideline informs clinical，public health，and research laboratories on susceptibility testing of infrequently isolated or fastidious bacteria that are not included in CLSI documents M02，M07，or M100. Antimicrobial agent selection，test interpretation，and quality control are addressed.

CLSI M57 ED1：2016 — Principles and Procedures for the Development of Epidemiological Cutoff Values for Antifungal Susceptibility Testing，1st Edition

Abstract：This guideline includes the criteria for developing and using epidemiological cutoff values for guiding clinical decisions when testing fungal species and antifungal agent combinations for which there are no breakpoints.

A guideline for global application developed through the Clinical and Laboratory Standards Institute consensus process.

CLSI M52 ED1：2015 — Verification of Commercial Microbial Identification and Antimicrobial Susceptibility Testing Systems，1st Edition

Abstract：This guideline includes recommendations for verification of commercial US Food and Drug

Administration-cleared microbial identification and antimicrobial susceptibility testing systems by clinical laboratory professionals to fulfill regulatory or quality assurance requirements for the use of these systems for diagnostic testing.

CLSI MM03 ED3：2015 — Molecular Diagnostic Methods for Infectious Diseases，3rd Edition

Abstract： This report addresses topics relating to clinical applications，amplified and nonamplified nucleic acid methods，selection and qualification of nucleic acid sequences，establishment and evaluation of test performance characteristics，inhibitors，and interfering substances，controlling false-positive reactions，reporting and interpretation of results，quality assurance，regulatory issues，and recommendations for manufacturers and clinical laboratories.

CLSI M56 A：2014 — Principles and Procedures for Detection of Anaerobes in Clinical Specimens，1st Edition

Abstract： This document presents standardized，cost-effective，and efficient best practice processes for anaerobe bacteriology to assist clinical laboratories in selecting those methods that lead to improved patient care.

CLSI M40 A2：2014 — Quality Control of Microbiological Transport Systems，2nd Edition

Abstract： This document provides criteria to assist manufacturers and end users of transport devices in providing and selecting dependable products for the transport of microbiological clinical specimens.

CLSI M29 A4：2014 — Protection of Laboratory Workers From Occupationally Acquired Infections，4th Edition

Abstract： Based on US regulations，this document provides guidance on the risk of transmission of infectious agents by aerosols，droplets，blood，and body substances in a laboratory setting；specific precautions for preventing the laboratory transmission of microbial infection from laboratory instruments and materials；and recommendations for the management of exposure to infectious agents.

CLSI MM22 A：2014 — Microarrays for Diagnosis and Monitoring of Infectious Diseases，1st Edition

Abstract： This document provides guidance for the laboratory development and use of qualitative nucleic acid microarray methods for the diagnosis and monitoring of infectious diseases. It also presents recommendations for validation and verification，quality control，and interpretation of results.

CLSI M39 A4：2014 — Analysis and Presentation of Cumulative Antimicrobial Susceptibility Test Data，4th Edition

Abstract： This document describes methods for recording and analysis of antimicrobial susceptibility test data，consisting of cumulative and ongoing summaries of susceptibility patterns of clinically significant microorganisms.

CLSI M54 A：2012 — Principles and Procedures for Detection of Fungi in Clinical Specimens—Direct Examination and Culture，1st Edition

Abstract： This guideline provides protocols，quality control parameters，and interpretive criteria for performing fungal cultures and for the detection and identification of fungi in direct examinations.

CLSI M43 A：2011 — Methods for Antimicrobial Susceptibility Testing for Human Mycoplasmas，1st Edition

476

Abstract： This document provides guidelines for the performance and quality control of agar and broth microdilution antimicrobial susceptibility tests on human mycoplasmas and ureaplasmas.

Status： Inactive Document

CLSI M53 A：2011 — Criteria for Laboratory Testing and Diagnosis of Human Immunodeficiency Virus Infection，1st Edition

Abstract： This document provides guidance for laboratorians performing human immunodeficiency virus testing and for the interpretation of results by health care providers in advanced diagnostic laboratories.

CLSI M51 A：2010 — Method for Antifungal Disk Diffusion Susceptibility Testing of Nondermatophyte Filamentous Fungi，1st Edition

Abstract： This document describes the guidelines for antifungal susceptibility testing by the disk diffusion method of nondermatophyte filamentous fungi（moulds）that cause invasive disease.

CLSI M35 A2：2008 — Abbreviated Identification of Bacteria and Yeast，2nd Edition

Abstract： This document provides the minimum identification criteria that can be used to rapidly identify organisms commonly isolated from clinical specimens.

CLSI M50 A：2008 — Quality Control for Commercial Microbial Identification Systems，1st Edition

Abstract： This document provides guidance for quality control of commercial systems for microbial identification from culture，including information that pertains to manufacturers，distributors，and laboratory users. The intent is to ensure optimal performance of a microbial identification system in an efficient（streamlined）manner.

CLSI M47 A：2007 — Principles and Procedures for Blood Cultures，1st Edition

Abstract： This document provides recommendations for the collection，transport，and processing of blood cultures as well as guidance for the recovery of pathogens from blood specimens taken from patients who are suspected of having bacteremia or fungemia.

CLSI M41 A：2006 — Viral Culture，1st Edition

Abstract： This document provides guidance for viral culture and identification procedures performed in the clinical virology laboratory.

CLSI M28 A2：2005 — Procedures for the Recovery and Identification of Parasites From the Intestinal Tract，2nd Edition

Abstract： This guideline addresses the collection，processing，and examination of intestinal tract specimens for the identification of parasites.

CLSI M22 A3：2004 — Quality Control for Commercially Prepared Microbiological Culture Media，3rd Edition

Abstract： This document contains quality assurance procedures for manufacturers and users of prepared，ready-to-use microbiological culture media.

CLSI M36 A：2004 — Clinical Use and Interpretation of Serologic Tests for Toxoplasma gondii，1st Edition

Abstract： This document is intended to serve as a guide to aid in the interpretation of tests for the diagnosis of Toxoplasma infection.

CLSI M34 A：2000 — Western Blot Assay for Antibodies to Borrelia burgdorferi，1st Edition

Abstract： This document addresses technical and interpretive considerations for use of Western blot assays that detect antibodies to Borrelia burgdorferi and other Borrelia species that cause Lyme disease.

CLSI M15 A：2000 — Laboratory Diagnosis of Blood-borne Parasitic Diseases，1st Edition

Abstract： This document provides guidance on specimen collection，optimum timing for preparing blood films，blood film preparations，staining procedures，examination of specimens，and identification of parasites.

CLSI M26 A：1999 — Methods for Determining Bactericidal Activity of Antimicrobial Agents，1st Edition

Abstract： This document provides procedures for determining the lethal activity of antimicrobial agents.

CLSI MM18 ED2：2018 — Interpretive Criteria for Identification of Bacteria and Fungi by Targeted DNA Sequencing，2nd Edition

Abstract： This guideline includes information on sequencing DNA targets of cultured isolates，provides a quantitative metric for perceiving microbial diversity，and can serve as the basis to identify microorganisms. By establishing interpretive criteria for microorganism identification by targeted DNA sequencing，this guideline provides structure to laboratories that identify microorganisms for medical use.

CLSI MM17 ED2：2018 — Validation and Verification of Multiplex Nucleic Acid Assays，2nd Edition

Abstract： This guideline includes recommendations for analytical validation and verification of multiplex assays，as well as a review of different types of biological and synthetic reference materials.

CLSI MM21 ED1：2015 — Genomic Copy Number Microarrays for Constitutional Genetic and Oncology Applications，1st Edition

Abstract： This guideline provides recommendations for validation，verification，performance，and interpretation of nucleic acid microarrays used for cytogenetic applications to measure copy number imbalances and loss of heterozygosity. Both constitutional and oncology applications are addressed.

CLSI MM23 ED1：2015 — Molecular Diagnostic Methods for Solid Tumors（Nonhematological Neoplasms），1st Edition

Abstract： This guideline covers the current state of molecular diagnostic techniques intended for the characterization of solid tumors，and covers a range of clinical applications including diagnosis，prognosis，therapeutic response prediction for available drugs and those still in clinical trials，as well as monitoring and presymptomatic and predisposition testing.

CLSI MM03 ED3：2015 — Molecular Diagnostic Methods for Infectious Diseases，3rd Edition

Abstract： This report addresses topics relating to clinical applications，amplified and nonamplified nucleic acid methods，selection and qualification of nucleic acid sequences，establishment and evaluation of test performance characteristics，inhibitors，and interfering substances，controlling false-positive reactions，reporting and interpretation of results，quality assurance，regulatory issues，and recommendations for manufacturers and clinical laboratories.

CLSI MM22 A: 2014 — Microarrays for Diagnosis and Monitoring of Infectious Diseases, 1st Edition

Abstract: This document provides guidance for the laboratory development and use of qualitative nucleic acid microarray methods for the diagnosis and monitoring of infectious diseases. It also presents recommendations for validation and verification, quality control, and interpretation of results.

CLSI MM09 A2: 2014 — Nucleic Acid Sequencing Methods in Diagnostic Laboratory Medicine, 2nd Edition

Abstract: This document addresses diagnostic sequencing using both automated capillary-based sequencers and massively parallel sequencing instruments. Topics include specimen collection and handling; isolation and extraction of nucleic acid; template preparation; sequence generation, alignment, and assembly; validation and verification; ongoing quality assurance; and reporting results.

CLSI MM07 A2: 2013 — Fluorescence In Situ Hybridization Methods for Clinical Laboratories, 2nd Edition

Abstract: This document addresses fluorescence in situ hybridization methods for medical genetic determinations, identification of chromosomal abnormalities, and gene amplification. Recommendations for probe and assay development, manufacture, qualification, verification, and validation; instrument requirements; quality assurance; and evaluation of results are also included.

CLSI MM14 A2: 2013 — Design of Molecular Proficiency Testing/External Quality Assessment, 2nd Edition

Abstract: This document provides guidelines for a quality proficiency testing/external quality assessment program, including reliable databases; design control in the choice of materials and measurands; good manufacturing processes; documentation procedures; complaint handling; corrective and preventive action plans; and responsive timing of reports.

CLSI MM20 A: 2012 — Quality Management for Molecular Genetic Testing, 1st Edition

Abstract: This document provides guidance for implementing international quality management system standards in laboratories that perform human molecular genetic testing for inherited or acquired conditions.

CLSI MM01 A3: 2012 — Molecular Methods for Clinical Genetics and Oncology Testing, 3rd Edition

Abstract: This document provides guidance for the use of molecular biological techniques for detection of mutations associated with inherited medical disorders, somatic or acquired diseases with genetic associations, and pharmacogenetic response.

CLSI MM05 A2: 2012 — Nucleic Acid Amplification Assays for Molecular Hematopathology, 2nd Edition

Abstract: This guideline addresses the performance and application of assays for gene rearrangement and translocations by both polymerase chain reaction (PCR) and reverse-transcriptase PCR techniques, and includes information on specimen collection, sample preparation, test reporting, test validation, and quality assurance.

CLSI MM19 A: 2011 — Establishing Molecular Testing in Clinical Laboratory Environments,

1st Edition

Abstract： This guideline provides comprehensive guidance for planning and implementation of molecular diagnostic testing, including strategic planning, regulatory requirements, implementation, quality management, and special considerations for the subspecialties of molecular genetics, infectious diseases, oncology, and pharmacogenetics.

CLSI MM06 A2：2010 — Quantitative Molecular Methods for Infectious Diseases, 2nd Edition

Abstract： This document provides guidance for the development and use of quantitative molecular methods, such as nucleic acid probes and nucleic acid amplification techniques of the target sequences specific to particular microorganisms. It also presents recommendations for quality assurance, proficiency testing, and interpretation of results.

CLSI MM11 A：2007 — Molecular Methods for Bacterial Strain Typing, 1st Edition

Abstract： This guideline examines the biology behind molecular strain typing and the process of characterizing and validating typing systems. The prevalent methods are described with particular attention to pulsed-field gel electrophoresis (PFGE) and multilocus sequence typing (MLST).

CLSI MM12 A：2006 — Diagnostic Nucleic Acid Microarrays, 1st Edition

Abstract： This guideline provides recommendations for many aspects of the array process including: a method overview; nucleic acid extraction; the preparation, handling, and assessment of genetic material; quality control; analytic validation; and interpretation and reporting of results.

CLSI MM13 A：2005 — Collection, Transport, Preparation, and Storage of Specimens for Molecular Methods, 1st Edition

Abstract： This document provides guidance related to proper and safe biological specimen collection and nucleic acid isolation and purification. These topics include methods of collection, recommended storage and transport conditions, and available nucleic acid purification technologies for each specimen/nucleic acid type.

CLSI POCT15 ED1：2020 — Point-of-Care Testing for Infectious Diseases, 1st Edition

Abstract： This report summarizes current knowledge of rapid and point-of-care testing practices used worldwide for infectious diseases.

CLSI POCT01QG ED1：2018 — CLSI Vendor Code Registry, 1st Edition

Abstract： To ensure unique vendor identification of point-of-care diagnostic devices, CLSI maintains a vendor code registry (see Table 1).

CLSI POCT13 ED3CE：2018 — Glucose Monitoring in Settings Without Laboratory Support, 3rd Edition

Abstract： This guideline focuses on performance of point-of-care glucose monitoring systems, with an emphasis on safety practices, quality control, training, and administrative responsibility.

CLSI POCT04 ED3：2016 — Essential Tools for Implementation and Management of a Point-of-Care Testing Program, 3rd Edition

Abstract： This guideline provides direction to users of in vitro diagnostic devices outside the medical laboratory on how to ensure reliable results that are comparable to those obtained from medical laboratory instruments. Text below tagline: A guideline for global application developed through the Clinical and

Laboratory Standards Institute consensus process.

CLSI POCT17 ED1：2016 — Use of Glucose Meters for Critically Ill Patients，1st Edition

Abstract： This white paper includes an overview of glucose meter limitations with practical advice for use of glucose meters in critically ill patients.

CLSI POCT06 ED1：2015 — Effects of Different Sample Types on Glucose Measurements，1st Edition

Abstract： This report provides information to assist the clinical and point-of-care staff in result and measurement procedure comparisons of glucose tests.

CLSI POCT12 A3：2013 — Point-of-Care Blood Glucose Testing in Acute and Chronic Care Facilities，3rd Edition

Abstract： This document contains guidelines for performance of point-of-care blood glucose meter systems that stress quality control，training，and administrative responsibility.

CLSI POCT10 A2：2011 — Physician and Nonphysician Provider-Performed Microscopy Testing，2nd Edition

Abstract： This guideline provides information on specimen collection，test methodologies，procedural steps，reporting of results，and the quality assurance aspects of provider-performed microscopy.

CLSI POCT08 A：2010 — Quality Practices in Noninstrumented Point-of-Care Testing：An Instructional Manual and Resources for Health Care Workers，1st Edition

Abstract： This instructional guideline delivers laboratory science concepts and activities with the goal of increasing knowledge and quality of laboratory testing for testing personnel with no laboratory background.

CLSI POCT07 A：2010 — Quality Management：Approaches to Reducing Errors at the Point of Care，1st Edition

Abstract： This document presents the core infrastructure for a standardized error tracking system with the primary goals of reducing risk and increasing quality of point-of-care testing，while accumulating standardized data for benchmarking use.

CLSI POCT09 A：2010 — Selection Criteria for Point-of-Care Testing Devices，1st Edition

Abstract： This document provides guidance on selection of point-of-care testing devices based on the patient care setting and clinical needs. It is designed as an aid to laboratory and facility management to simplify and facilitate the selection process but also allows evaluation of devices to identify those that are optimal to the patient care setting and population served.

CLSI POCT05 A：2008 — Performance Metrics for Continuous Interstitial Glucose Monitoring，1st Edition

Abstract： This document provides consensus guidelines for health care professionals，in vitro diagnostic (IVD) and medical device manufacturers，and regulatory agencies on how continuous glucose monitor (CGM) data should be：1) presented；2) compared between devices；and 3) compared between measurement technologies.

CLSI POCT02 A：2008 — Implementation Guide of POCT01 for Health Care Providers，1st Edition

Abstract： This document identifies and describes the particular features that a POCT01-compliant device should ideally have. These features are divided into obligatory and desirable categories. The guideline thus gives the health care provider or end user a practical basis for establishing a list of features or questions to be addressed by the vendor of a compliant device.

CLSI POCT01 A2:2006 — Point-of-Care Connectivity, 2nd Edition

Abstract: This document provides the framework for engineers to design devices, work stations, and interfaces that allow multiple types and brands of point-of-care devices to communicate bidirectionally with access points, data managers, and laboratory information systems from a variety of vendors.

CLSI POCT14 A:2004 — Point-of-Care Monitoring of Anticoagulation Therapy, 1st Edition

Abstract: This document provides guidance to users and manufacturers of point-of-care coagulation devices for monitoring heparin and warfarin anticoagulant therapy, and to ensure reliable results comparable to those obtained by routine clinical laboratory testing.

CLSI QMS05 ED3:2020 — Qualifying, Selecting, and Evaluating a Referral Laboratory, 3rd Edition

Abstract: This guideline provides recommended criteria and easily implemented processes to qualify, select, and evaluate a referral laboratory.

CLSI QMS23 ED2:2019 — General Laboratory Equipment Performance Qualification, Use, and Maintenance, 2nd Edition

Abstract: This guideline reflects requirements and provides recommendations for use in planning, recording, and monitoring performance qualification, function checks, calibration verification, and preventive maintenance activities for general laboratory equipment. Examples are included to provide insight and enhance comprehension.

CLSI QMS01 ED5:2019 — A Quality Management System Model for Laboratory Services, 5th Edition

Abstract: This guideline provides a model for medical laboratories to organize the implementation and maintenance of an effective quality management system.

CLSI QMS12 ED2:2019 — Developing and Using Quality Indicators for Laboratory Improvement, 2nd Edition

Abstract: This guideline describes how laboratories can develop and use quality indicators to measure and monitor performance of laboratory processes and identify opportunities for improvement.

CLSI QMS22 ED1:2018 — Management of Paper-based and Electronic Laboratory Information, 1st Edition

Abstract: This guideline includes recommendations for managing the data and information generated and entered into paper-based or electronic recordkeeping systems and disseminated electronically or otherwise to end users or other computer systems.

CLSI QMS19 ED1:2017 — Customer Focus in a Quality Management System, 1st Edition

Abstract: This guideline provides useful information for how laboratories can develop and maintain a customer focus and meet the regulatory and accreditation requirements for managing external and internal customers.

CLSI QMS17 ED1:2017 — External Assessments, Audits, and Inspections of the Laboratory, 1st Edition

Abstract：This guideline provides recommendations for establishing and maintaining a process to assist the laboratory in achieving a continuous state of readiness for assessment by an external organization. This includes selecting and evaluating an external assessment organization，preparing for and undergoing a successful assessment, and sustaining ongoing readiness for assessment.

CLSI QMS25 ED1：2017 — Handbook for Developing a Laboratory Quality Manual，1st Edition

Abstract：This handbook assists laboratories in developing a quality manual—a vital component of implementing and maintaining a complete laboratory quality management system.

CLSI QMS03 ED4：2016 — Training and Competence Assessment，4th Edition

Abstract：This guideline provides a structured approach for developing effective laboratory personnel training and competence assessment programs.

Abstract：This guideline describes effective purchasing and inventory management processes，which ensure availability of the appropriate equipment，instruments，reagents，consumable materials，other products，and services procured from external sources needed for providing quality laboratory services.

CLSI QMS24 ED3：2016 — Using Proficiency Testing and Alternative Assessment to Improve Medical Laboratory Quality，3rd Edition

Abstract：This guideline describes an approach for a complete proficiency testing（PT）process and provides assistance to laboratories in using PT as a quality improvement tool.

CLSI QMS04 ED3：2016 — Laboratory Design，3rd Edition

Abstract：This guideline provides a foundation of information about laboratory design elements and guidance to help define issues to consider when designing a medical laboratory.

CLSI QMS16 ED1：2015 — Laboratory Personnel Management，1st Edition

Abstract：This guideline describes the process for meeting the regulatory and accreditation requirements of personnel management in the laboratory environment. This guideline offers suggestions and examples on managing the processes required for laboratory personnel to fully achieve laboratory management's operational and quality goals.

CLSI QMS11 ED2：2015 — Nonconforming Event Management，2nd Edition

Abstract：Grounded in the principles of quality management，risk management，and patient safety，this guideline provides an outline and content for developing a program to manage a laboratory's nonconforming events.

CLSI QMS18 ED1：2015 — Process Management，1st Edition

Abstract：This guideline describes four requirements for managing laboratory processes and provides suggestions for effectively meeting regulatory and accreditation requirements，optimizing efficient use of resources，and contributing to patient safety and positive outcomes.

Status：Active Document

CLSI QMS20 R：2014 — Understanding the Cost of Quality in the Laboratory，1st Edition

Abstract：This report provides guidance to a laboratory in understanding and managing the different types of quality costs that affect processes，services，and financial well-being.

CLSI QMS15 A：2013 — Assessments：Laboratory Internal Audit Program，1st Edition

Abstract：This document provides guidance for how a laboratory can establish an internal audit program to enhance the quality of its services through continual improvement. Whereas an audit program defines the "who," "what," "when," "where," and "how" of meeting requirements for internal auditing, the audit process describes the details of how to conduct individual laboratory internal audits.

CLSI QMS02 A6: 2013 — Quality Management System: Development and Management of Laboratory Documents, 6th Edition

Abstract: This document provides guidance on the processes needed for document management, including creating, controlling, changing, and retiring a laboratory's policy, process, procedure, and form documents in both paper and electronic environments.

CLSI QMS14 AS: 2012 — Executive Summary: Quality Management System: Leadership and Management Roles and Responsibilities

Abstract: This companion product provides an executive summary of QMS14-A—Quality Management System: Leadership and Management Roles and Responsibilities; Approved Guideline. An executive summary for use with CLSI document QMS14-A.

Other Versions:

CLSI QMS14 A: 2012 — Quality Management System: Leadership and Management Roles and Responsibilities, 1st Edition

CLSI QMS13 A: 2011 — Quality Management System: Equipment, 1st Edition

Abstract: This guideline provides recommendations for establishing equipment management processes from selection through decommission of equipment used in the provision of laboratory services.

CLSI QMS06 A3: 2011 — Quality Management System: Continual Improvement, 3rd Edition

Abstract: This guideline considers continual improvement as an ongoing, systematic effort that is an essential component of a quality management system. A continual improvement program may consist of fundamental processes and common supporting elements described in this guideline.

（王寅　侯建娜）